水系感染症リスクのアセスメントとマネジメント

Water Quality

Guidelines, Standards and Health: Assessment of risk and risk management for water-related infectious disease

WHOのガイドライン・基準への適用

金子光美／平田 強 監訳

Lorna Fewtrell／Jamie Bartram 編

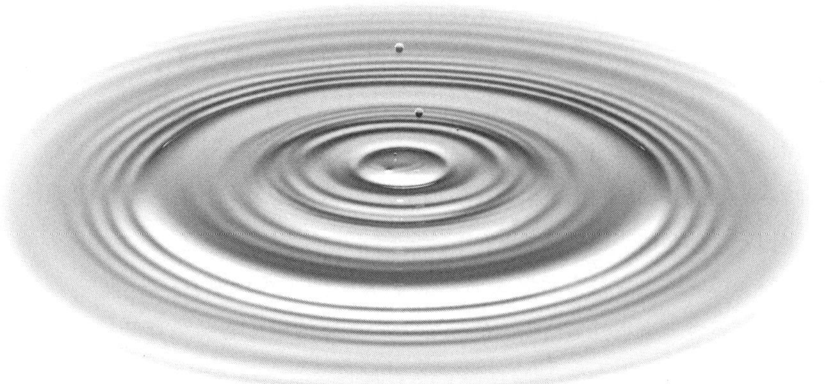

技報堂出版

翻訳執筆者一覧

監訳者

金子（かねこ） 光美（みつみ）　摂南大学 工学部 マネジメントシステム工学科

平田（ひらた） 強（つよし）　麻布大学 環境保健学部 健康環境科学科

翻訳者

猪又（いのまた） 明子（あきこ）　東京都水道局 玉川浄水管理事務所 砧浄水場（**第4章**）

岩堀（いわほり） 恵祐（けいすけ）　静岡県立大学 環境科学研究所（**第3章**）

遠藤（えんどう） 銀朗（ぎんろう）　東北学院大学 工学部 環境土木工学科（**第18章**）

遠藤（えんどう） 卓郎（たくろう）　国立感染症研究所 寄生動物部（**第6章**）

大瀧（おおたき） 雅寛（まさひろ）　お茶の水女子大学大学院 人間文化研究科 人間環境科学専攻（**第9章**）

片山（かたやま） 浩之（ひろゆき）　東京大学大学院 新領域創成科学研究科 環境学専攻（**第8章**）

金子 光美　前　掲（**第1章**）

黒木（くろき） 俊郎（としろう）　神奈川県衛生研究所 微生物部（**第7章**）

鈴木（すずき） 穣（ゆたか）　独立行政法人土木研究所 材料地盤研究グループ（**第10章**）

田中（たなか） 宏明（ひろあき）　独立行政法人土木研究所 水循環研究グループ（**第12章**）

土佐（とさ） 光司（こうじ）　金沢工業大学 環境系環境質保全コア（**第5章**）

長岡（ながおか） 裕（ひろし）　武蔵工業大学 工学部 都市基盤工学科（**第15章**）

中島（なかじま） 淳（じゅん）　立命館大学 理工学部 環境システム工学科（**第17章**）

橋本（はしもと） 温（あつし）　国立阿南工業高等専門学校 建設システム工学科（**第13章**）

平田 強　前　掲（**第2章**）

広谷（ひろたに） 博史（ひろし）　大阪教育大学 教育学部 教養学科（**第14章**）

保坂（ほさか） 三継（みつぐ）　東京都健康安全研究センター 環境保健部 水質研究科（**第11章**）

森田（もりた） 重光（しげみつ）　麻布大学 環境保健学部 健康環境科学科（**第16章**）

（五十音順，2003年8月現在）

Water Quality

Guidelines, Standards and Health: Assessment of risk and risk management for water-related infectious disease

Edited by

Lorna Fewtrell
Centre for Research into Environment and Health, Aberystwyth, Wales

and

Jamie Bartram
World Health Organization, Geneva, Switzerland

Published on behalf of

IWA Publishing

World Health Organization

SMITTSKYDDSINSTITUTET
Swedish Institute for Infectious Disease Control

Published on behalf of the World Health Organization by
IWA Publishing, Alliance House, 12 Caxton Street, London SW1H 0QS, UK
Telephone: +44 (0) 20 7654 5500; Fax: +44 (0) 20 7654 5555; Email: publications@iwap.co.uk
www.iwapublishing.com

First published 2001

Printed by TJ International (Ltd), Padstow, Cornwall, UK

British Library Cataloguing-in-Publication Data
A CIP catalogue record for this book is available from the British Library

Library of Congress Cataloging-in-Publication Data
A catalog record for this book is available from the Library of Congress

ISBN 1 900222 28 0 (IWA Publishing)
ISBN 92 4 154533 X (World Health Organization)

Published by IWA Publishing on behalf of the World Health Organization in 2001 under the title Water quality: guidelines, standards and health © World Health Organization 2001

The Director-General of the World Health Organization has granted translation rights for an edition in Japanese to Gihodo Shuppan, which is solely responsible for the Japanese edition.

Japanese translation rights arranged with the World Health Oraganization (WHO), Geneva through Tuttle-Mori Agency, Inc., Tokyo

翻訳にあたって

炭疽菌事件やSARS感染事件のように，微生物が世の中を騒がせる出来事が後を絶たない。地球上に現存する生物種は，生命誕生以来地球上に生存したものの1%にも満たないといわれる。ということはこれからもいろいろな生物が現れる可能性があるということである。人間が圧倒的に支配している現状では，人間の存在を脅かすような大きな生物種が現れる可能性は少ないが，目に見えない微生物はこれからも種の変動を続け，同じ種でも人間との関わり方を変化させていくと考えられる。*Cryptosporidium* が急に騒がれるようになったという現象が他の微生物でも生じないとは断言できない。

あまりきれいな環境で育つと，微生物に対する抵抗性が弱くなるといわれる。それなら，水道や下水では微生物の処理を考えなくてもよいのか。そうはいかない。水を配るシステムが病源体を含有していれば，病気を配るシステムに化してしまう。水利用者には健康な人もいれば健康弱者もいる。やはり選択できない人工システムは，安全でなければならない。橋や鉄道が安全でなくてはならないのと同様である。

我が国では，水に関連して感染症が起きる確率は，「もしかしたら起きるかもしれない」という程度のものでそれほど高くはない。生起確率が低い現象に対しては，その現象が本当に起きるのか，その生起確率はどれほどかということを把握しなければならない。また，それを未然に防ぐためには，水質基準あるいは操作基準として基準化しなければならない。基準化のためには，リスクの定量的把握が必要である。そのためには疫学的，統計的手法が必要である。逆にいうと，疫学的，統計的手法が必要ということは，それだけ対象が見えにくいということである。

人間は，昨日まで何もなければ，明日も何も起きないと思い込みやすい。あるいは今までやってきたことをすれば十分であると思い込みやすい。しかし，1996年の越生町の *Cryptosporidium* 事件や今年のSARS感染事件のように，今まで起きなかったことが自分のところで明日起きるかもしれないのである。それに対処するためには，水系感染症の「もしかしたら起きるかもしれない」という現象に対して科学的な方法論を習得し，それによって定量的データを得る必要がある。

本書は，水系感染症に関する広い意味のリスクアセスメントのための調和のとれた枠組みを設定し，リスクアセスメント，疫学調査方法，サーベイランス，許容基準，リスクコミュニケーションなどを詳述し，水質の微生物基準に関するガイドラインの提示を試みたものである。本書の扱っている分野が本質的にいろいろな要因が入り組んだものであるため，内容がやや難解であるのに加えて，原文そのものが内容の複雑さに影響されて長文の難解な部分が多い。そのため，翻訳者に多大な労力をおかけした。監訳者の個人的理由も加わり監修に時間がかかり，完成するのが遅れてしまい，各翻訳者にご迷惑をおかけしてしまった。訳の至らないところがあればそれはすべて監訳者の未熟に起因するものである。

リスク(化学的リスクおよび水以外によるリスクも含めて)に関心のある方，微生物基準に関心のある方，基準の作成と基準の遵守に関わる実務者の方および水質に関心のある方，あるいは水質業務に携わっている方にぜひ読んでいただきたい本である。

平成15年8月

金子光美
平田　強

序

水の質は，その水が飲用であろうが，灌漑用であろうが，あるいはリクレーション目的であろうが，開発途上国と先進国を含めて世界のどこにおいても健康にとって重要である。水質は水系感染症流行時においても，また疾病になりやすい背景となるようなことに関係して，健康に大きな影響を及ぼす可能性がある。その結果，各国は国民の健康を守るために水質基準をつくっている。このことから，世界保健機関（WHO）は，水による健康被害をもたらす曝露と結び付く健康リスクと水質制御の効果的方法に，権威ある評価を与える一連の規範的ガイドラインを展開してきた。以下に示す3つの主要なガイドラインは，効果的な国家的あるいは地域的な施策と基準を作成する時に各国に役立つことを意図したものである。

・飲料水水質ガイドライン[1]。

・農業および水耕栽培における下水と排泄物の安全利用のガイドライン[2]。

・安全なリクレーション水環境のためのガイドライン[3]。

これらのガイドラインについては，科学的および管理上の進展とともに改訂し，常に最も役立つ証拠に立脚したものであるように心掛けている。

水起因の微生物的危害をもたらす曝露と結び付く健康リスクのアセスメントとマネジメントには，特別な論点がある。例えば，次のようなものである。

・すべての微生物的危害（病原体）が確認されているわけではなく，その多くは容易に指摘できるものでもなく，あるいは研究もされていない。

・水質は大幅にかつ急速に変動するが，1回の曝露で悪影響を及ぼす可能性がある。

・管理してもいつも効果があるとは限らず，管理の結果を予測することは困難なこともある。

・水が安全でない時は，通常の検査の結果がわかった時点では曝露が起きている。すなわち，遅すぎて疾病予防に役立たない。

今まで，水に関するいろいろなWHOガイドラインが，互いに脈絡なく展開されてきた。それらの水質に関するまず第一の関心事は，排泄物による健康危害である。それらの専門分野を結集すれば，健康を守るのに役立ち，ともすれば評価されにくい水源汚染に立ち向かうことの価値を強調できる。

水が関係する微生物的危害の制御についての検討方法を整合化する可能性は，1999～2001年の間に，専門家の国際的グループによって討議された。そのグループは水道，灌漑，排水の再利用，リクレーション水の分野の専門家を含み，公衆衛生，疫学，リスクアセスメントおよびマネジメント，経済学，情報，基準と規制の事情についての専門的知識を持っている人々であった。これらの討議は，ガイドラインや基準をつくる過程を提示することを目的とした調和のとれた枠組みをつくることに役立った。結果的に，水と健康を効果的で利用可能な優れたガイドラインと基準の設定と実施に結び付ける基本的問題を指向して，一連のレビューは著しく進み，良いものとなった。本書は，このレビューに基づいたものであり，調和のとれた枠組みとそれらを取り巻く問題点を討議したものである。

この枠組みは，簡単にいえば反復的サイクルで構成されており，環境経由曝露と耐容(許容)リスクの視点から，リスクアセスメント，広く公衆衛生に結び付く健康目標およびリスクマネジメントの要素から構成されている。調和のとれた枠組みをつくるのに必要なことは，通常のリスクアセスメント手法と同じく，リスクアセスメントのために必要なものを広く利用することであり，それらには疫学や水系感染症流行の調査を通じて得られた情報が含まれている(第6～8章)。同時に，WHOは，食品と水への曝露と結び付く障害の特徴付けに関する詳細なガイドラインを展開中であるが，それは調和化プロセスに役立つであろう。その他の重要な展開は，総合的なリスクマネジメント計画手法に向けての動きである(第12章)。微生物的危害をもたらす曝露を防ぐために適切な行動がとれるように，管理者に時宜を得た方法で情報が伝達する必要がある。この点に関して，微生物指標を検査する現在の最終製品に対する手法は不十分である。そこで，水の安全性のための管理を改善するため，指標群と検査方法を発展させ，確認し，利用する必要がある(第13章)。この点については経済協力開発機構(OECD)の協力を得てWHOで検討中である。

本書が，水質の微生物面と健康に関連する問題に関係する方々のほか，環境および公衆衛生関係者者，水関係者，政策立案者および基準と規則の改善に関わる方々のお役に立つことを願う。

---

[1] Guidelines for drinking-water quality, 2nd ed. (Addendum, in press). Volume 1: recommendations, 1993 (Addendum, 1998); Volume 2: health criteria and other supporting information, 1996 (Addendum, 1998); Volume 3: surveillance and control of community supplies, 1997. Geneva, World Health Organization.

[2] Mara D, Cairncross S. Guidelines for the safe use of wastewater and excreta in agriculture and aquaculture. Geneva, World Health Organization,1989 (update in preparation).

[3] Guidelines for safe recreational water environments. Geneva, World Health Organization, in preparation.

謝　辞

世界保健機関(WHO)は，本書の出版を可能にした皆様にお礼申し上げる。いろいろの分野の専門家からなる国際的グループが，本書に対する資料を提供し，またお互いに吟味し是認するための資料を提供してくれた。貢献者を vii ～ x 頁に載せる。

また，図の作成に助力して下さったJames Chudley，技術的助言を下さったAndy Fewtrell，絶えずご協力下さった環境・健康研究センターにもお礼申し上げる。

会議の開催と本の出版するに際して，財政上の支援をしていただいたKarolinska研究所，スウェーデン健康省，スウェーデン感染症予防研究所，USEPAには特段の感謝を申し上げる。

断り書き

本書に載っている意見は著者らのものであり，WHO，USEPA，スウェーデン感染症予防研究所の考えや姿勢を反映したものではない。さらに，特定な製造会社の製品の記述は，記載してない同様の製品に優っているというわけではないし，記述した製品を推奨しているわけでもない。誤字，脱字があれば別にして，専売製品名は頭文字を大文字にしてわかるようにした。

List of Contributors

Yvonne Andersson
Swedish Institute for Infectious Disease Control, Stockholm, Sweden.
Email: yvonne.andersson@smi.ki.se

Nicholas J. Ashbolt
University of New South Wales, Sydney, New South Wales, Australia.
Email: n.ashbolt@unsw.edu.au

Jamie Bartram
World Health Organization, Geneva, Switzerland.
Email: bartramj@who.int

Ursula J. Blumenthal
London School of Hygiene and Tropical Medicine, London, England.
Email: ursula.blumenthal@lshtm.ac.uk

Patrick Bohan
Centers for Disease Control and Prevention, Atlanta, GA, USA.
Email: pfb3@cdc.gov

Richard Carr
World Health Organization, Geneva, Switzerland.
Email: carrr@who.int

James Chudley
School of the Environment, University of Leeds, Leeds, England.
Email: jameschudley@hotmail.com

Annette Davison
Australian Water Technologies, Sydney, New South Wales, Australia.[1]
Email: adavison@dlwc.nsw.gov.au

[1] Current address: Department of Land and Water Conservation, Sydney, New South Wales, Australia.

List of Contributors

Dan Deere
Sydney Catchment Authority, Sydney, New South Wales, Australia.
Email: daniel.deere@sca.nsw.gov.au

Al Dufour
United States Environmental Protection Agency, Cincinnati, OH, USA.
Email: dufour.alfred@epa.gov

Joseph N.S. Eisenberg
School of Public Health, University of California, Berkeley, CA, USA.
Email: eisenber@socrates.berkeley.edu

Steve A. Esrey
United Nations Children's Fund, New York, NY, USA.
Email: sesrey@unicef.org

Badri Fattal
Hebrew University of Jerusalem, Jerusalem, Israel.
Email: badri@shum.cc.huji.ac.il

Lorna Fewtrell
Centre for Research into Environment and Health, Aberystwyth, Wales.
Email: lorna@creh.demon.co.uk

Jay M. Fleisher
Eastern Virginia Medical School, Norfolk, VA, USA.
Email: fleishe1@ix.netcom.com

Willie O.K. Grabow
University of Pretoria, Pretoria, South Africa.
Email: wgrabow@icon.co.za

Chuck Haas
Drexel University, Philadelphia, PA, USA.
Email: haascn@post.drexel.edu

Arie Havelaar
National Institute of Public Health and the Environment, Bilthoven, Netherlands.
Email: arie.havelaar@rivm.nl

List of Contributors

Greg Helm
Sydney Water, Sydney, New South Wales, Australia.
Email: greg.helm@sydneywater.com.au

Guy Howard
Water, Engineering and Development Centre, Loughborough University, Loughborough, England.
Email: a.g.howard@lboro.ac.uk

Paul R. Hunter
Public Health Laboratory, Chester, England (current address Medical School, University of East Anglia, Norwich, England) paul.hunter@uea.ac.uk

Guy Hutton
Swiss Tropical Institute, Basel, Switzerland.
Email: guy.hutton@unibas.ch

David Kay
Centre for Research into Environment and Health, Aberystwyth, Wales.
Email: dave@crehkay.demon.co.uk

Sue Lang
South-East Water, Moorabbin, Victoria, Australia.
Email: sue.lang@sewl.com.au

Sally Macgill
School of the Environment, University of Leeds, Leeds, England.
Email: s.m.macgill@leeds.ac.uk

Pierre Payment
Armand-Frappier Institute, National Institute of Scientific Research, University of Quebec, Montreal, Quebec, Canada.
Email: pierre.payment@inrs-iaf.uquebec.ca

Anne Peasey
London School of Hygiene and Tropical Medicine, London, England.[2]
Email: apeasey@quetzal.innsz.mx

[2] Current address: National Institute of Medical Sciences and Nutrition, Mexico City, Mexico.

List of Contributors

Annette Prüss
World Health Organization, Geneva, Switzerland.
Email: pruessa@who.int

Stephen Schaub
United States Environmental Protection Agency, Washington, DC, USA.
Email: schaub.stephen@epamail.epa.gov

Mario Snozzi
Swiss Federal Institute for Environmental Science and Technology, Dübendorf, Switzerland.
Email: snozzi@eawag.ch

Thor-Axel Stenström
Swedish Institute for Infectious Disease Control, Stockholm, Sweden.
Email: thor-axel.stenstrom@smi.ki.se

Melita Stevens
Melbourne Water Corporation, Melbourne, Victoria, Australia.
Email: melita.stevens@melbournewater.com.au

Martin Strauss
Swiss Federal Institute for Environmental Science and Technology, Dübendorf, Switzerland.
Email: strauss@eawag.ch

Marcos von Sperling
Federal University of Minas Gerais, Belo Horizonte, Brazil.
Email: marcos@desa.ufmg.br

Mike Waite
Drinking-Water Inspectorate, London, England.
Email: mike_waite@detr.gov.uk

目　次

第 1 章

水系感染症に対する調和のとれたリスクアセスメントとリスクマネジメント：概要

Jamie Bartram, Lorna Fewtrell and Thor-Axel Stenström

本章は，水が関係する微生物的危害についてのガイドラインと基準の改善のための調和のとれた枠組みの必要性を述べたものであり，提案する枠組みの概略を示し，この問題を検討するために行われた専門家会議から得られた提案を詳述する。この枠組みは，簡単にいえば反復的サイクルで構成されており，環境経由曝露と許容リスクの視点から，リスクアセスメント，広く公衆衛生に結び付く健康目標およびリスクマネジメントの要素によって構成されている。

1.1 はじめに

開発途上国でも先進国でも世界的に，微生物基準を含めた水質基準の設定の主要な出発点は，WHO（World Health Organization；世界保健機関）のガイドラインである（**Box1.1**）。

Box 1.1　水質に関する WHO のガイドライン

【飲料水水質ガイドライン】

1984年に発刊されたこのガイドラインは3巻からなり，初期の国際基準を改訂したものである。

第1巻：勧告
第2巻：健康クライテリアと他の参考になる情報
第3巻：水道のサーベイランスと制御

この3巻の第2版は1993年，1996年，1997年に発刊された。ある化学物質を選別したものを第1巻と第2巻の補遺として，1998年と1999年に発刊した。また，微生物関係の補遺を2001年に発行する予定である（訳者注：日本水道協会より訳本が出版された）。

【農業および水耕栽培における下水と排泄物の安全利用のガイドライン】

エンゲルベルグ（Engelberg）ガイドラインおよびそれに関連する協議と同意に基づいて，1989年に出版された。それらは以前の技術的記録を書き換えている（1973年）。

【安全なリクレーション水環境のためのガイドライン】

1994年から漸次作業を進めてきた。第1巻「沿岸と淡水域」は，1998年に公共水域に対するコメント案として発刊された。第2巻「スイミングプール，温泉および類似のリクレーション水環境」は，2000年に公共用水域に対するコメントとして発刊された。2001年に完結予定である。このガイドラインの第1巻自体は，冊子「水浴水モニタリング」と一体のものである。

このガイドラインは，大部分が健康リスクアセスメントであり，科学的合意と徹底して入手したデータおよび広い分野の専門家の参加に基づいたものである。ガイドラインという用語を使うのは，よくよく考えたうえのことである。なぜなら，ガイドラインは国際基準ではないからである。どちらかといえば，基準を展開する理論的根拠を提供しようと意図したものである。明確にわかっていることは，改訂するに際しては社会的，経済的および環境要因を考慮し，それぞれできあがった基準がもとのガイドラインと，時には明らかに異なるということである。ガイドラインでは，定量的であろうが定性的であろうが，水が関係する公衆の健康危害を制御するのにリスク-便益手法がとられている。

化学的危害に関して，飲料水水質ガイドライン（最もはっきりした例となる）は，化学的危害に適用されるリスクアセスメントとリスクマネジメントの現在の典型的概念との関係で，主として危険性を特徴付けるものである。ガイドラインの姿勢を科学的に合理的な部分だけを基準設定することに限定し，ガイドライン適用時における各国の担当部局の役割をその国の事情に合わせることとすれば，各国の社会-経済発展レベルに合った価値ある手法が得られ，公衆衛生を守る活動に対する共通の原則を提供することになる。ガイドラインは国際基準ではないが，国内基準の設定に役立つし，国際フォーラム［例えば，コーデックス食品委員会（Codex Alimentarius Commission）］において水質の国際的な文献として取り上げられることがよくある。

微生物的危害に関連しては，化学的危害研究では明確なリスクアセスメントとリスクマネジメント間のはっきりした区別がなされていない。これは一連の要因と関係があり，その主なものに下記のようなものがある。

・強く関心のある危害は，多様であり，かつ共通の原因物質，すなわち排泄物に起因することがわかっている（同じ発生源でも未確認の危害もある）。
・重要な健康影響（急性および遅発性とも）が短時間の曝露によっても起こる可能性があることがわかっている。
・問題となる病原体が広く分布していること，およびそれらの病原体の時間的および空間的存在が大幅に，かつ急速に変化することから，安全対策の欠如自体を危害の信号であるととらえる［従来の「衛生」の考えであるが，食品工業で使われている危害分析重要管理点（hazard analysis and critical control point：HACCP）の原理となっているように，現在のリスクマネジメントに反映されている］。

結果として，水質に関するWHOの3つのガイドラインのすべては，水質評価の数値を列記するのに加えて，「十分な安全対策」あるいは「適切な実行」と記載できるような要件を含んだものとなっている。化学物質による危害の場合は，問題の物質の濃度としてガイドライン値が表されているのが原則である（例えば，ヒト健康危害物質を直接に測定する）が，微生物的危害の場合のガイドラインは，危害を与えるものの直接的測定ではなくて，設備が安全であることを保証できるようにできているか，また適切な実行規定で運用されているかを確認できるような指標で表現されている（**表 1.1**）。その内容は，測定方法と監視手順の双方に関するものが含まれている。

3つのガイドラインは，それぞれのガイドラインがつくられた時点のそれぞれの分野における科学的進展の状況を反映して，互いに明らかに異なる。そのためおのおのの分野が提示する予防衛生の程度が同じではないという結果になっている。

表 1.1　ガイドライン対象分野ごとの指標と良好な実行に必要なこと

ガイドライン対象分野	指標	良好な実行に必要なこと
飲料水水質	糞便性大腸菌群の値，濁度，pH，消毒(クロリネーション)	地下水源の保護 (地表)水質に対応した処理 監視と管理としての衛生検査
農業および水耕栽培における下水と排泄物の安全利用	糞便性大腸菌群(非制限灌漑) 腸管系線虫の計数(制限的および非制限的灌漑) 吸虫類卵の計数(水産養殖，水耕栽培)	十分な処理の流れの組込み
安全なリクレーション水環境	設定リスクレベルに対応した指標(糞便性連鎖球菌／腸球菌)の計数値	Annapolis 議定書が一連の策を提示している

1.2　調和のとれた枠組みに必要なこと

飲料水，下水および排泄物再利用の分野において，対応する WHO ガイドラインが最初に展開されて以来，価値ある新しい疫学的証拠が得られるようになってきている。同時に微生物リスクアセスメントが進み，かつ急速に進展し続けているとともに，総合的水資源管理の科学とその応用において重要な発展がみられている。公衆衛生の広い分野では，以下のようである。

・前もって存在を把握すべき危害は，総合的観点から判断すべきということは合意されつつある。

・証拠に基づいた意思決定に対する要望が高まっている。

・費用-便益分析に役立つ情報に対する要求が増加している。

水質の微生物的側面に関して，ここで議論される3つのガイドラインは，危害の共通の発生源―ヒトの(幾分は動物の)排泄物―で結び付いている。ゆえに，それらのガイドラインは，そのような排泄物からの病原体を含むかどうかを監視し，それらを不活化し，制御するという問題と切り離すことはできない(**第5章**)。3つの分野を別々に考えると，危害の発生源に関する共通事項を別々に論じがちになる(それは発生源に近い所で防止し処理をするという基本原則に反する)。

改善した環境が健康であることを明示するために，問題となる汚染物質に特異的に曝露することへの地域(および個人)の対応を記述する必要性に焦点を当ててきた。集団レベルの用量-反応関係は，実際には何を根拠にしているかははっきりしないが，直接あるいは間接的に次の4つの情報源から得られたものである。

・通常の曝露条件下で発生する疾病の疫学的研究(そのような研究は，良くも悪くも制約がある；曝露は，適切に記載できる。研究規模は，基本的には経費の点および適切な研究グループを選定できるかどうかによって制約される。そのような研究は，現実の曝露条件下の現実の集団を反映し，それゆえ価値は高い)。

・疾病発生の研究(そのような研究は，現実の曝露条件下の現実の集団を反映する。しかし得られた情報の有効性は，すでに起きてしまった曝露と自然現象の物理的条件をさかのぼって評価できないという点で制約があり，時には必然的に追跡的調査を行う必要がある)。

・ボランティアによる人体実験(実際のヒト集団の中での高度に管理された人為的曝露)。

・微生物リスクアセスメント(それは多数の発生源からのデータを合体し，個々の場合より効果的に利用できる枠組みを与える)。

これらのうち最初の2つは，集団の用量-反応関係の情報だけでなく，予防対策の効果性についての情報も与えることに注目されたい。

環境が関係する事項のうち，健康関連についてだけ考える時，限られた資金で多くの関連事項から何を選ぶかという難しい選択の問題がある(一般にそうであるように，財政的裏付けを健康部門自体でできない場合はなおさらである)。

例えば，「水10年(Water Decade)」(1981～90年)の初期の段階では，下痢症の原因の5％以下は，健康との関連で取り扱われていなく，他の大きな問題に吸収されていたと思われる。このことは，多くのルートからの化学的危害曝露をどのように振り分けるかという問題と似ている(同質ではないが)。そのように単純に割り切ることは，実際の問題をわかりやすくはする(それ自身は，健康保護に関わる環境問題に適用することはきわめて難しい)が，より包括的な費用-便益分析に組み込まれてしまう傾向にある。

問題に対処するコストは高いが，健康面のみならず，例えば多様な経済分野に実質的利益をもたらす(**第15章参照**)。健康および健康が関係しない面の利益は，すぐには生じない。ゆえに，健康増進の観点から一つの対象領域(あるいは実際の一つの特定の対策)に配慮する必要がある。分野間にまたがる計画と意思決定の参画者としてより効果的に従事するため，健康関連部門の代表者が必要であると考えられるようになってきた。

ガイドライン間に統一性が欠けていること，新しい展開，リスクマネジメントに全体論的な手法をとる必要があることなどから，水系曝露による微生物危害に対するガイドラインを進展させる調和のとれた手法が必要になってきた。

この問題に，1999 年 9 月にストックホルムで開かれた会議で，専門家グループが取り組んだ。その会議の結果，調和のとれた枠組みを提案し，枠組みの採択に対する一連の勧告とともに，ガイドラインの新事情と改定について知らせることにした。本章の残部で，枠組みとその原理を支える主要な根拠を述べるとともに，他章で詳細に述べられていることの主要な点を概観する。

1.3 総体的枠組み

ストックホルム会議に出席した専門家グループ間では，これからのガイドラインは組み入れる水質目標を含む単一の枠組みの中に，リスクアセスメント，環境管理の選択肢および曝露制御因子を統合させるべきだということに意見が一致した。ゆえに，最終的なガイドラインの規範的部分は，ある特定の条件下における健康を十分に守るための計画と対策を明確にし，採択し，実行するために役立つものでなければならない。このことは，水質目標を内蔵し(同様に健康保護を目標として正当化されること)，また対策の開発，水質対策限界値を内蔵する必要があることを意味するが，集まった専門家グループは，そのような対策と目標値は，良い管理を明確にし，実行するために必要なことの一部であり，役立つものであるべきことことを強く勧めた。調和のとれた枠組みは，この目標を達成するための手順を含むが，それは当面問題とする 3 つの分野(飲料水，下水，リクレーション水)の中で，あるいは相互間に適用できるであろう。それはまた，ガイドラインが公衆衛生政策の総体的内容の中で，また他のルートからの病気の伝播を考える時に取り上げられることも可能とするものである。

枠組みを最も簡単に表すと**図 1.1** のようになる。それは基本的に，リスクアセスメントを健康目標の明確化と到達健康度の評価を通してリスクマネジメントと結び付いた相互的プロセスである。当然，健康目標と到達健康度は，地域あるいは国で決めるべき性質のものであるが，健康目標は許容リスク(acceptable risk)で与えら

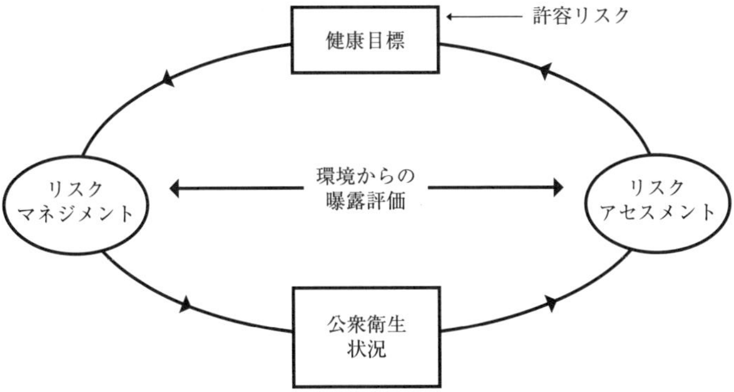

図 1.1　単純化した枠組み

れる。それは，特定の国あるいは地域の条件にも適用可能な国際的関連ガイドラインの改善に役立たせることができる。

1.3.1　総体的枠組みにおけるリスクアセスメント

この枠組みにおいて，リスクアセスメントは本来は目的ではなく，意思決定の基点であり，最初の反復操作プロセスの出発点である。WHO ガイドラインの意図として健康に力点が置かれ，アセスメント自体は健康リスクのアセスメントである。ある特定の状況にガイドラインを適用する場合，他の非健康因子を考慮しなければならないだろうし，実際問題として費用-便益に相当な影響を与える。

微生物的危害にとって，健康リスクとは病気のリスクであり，それは感染のリスクと置き換えることができる。専門家グループは，ガイドラインはリスクの最良予測値を用い，不確定要素を調整する手段としての保存あるいは安全要素が重複しないようにすることを勧告した。これはより良い意思決定をすることと，特に行動の優先事項と費用-便益分析を知るためのものである。このことはまたガイドラインそのもの反復的プロセスを導き，新しい情報を考慮した改善をもたらす。感染リスクと疾病リスクを等視することは，保守的な傾向の表れかもしれない。しかしそれは，以前に感染したことがないため免疫ができていない子供のように，通常の集団のより感受性の高い人々の健康を考えるうえでの良い方法でもある。それは，飲料水水質ガイドラインにおける化学的危害に対してとられた方法に似ている。

水が関係して起きそうな感染の程度に幅があること，急性健康被害の深刻さ，ある場合には重要であるが問題となる感染の影響が遅く表れるようなことがあることを考えると，共通変換単位［例えば，障害調整生存年数（disability adjusted life years ： DALYs）］は，政策決定と意思決定への関連性をはっきりさせるために，急性的，遅発的および慢性的影響（疾病率，死亡率を含む）を説明するのに必要なものであった。

ガイドラインは，病原体は環境中に存在する（特定域に完全に存在しなくなるようなある病原体を排除する特別な理由がなければ）ことと，感受性集団が存在するという仮定のもとに機能する。**第 3 ～ 6 章**で概観する事実および社会経済的なレベルに関係なく世界中の多くの国々で水系感染症の流行が多発していることが，この仮定を強く裏書きするものである。

アセスメントを十分に活用するには，アセスメントに必要なかなりの情報源，研究と方法がなければならない。適切なものが入手できるなら，情報源は環境中の微生物の挙動（および微生物の不活化，除去，発生源からの混入／増殖，それに発生源管理および取水と利用）に関する研究とともに，集団感染（**第 6 章**），疫学的研究（**第 7 章**）および微生物リスクアセスメント（**第 8 章**）に関するものを含むのがよい。これらの中には，曝露-反応についての情報，対策の効果およびその両者についてのいくらかの情報を与えてくれるものもある。健康を守るこの 2 つの面の情報を集めることは重要であると考えた。

研究の質，データの質およびそれらから得られる情報の質には，十分に注意を払う必要がある（**第 9 章**）。一般に，出版物のうち国際的に入手できるよく吟味された文献は，質に対する最初のふるい分けとして役立つが，質を保証するものではない。多くの研究の中で論理の筋が通っていること（意見の合理的な説明との相違を含めて）が質を立証する時の重要な要因とみてよい。理想的には，入手できる文献などの証拠類を評価するのに役立つような簡単な序列体系が原因-結果を明示して，（個別的に）定量的研究（ガイドラインから派生するものを含めて）に役立つような形で開発されるとよい。

専門家会議でかなり討議されたものは，総体的にみた健康リスクは典型的あるいは平均的水質ではなくて，ある短い期間に最適からややはずれる操作で得られる水質によって左右されるのであって（従来の基準に実際従う場合でも），その範囲内で健康に対する質が短期間悪い方にずれることの重要性についてであった。そのようなことを確認し管理できる対策が必要であること，および人の健康リスクを評価するうえでそのようなことを適切に説明する必要があることについて，合意が得られた。

1.4　枠組みの構成要素

本節では，枠組みの個々の構成要素をさらに詳細に述べる。**図 1.2** は，**図 1.1** で示した枠組みを展開したものである。

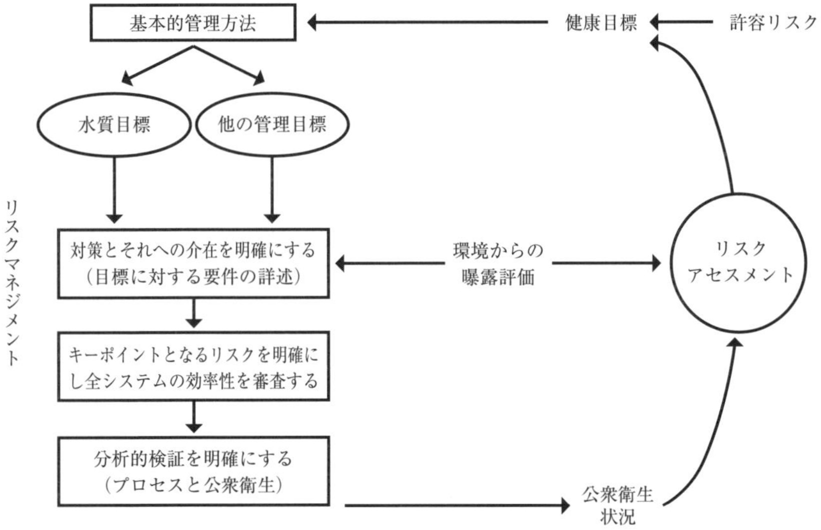

図 1.2　拡大した枠組み

1.4.1　環境曝露評価

環境曝露（訳者注：水などの環境質経由による曝露）評価は，リスクアセスメントとリスクマネジメントの両方にとっての重要な入力である。曝露評価は，リスクアセスメントプロセスの構成要素である（**第 8 章**）。

曝露評価は，微生物リスクアセスメントにとって必要な入力である。前述のように，ストックホルムで会議した専門家グループは，調和のとれたプロセスが病原体が環境中に存在するという仮定に基づくべきということで意見の一致をみた。しかし，ガイドラインの展開において典型的な定量的仮定が必要であり，またこのことは，ガイドラインを国あるいは地域の基準に適用していく場合に必要なこととの一つである。そのような適用の過程で，病原体の存在自体と間接的に高い関心を持つべき病原体に適用される重要度重み付けの双方を考慮すべきである。逆説的にいえば，このことは，対策をとる余裕がきわめて小さい開発途上の国々において，予防対策と装置に多額の財政上の措置が必要であることを意味しているといってよい。

環境曝露評価の重要な役割は，病原微生物への曝露を総体的にみて可能な対策を序列化することにある。例えば，もしある病原体への曝露が水でない発生源からのものが最も著しい場合，例として病気のわずか５％が飲料水と関係する場合，公衆衛生上の観点からは，他の曝露ルートの対策に係わった方が効果は大きいと考えるのは合理的といってよい。実際問題として，そのような単純な解析は，多くの曝露ルートで対策をとることができるかどうかということと，そのコストのような要因によって制約される。さらに，この種の序列化は，通常，地方および国レベルの検討の際に適用され，世界規模のガイドライン検討の際には当てはまらない。世界規模のガイドラインは，代表的仮定でなくてはならず，地方と国の当局によってそれぞれの特定の状況を考慮して修正されるべきものであるからである。

1.4.2　許容リスクと健康目標

WHO は，飲料水水質ガイドラインで次のことを提案している。

> 「安全の判断あるいはある特定の条件下でのリスクの許容レベルとは何か。それは社会全体の見地からとらえる問題である。いずれのガイドライン値を採用してもそこから得られる便益に関しての最終判断には，各国が決定すべきコストが係わっている」。

一般大衆は，「ゼロリスク」を希望するが，資源が限られていて要求が交錯している世の中では，健康目標が道理にかなったもの，かつ達成できるものである必要があり，またそれを遂行する方策には費用をかけただけの効果がなくてはならないので，耐容リスクの考えがどうしても必要となる。

「許容リスク」の概念は，特に政策作成者や科学分野では，認識されてきている。「耐容リスク(tolerable risk)」の用語は，リスクが正確には許容するものではなくて，無条件に，あるいは十分に，または高度に判断した序列に従って耐えられるものであることを認知するために，ある研究者には好まれている。

いろいろな機関が耐容疾病負担(訳者注：それぐらいは疾病に罹るのもやむをえないと考える量)とは何かを説明し始めている。例えば，WHO は遺伝毒性発がん物質(それ以下ならリスクがゼロという閾値濃度はない)に対するガイドライン値として，生涯超過リスク(がんの)10 万の 1 の上限推定値を計算している。これと関連付けて，閾値のある他の毒性化学物質に対してガイドライン値が設定されている。現在の知識では，感染と疾病は，1 個の微生物によって引き起こされるので，閾値はないという性質のものである，と考えられている。結論的にいえば，無菌ということが実行できないなら，「耐容」リスクを考える必要がある(**第 10 章**)。米国表流水処理規則では，表流水に存在する病原微生物によるリスクを最小にすることにしていて，飲料水中の原生動物 *Giardia*(ジアルジア)に曝露，感染する確率を 1 年間に 1 万人に 1 人以下にすることを当初の目標とした(そしてこれは，他の疾病も予防することを意図した)。

水に関する耐容疾病負担についての現在のすべての記述は，特定の健康危害の用語で表されている(がん，下痢症などのような)。ストックホルム会議の専門家グループは，そのような方法は一般的なある水系感染症と他の水系感染症との関係をみる時に問題があることを懸念した。なぜなら，種々の急性影響(コレラ，赤痢，腸チフス，感染性肝炎，腸内寄生虫)，様々な症状の程度(自分が我慢できる程度の軽度なものから，死に至る深刻なものまで)，あるいは遅発影響(カンピロバクター腸炎がギラン-バレー症候群と結び付くように)があるからである。そこで専門家グループは，その意味を解釈するうえで専門家でないリーダーに役立つように，適切な添付説明を付けた DALYs で表した許容リスクの例示となるレベルを取り入れることにした。

不必要に厳格なガイドラインと基準は，水の有益な利用に悪影響を及ぼし，そのため社会がその利便を享受するのを妨げる。リクレーション水の利用は，全体(休養，リクレーション，衛生)として個人と社会にかなりの利益をもたらすもので，ガイドラインと基準は，不必要にこれらの利便性を享受するのを妨げることなく公衆衛生を守るために設定されなければならない。排水の灌漑利用は，同様に食糧保障，農業における栄養塩類の閉じたサイクル，および水界生態系の改良保全と保護に寄与できる。

富裕な国も貧しい国も，若年層に加えて高年齢層および妊娠者に免疫抵抗性減弱者が増加しているように，病気に罹りやすいある人口層が増加しているということでは同じである。免疫抵抗性減弱者の問題は，特に HIV/AIDS でよく知られているが，ある地域(特に工業が発達した所)では他の原因(とりわけ療法が)も顕著である。特定の感受性層を守るための水質的要求にはわからないことがある。そのためストックホルムの専門家グループは，設定時間フレーム内(例えば，若年層，高齢者層と妊娠者)には感受性や病気への罹りやすさの程度にはいろいろあることを認めたうえで，ガイドラインを基本的には生涯を通しての保護を提案するように策定することを勧告することにした。その存在程度が国ごとに大きく異なり，その水質要求が入手可能な方法によって達成できないといったより特殊なサブグループに対しては，十分な証拠に基づいて追加的ガイドラインを加えていくべきである。

健康目標は，リスクアセスメントの成果と許容リスクのレベルに関する情報に基づくべきである。健康目標は，今までのところ WHO の水関連ガイドラインに使われていないが，他の分野ではたいへん有効に使われている。その利点のいくつかを**表 1.2** に示す。

WHO ガイドラインは，いろいろな国と地域で大きく異なって存在している社会

表 1.2　健康目標設定の利点

目標設定段階	利点
目標立案	住民の健康に視点を当てる 知識の相違を明らかにする 代替計画の重要性も視点に入れる 優先順位決定プロセスを確認する 健康政策の透明性を高める いくつかの健康プログラムを一貫性あるものにする討論を促す
実行	協力者に行動をとる刺激と動機を与える 公約を改善する 責任感を高める 資源配分を進める
モニタリングと評価	評価と修正のための具体的な目印を与える 目標達成の可能性を試す機会を与える 逸脱を正す機会を与える データが必要なものか矛盾したものか検討できる

文化的，経済的および環境的条件に適合するものでなくてはならない。例示レベルを用いるとすれば，そのような条件を採用する理由付けがガイドラインの適用ではっきりすることになる。それゆえ，ガイドラインは，ガイドラインを基準に適用する場合に参考になる点にはっきりと言及すべきであるし，その手引きを与えることが重要であると考えた。

1.4.3　リスクマネジメント

リスクマネジメントのプロセスを考えることは，**図 1.2** に示すように枠組みをさらに拡充することになる。明確化した健康目標である許容リスクに基づき，水質目標がはっきりする。理想的にはそのような健康目標は，制御の方法と健康危害で表した健康の意味とに結び付けて選んだ指標病原体(**第 13 章**参照)で示すとよいが，他の関連するデータが利用できればさらによい。実際問題として，可能な安全対策上のいろいろな方法を適切に判断するには，1 個以上の病原体を通常考える必要がある。水質目標を特定な病原体への曝露で表すとしても，これと関連して全住民に対する曝露が短期間に集中するかもしれないことへの配慮が必要である。さらに，通常の作業の繰返しと，その結果であるバックグラウンド的な疾病率に対してだけでなく，起きるかもしれない大惨事(大規模の疾病発生を生じる)に対して適切に対処することも必要である。両者とも，多くのプロセスにおいて短期間で非常に効率が低下するというよくみられる現象に関係するとともに，長い間確証されている水の安全性に関する「多くの関門で防ぐ原理」を論理的に正当化するものである。次の点に留意されたい。すなわち，水質目標をヒトが病原体に曝露されることで表すことは，これらの病原体を直接に測定しなければならないことを意味していないし，その測定の能力が通常の(日常の)監視試験室の分析能力内にある必要もなく，水質目標以下になっていることを測定することが必ずしも安全を意味していない。だから，ある病原体が問題となったが，ある例示となる参照病原体が環境中に存在しない場合でも，その参照病原体は，安全対策実施を決定する時の他の病原体に対する指標として役立つのである。

原水中の病原体の存在に関するデータと結び付いたプロセスの効率についての情報および水質目標に関する情報は，これらの目標を達成する操作条件を決めるのに役立つ。この場合，プロセスの効率と病原体の存在の情報は，定常状態の運転と補修管理の間および異常負荷の間の運転を考慮したものでなければならない。適切な運転であるかを確認するのに必要な指標体系は，従来の実験室ベースの測定方法を必要とするが，総体的にみて，定期的な検査や査察が迅速で，頻繁に行うことができ，かつ直接管理に伝達できることをねらった簡単な測定方法により力点が置かれていたと思われる。プロセスが期待どおりに運転されているかを確認するための測定をより強調することが公衆衛生を守るために必要であり，現在のモニタリング方法のあり方について問題を投げかけるものである。

各ガイドラインの中で，目標水質とそれに結び付く制御管理は，疾病の流行発生の可能性を最小にするために，定常的状況に対してだけでなく，短期間に起こるかもしれない出来事(環境水質，システムのあり方およびプロセスの内容の変化のような)に対応する必要がある。

適切な対策というものは，おおまかにみれば国あるいは地域ごとに異なるであろう。ガイドラインが適切かつ役立つものであるために，専門家グループは，仮定の記述，管理の選択肢，重要な制御ポイント，および検証のための指標システムを含む代表的なシナリオを提示するのがよいと考えた(**第12章**参照)。このことは，優先順位の確認についての一般的方向を示すことになり，また工業化が進んでない国にとって特殊ではあるが，唯一のものではない前進的行動について一般的指針を与えるものであり，そのことによって限られた資源のもとで，ガイドラインが最もよく利用されるようになると考えた。

専門家グループは，リスク管理プロセスで適用される管理計画は，それぞれのガイドラインの特殊性に応じて採用されているが，危害分析重要管理点(HACCP)の広範かつ蓄積された経験に基づくのがよいと提案した。HACCPの詳細とともにいろいろな管理手段の考察を**第12章**で行う。

1.4.4 実　　行

実行を求めていろいろな手段と方法が展開できる。それらには，動機，法的施行，教育(専門家と公衆に対する)などが含まれる(**第4～17章**参照)。それらは，管理するレベルに幅があり(例えば，流域全体か，あるいは沿岸域の管理か)，従来の水分野管理を超えている(原料検定，化学物質，オペレーター，消費者保護など)。それらの効果的適用とともに可能な方法と経験に関する一般的解説は重要であるが，手段と方法（社会的，政治的，経済的および文化的要因によって大きく異なる）に関する詳細なガイダンスは，普遍的に適用できるものではなく，それゆえガイドラインの一部にすることはできない。

しかし，前進的実行の問題は，ガイドラインの基本的重要事項であり，普遍的に関連性のあるものである。WHO ガイドラインは，段階的実行に明確な指示を与えるものでなければならない。手順の形式で実行の段階的かつ適切な速度を助言することは，過った期待を減らし，実行することの動機を高める。公衆衛生の優先順位に基づく段階的実行の必要性は，特に開発途上国で大きく，その点は**第 16 章**によく示されている。

1.4.5　公衆衛生の現況把握

リスクアセスメントとそれに関連するリスクマネジメントを直截的に表すというよりも循環的に表現しようとする傾向にある。新しい展開や進歩に対応し，ほとんどの環境と健康に関して意思決定しなければならない事項の増加的傾向にはっきりと役立たなければならないし，あるフィードバックを通して成功と失敗の両方を確認し対応する必要性がある。そのような循環的プロセスは，どのような時に住民参加の機会が必要であるかを確認するのにたいへん適している。

ゆえに必然的に，この循環的プロセスへの再入力前の最終段階は，公衆衛生上の成果を考察することである（**第 11 章**参照）。必要な時に期待した結果が得られるように対策がとられているか？　最初の反復あるいはそれに続く反復が，期待するほどの公衆衛生上の成果が得られないような，あるいはその逆に期待したよりも大きな反応が得られる水質目標と管理目標を導くことになる。同様に，循環的プロセスの「管理と実行」の側面では，適用した対策で期待どおりの管理ができるようないっそうの配慮が必要であることがわかる。これらの側面の方向性を明確にしないと，その場に応じたプロセスが有効かどうか判断できない。初期段階で前もって決めた健康目標を達成できないことは，アプローチの方法がまずいのではなくて，材料を最も有効に利用することを可能にすべきプロセスの問題であり，また経験と情報にも問題があるが，それらは次の段階に伝えられる。

疾病負担を信頼性高く見積もる方法（**第 3 章**）は，開発途上であるが，もし信頼度が高くかつ十分に感度が高ければ，この段階では重要なものとなり，監視できるように変わっていくであろう。公衆衛生上の成果の判断は国によって異なり，サーベイランスと流行発生の検知と調査の現在における方法と能力は，この目的のためには一般的に不十分であることはわかっている。

1.5 さらなる展開

提案された調和のとれた枠組みは，実行の厳しい試練をまだ受けていない。しかし，専門家グループは，各ガイドラインの分野からの仮想的課題を机上で研究しながら，プロセスを検証している。これらは**第 18 章**で詳述する。

国レベルですべてのタイプのガイドラインを適用しようとするには，膨大なデータが必要であろうと考えられる。この情報のあるものはガイドラインそのものに記されるであろうが，WHO はまたそのような情報を照合し，統合し，容易に利用できるようにするための手助けをした。このことは，ストックホルム会議で専門家グループは優先事項の一つと考えた。

関係する 3 つの分野のガイドラインの実施によって得られる成果，特に健康関連の成果は，開発途上国と先進国双方において，全地球的疾病負担の見地から，疾病が減少するということでたいへん意義深いものであり，今後とも重要であり続けるであろう。しかし最近まで，より工業化した先進国では飲料水が病気の少ない原因であり，とりわけ感染症は非常に過去のものであると信じている傾向が一部にあった。最近確認された水起因疾病と強く結び付く単一種の病原体［例えば，*Cryptosporidium*（クリプトスポリジウム）］による経験が，そのような楽天的アセスメントを打ち砕き，この分野の関心を普遍的問題として集めるようになった。

専門家グループは，3 つのサブ部門（飲料水，リクレーション水および下水の再利用）およびそれぞれ異なった専門分野（リスクアセスメント，疫学，工学，規制業務，経済学）から集まった経験に基づいて微妙にあるいは大きく異なって使われる用語に注意する必要性があることを強調するとともに，誤解を最小限にするために，全ガイドラインに用語の簡単な語彙集を付けることを勧めた。

第 2 章

ガイドライン：現状

Arie Havelaar, Ursula J. Blumenthal, Martin Strauss, David Kay and Jamie Bartram

ガイドラインの制定は WHO（World Health Organization ；世界保健機関）の行う主要な機能の一つである。本章では，水に関連する現行の WHO ガイドラインのこれまでの発展の経緯について調べる。水，微生物学，それにガイドラインの分野は，明確に分かれてはいるものの相互に関係している次の 3 つの分野がある。

・飲料水
・下水再利用
・リクレーション水

現行のガイドラインが設定されるまでの様々な経緯に焦点を当てながら，現行のガイドラインの背景を明らかにする。

2.1 はじめに

水関連の WHO ガイドラインの目的は，公衆衛生の確保にある。ガイドラインは，各国が国の基準を制定する時の基礎として利用されるべきものであって，法的拘束力のある限界値としてではなく，国や地域の基準を含むリスクマネジメント戦略を，それぞれの国や地域の環境，社会，経済，文化的条件に応じて発展させる際に利用できるように意図したものである。国際基準としての採用を奨励しない主な理由は，それぞれの国や地域で基準や法律を制定する際に，リスク-便益手法を用いると大きな利点がもたらされるからである。このリスク-便益手法を用いれば，容易に設定でき，実行性があり，しかも利用可能な財政的，技術的，施設的資源を公衆の便益のために最大限活用できるような基準の採用が進むものと考えられる。

2.2 飲料水水質ガイドライン

WHO 飲料水水質ガイドライン（Guidelines for Drinking Water Quality：GDWQ）には長い歴史があり，WHO が最初に刊行した環境保健ドキュメントの一つである。飲料水水質に特化した最初の WHO 刊行物は 1958 年の飲料水国際基準（International Standards for Drinking-Water）であり，これは 1963 年と 1971 年に同じタイトルのまま改訂されている。経済力と技術力の優れたヨーロッパ諸国がより高いレベルの基準を達成するために，また，産業の発達や集約農業により発生する危害に取り組むために，1961 年に飲料水水質ヨーロッパ基準が刊行され，1970 年に改訂された。1980 年代中期には WHO 飲料水水質ガイドラインの初版 3 巻が出版された。

第 1 巻：勧告

第 2 巻：健康クライテリアと他の参考になる情報

第 3 巻：水道のサーベイランスと制御

これら 3 巻の第 2 版はそれぞれ 1993，1996，1997 年に刊行された。1995 年，合同委員会は GDWQ を定期的に改訂することとし，飲料水の微生物学，化学，それに保全と制御の観点から取り組むために，3 つのワーキンググループを設置した。

水関連のガイドラインのすべてに関して，GDWQ の主目的は，ヒトの健康の保護にあり，国の水質基準発展のための基礎的根拠を提供することにある。個別の水質項目に対するガイドラインの勧告値は，法的限界値としてではなく，各地域の条件に照らして適切に設定すれば，ヒトの健康に有害な水質成分を除去あるいは減少させ，飲料水の安全性を保証できる値として勧告したものである。

GDWQ は，本書で焦点を当てた微生物の観点のみならず，化学的，物理的観点もカバーしている。GDWQ 内では微生物汚染の制御が最も重要であり，けっして妥協してはならないことが強調されている。

化学汚染物質，物理的汚染物質，放射性汚染物質は，国際化学物質安全計画（International Programme on Chemical Safety ： ICPS），国際がん研究機関（International Agency for Research on Cancer ： IARC），FAO/WHO 合同残留農薬専門家会議（Joint FAO/WHO Meetings on Pesticide Residues ： JMPR），FAO/WHO 合同食品添加物専門家会議（Joint FAO/WHO Expert Consultation on Food Additives ： JECFA）により出版されたレビューとリスクアセスメントドキュメントに広範囲に網羅されている。これらのドキュメントは，主に動物実験に基づいている。リスクアセスメント結果は，たいていの化学物質に対して，その濃度以下であれば影響が生じないと考えられる閾値として算出されている。この値は一日耐用摂取量（tolerable daily intake ： TDI）の基本となるものであり，一連の仮定と不確実係数を用いて飲料水の最大許容濃度のガイドライン値に変換することができる。遺伝毒性発がん物質に対しては閾値が存在しない考えられており，ガイドライン値は飲料水による曝露によって生じる低用量領域への動物の用量-反応データの外挿値である。生涯発がんリスクの増分が 10^{-5} に相当する濃度がガイドライン値として示されている。閾値の存在するものも存在しないものもともにガイドライン値は，最終製品の基準としており，処理水か，使用点の水の化学分析によって評価される。しかし，ガイドライン値は，通常の試験室で達成できる検出限界よりも低い濃度には設定されず，汚染物質を望ましいレベルに除去あるいは減少できる制御技術が利用できる場合にのみ勧告される。

微生物リスクは，大いに異なる扱いがなされている。第 2 巻には各種の病原微生物の特徴についてのレビューがあり，主要な病原体に関する補遺が準備されている（**表 2.1**）。

しかし，病原体に関する情報は，安全な飲料水の製造のためのガイドラインの設定根拠としてはほとんど使われていない。その代わりにガイドラインは，糞便汚染の防止と良好な工学的実践に関するこれまでの経験と実験に基づいている。このよ

表 2.1　飲料水水質ガイドライン(GDWQ)でレビューした病原体[第 2 巻(1996)と補遺(準備中)*]

細菌	ウイルス	原虫と寄生虫
Salmonella *Yersinia* *Campylobacter* *Vibrio cholera* *Shigella* *Legionella* *Aeromonas* *Ps.Aeruginosa* *Mycobacterium* 藍藻トキシン	ピコルナウイルス(A 型肝炎を含む) アデノウイルス パルボウイルス 小型球形ウイルス E 型肝炎ウイルス パポーバウイルス	*Giardia* *Cryptosporidium* *Entamoeba histolytica* *Balantidium coli* *Naegleria* + *Acanthamoeba* *Dracunculus medinensis* *Schistosoma* *Cyclospora cayatenensis*

＊ BOX1.1 参照

うな手法を用いるので，ガイドラインは，最終生産物に対する糞便汚染指標生物基準と，水源保全と適切な処理のための処理ガイドラインとなっている。これらの観点は相補的ではあるが，あまり密接に関連したものとはなっていない。

2.2.1　糞便汚染指標生物

微生物基準のための基礎として糞便汚染指標生物を用いる概念は，次のように説明されている。

> 「これまでに得られている疫学的知見を用いて水中の病原体の濃度から健康リスクを評価することは困難である。なぜなら，このリスクは，病原体の感染性と侵襲性，水の消費者個々人の先天的，後天的免疫の双方に等しく依存するからである。それゆえ，病原微生物が検出される水は，すべて安全とはいえないと仮定するしかない。さらに，確実かつ容易に水から検出できる水系病原体もあるが，存在したとしても全く検出できない病原体もあるのである(WHO 1996, p.93)」。

Escherichia coli(大腸菌)と耐熱性大腸菌群(訳者注：糞便性大腸菌群に同じ)は理想的な指標が満足すべき次の条件を最もよく満たすと考えられている。

・ヒトと温血動物の糞便に普遍的に大量に存在すること。

・簡単な方法で容易に検出できること。

・自然水中で増殖しないこと。

・水中における生残性と水処理における除去性が病原体と類似していること。

各種の資源がほとんどない場合は，飲料水について多項目の試験や複雑な試験を行うよりも，簡単な試験方法で高頻度に試験する方が望ましいとされている。それゆえ，勧告は主に *E.coli*（あるいは耐熱性大腸菌群）の具体的な濃度でなされる。基本的にはいかなる 100 mL 試料中にも *E.coli* が検出されてはならないというのが基準である。大腸菌群については，配水施設に入る地点あるいは配水施設内の水で，配水施設から採取した試料の陽性率が 5 %以下であることという付帯条件付きで，同じ勧告がなされている。この付帯条件の根拠は，大腸菌群は感受性が高く，浄水過程や配水施設内で不規則に（必ずしも糞便汚染によらないで）検出されることがあることにある。指標の考え方の詳細については**第 13 章**で扱う。

多くの開発途上国では，*E.coli* 基準を満たす良質の水が容易に得られるわけではない。また，無批判にガイドラインを強制することは他の水源に比べてより適切な，あるいはより利用しやすい水源を不適と判定することにつながり，かえって，もっと汚染した水源から水を入手させることにすらなりかねない。糞便汚染が広範囲に広がっている状況下では，相対的に受容できるような水を不適とすることなく，実質的に全国民に対して良質の水の供給につながるような中間的な目標を国のサーベイランス当局が設定するように勧告している（これは GDWQ の第 3 巻で展開されている）。

2.2.2　処理ガイドライン

GDWQ は，飲料水のウイルス濃度については定量的な基準を定めていない。汚染した飲料水の消費に伴う健康リスクの評価手法は，まだ十分な定量性のあるものとなっていないと考えられており，また，飲料水中のウイルスのモニタリングが困難でかつ費用がかかることから，実際の適用はなされていない。同じような理由から，病原性原虫，蠕虫，自由生活型生物についてもガイドライン値を設定していない。その代わりに，水源の適切な保全と水源の水質に見合った処理の必要性が強調してある。消毒のみの処理は，保全の良好な深井戸水と同じく保全の良好な高地の貯水池水に対してしか推奨していない。保全が十分でない井戸水や貯水池あるいは高地の河川水に対しては，ろ過を付加するように勧告しており，保全されていない水域に対しては，貯留期間を長くすること，処理を高度化することを勧告している。第2巻(WHO 1996)では，様々な処理方法についてある程度詳しく記述している。典型的ないくつかの処理方法について処理目標の概略も示しており，例えば，平均的な負荷の時は，濁度(nephelometric turbidity units ： NTU)が1度を超えず，最大負荷時でも5度を超えないことなどの勧告が盛り込まれている。

一連のWHOの支援や他の実証プロジェクトを通して得た，小規模社会における水供給についての調査と改善の経験が第3巻に反映されている(WHO 1997)。このため第3巻は，サーベイランス計画の立案と実施に関するすべての視点からの詳細な手引きともなっており，水質分析における衛生的な視点からの点検の重要性を特に強調してある。水質改善のための水源保全，利用可能な処理や消毒，家庭内処理と貯水による水質改善技術に関する手引きも示されている。

2.3 農業および水耕栽培における下水と排泄物の安全利用

人類は世界中どこでも，何世紀にもわたって，農地や養魚池の肥沃化や土壌の有機物含量の維持のために，ヒト排泄物を利用してきた。現在でも，アフリカ諸国や中国，東南アジアでは，農業および水耕栽培に糞便汚泥が使用されている。たいていの場合，腐敗タンクや下水道に接続されていない家庭用および公共トイレから集めた汚泥がそのままか，あるいは簡易な貯留処理した後に使用されている。

水を利用した排泄物処分(下水道)が設置されている所では，下水の農業利用が特に乾燥地帯や乾燥時期のある地帯で急速に行われるようになった。下水は，作物の栄養源としてだけでなく，灌漑用水源としても利用される。それによって農民の化学肥料の費用が削減され，あるいは費用が不要となることすらある。最近行われている下水の利用方法は，二次処理(生物処理)した下水を都市周辺部の柑橘類農場へパイプ給水する方法(例えば，Tunis市)から，埋設してある下水幹線に違法接続して生下水を野菜農場に導水するもの(例えば，Lima市)まで様々である。農業における下水再利用は，南米全体やメキシコで実施されており，北アフリカ，南欧，西アジア，アラビア半島，南アジア，米国などでも広範に行われている。緑地帯やゴルフコースの灌漑のほか，野菜，家畜飼料，非食料用穀物の灌漑にも使用されている。米国やサウジアラビアなどのいくつかの国では，高度処理(二次処理，ろ過それに消毒)した後に使用されている。

ヒト排泄物の使用は，食糧生産と収入増に大きく貢献しており，開発途上国の急速に成長している都市の周辺部では特にそうである。しかし，し尿が未処理のままで使用されていたり，処理以外の健康保護のための対策がなされていない場合は，排出した病原体を都市部と周辺部間で「リサイクル」することにつながる。消費者だけでなく，未処理の糞便汚泥や下水を使用している農民やその家族も，疾病伝播の高いリスクにさらされている。

2.3.1　下水再利用ガイドラインの発展の歴史

1918年にカリフォルニアで制定された下水再利用ガイドラインがこの種の最初のものであろう。その後，修正，拡張され，現在は生食野菜類の灌漑に使用する下水に対して大腸菌群基準 2.2/100 mL（7日間の中央値）を規定している。これは基本的に，糞便汚染がないことおよび感染のリスクがないことを意味する（大腸菌群が低濃度であるからといって必ずしも病原体濃度が低いわけではないが）。大腸菌群 2.2/100 mL は実質的に飲料水の水質に求められている基準と同質であり，「ゼロリスク」の概念に基づいている。乳業用動物の牧草地と非公共修景地域の灌漑用水基準も大腸菌群 23/100 mL と非常に厳しい。収穫時に野菜類に付着して残っている灌漑水が飲料水の水質基準を超えないことを保証するには，このようなレベルが必要と考えられている。しかし，市場に持ち込まれた雨水や淡水（ひそかにあるいは公然と，生下水や簡易処理下水で汚染されていることが少なくない）で栽培した野菜類は，それよりも糞便汚染指標がずっと高いかもしれない。カリフォルニア基準は，米国の各州が再利用規則を制定する場合の指針となる再利用国家基準（USEPA/USID 1992）を USEPA（US Environmental Protection Agency；米国環境保護庁）の制定に大きな影響を与えた。それらはまた，米国への輸出国は，米国の水質基準に適合したものとするようにとの圧力を受けるので，米国へ下水灌漑農産物を輸出する国々にも影響を及ぼした。

カリフォルニア基準の制定は，同時に先進工業国で使用されている下水処理技術を大いに普及させた。その処理方法は，有機物の除去のための二次処理（活性汚泥法か散水ろ床法）と，後段の細菌除去のための塩素処理で構成される。このような処理技術は，大腸菌群を非常に低いレベルにすることができ，基準を達成できる。糞便細菌の指標としての大腸菌群は，当時，唯一の微生物基準であった（Hespanhol

1990)。

カリフォルニア型の基準は，当時それしか参考になるものがなかったため，開発途上国を含めて数多くの国で採用された。しかし，当時はまだ，高度の処理技術を設置したり，運転するのに必要な財源や技術がなかったため，この厳しい大腸菌群基準は，開発途上国で達成できるようなものではなかった。それゆえ，そういった開発途上国では紙の上では存在したものの，事実上施行されなかった。カリフォルニア州で設定した基準は，世界的にみれば限られたものであったが，この基準の制定が，おそらく先進工業国の企画立案者，技術者，健康関連部局，それに大衆による下水の再利用の受入れを促進させるきっかけになったといってよいであろう。

WHO が下水再利用ガイドラインを初めて刊行したのは 1973 年である(WHO 1973)。ガイドライン草案作成グループは，カリフォルニア基準で飲料水に対して設定したような基準(大腸菌群 2.2 個/100 mL)を下水再利用に適用するのは非現実的で，疫学的基礎に欠けると判断した。さらに，灌漑に使用されている世界の河川水の中で，そのような水質に近い水が流れているような河川はほとんどないという事実が明らかになった。このグループはさらに，開発途上国では，再利用下水に対してそのような基準に適合させることができる国は，たとえあったとしてもほんのわずかしかないと確信するに至った。こういった考慮の結果，一般灌漑用のガイドライン値として大腸菌群 100 個/100 mL を設定した。ガイドラインには処理に関する勧告も加え，二次処理(活性汚泥，散水ろ床，安定化池)とその後段に消毒あるいはろ過と消毒を行う方法を提案した。しかしながら，このような下水処理技術(安定化池を除いて)は，たいていの開発途上国では達成できず，状況によっては，このガイドラインがかえって未処理下水の間接利用を黙認させる結果となった。間接利用とは，下水を含む水体から灌漑用に水を取水することである(放流先の水量の季節変化によって希釈の程度が異なるため，その水質は著しく異なる)。

過去 20 年間に，容易にアクセスできる淡水水源(特に地下水)が急激に減少して灌漑用水の入手費用が急上昇してきたため，都市下水の農業へのリサイクルが意思決定者，企画者，外部支援機関からの注目を集めるようになってきた。下水の処分によって引き起こされる環境汚染を減少させることがヒト排泄物のリサイクルから得られる便益であることが理解されるようになってきたのである。この都市部における水資源マネジメントの枠組みの変化に伴って，健康の保護についての事前指導内容を改める必要が生じた。それゆえ，WHO，国連開発計画(United Nations

Development Programme ： UNDP)，世界銀行，国連環境計画(United Nations Environment Programme ： UNEP)，国連食糧農業機関(Food and Agriculture Organization ： FAO)，それに相互支援機関は，農業や水耕栽培に排泄物や下水を使用した場合の健康影響に関する疫学的に信頼性のある文献についてのレビューを委託に出した。その結果が Blum and Feachem(1985)および Shuval *et al.*(1986)の資料である。上記の委託者は，独立した研究機関と経験豊富な科学者の助力を得て，様々な状況，すなわち先進工業国にも経済的に低開発の国にも適用できる，下水の再利用における合理的な健康ガイドラインを更新することとした。健康，排泄物からの感染，環境衛生の評価基準の関係(Feachem *et al.* 1983)と，排泄した病原体の土壌と作物上での生残(Strauss 1985)に関する文献調査が同時に行われた。

初期の規制的な考え方は，病原体の検出と，下水中と灌漑した土壌と作物上における病原体の生残についての知識，すなわち，いわゆる潜在的なリスクとなっている病原体そのものに引っ張られていた。レビューによって，潜在的リスクだけが公衆衛生上の重大な脅威であると機械的に考えるべきでないとの結論が導かれた。公衆衛生上の脅威は，実際のリスクを調べることによってのみ評価できるものであり，様々な因子間の複雑な一連の相互作用の結果であって(**図 2.1**)，疫学的な研究方法によって計測可能なものである。

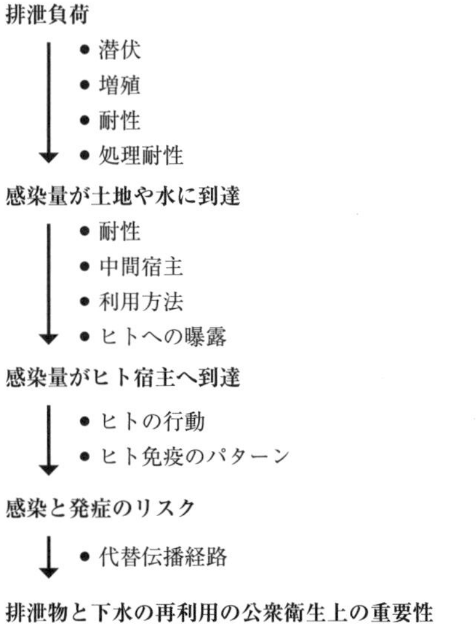

図 2.1　排泄物中の病原体の存在と排泄物や下水の再利用による測定可能なヒト疾病の間の病原体と宿主の特性(Blum and Feachum 1985 ；廃棄物処分国際レファランスセンターの許可を得て複製)

未処理の排泄物と下水の使用に伴う健康リスクのランク付けは，疫学的研究のレビュー結果(Shuval *et al.* 1986)に基づいて行われた。未処理あるいは不十分な処理しかしていない排泄物を使用すると，次の状態に至ると判定された。

・腸管系線虫類による感染頻度が相対的に大きく増加する。
・細菌感染の頻度は，相対的にあまり増加しない。
・ウイルスでは，感染頻度の増加は相対的に小さい。

ウイルスに関しては，直接伝播(ヒトからヒトへの感染)が卓越した経路であり，流行地域では若年齢時に免疫を獲得する。線虫類(例えば，*Schistosoma*)と条虫類(例えば，条虫)の感染頻度の増分は，排泄物の使用方法や地域環境の特殊性に応じて，高い値から 0 まで様々に変化する。相対的なランク付けを決定する因子は，土壌と作物上での病原体の生残性である。**図 2.2**(Feachem *et al.* 1983 と Strauss 1985 より)に，排泄された病原体の生残性を示した。下水や糞便汚泥を農地に散布した後に生じる病原体の死滅がそれ以降の伝播に対する重要な障壁となっており，その結果，農民，消費者の両者の感染リスクが減少する。

安定化池は低コストで維持しやすい下水処理方法であり，特に，多くの開発途上国に共通した社会経済や気候に適していることが実証されている。通性池(有機物の除去)と熟成池(病原微生物の不活化)から構成される安定化池は，適正に設計・管理すれば寄生虫卵を十分に除去でき，処理水の糞便性大腸菌群 1 000 個/100 mL 未満を常時達成することができる。外部エネルギーや消毒も必要でない。このことは，開発途上国であっても，適正な水質基準を満たした処理水とすることができることを意味する。

1985 年(IRCWD 1985)と 1987 年に，世界銀行を含む国連のいくつかの機関と様々な研究機関の代表者が招集され，ヒト排泄物の利用に伴う健康影響を定量化す

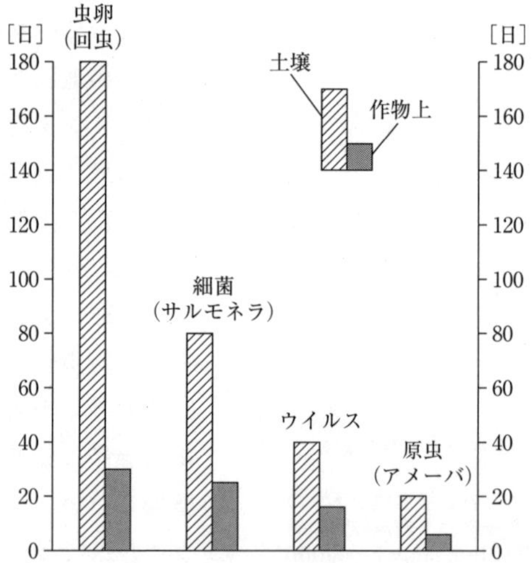

図 2.2　温暖気候における土壌および作物上に排泄された病原体の生残

るための方法論についての議論と提案を行った。下水と排泄物の両者の利用に関するドキュメントが作成され，廃棄物利用についての計画の観点からの提案もあった(Mara and Cairncross 1989)。その会合で WHO 科学者グループが組織され，下水再利用ガイドラインの改訂版の作成が付託された。

2.3.2　現行の WHO ガイドライン(1989)はどのようしてできたか

ガイドラインの目的は，設計技術者や計画立案者に対して，排水処理技術や廃棄物管理方法の選択のための手引きを与えることにある。ガイドライン値は，下水処理で何が達成可能かを考慮しながら，下水利用に関する疫学研究結果から導かれた。生の下水と排泄物への曝露と，簡易処理した下水の散水灌漑地域の農業従事者とその近傍に居住する人々のリスクについては，数多くの証拠があった(Shuval *et al.* 1986)。しかし，下水処理水の利用による影響，特に農作物の消費に伴う影響についての科学的証拠は少なかった。感染リスクの増分がないようなレベル(微生物的水質)を定めるのに十分な科学的証拠がなかったので，下水処理による病原微生物の除去，農地における病原微生物の死滅に関するデータと，当時の水質に関するガイドラインを考慮した。

勧告された微生物的水質ガイドラインを**表 2.2** に示す。

未処理下水が灌漑に使用されている農場の従事者と，そこで収穫された農作物の消費者に腸管系線虫類(*Ascaris*, *Trichuris*, 鉤虫)による感染リスクの増分が明らかに大きいという疫学的証拠が示されたので，一般灌漑用(カテゴリー A)と限定灌漑用(カテゴリー B)の両区分について，腸管系線虫類の虫卵のガイドラインを設定した。特に下水処理が施されている場合に感染率が非常に低いことを示すいくつかのデータがあったので，寄生虫を高度に除去することを提案した。値は，99.9 %除去率(3 log 除去)に相当する，虫卵 1 個/L 未満に設定した。このレベルは安定化池による処理(滞留時間 8 ～ 10 日)か，それと同等の処理で達成できる。腸管系線虫類の虫卵に対するガイドラインは寄生虫や原虫シストなどの他の病原体の指標としても役立つものと考えられる。

一般灌漑用の細菌に関するガイドラインは，糞便性大腸菌群(FC)1 000 個/100 mL 以下(幾何平均値)に設定した。未処理の下水を介してコレラやチフスなどの細菌感染が伝播することを示している疫学的証拠，特に集団感染から得られた疫

表 2.2　下水の農業利用における微生物的水質ガイドライン[a]（WHO 1989）

分類	再利用方法	曝露集団	腸管系線虫類[b]［個/L＊[c]］	糞便性大腸菌群［cfu/100 mL＊＊[c]］	要求水質が達成可能な下水処理方法
A	無調理で食用に供する作物，運動場，公園への灌漑[d]	農業従事者，消費者，一般大衆	1 以下	1 000 以下	指定された微生物的水質を達成できるように設計した一連の安定化池か，それと同等の処理
B	食用穀物，産業用穀物，飼料用穀物，牧草，樹木への灌漑[e]	農業従事者	1 以下	設定せず	滞留日数 8 ～ 10 日の安定化池法か，同等の寄生虫除去のできる処理
C	地域限定灌漑で，農業用カテゴリー B であるが農業従事者や公衆への曝露が生じない場合	なし	n/a	n/a	灌漑用に要求されている前処理，ただし，最初沈殿池を下回らない処理

a　特殊なケースでは，地域の疫学的，社会文化的要因や環境要因を考慮に入れ，それに応じてガイドラインを変更すべきである。
b　線虫類の *Ascaris* と *Trichuris* と鉤虫類。
c　灌漑が行われている期間。
d　大衆が直接接触する公共の芝生では，より厳しい「糞便性大腸菌群 100 mL 中 200 個以下」とするのが適当である。
e　果樹の場合は，果実収穫の 2 週間前から灌漑を停止すること。また，地面に落ちた果実を拾ってはならない。
＊　算術平均
＊＊　幾何平均

学的証拠があった。処理によって達成される細菌除去の程度と，細菌感染における感染量が比較的大きいことから，下水処理水を介した伝播はずっと少ない。適切に設計した安定化池における病原体除去のデータによると，処理水の糞便性大腸菌群濃度 1 000 個/100 mL(99.99 %以上の除去を反映している)では病原細菌は存在せず，ウイルスも非常に低レベルである(Bartone *et al.* 1985 ； Oragui *et al.* 1987 ； Polpraset *et al.* 1983)。農地における自然死滅によって，2 ～ 3 日で 90 ～ 99 %の減少がもたらされるので，ガイドラインを設定する時に付加的な安全要因として考慮した。さらに，設定したガイドライン値は，先進工業国で採用されている灌漑用水と水浴用水の水質ガイドライン値― USEPA の一般灌漑用表流水に対する糞便性大腸菌群基準 1 000 個/100 mL (USEPA 1973)や，EU が要求している水浴場水に対する糞便性大腸菌群 2 000 個/100 mL ―とほぼ同じであった。限定灌漑用(カテゴリー B)については，下水を部分的に処理した場合に農業従事者に細菌感染が伝播したという疫学的証拠がなかったので，細菌に関するガイドラインは勧告しなかった。

健康保護対策についても考慮した。それは次の 3 点である。

・作物の選定
・下水利用方法
・ヒトへの曝露の制御

これらはいずれもマネジメント対策であり，その目的は，感染性微生物への曝露を減少させることにある。その概念は，下水から労働者や消費者への病原体の流れを遮断するという考え方にあって，処理が病原体の除去を達成するのに対して，マネジメント対策は病原体の流れに対する障壁として作用する。作物を限定すれば汚染生野菜への消費者の曝露が減少し，下水をドリップ式で灌漑すれば背の低い農作物の汚染と農業従事者の曝露が減少し，保護服の着用により農業従事者のリスクが減少するであろう。これらの対策の統合や，いくつかの保全対策を組み合わせた施策を取り入れることが勧告された。健康保護対策の選択モデルには多数の可能な組合せがある(**図 2.3**)(Blumenthal *et al.* 1989)が，例えば，ガイドラインで勧告されたレベルよりも低いレベルでの下水簡易処理と他のマネジメント対策，例えば作物制限を組み合わせたりすると，それは不適切な組合せということになろう。

各種のマネジメント対策を組み合わせる際は，その地域の環境に適するように選択することができる。例えば，穀類の市場と良好な組織力はあるが，下水をカテゴリー A の水質にまで処理するには十分な財源がないような場合は，作物制限と下水の簡易処理の組合せが使用できる。長年にわたって下水処理が設置できないような場合は，中間段階の対策として，いくつかのマネジメント対策の組合せが使用できよう(例えば，作物制限と，ヒトへの曝露の制御の組合せ)。マネジメント対策と処理方法の組合せモデルは，農地における再利用の経験から得られたものである(Strauss and Blumenthal 1990)。

農業分野における下水再利用のための WHO ガイドライン(1989)の主要な枠組みは，次のとおりである。

・下水は，資源として利用すべきであるが，安全に使用しなければならない。
・ガイドラインの目的は，曝露集団で感染の増分がないように保護することにある(消費者，農業従事者，灌漑地域近傍の居住者)。
・糞便性大腸菌群と腸管系線虫類の虫卵を病原体の指標として使用する。
・下水の水質と処理目標に見合った良好な再利用マネジメントのできる対策を提案する；下水で灌漑してよい作物の限定，健康の保護を高めることにつながる灌漑方法の選択，良好な個人衛生の監視(保護服の着用を含めて)。

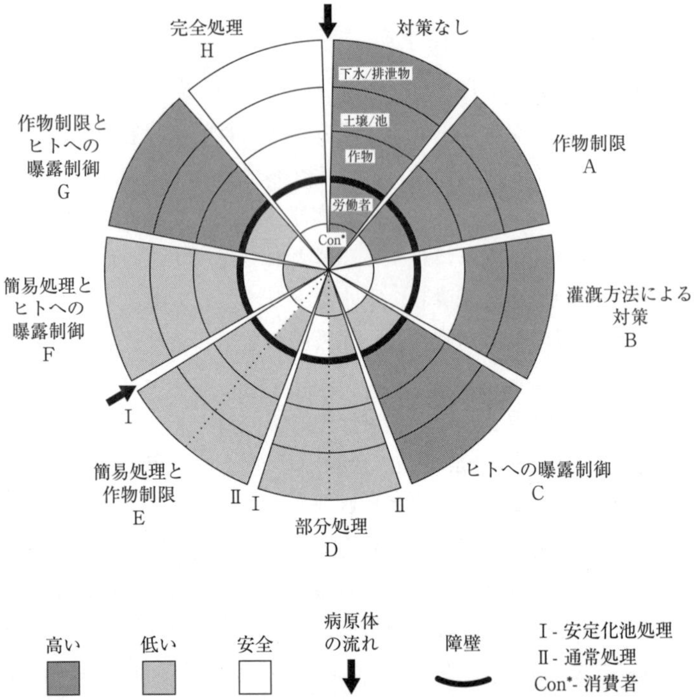

図 2.3　下水の再利用による健康リスクを低減するための異なる制御対策の効果を示す一般モデル
(Blumenthal *et al.* 1989 を改変；WHO 1989)

・健康の保護に望ましい基準とともに，ガイドライン達成実現の可能性について考慮する。

同じような考え方が，農業や水耕栽培への排泄物利用のためのガイドライン (Mara and Cairncross 1989) と，水耕栽培への下水利用のための暫定ガイドライン立案の際に適用された (WHO 1989)。後者は，とりわけ，下水利用水耕栽培農場における詳細な実地研究に基づいている (Edwards and Pullin 1990)。

2.3.3　WHO ガイドライン (1989) はどのようにして基準に取り入れられたか

WHO ガイドライン (1989) では，個別のケースで基準を設定する場合は，「疫学的因子や社会文化的因子それに環境因子を考慮すべきであり，それらの因子に見合ったガイドラインを設定すべきである」との立場をとった。微生物的水質ガイドラインは，いくつかの国と地域で，基準値設定のための基礎として利用された。スペインのバレアレス諸島やカタロニア地方のように，微生物的水質ガイドライン値をそのまま基準値として使用したところもある（Bontoux 1998）。水質ガイドライン値を採用したが，マネジメント対策や作物制限を厳しく行うなど，いっそう注意深い方法がとられた所もある。例えばフランスでは，作物の灌漑や修景用に下水を使用する場合の衛生について，WHO ガイドラインに上乗せした勧告を 1991 年に刊行している。これらの勧告は下水再利用プロジェクトの手引きとして使用された。それらのプロジェクトの評価結果に基づいて基準値が制定され，施行されることになろう（Bontoux and Courtois 1998）。フランスの勧告は，処理水の水質に応じた用途制限（そのために WHO ガイドラインが利用されている）に加えて，付加的な安全対策を明記している。特別の対策としては，地下水と表流水の保全，処理下水の配水ネットワーク，処理施設や灌漑施設の衛生規則，運転管理者や施設管理者の教育が記載されている。

WHO ガイドラインは各国の基準制定に影響を及ぼしてきたが，基準として採用する際に，微生物ガイドラインに何らかの修正を加える例が多い。メキシコでは，広い地域が未処理下水で灌漑されており，作物制限が強化されている。限定灌漑用に虫卵 5 個/L 以下という基準が制定されている（Norma Official Mexicana 1997）。改訂された一般灌漑用基準は，糞便性大腸菌群 1 000 個/100 mL（月間平均）と寄生虫卵 1 個/L 以下である（WHO とほぼ同じ）。その基本的な理由は，現在利用できる，あるいは計画中の処理技術に関係しており，限定灌漑用の寄生虫卵基準を厳しくすると処理施設でろ過が必要となり，まず対応できないからである（Peasey *et al.* 1999）。チュニジアでは，限定灌漑用に WHO ガイドライン値の寄生虫卵 1 個/L 以下を適用したが，生食野菜の灌漑に処理下水を使用することは禁止した（Bahri 1998；République Tunisienne 1989）。二次処理水（必要な場合は池や貯水池での貯留を付加）は，主に果樹，飼料用作物，産業用作物，穀物それにゴルフ場の灌漑に使用されている。

2.3.4　WHO ガイドラインについての下水再利用に関する論争

1989 年に WHO ガイドラインが公表されるとすぐに，下水再利用に関する

WHO ガイドラインについての論争が起きた。緩すぎて健康の保護が十分にできない，特に開発途上国でそうだ，との批判が持ち上がった。反対意見の根拠は，根底にある認識の違いから生じるのかもしれない。WHO ガイドラインに対する批判は，ゼロリスクの考え方(その考え方は**第 10 章**で詳述する)に基づいているようで，その考え方は，下水中の病原微生物をすべて消滅させるようなガイドラインや基準の派生につながっている。しかしながら WHO 基準は，住民の感染に関して下水の再利用に起因する増分がないように，また，特定の住民の再利用に伴う腸管系の感染リスクは他の感染ルートからのリスクとの相対性で評価すべきであるとの目標に基づいている。飲料水に非常に近い水質を下水で達成することは，経済的に持続できないし，また，多くの場所で疫学的に妥当でない。

2.4　安全なリクレーション水環境

1998 年，WHO は「安全なリクレーション水環境のためのガイドライン(Guidelines for Safe Recreational Water Environments)」を諮問草稿として刊行した(Anon 1998)。このガイドラインでは，溺死，脊椎損傷，過剰紫外線(UV)などを含む数多くの異なる傷害因子を扱っている。しかし，本節では，沿岸水域と淡水域の糞便汚染に関する点だけを検討することになろう。出版後，1989 年と 1997 年の間に一連の 4 つの専門家会議が開催された。会議では，広範な検討課題の中のうち，次の 4 つの課題について検討した。

・疫学調査方法の考案とデータの質
・ガイドライン制定のための適切なデータ
・統計的なデータ処理
・代替的なガイドラインシステム

この観点からのガイドライン作成に至る段階の概要を以下に示す。

2.4.1　リクレーション水域のための微生物ガイドラインの構築過程

理想的には，科学的に支援しうるガイドライン値(あるいは数値基準)は，「許容できる」疾病負担，あるいは許容できると思われる住民の病気罹患率のいずれか，あるいはその両者を尺度とした公衆衛生保護レベルを提供することと定義される。

そのような数値基準を派生させるには，次の 2 点が必要となる。

・リクレーション水中の何らかの微生物濃度と病気，一般には胃腸炎，の発生の間の用量-反応関係

・特定の集団がその水質の水に曝露される確率

2.4.1.1　疫　　学

現在適用されている微生物基準の中で，先の要求 2 点のうち第 1 点に関する良いデータはほとんどなく，第 2 点のみから導かれた。例えば，現行の EU リクレーション水基準は指令 76/160EEC (CEC 1976) に基づいているが，その指令は，確たる疫学的証拠に基づいているとは思われない。改訂の試みが現在行われているが，ヨーロッパ基準 (Anon 1994a) は，提案されている変更の基礎となる疫学的証拠がないとして，メンバー国の有力機関からの抵抗に遭っている (Anon 1994b, 1995a,b,c)。

米国では，Cabelli *et al.* (1982) の研究で得られた微生物的水質と疾病発生 (基本的に胃腸炎) との間の用量-反応関係に基づいて，1986 年に新しい基準を設定した (USEPA 1986)。しかしその研究は，研究の方法論に関して強い批判を浴びており (Fleisher 1990a,b, 1991 ; Fleisher *et al.* 1993)，報告された用量-反応関係の妥当性についていくつかの疑問が投げかけられている。

WHO 専門家アドバイザーが直面している問題は，この分野では次のような点で，問題のある疫学的研究があまりにも多いことである。

・異なる方法論が採用されている。

・曝露に関する変数が異なる。

・環境データと健康データのサンプリング方法が異なる。

・疾病発生変数を定量するための患者の定義が異なっている。

・交絡因子の評価方法や排除方法が異なる。

このように，研究間の詳細比較が困難であった。しかし，現行の基準内にある水質レベルの水に曝露した集団で有意の罹患率で疾病が観察されること，一連の用量-反応関係が認められること，汚染の進んだ水ほど疾病が多くなるということがこれらの研究に共通した知見であった。

ガイドラインの構築に利用可能な疫学的証拠の有効性を明確にするために，WHO は，リクレーション水域における疫学的研究の質の評価を委託した (Prüss 1998)。精力的な文献検索とあらかじめ決めた評価基準に従って 37 編にものぼる研

究を分類し，最も精度の高い用量-反応関係は，次の理由から，無作為化比較試験で得られた研究から導出すべきであるとの結論を得た。

・より精度の高い曝露データの獲得が容易になり，その結果，誤分類の可能性が小さくなる。

・交絡因子の排除が可能である。

しかしながら，この方法による研究で得られたデータとしては，1989 ～ 93 年に英国で行われた行政基金によるもの（Fleisher *et al.* 1996 ； Kay *et al.* 1994）と，Asperen *et al.*（1997）がオランダで行った試験的研究しかなかった（当時）。

2.4.1.2　水質データ

微生物の測定データを利用して基準値を決めようとする時に問題となるのが，環境水の微生物濃度が本来持っている変動である。多くの研究者が 2，3 時間といった短時間にオーダーがいくつも違うほど変化すると報告している（例えば，McDonald and Kay 1981 ； Wilkinson *et al.* 1995 ； Wyer *et al.* 1994, 1996）。しかし，リクレーション水域における「監視」データ（それに，特別の調査情報）の解析によると，細菌濃度は対数正規密度関数（pdf）で近似でき，幾何平均と $\log_{10}$ 標準偏差により特性を表すことができる。このことは，英国の沿岸海浜（Kay *et al.* 1990）や EU 認定の水浴場では真実である。

このように，細菌の確率密度関数は，どんな水浴場であっても，どんな水質であっても，曝露の確率を計算するのに使用できるであろう。このことは，過去の「監視」データが，現在の遊泳者が曝露している水質の特徴を表していると考えることができる。

2.4.1.3　疫学データと環境データの統合

ガイドライン構築の第一段階は，疾病負担の評価である。これを行うには，用量-反応関係と，細菌の確率分布関数により予測される様々な水質への曝露の確率とを結び付ける必要がある。**図 2.4 ～ 2.6** は，英国の監視データを用いてこの過程を示したもので，糞便性連鎖球菌と Kay *et al.*（1994）の胃腸炎データを結合した用量-反応曲線であり，曝露集団を 1 000 人とすると胃腸炎患者は 71 人と推定される。

普遍的に適用可能な用量-反応関係があるのであれば，政策立案者が曝露集団における「許容レベル」を決定しさえすれば，確率密度関数の幾何平均と標準偏差から，許容疾病発生率を満たすように，蓋然性のある領域を定めることができる。

ここで採用した方法では，**図 2.6** に概要を示した疾病負担モデルと，典型的な遊泳者における胃腸炎発症者の許容人数の概念を用いた。例えば，20 人に 1 人，80 人に 1 人，400 人に 1 人である。これらは次のような理論的な命題から出ている。

- 1 シーズンに 20 回曝露する遊泳者は胃腸炎を 1 回経験するかもしれない。
- 20 回の遊泳行為を行う 4 人家族のうち 1 人が胃腸炎になるかもしれない。
- 5 年間にわたって年に 20 回遊泳行為を行う 4 人家族のうち 1 人が胃腸炎になるかもしれない。

500 箇所以上の EU 水浴場の平均 $\log_{10}$ 標準偏差を用いてこの曝露リスクを生じさせる理論的確率密度関数の 95 %点を決定するのに，上記の疾病負担レベルがよく使用される。それらは糞便性連鎖球菌でおおむね 200，50，10 cfu/100 mL に相当する。

最終のガイドライン値は 95 %値ではなく，万一その値を超えた時は緊急調査と徹底調査を行わなければならない絶対的な数値としての糞便性連鎖球菌 1 000 cfu/100 mL である。この濃度レベルは，1959 年の英国健康研究所（Health Laboratory Service ： PHLS）の行った重大疾病に関する研究（PHLS 1959）で，大

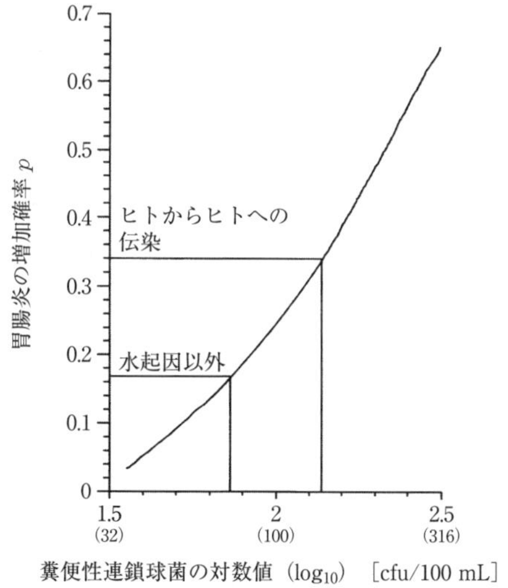

図 2.4 糞便性連鎖球菌と胃腸炎増加確率の用量–反応曲線
（John Wiley and Sons Limited の許可を得て Kay *et al.* 1999 から複製）

腸菌群が 10 000 cfu/100 mL を超える所ではパラチフスに罹患する可能性があるとされたのを根拠としている。糞便性連鎖球菌に変換して得たのが約 1 000 というレベルであるが，WHO 委員会はこの値を，重大な疾病のリスクであるとの理由から，最大許容濃度とすべきであるとした。

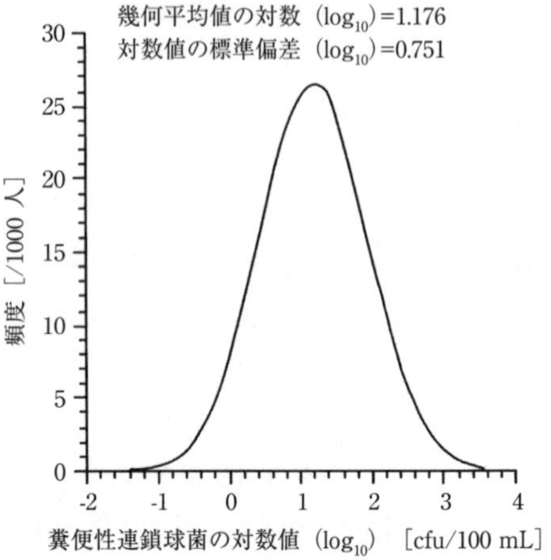

図 2.5　水浴水域における糞便性連鎖球菌の確率密度関数—全面積が 1 000 になるように調整した曲線
（John Wiley and Sons Limited の許可を得て Kay *et al.* 1999 から複製）

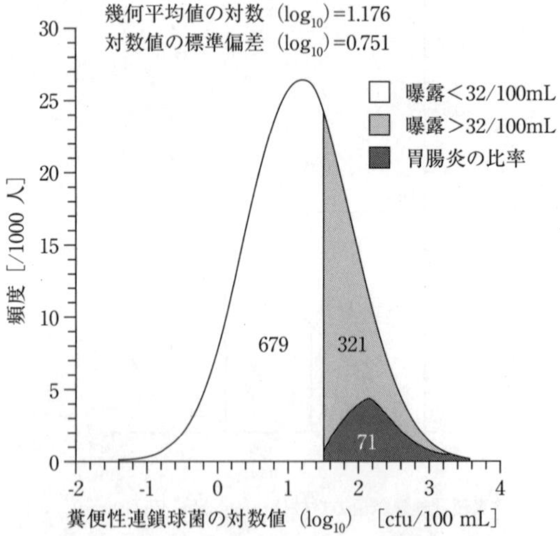

図 2.6　疾病負担の推定例（John Wiley and Sons Limited の許可を得て Kay *et al.* 1999 から複製）

2.4.1.4　この方法の持つ問題点

疫学データベースは，非常に範囲が狭く，文化的特殊性を含んでいる可能性がある。そのデータベースは，英国の海洋研究からのものを根拠としており，無作為化比較試験により求められる用量-反応関係の精度が高いとの理由で選定された。しかし，それが世界中に適用できるかどうかは疑問である。このことは，他の水域(例えば，淡水域)，他の地域(例えば，地中海や熱帯地方)，他のリスクグループ(例えば，カヌーをする人やサーファー)におけるリクレーション水の用量-反応関係定量化のための無作為化比較試験の手順をさらにより良いものとすることが緊要であることを示している。

無作為化比較試験はもともと，曝露集団が限定されるという性格を持っている。例えば英国の研究では健康な成人ボランティアを使ったが，子供は除外された。それは，子供では情報開示ができないとみなされたからである。このように，基準によって保護しようとするリスクの高いグループがシステム的に除外されてしまう。しかしこの問題は，オランダの Asperen *et al.*(1997)の研究では生じなかった。

もしガイドラインで，幾何平均値とか 95 %値とかいった単一の数値を決める必要があるのであれば，確率密度関数の他のパラメータに関して，いくつかの仮定が必要となる。今回は，$\log_{10}$ 標準偏差が同じと仮定してある。しかし，このパラメータは，河川などの下水以外の流入に応答して，地点によって異なることが知られている。確率密度関数の標準偏差は，汚染した水への曝露の確率と，それによってもたらされる疾病負担に確実に影響を及ぼす。

2.5　国際ガイドラインと国の規制

3つのガイドライン対象領域の全体像から，それらはお互いに類似しているものの，それぞれ大きく異なる歴史があり，ガイドライン導出の方法論にも共通性は少ない。この3つの主要な領域における関心事は，危害，すなわちヒト(および動物)排泄物である。これらの領域全体について，理想的には，個々独立ではなく同時に検討して，統合された規則やマネジメントとすべきである。調和のとれた基本的枠組みが構築されれば，ガイドラインのさらなる発展や将来の改定を一貫した手法で進めることができる。また，一部の環境について独立して検討するのではなく，水環境全体についての検討が可能となろう。ガイドラインは国際的な証拠を基礎としており，制定に先立って，個々の国の環境に対して適切なものとなるように適合させる必要があることを心にとどめておくことが重要である。

2.6 参考文献

Anon (1994a) Proposal for a Council Directive concerning the Quality of Bathing Water. *Official Journal of the European Communities* No C112, 22 April, pp. 3–10.

Anon (1994b) Select Committee on the European Communities, *Bathing Water,* House of Lords Session 1994–5, 1st Report with evidence 6 December, HMSO, London.

Anon (1995a) Select Committee on the European Communities, *Bathing Water Revisited*, House of Lords Session 1994–5, 7th Report with evidence 21 March, HMSO, London.

Anon (1995b) Parliamentary Debates, House of Lords Official Report, Hansard **564**(90), 18 May, pp. 684–708.

Anon (1995c) Cost of compliance with proposed amendments to Directive 76/160/EEC. Presented to the House of Lords Select Committee Enquiry. Prepared for the DoE by Halcrow plc.

Anon (1998) Guidelines for safe recreational water environments: coastal and freshwaters. Consultation Draft, World Health Organization, Geneva.

Asperen, I.A. van, Medema, G.J., Havelaar, A.H. and Borgdorff, M.W. (1997*) Health effects of fresh water bathing among primary school children*, Report No. 289202017, RIVM, Bilthoven, the Netherlands.

Bahri, A. (1998) Wastewater reclamation and reuse in Tunisia. In *Wastewater Reclamation and Reuse*, (ed. T. Asano), Water Quality Management Library, Vol. 10, pp. 877–916.

Bartone, C.R., Esparza, M.L., Mayo, C., Rojas, O. and Vitko, T. (1985) *Monitoring and maintenance of treated water quality in the San Juan lagoons supporting aquaculture,* Final Report of Phases I and II, UNDP/World Bank/GTZ Integrated Resource Recovery Project GLO/80/004, CEPIS.

Blum, D. and Feachem, R.G. (1985) *Health aspects of nightsoil and sludge use in agriculture and aquaculture – part III: An epidemiological perspective,* IRCWD Report No. 04/85, SANDEC, CH-8600, Dubendorf, Switzerland.

Blumenthal, U.J., Strauss, M., Mara D.D. and Cairncross, S. (1989) Generalised model of the effect of different control measures in reducing health risks from waste reuse. *Water Science and Technology* **21**, 567–577.

Bontoux, J. and Courtois, G. (1998) The French wastewater reuse experience. In *Wastewater Reclamation and Reuse* (ed. T. Asano), Water Quality Management Library Vol. 10, pp 1193–1210.

Bontoux, L. (1998) The regulatory status of wastewater reuse in the European Union. In *Wastewater Reclamation and Reuse* (ed. T. Asano), Water Quality Management Library Vol. 10, pp. 1463–1475.

Cabelli, V.J., Dufour, A.P., McCabe, L.J. and Levin, M.A. (1982) Swimming associated gastroenteritis and water quality. *Am. J. Epi.* **115**, 606–616.

CEC (1976) Council Directive 76/160/EEE concerning the quality of bathing water. Official Journal of the European Communities **L31**, 1–7.

Edwards, P. and Pullin, R.S.V. (eds) (1990) Wastewater-Fed Aquaculture. Proceedings, International Seminar on Wastewater Reclamation and Reuse for Aquaculture, Calcutta, India, 6–9 December 1988.

Feachem, R.G., Bradley, D.J., Garelick, H. and Mara, D.D. (1983) *Sanitation and Disease – Health Aspects of Excreta and Wastewater Management,* John Wiley & Sons, Chichester, UK.

Fleisher, J.M., Jones, F., Kay, D. and Morano, R. (1993) Setting recreational water quality criteria. In *Recreational Water Quality Management: Fresh Water,* vol II, pp. 123–126 (eds D. Kay and R. Hanbury), Ellis Horwood, Chichester.

Fleisher, J.M. (1990a) Conducting recreational water quality surveys. Some problems and suggested remedies. *Marine Pollution Bulletin* **21**(2), 562–567.

Fleisher, J.M. (1990b) The effects of measurement error on previously reported mathematical relationships between indicator organism density and swimming associated illness: a quantitative estimate of the resulting bias. *International Journal of Epidemiology* **19**(4), 1100–1106.

Fleisher, J.M. (1991) A reanalysis of data supporting the US Federal bacteriological water quality criteria governing marine recreational waters. *Journal of the Water Pollution Control Federation* **63**, 259–264.

Fleisher, J.M., Kay, D., Salmon, R.L., Jones, F., Wyer, M.D. and Godfree, A.F. (1996) Marine waters contaminated with domestic sewage, non-enteric illnesses associated with bather exposure in the United Kingdom. *American Journal of Public Health* **86**(9), 1228–1234.

Hespanhol, I. (1990) Guidelines and integrated measures for public health protection in agricultural reuse systems. *J Water SRT – Aqua* **39**(4), 237–249.

IRCWD (1985) Health aspects of wastewater and excreta use in agriculture and aquaculture: the Engelberg report. *IRCWD News* **23**, 11–19.

Kay, D., Fleisher, J.M., Salmon, R., Jones, F., Wyer, M.D., Godfree, A., Zelanauch-Jaquotte, Z. and Shore, R. (1994) Predicting the likelihood of gastroenteritis from sea bathing: results from randomised exposure. *Lancet* **34**, 905–909.

Kay, D., Wyer, M.D., McDonald, A.T. and Woods, N. (1990) The application of water quality standards to United Kingdom bathing waters. *Journal of the Institution of Water and Environmental Management* **4**(5), 436–441.

Kay, D., Wyer, M.D., Crowther, J., O'Neill, J.G., Jackson, G, Fleisher, J.M. and Fewtrell, L. (1999) Changing standards and catchment sources of faecal indicators in nearshore bathing waters. In *Water Quality Processes and Policy* (eds S. Trudgill, D. Walling and B. Webb), John Wiley & Sons, Chichester, UK.

Mara, D.D. and Cairncross, S. (1989) Guidelines for the Safe Use of Wastewater and Excreta in Agriculture and Aquaculture – Measures for Public Health Protection. WHO/UNEP, Geneva.

McDonald, A.T. and Kay, D. (1981) Enteric bacterial concentrations in reservoir feeder streams: baseflow characteristics and response to hydrograph events. *Water Research* **15**, 861–868.

Norma Oficial Mexicana (1997) NOM-001-ECOL-1996 Que establece los limites maximos permisibles de contaminantes en las descargas de aguas residuales en aguas y bienes nacionales. Diario Oficial de la Federation Enero 01 de 1997, pp. 68–85. (Official Mexican quality standards (1997) STANDARD-001-ECOL-1996 for effluent discharge into surface waters and on national property. Official Federal Newspaper; in Spanish).

Oragui, J.I., Curtis, T.P., Silva, S.A. and Mara, D.D. (1987) The removal of excreted bacteria and viruses in deep waste stabilization ponds in Northeast Brazil. *Water Science and Technology* **19**, 569–573.

Peasey, A., Blumenthal, U.J., Mara, D.D. and Ruiz-Palacios, G. (1999) A review of policy and standards for wastewater reuse in agriculture: a Latin American perspective. WELL study Task 68 part II, London School of Hygiene and Tropical Medicine and WEDC, Loughborough University, UK.

PHLS (1959) Sewage contamination of coastal bathing waters in England and Wales: a bacteriological and epidemiological study. *Journal of Hygiene, Cambs.* **57**(4), 435–472.

Polpraset, C., Dissanayake, M.G. and Thanh, N.C. (1983) Bacterial die-off kinetics in waste stabilization ponds. *J. WPCF* **55**(3), 285–296.

Prüss, A. (1998) Review of epidemiological studies on health effects from exposure to recreational water. *International Journal of Epidemiology* **27**, 1–9.

République Tunisienne (1989) Decree No. 89-1047. Journal officiel de la République Tunisienne. (In French.)

Shuval, H.I., Adin, A., Fattal, B., Rawitz, E. and Yekutiel, P. (1986) *Wastewater Irrigation in Developing Countries – Health Effects and Technical Solutions. Integrated Resource Recovery,* UNDP Project Management Report No. 6, World Bank Technical Paper No. 51.

State of California (1978) Wastewater Reclamation Criteria. California Administrative Code Title 22, Division 4, Environmental Health, Dept. of Health Services, Sanitary Engineering Section (also cited in *Wastewater Reclamation and Reuse* (ed. T. Asano), Water Quality Management Library Vol. 10, pp. 1477–1490.

Strauss, M. (1985) *Health Aspects of Nightsoil and Sludge Use in Agriculture and Aquaculture – Pathogen Survival*, IRCWD Report No. 04/85, SANDEC, CH-8600 Duebendorf, Switzerland.

Strauss, M. and Blumenthal, U.J. (1990) *Human Waste Use in Agriculture and Aquaculture – Utilisation Practices and Health Perspectives,* IRCWD Report No. 08/90, SANDEC, CH-8600 Duebendorf, Switzerland.

US EPA (1973) Water quality criteria. Ecological Research Series, EPA R-3-73-033. US Environmental Protection Agency, Washington, DC.

US EPA (1986) *Ambient water quality criteria for bacteria – 1986*. EPA440/5-84-002. Office of Water Regulations and Standards Division, Washington DC.

US EPA/USID (1992) *Manual – Guidelines for Water Reuse*, Report EPA/625/R-92/004, US EPA (Office of Water) and USID, Washington DC.

WHO (1973) *Reuse of Effluents: Methods of Wastewater Treatment and Public Health Safeguards. Report of a WHO Meeting of Experts,* Technical Report Series No. 517, WHO, Geneva.

WHO (1989) *Health Guidelines for the Use of Wastewater in Agriculture and Aquaculture. Report of a WHO Scientific Group,* Technical Report Series No. 778, WHO, Geneva.

WHO (1993) *Guidelines for Drinking Water Quality. Volume 1: Recommendations*. Geneva.

WHO (1996) *Guidelines for Drinking Water Quality. Volume 2: Health criteria and other supporting information.* Geneva.

WHO (1997) *Guidelines for Drinking Water Quality. Volume 3: Surveillance and control of community supplies*. Geneva.

Wilkinson, J., Jenkins, A., Wyer, M.D. and Kay, D. (1995) Modelling faecal coliform dynamics in streams and rivers. *Water Research* **29**(3), 847–855.

Wyer, M.D., Jackson, G.F., Kay, D., Yeo, J. and Dawson, H.M. (1994) An assessment of the impact of inland surface water input to the bacteriological quality of coastal waters. *Journal of the Institution of Water and Environmental Management* **8**, 459–467.

Wyer, M.D., Kay, D., Dawson, H.M., Jackson, G.F., Jones, F., Yeo, J. and Whittle, J. (1996) Delivery of microbial indicator organisms to coastal waters from catchment sources. *Water Science and Technology* **33**(2), 37–50.

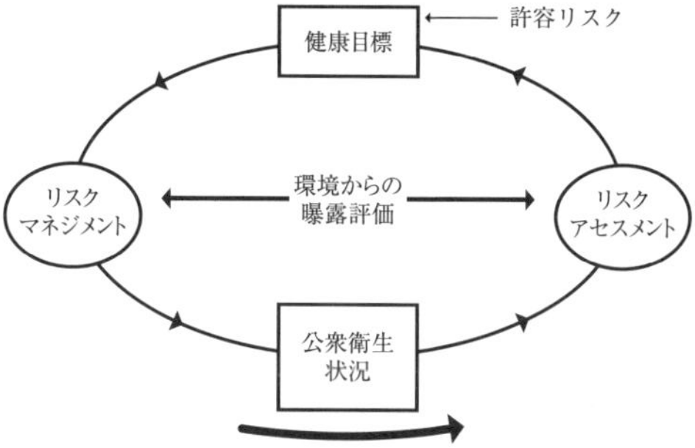

第 3 章

世界の疾病負担研究と給水，衛生設備，予防衛生への応用

Annette Prüss and Arie Havelaar

本章では，世界の疾病負担(global burden of disease ： GBD)とその主要な指標である障害調整生存年数(disability-adjusted life year ： DALY)の概念を紹介するとともに，単一の疾病要因の影響を統合するため，また異なる要因の健康影響を比較するためにDALYの利用法を解説し，そのガイドライン策定における役割を検討する。

3.1 はじめに

世界の疾病と傷害負担に関する，8 年にわたる研究成果を記した画期的な書籍が 1996 年にシリーズで刊行された(Murray and Lopez 1996a,b)。各巻には，GBD 研究に関連する世界規模の健康統計が概説され，また矛盾のない疾病負担の疫学情報が初めて収載されている。各巻では，種々の年齢層と地理的領域に対して，107 種類の疾病と傷害ならびに 10 個の主要なリスク要因あるいはリスク群による負担が記述され，世界の疾病負担の現状と集団の健康動向に関する独自の成果が明らかにされている。

研究プロジェクトは，多くの段階からなり，第一段階は 1988 年に世界銀行により着手された。初期の目的は，個々の疾病(または関連した疾病群)の公衆衛生に対する重要性ならびに疾病の防除に適切に対処する費用と効果を評価することであった(Jamieson 1996)。この第一部では，疾病の多様な結果に対する新たな指標(DALY)を導入するに至った。第二部では，死亡数のほかに障害を含めることで，すべての疾病負担に対する包括的な評価を試みた。世界の疾病と傷害負担に関するシリーズは，この研究プロジェクトの第三部として刊行された。これらの書籍には，政策分析，特に開発途上国における健康調査と開発状況からみた優先順位の評価が報告されており(Jamieson 1996)，初期の評価法は継続して検討され，更新されている(WHO 1999)。

3.2 集団の健康測定

死亡や完治，症状が残るといった異なる状況を比較したり，死亡には至らなかった場合の快復状況を定量化するためには，一般に通用する共通尺度を導入することが GBD 研究で最も重要である。本節では DALY の開発について詳しく述べる。研究者により指摘された問題点(Anand and Hanson 1997 ; Barendregt *et al.* 1996 ; Williams 1999)もあるが，DALY と集団健康(population health)に関する他の簡便な尺度は，少なくとも比較できる同じ土俵を提供する点では役立つはずである。

単一の疾病要因による異なった健康影響の負担を統合するため，または異なる要因の影響を比較するためには，共通の指標が必要である。伝統的に公衆衛生政策では死亡数が中心で，疾病の重篤度(severity)は，死亡率またはある原因により失われた生存年数で表されてきた。しかし，多くの疾病は，早期死亡を引き起こすことはあまりないが，罹患状態の大きな原因となるため，健康寿命(healthy life expectancy)の概念は，ますます公衆衛生政策の焦点になりつつある(Van der Maas and Kramers 1997)。前節で述べたように，Murray(1994)，Murray and Lopez(1996a)はDALYを開発した。DALYは，集団健康を簡便に測定する評価系の一つである。健康余命(health expectancy)(Murray and Lopez 1999)とは対照的に，DALYは健康を損ねた場合の測定に基づいているため，それだけで現在の状態とある選択された目標(例えば，理想的な健康状態)との差を測定している。この統合的指標は，早期死亡によって失われた生存年数(years of life lost：YLL)を障害生存年数(years lived with disability：YLD)と組み合わせ，重篤度の重み付けで標準化したもので，次式で示される。

$$\mathrm{DALY} = \mathrm{YLL} + \mathrm{YLD} \tag{3.1}$$

3.2.1 損失生存年数(YLL)

集団(population)を基準にYLLを評価するためには，年齢固有の死亡率に，致命傷者の疾病に罹らなかったとした場合の平均余命(life expectancy)を加味しなければならない。もし死亡率が無作為に集団に影響するならば，平均余命は，標準生命表(standard life table)から得ることができる。Murray(1996)は，男性と女性の平均余命の違いを考慮し，最高国民平均余命(日本人の女性)を基準に生命表を提案している。誕生時の標準平均余命は，男性で80.0年，女性で82.5年である。比較として，1994年のオランダでは，男性は74.6年，女性は80.3年であり(Van der Maas and Kramers 1997)，1998年のジンバブエでは39年であった。もし死亡率が感受性集団の一部に影響するならば，標準平均余命を適用すると，YLLは全体として過大評価になる。この場合，疾病による生存年数の追加損失を評価するためには，疾病固有の情報が必要になり，生存年数の全損失は次式で計算される。

$$\mathrm{YLL} = \sum_i e^*(a_i) \sum_j d_{ij} \tag{3.2}$$

ここで，iは異なる年齢層に対する添字，d_{ij}は年齢層ごとの致命的な症例数，jは異なる疾病群に対する添字，$e^*(a_i)$はその年齢層の平均余命である。

3.2.2　障害生存年数(YLD)

集団を基準に YLD を見積もるためには，症例数は，疾病の平均継続時間と疾病の重篤度を反映する 0(完全健康)から 1(死亡)の重み係数を掛けなければならない。必要であれば，疾病の経過は，次式のように継続時間または重篤度によっていくつかの段階に細分できる。

$$\mathrm{YLD} = \sum_{j} N_j L_j W_j \tag{3.3}$$

ここで，j は異なる疾病群に対する添字，N は患者数，L は疾病の継続時間，W は重篤度の重みである。

3.2.3　障害の測定

障害は，肉体的，心理的，社会的な 3 つの領域で評価されなければならない。これらの領域は，それぞれ多次元の集合体であり，通常は質問表(アンケート)により測定される。健康状態を測定する質問表は，主に包括法，疾病固有法，領域固有法の 3 つのタイプがある(Essink-Bot 1995)。包括法では，それぞれの疾病が肉体的，心理的，社会的機能障害のパターンに特徴付けられると仮定して，疾病を特定しない方法で健康の 3 領域を取り扱っている。いくつかの方法が開発されてきたが，各領域に置く重点は異なっている。疾病固有法は，特定の疾病(に対する処置)による健康の変化を研究するために開発されてきた。領域固有法は，健康の特有な領域における疾病の影響を，あるいは特有の症状に特化して扱う。

これら 3 タイプの質問表は，研究の目的および将来の見通しにより選択される。この場合，研究の目的は，非常に異なる疾病の健康影響を統合し，比較することであるから，当然の結果として包括法を選択することになる。この選択はさらに，研究の社会的要請でもある。つまり，目的は疾病の影響を公衆衛生のレベルで評価することであり，疾病を特定しないで広範囲な測定，すなわち一般的な測定が要求される。

質問表から得られた情報は健康状態の記述であり，それ以上の分析には評価が必要で，standard gamble(SG)や time trade off(TTO)，person trade off(PTO)，visual analog scale(VAS)(Brooks 1996 ； Murray 1996 ； Torrance 1986)のよう

な評価方法が有効である。公衆衛生の分析には，PTO と TTO が最も自然な方法である。PTO プロトコルには 2 つの変数がある。変数 PTO1 では，回答者は，完全に健康な 1 000 人の寿命を延ばす介入と *N* 人の完全健康(perfect health)よりも少ない寿命を延ばす介入の間から選択することを求められる。変数 PTO2 では，完全健康よりも少ない *N* 人を治療することを二者択一することである。回答者の選択できない *N* 値(中立点；indifference point)は，健康状態の障害重み付けを計算するために使われる。TTO プロトコルでは，後に起こる可能性のある健康損失に対して，即効的な「治癒」の効果を重み付けすることが求められる。Nord (1995) は，社会的な将来の見通しから，健康管理プログラムには PTO プロトコルが最適であると概説した。この見通しは，使用された数値が患者または健康問題の専門家の意見よりも，むしろ公共の理解に基づいていることを必要としている。しかし，GBD 研究(Murray and Lopez 1996a,b)および VTV 研究(Van der Maas and Kramers 1997)では，多数の疾病を最もよく比較できると期待できるので，そのメンバーは医療専門家から構成された。

GBD 研究(Murray and Lopez 1996a,b)では，22 種類の指標条件を記述し，肉体的な機能，神経-心理学的な状態，社会的な機能，苦痛および生殖／再生機能における種々の段階の障害を表している。これらの指標条件を障害の重みを正式な手順で割り当て，7 つの障害等級に分類した。次の段階で，この 7 つの等級の分布を多くの結果から評価し，各条件に対する障害の重みを**表 3.1** のように算定した。

表 3.1 障害等級と疾病事例(Murray 1996)

等級	重み	事例
1	0.00 ～ 0.02	顔面白斑，低体重
2	0.02 ～ 0.12	下痢，咽頭炎
3	0.12 ～ 0.24	不育症，関節炎，狭心症
4	0.24 ～ 0.36	切断，聴覚消失
5	0.36 ～ 0.50	ダウン症候群
6	0.50 ～ 0.70	うつ病，盲目
7	0.70 ～ 1.00	精神病，痴呆，四肢麻痺

3.3 GBD 研究の主要な成果

世界の疾病負担研究(Murray and Lopez 1996a,b)では，DALY は，年齢加重および 3 %の割引率(discount rate)で計算されてきた。1990 年の死亡率と疾病負担の主要な原因を**表 3.2** に示す。

死亡だけでなく障害も考慮する場合には，数多くの原因の順位が変化することと単極性強うつ病のような疾病も出現することから，**表 3.2** は致命的でない結果も考慮する重要性を示している。**表 3.3** に示した死亡率と疾病負担に関する 1998 年の評価結果(WHO 1999)も**表 3.2** と同様のパターンであるが，HIV/AIDS が死亡と DALY の両者で第 4 位を占め，マラリアが DALY の主要な原因になっている。

表 3.2 に示された DALY を先進地域と開発途上地域に分けたものが**表 3.4** である。予想されたように，先進地域と開発途上地域，および世界全体には顕著な差が認められる。

また，国内および地域レベル，さらに集団の部分群(population subgroup)における特定の疾病またはリスク因子の重要性を分析するという特別な目的のために，疾病負担は評価されつつある。環境問題に起因する疾病負担とその予防可能なものは，健康および環境における優先順位の設定や資金配分を意思決定する分野で主要な要素である。種々のリスク因子に起因する世界の疾病および傷害負担を**表 3.5** に示す。

表 3.2　1990 年の死亡と疾病負担の主要な原因(Murray and Lopez 1996a から引用)

順位	原因	全体に対する割合 [%]	死亡または DALY (× 1 000)
死亡			
1	虚血性心疾患	12.4	6 260
2	脳血管疾患	8.7	4 381
3	下気道感染	8.5	4 299
4	下痢疾患	5.8	2 946
5	周産期状態	4.4	2 443
6	慢性閉塞性肺疾患	3.9	2 211
7	結核	2.1	1 960
8	麻疹	2.1	1 058
9	交通事故(道路)	1.9	999
10	気管／気管支／肺のがん	1.9	945
DALY			
1	下気道感染	8.2	112 898
2	下痢疾患	7.2	99 633
3	周産期状態	6.7	92 313
4	単極性強うつ病	3.7	50 810
5	虚血性心疾患	3.4	46 699
6	脳血管疾患	2.8	38 523
7	結核	2.8	38 426
8	麻疹	2.7	36 520
9	交通事故(道路)	2.5	34 317
10	先天性異常	2.4	32 921

表 3.3　1998 年の死亡と疾病負担の主要な原因（WHO 1999 から引用）

順位	原因	全体に対する割合 [%]	死亡または DALY (× 1 000)
死亡			
1	虚血性心疾患	13.7	7 375
2	脳血管疾患	9.5	5 106
3	下気道感染	6.4	3 452
4	HIV ／ AIDS	4.2	2 285
5	慢性閉塞性肺疾患	4.2	2 249
6	下痢疾患	4.1	2 219
7	周産期状態	4.0	2 155
8	結核	2.8	1 498
9	気管／気管支／肺のがん	2.3	1 244
10	交通事故（道路）	2.2	1 171
DALY			
1	下気道感染	6.0	82 344
2	周産期状態	5.8	80 564
3	下痢疾患	5.3	73 100
4	HIV ／ AIDS	5.1	70 930
5	単極性強うつ病	4.2	58 246
6	虚血性心疾患	3.8	51 948
7	脳血管疾患	3.0	41 626
8	マラリア	2.8	39 267
9	交通事故（道路）	2.8	38 849
10	麻疹	2.2	30 255

表 3.4　先進地域と開発途上地域での 1990 年における DALY の原因
（Murray and Lopez 1996a から引用）

順位	先進地域		開発途上地域	
	原因	割合 [%]	原因	割合 [%]
1	虚血性心疾患	13.7	下気道感染	9.1
2	単極性強うつ病	9.5	下痢疾患	8.1
3	脳血管疾患	6.4	周産期状態	7.3
4	交通事故（道路）	4.2	単極性強うつ病	3.4
5	アルコール飲用	4.2	結核	3.1
6	骨関節炎	4.1	麻疹	3.0
7	気管／気管支／肺のがん	4.0	マラリア	2.6
8	痴呆など	2.8	虚血性心疾患	2.5
9	自己虐待傷害	2.3	先天性異常	2.4
10	先天性異常	2.2	脳血管疾患	2.4

表 3.5　1990 年における世界の疾病および傷害負担のリスク因子（Murray and Lopez 1996a から引用）

リスク因子	死亡（× 1 000）	全死亡に対する割合［%］	DALY（× 1 000）	全 DALY に対する割合［%］
栄養失調	5 881	11.7	219 575	15.9
給水・衛生設備，個人／家庭衛生の不良	2 668	5.3	93 392	6.8
安全でない性行為	1 095	2.2	48 702	3.5
タバコ	3 038	6.0	36 182	2.6
アルコール	774	1.5	47 687	3.5
職業	1 129	2.2	37 887	2.7
過度の緊張	2 918	5.8	19 076	1.4
肉体的に活動できない状態	1 991	3.9	13 653	1.0
禁制ドラッグ	100	0.2	8 467	0.6
大気汚染	568	1.1	7 254	0.5

社会的，倫理的な枠組みにおける介入の有効性および費用効果に関する情報を伴うことで，疾病負担の定量評価は，研究，実施および政策に対する基礎を与えてくれる。原因となる疾病負担は，通常，過去の曝露影響がなかったり，妥当な水準まで低下した場合の負担をベースにしている。予防可能な疾病負担は，現在の曝露が最小の水準までに減少され，あるいは除かれた場合に避けられることのできる負担といってよい。

3.4　GBD 評価の応用

国や地域の健康支援条件や支援活動の達成状況を評価する場合，地理的な違いや地域集団による違いを明らかにしたり，トレンドをみたりするのに GBD が利用できる。それゆえ，GBD から得られた情報は，集団の総体相違点を検証するための道具である。また，地域間の比較や地域の開発状況との比較も可能である。

この GBD 情報は，対照の優先順位を確認する基本情報としても使用できるだろう。介入の有効性とそのコストに関する情報とともに，高い疾病負担に関連した問題を予防または減少させる活動に優先順位を付ける助けとなる。取り組んでいる問題の規模に比例して効果が高まれば，疾病負担の測定に本質的な意義が見出せる。具体的には，政治的な配慮や教育課程での時間配分，または研究開発へのある程度の資金割当てを伴う事例がある。GBD の傾向から，負担が変化する徴候を読みとることよりも，むしろ優先順位の入替えを予期できる。

3.5 GBD とガイドライン

伝統的に，環境媒体に関わるガイドラインの目標値［例えば，飲料水ガイドライン（WHO 1993）］は，次の質問に回答することを目的にしている。

「我々は合理的に，危険にさらされた集団に健康影響が起こらない，または無視できる値は，どの程度であると期待できるか？」

質問「もしガイドラインが実施された場合，集団の疾病負担はどれだけ減少するのか？」に回答するには，追加情報が必要である。これは，実施費用の見積りが可能であるにもかかわらず，当該集団の健康状態を改善する立場からみると，介入の効率が解決されていないことを意味している。

介入が可能で，資金の割当てが他の介入と競合しない（または道徳的あるいは思いやりのような他の面が含まれる）ならば，疾病負担の見地から介入の効率を知らなくとも容認される。資金の割当てが問題である場合には，情報に基づいた選択が少なくとも短期間は行われなければならない。これは開発途上国では必ずしも問題ではないが，先進国では共通の問題である。例えば，かなりの数の海水浴場は，水質基準に適合していないため，リクレーション施設に関する WHO（1998）の水質ガイドラインでは，施設に関する多水準の水質を提案し，住民が被る関連した疾病負担を記述している（**第 2 章**および**第 11 章**を参照）。このような情報や住民の曝露に基づいて，政策担当者は，曝露による現状の疾病負担ばかりでなく，改善策がとられた場合の負担減少を見積もることができる。

さらに広い視野からガイドラインの働きをみると，疾病負担の測定は，環境条件を含んだ問題が相対的に重要であるという情報を与えてくれる。このため，ある特別な曝露タイプの働きが，その開発に応じた優先順位に関しての見方を付与してくれる。

3.5.1 ガイドラインから得られる DALY の利用

DALY は種々の点に利用され，単一要因の効果を統合したり，異なる要因または条件の健康影響を比較したり，許容可能なリスクの水準に関する討議情報を与えてくれる。

3.5.1.1　疾病の進展 ―胃腸病を例として

疾病負担を評価するための第一歩は，症状の自然な経過を理解することである。これは，**図 3.1** に示したモデル図の利用が最も説明しやすく，症状の進展を健康の種々の経過(health outcome)または最終点(end point)まで分析してくれる。人間は，多くの健康状態のいずれかに位置し，これらの状態間での移行は条件付きの確率，すなわち現在の健康状態が与えられて健康を快復する可能性により説明される。

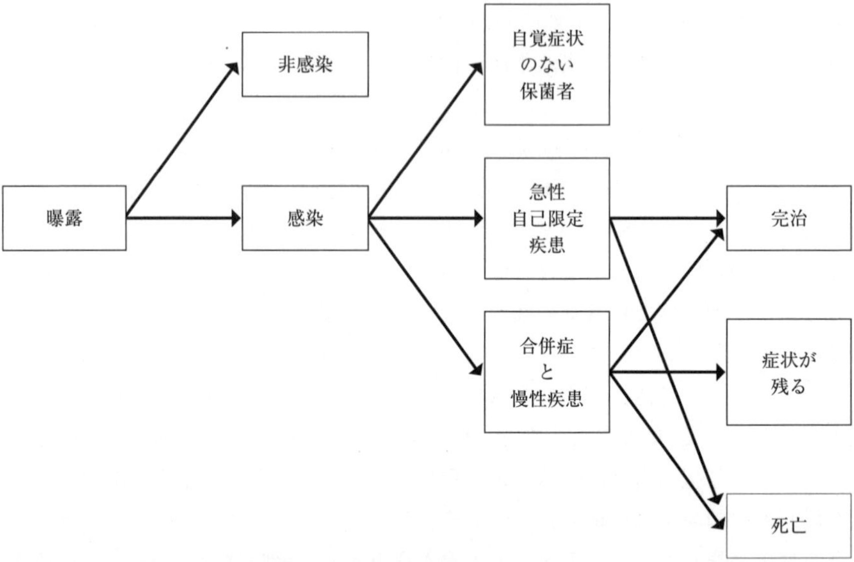

図 3.1　感染性胃腸疾患のチェーンモデル

感染の確率(つまり人間に定着し増殖する病原体の能力)は，食物や水または他の環境に存在する生物への曝露レベルに依存する。ヒトにおける経口投与研究から得られたデータに基づき，摂取微生物数と感染確率の関係を定量化するために，統計学的な用量-反応モデルが開発された(Havelaar and Teunis 1998 ; Teunis *et al.* 1996)。これらのモデルは経験的であり，感染過程に影響を及ぼす因子を十分に確認していない。そのような因子として次の事項が挙げられる。

・病原体の生理学的な状態

・感染部位

・身体の内部での病原体の動態
・非特異的なヒトの抵抗性(例えば，胃酸，酵素，胆汁，蠕動運動)
・特異的なヒトの抵抗性(例えば，細胞性および体液性免疫)

このように，限られた範囲までしか，用量-反応モデルは一般化できない。また，感染後に急性胃腸病になる確率に関する実験データもある。多くの経口投与研究では，臨床上の症状(症候)も記述にあるが，摂取量との関係は感染との関係に比べて不明瞭である(Teunis *et al.* 1997)。集団発生についての研究や前向きコホート研究といった疫学研究から追加データが引き出されるだろう。

通常，胃腸炎は自己限定性の疾病で，ヒトは，一般に数日から数週間以内に残存症状もなく快復する(感染しやすいヒト，免疫系の弱いヒトや開発途上国のヒトには当てはまらないかもしれないが)。多くの場合，症候性あるいは無症候性の感染は，その後の曝露による感染や発症に対する防護免疫性が授けられる。一般的には，腸管系病原体に対する免疫は短命で，ヒトは数箇月から数年で再び感染しやすい状態に戻る。感染者の一部には，急性胃腸炎の有無にかかわらず慢性感染または合併症が起こることがある。*Salmonella*(サルモネラ)のようなある種の病原体は，生体内に侵入し，菌血症や一般的な感染の原因となる。感染しやすい器官まで血液によって運ばれ，重い損傷を引き起こす毒素を産生する病原体もある。一つの例は溶血性尿毒素症症候群で，ある種の *E.coli*(大腸菌)株が産生する志賀毒素に類似した毒素(Shiga-like toxin)で腎臓に損傷を与える。合併症も免疫誘発反応で起こることもあり，病原体に対する免疫反応が，その後，ヒトの組織に向けられる。このような疾病の例として，反応性関節炎やギラン-バレー症候群がよく知られている。通常，胃腸炎による合併症は治療が必要で，入院加療という結果になることが多い。死亡という最悪なリスクの場合があり，また全部の患者が必ずしも完全に快復するわけではなく，残存症状に苦しみ，それが生涯続くこともある。そのため，合併症の確率は低いけれども，公衆衛生の負担は重大である。

3.5.1.2 単一因子の曝露による健康影響の統合

単一因子への曝露へのDALYの尺度の適用例を高温性 *Campylobacter* への感染による健康負担にみることができる。*Campylobacter* 属の感染は多様な症状を示すが，発病率と重篤度の観点から最も重要な症状は，急性胃腸炎(一般の集団で起こり，一般開業医の往診に至る)とギラン-バレー症候群(臨床段階と残存症状)，反応性関節炎である。

表 3.6　オランダでの高温性 *Campylobacter* の感染による健康負担
（年齢加重あるいは差引*を仮定しない。Havelaar *et al.* 2000a から引用）

集団	事例数	持続期間［年］	重篤度の重み	YLD/YLL
罹病率				
一般集団：胃腸炎	311 000	0.014	0.067	291
一般開業医：胃腸炎	17 500	0.023	0.393	159
臨床段階でのギラン-バレー症候群	58.3	1	0.281	16
残存症状：ギラン-バレー症候群	57.0	37.1	0.158	334
反応性関節炎	6 570	0.115	0.210	159
死亡率				
胃腸炎	31.7	13.2	1.00	419
ギラン-バレー症候群	1.3	18.7	1.00	25
合計				1 403

*　概算年間出現率，障害度と持続期間の平均値基準

表 3.6 は結果の一覧で，オランダの人口 1 500 万人の中で約 1 400 DALY の年間損失があることを示している。発病率が低いという事実にもかかわらず，胃腸炎に関連した死亡率およびギラン-バレー症候群の残存症状は，公衆衛生に最も重大な影響を与えている。急性胃腸炎（一般開業医の往診の有無にかかわらず）は，疾病負担の重要な追加項目である。

3.5.1.3　異なる因子の曝露による健康影響の統合

DALY はまた，異なる因子の影響を比較するために使われるが，相反するようなリスクのバランスをとるために使用されることもある。飲料水の消毒は感染症のリスクを減少するが，塩素やオゾンのような酸化剤は，水の成分と反応して毒性および発がん性を有する広範囲な消毒副生成物を作り出す。これらの有益および有害な健康影響をどのようにバランスさせるかというジレンマは，飲料水消毒方法の実施または改善に関する意思決定を長い間妨げてきた（Craun *et al.* 1994a,b）。すべての影響を一つの単純な測定基準で定量化する道具として DALY の利用は，オランダ（Havelaar *et al.* 2000b）および USEPA（US Environmental Protection Agency；米国環境保護庁）により同時に提案された。Havelaar *et al.*（2000b）は，仮想の事例研究を用いて，飲料水をオゾン処理した後に *Cryptosporidium parvum* 感染のリスクを減少できるかどうかを，臭素酸塩の生成で生じる腎細胞がんのリスク増加と比較

して調査している。その結果，一般の集団における胃腸炎および AIDS 患者の早期死亡を予防する健康利益は，腎細胞がんによる健康損失の 10 倍を超える重要性があることが判明した。

3.5.1.4　許容可能なリスク水準の定義

前節で用いられた手法を展開すれば，水中の病原体に起因した許容可能なリスクの目標値を得ることができ，遺伝毒性発がん性物質に対する現行基準に類似した保護水準を提案できる。

遺伝毒性発がん性物質に対する飲料水水質ガイドライン（WHO 1993）では，許容可能なリスクは「生涯曝露によるがん増分が消費者 10^5 当り 1 未満」と定義されている。このリスクに 100 万人のコホートが遭遇する場合，コホートには 10 の超過がん事例が存在することになる。前述した臭素酸塩曝露で生じる腎臓細胞がん（renal cell cancer ： RCC）が例として使われる。RCC は中央値 65 歳の年齢［標準化余命（standardised life expectancy）19 年］で生じ，致死率は 60 %である。比較的小さな罹病率の影響を無視すれば，RCC の 1 事例における健康負担は損失生存年数に等しく，$1 \times 60\% \times 19 = 11.4$ 年となる（Havelaar *et al.* 2000b）。この集団の誕生時における全健康余命（80 年）を平均すると，健康な生存年数の許容可能な年間損失は $10 \times 11.4/(80 \times 10^6) = 1.4 \times 10^{-6}$ となる。この数字を，オランダの住民 1 500 万人当り 1 年間でほぼ 1 500 DALY という *Campylobacter* 関連の感染と比較してみると，その割合は 10^{-4} で，遺伝毒性発がん性物質より 70 倍以上も高い。他の工業国と同様にオランダでも，許容可能なリスク水準は 10^{-6} に設定されており，カンピロバクター感染症の現行における健康負担は，発がん性物質に対する同等のリスク限界の 700 倍になることに注意する必要がある。しかし，RCC 以外のがんは様々な年齢で起こり，病後には種々の経過をたどることも留意すべきである。したがって，すべてのタイプのがんから得られた許容可能なリスクに対する一つの基準は，防御に関する共通の水準にまでは至っていない。

3.6　水質に関連した疾病負担評価の問題点

多くの環境曝露に関して，疾病負担と水関連の特定な曝露との結び付きを確認することは今まで困難であった。最近，非常に洗練された疫学的な手法が開発されたことに伴って水関連の健康影響に関する証拠が増え，そのデータが蓄積されてきた。この事例として，リクレーション水への曝露(Prüss 1998)や，微生物学的な見地から見た飲料水の影響(Payment 1997)が挙げられる。

水関連の疾病負担評価には，主として次のような困難が伴う。

・曝露は，家庭内や小さな共同体の規模で起こることが多く，多大の費用がかかるため日常的な曝露測定を行うことができない。このことは，隣接する家庭の間で汚染が異なるため，飲料水の水質などの曝露が現実には大規模に測定できないことを意味している。飲料水の水質は，配水地点で日常的に測定されているが，水を使用する地点での水質はかなり異なることが示されている。

・水を媒介とした疾病の大部分は，「下痢状疾病」に大きく分類される非特異的なものである。これに関連した問題として，特にこの曝露を評価することが困難である場合には，疾病を特定の曝露と結び付けることが難しいということがある。

・水関連の疾病負担が最も大きな環境(特定の開発途上国の状況や小規模共同体の供給施設)では，疾病を引き起こす生物への曝露は頻繁で，種々の経路を通って起こることが多い。これらの経路には，飲料水への曝露，汚染された食物，ヒトとヒトの接触や予防衛生の欠如が含まれ，これらの原因が相対的にどの程度寄与しているかを決定することは難しい。

・水関連の多くの曝露では，曝露-リスクの観点から，リスクは明確には証明されていない。曝露と疾病の間に確立された因果関係がなければ，また前述したような，病後の経過を具体的な曝露に結び付けることの困難なくして，どのような信頼度でも，疾病負担を評価することはできない。

給水，衛生設備や予防衛生に関連した疾病負担(年間 200 万～ 300 万人の死亡)の意義が示されたので，伝達経路および集団曝露と疾病負担の関係が相対的に重要であるという認識を高めるために，さらに研究を行うことが不可避である。集団の健康状態を最大限に改善するために，効果的で公正な資金と努力を割り当てる構想を描く場合に，この情報は重要である。

3.7　国際ガイドラインと国内規制の連携

世界の疾病負担における進展と DALY の利用は，リスク因子の順位付け，許容可能なリスク水準の決定，健康目標の設定および公衆衛生の調査結果による有効性の評価に重要な役割を演じるだろう。したがって，それらの利用は，調和のとれた枠組みによって行われる将来のガイドライン開発の鍵である。国際ガイドラインは公衆衛生のニーズと個々の国の状況に合わせなければならないので，その過程の中で DALY は重要な役割も果たすと思われる。

3.8 参考文献

Anand, S. and Hanson, K. (1997) Disability-adjusted life years: a critical review. *Journal of Health Economics* **16**, 695–702.

Barendregt, J.J., Banneux, L. and Van de Maas, P.J. (1996) DALYs: the age weights on balance. *Bulletin of the World Health Organization* **74**, 439–443.

Brooks, R. with the EuroQol Group (1996) EuroQol: the current state of play. *Health Policy* **37**, 53–73.

Craun, G.F., Bull, R.J., Clark, R.M., Doull, J., Grabow, W., Marsh, G.M. *et al*. (1994a) Balancing chemical and microbiological risks of drinking water disinfection, part I. Benefits and potential risks. *J. Water SRT-Aqua* **43**, 192–199.

Craun, G.F., Regli, S., Clark, R.M., Bull, R.J., Doull, J., Grabow, W. *et al*. (1994b) Balancing chemical and microbiological risks of drinking water disinfection, part II. Managing the risks. *J. Water SRT-Aqua* **43**, 207–218.

Essink-Bot, M-L. (1995) Health status as a measure of outcome of disease and treatment. Rotterdam: Erasmus Universiteit.

Havelaar, A.H. and Teunis, P.F.M. (1998) Effect modelling in quantitative microbiological risk assessment. In *Proceedings of the 11th Annual Meeting of the Dutch Society for Veterinary Epidemiology* (eds A.M. Henken and E.G. Evers), Bilthoven, the Netherlands.

Havelaar, A.H., De Wit, M.A.S. and Van Koningsveld, R. (2000a) Health burden of infection with thermophilic Campylobacter species in the Netherlands. Report no. 284550004, Bilthoven: National Institute of Public Health and the Environment.

Havelaar, A.H., De Hollander, A.E.M., Teunis, P.F.M., Evers, E.G., Van Kranen, H.J., Versteegh, J.F.M., Van Koten, J.E.M. and Slob, W. (2000b) Balancing the risks and benefits of drinking water disinfection: DALYs on the scale. *Environmental Health Perspectives* **108**, 315–321.

Jamieson, D.T. (1996) Forward to the global burden of disease and injury series. In *The Global Burden of Disease and Injury Series. Volume I. The Global Burden of Disease* (eds C.J.L. Murray and A.D. Lopez), pp. xv–xxiii, Boston: Harvard School of Public Health, World Health Organization, World Bank.

Murray, C.J.L. (1994) Quantifying the burden of disease: the technical basis for disability-adjusted life years. *Bulletin of the World Health Organization* **72**(3), 429–445.

Murray, C.J.L. (1996) Rethinking DALYs. In *The Global Burden of Disease and Injury Series. Volume I. The Global Burden of Disease* (eds C.J.L. Murray and A.D. Lopez), pp. 1–98, Boston: Harvard School of Public Health, World Health Organization, World Bank.

Murray, C.J.L. and Lopez, A.D. (1996a) *The Global Burden of Disease and Injury Series. Volume I. The Global Burden of Disease. A comprehensive assessment of mortality and disability from diseases, injuries, and risk factors in 1990 and projected to 2020.* Harvard School of Public Health, World Bank, World Health Organization.

Murray, C.J.L. and Lopez, A.D. (1996b) *The Global Burden of Disease and Injury Series. Volume II. Global Health Statistics. A compendium of incidence, prevalence and mortality estimates for over 200 conditions.* Harvard School of Public Health, World Bank, World Health Organization.

Murray, C.J.L. and Lopez, A.D. (1999) Progress and directions in refining the global burden of disease approach. World Health Organization, GPE Discussion Paper No. 1.

Nord, E. (1995) The person-trade-off approach to valuing health care programs. *Medical Decision Making* **15**, 201–208.

Payment, P. (1997) Epidemiology of endemic gastrointestinal and respiratory diseases: Incidence, fraction attributable to tap water and costs to society. *Water Science and Technology* **35**(11–12), 7–10.

Prüss, A. (1998) Review of epidemiological studies on health effects from exposure to recreational water. *International Journal of Epidemiology* **27**(1), 1–14.

Teunis, P.F.M., Van der Heijden, O.G., Van der Giessen, J.W.B. and Havelaar, A.H. (1996) The dose–response relation in human volunteers for gastro-intestinal pathogens. Report no. 284550002, Bilthoven: National Institute of Public Health and the Environment.

Teunis, P.F.M., Medema, G.J., Kruidenier, L. and Havelaar, A.H. (1997) Assessment of the risk of infection by *Cryptosporidium* or *Giardia* in drinking water from a surface water source. *Water Research* **31**, 1333–1346.

Torrance, G.W. (1986) Measurement of health utilities for economic appraisal. *Journal of Health Economics* **5**, 1–30.

Van der Maas, P.J. and Kramers, P.G.N. (eds) (1997) Gezondheid en levensverwachting gewogen Volksgesundheid Toekomst Verkennung 1997, deel III. Bilthoven; Maarssen: Rijksinstituut voor Volksgezondheid en Milieu; Elsevier/De Tijdstroom.

WHO (1993) Drinking Water Quality Guidelines – Volume 1, Recommendations. World Health Organization, Geneva.

WHO (1998) Guidelines for Safe Recreational-water Environments: Coastal and Fresh-waters. Draft for consultation, World Health Organization, Geneva.

WHO (1999) The World Health Report. Making a Difference. World Health Organization, Geneva.

Williams, A. (1999) Calculating the global burden of disease: time for a strategic reappraisal? *Health Economics* **8**, 1–8.

〈訳者注〉

健康寿命を一つの基準として，健康負担を定量的に評価する指標(健康指標)には，①早世指標，②障害指標，③早世障害総合指標，④ QOL(quality of life)指標がある。

早世指標は，疾病と傷害によって引き起こされる死亡で健康寿命がどの程度損失しているかを示す。障害指標は，死亡にまでは至らないが，日常生活に種々の制限が加わり，健康寿命が障害されていることを定量化する。寝たきり率や知的・精神的・身体的などの障害が該当する。早世障害総合指標は，上記の 2 つの指標を統合したもので，DALY もこの指標の分類に含まれる。QOL 指標は，日常生活に障害が現れなくとも，生き甲斐を持って自己表現する日常生活が過ごせているか否かを評価する指標で，同一の調査法で測定することが望まれている。

以上の基本的な背景を踏まえ，本章に記述された専門用語に解説を加え，読者の理解を深める一助としたい。

Global Burden of Disease(GBD)：世界の疾病負担

「疾病の地球的負担」，「全世界における疾病負担」，「世界疾病調査」などと訳されているが，日本語には訳しにくい専門用語である。日本語訳にこだわらず，感覚的に概念を理解していただきたい。

高齢化や慢性疾患の増加とともに，疾病や傷害による日常生活上の障害の程度(重篤度； severity)，広くは生活の質の程度も加味した健康の新しい指標である。

Disability-Adjusted Life Year(DALY)：障害調整生存年数

疾病と傷害，機能障害，リスク因子，社会事象ごとに健康影響の程度を定量的に取り扱う指標で，その算出には集団(population)の健康状態を推定する共通の尺度を設定することが前提になっている。

DALY の特徴として，① 1 年間の生存に対する年齢による重み付け，②非致死的健康結果からの 7 段階の重み付け指数，③割引率(discount rate)を考慮している点である。

Years of Life Lost(YLL)：損失生存年数

早期死亡による疾病負担を表している。

Years Lived with Disability（YLD）：障害生存年数

日常生活への障害負担を定量化した係数により重み付けしており，在命中の疾病負担を表している。

Cohort ：コホート

年齢，職業，民族などの属性を同じくする集団，あるいは被曝などの同じ外的条件に曝露された集団のこと。疾患の疫学研究に使われる。

Intervention ：介入（干渉）

健康を改善したり，病気の経過を変えたりすることを目的とする方法。

Healthy Life Expectancy（HLE）：健康寿命

健康的な生活をあと何年過ごすことができるかという推計値。疾病や傷害により日常生活に支障をきたす期間（不健康寿命）を算出し，「あと何年生きられるかを示す指標」である平均寿命（Mean life）から引いた値である。健康の定義の仕方により変わる指標である。

Life expectancy ：平均余命

生命関数の一つで，ある年齢に達した人間が，ある年の死亡状況がそのまま続くと仮定した場合に，平均して何年生きられるかを予想したものが，その年齢の平均余命である。

Health expectancy ：健康余命

健康寿命と同じ意味。特に，高齢者が介護を受けずに生活できる期間と定義している研究者もいる。

Life table ：生命表

一定期間における，ある人間集団の年齢に関する死亡秩序を，生命関数を用いて定常人口に投影させ，一括表にしたもの。

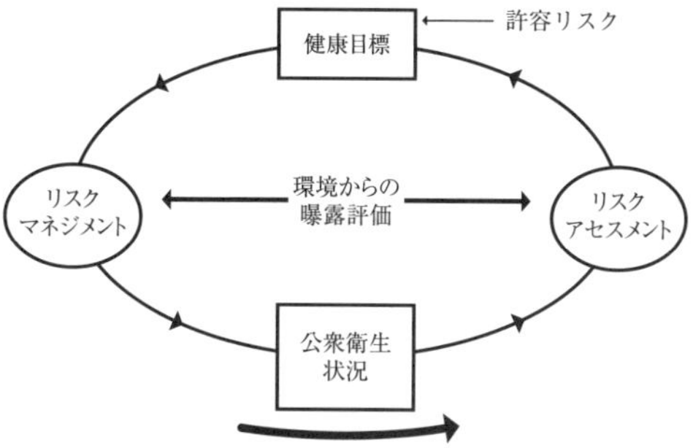

第 4 章

風土病的および流行性の感染性胃腸疾患と飲料水との関係

Pierre Payment and Paul R. Hunter

ガイドラインは，環境中に病原体が存在し感染しやすい人々が存在するということを前提に実施される。本章では，主に飲料水を対象に，腸管系病原体に関するこの仮定について検討する。様々な地域社会における下痢症の罹患率を検証し，開発途上国と先進国の立場を比較する。

4.1 はじめに

当時急速に工業化しつつあった国々で，水系病原微生物とそれらに起因する疾病をついに許容可能なレベルにまで抑制できたのは，20 世紀の初期にすぎない。これらの疾病の抑制は，種々の要因によるものであり，ろ過や塩素消毒などの適切な浄水処理の導入だけによるものではない。下水の処分方法の改善，牛乳の低温殺菌，食品の調理と保存の改善もまた，全体の衛生の向上に寄与した。水は，多くの「水系感染症」伝播経路の中のたった一つにすぎないことを覚えておかなければならない。胃腸疾患の大部分が水系であると考えられているが，全疾病負担に占める飲料水伝播の割合を評価するデータはほとんどない。さらに，全体的な取組みの中の一つとして考えれば，水源汚染の低減化が他の伝播経路による胃腸疾患をかなり減少させたとみられる。

21 世紀の冒頭にあたって，我々は飲料水の健康影響といわゆる近代社会に対するその影響について，どれだけの知識を保有しているのであろうか？　世界の国々における水系疾病の影響については数多くの報告書があり，無処理あるいは処理不十分な飲料水の摂取が原因となって，細菌，ウイルスおよび寄生性微生物の集団感染が多発することが明らかにされている（Ford and Colwell 1996 ； Hunter 1997 ； WHO 1993 ； WHO 1996 ；**第 6 章参照**）。

WHO（World Health Organization ；世界保健機関）は，1996 年に，8 秒に 1 人の子供が水系疾病により死亡し，毎年 500 万人以上が危険な飲料水あるいは不衛生を原因とする疾病により死亡していると見積もっている（Anon 1996）。WHO はまた，安全な飲料水と衛生がすべての人に持続的に提供されれば，毎年，下痢症が 2 億人，下痢による死亡者数が 210 万人，蛇状線虫症（dracunculiasis）が 7 万 6 000 人，住血吸虫症が 1 億 5 000 万人，トラコーマが 7 500 万人，それぞれ減少するであろうと推測している。

これらの統計は，水道に自己満足していた社会にショックを与えたが，個々の地域社会における水系疾病の真の有病率を明らかにするにはほとんど役に立たなかった。本章では，様々な地域社会における下痢疾患の有病率について洞察し，飲料水が原因となっている可能性のある下痢症の割合の評価を試みる。

4.2 胃腸疾患の原因

急性胃腸疾患の症状をもたらす多数の感染因子が文献に記載されている(Branski 1984；Bryan 1985；Ellner 1984；Goodman and Segreti 1999；Hunter 1997)。それらには，*Cryptosporidium parvum*(クリプトスポリジウム・パルバム)，*Giardia lamblia*(ジアルジア・ランブリア)，*Cyclospora*(サイクロスポーラ)，*Entamoeba histolytica*(赤痢アメーバ)などの寄生性原虫，*Salmonella*(サルモネラ)，*Shigella*(赤痢菌)，*Campylobacter*(カンピロバクター)，*Vibrio cholerae*(コレラ菌)，腸管毒性大腸菌(enterovirulent *Escherichia coli*)，*Aeromonas*(エロモナス)，*Yersinia*(エルシニア)，*Clostridium perfringens*(ウェルシュ菌)などの病原細菌，エンテロウイルス，ロタウイルス，パルボウイルス，ノーウォークおよびハワイ因子，アデノウイルス，カリシウイルス，アストロウイルスなどのウイルスがある。これらの病原体の多くは水により伝播されるが，さらにヒトからヒト，動物からヒト，食物およびエアロゾルによっても伝播される。

しかし，急性感染は急性下痢疾患の唯一の原因ではない。真菌，藻類，魚介類の毒素や，牛乳や大豆タンパクに対する不耐性，食べすぎ，食事の変化，処方薬(特に抗生物質)の副作用などもすべて下痢の原因となる。グルタミン酸ナトリウム，有機水銀，アンチモン，銅など，数多くの化学物質も胃腸疾患の症状をもたらす(Branski 1984；Ellner 1984)。

Hodges *et al.*(1956)は，Cleveland(米国)における感染症サーベイランスのデータを示し，胃腸疾患症状の詳細を記した表を提示した。それによると，362例中116例が急性感染疾患，63例が食事の不摂生(dietary indiscretion)，59例が咳や喉の詰まり，45例が薬物，18例が情緒的な原因によるもので，61例は原因不明であった。

4.3 先進国における胃腸疾患の罹患率

地域社会における風土病的急性胃腸疾患の発生率を正確に評価することは，一般に非常に困難である。感染した人の一部が発症し，その一部が医学的処置を求めると考えられる。たとえ，下痢患者が医者にかかったとしても，医者は疾病を報告せず，検体採取すら行わない可能性がある。たとえ検体が採取されたとしても，特殊な病原体は検査されず，また感度が不十分であるために検査機関での分析で病原体を検出できないかもしれない。検査機関で正確に病原体を同定しても，適切なサーベイランスシステムに報告されないこともある。多くの地域社会において，急性発症の何割が適切なサーベイランスシステムに報告されているのか，いまだ明らかになっていない(**第 6 章参照**)。結果として，現在のサーベイランスシステムは，真の急性胃腸疾患負担の程度を著しく過小評価していると考えられる。適切に計画された疫学研究によってのみ，人口に占める急性胃腸疾患の正確な発生率を評価することができる。文献に報告されたそのような研究は非常に少ない。

地域社会レベルにおける胃腸疾患の発生調査研究はほとんどない。長期間にわたり，米国の個々人の健康状態を記述したそのような研究としては，Cleveland における研究(Dingle *et al.* 1953 ； Hodges *et al.* 1956)，Tecumseh における研究(Monto and Koopman 1980，Monto *et al.* 1983)，ウイルス監視計画(Virus Watch Program)(Fox *et al.* 1966)の 3 つを挙げることができる。これらの研究は，米国北部の有病率に関する情報をもたらした。これらの研究はいずれも，胃腸疾患の有病率は 0.5 ～ 2 例/年/人，発生率は 5 ～ 100 例/1 000 人/週の範囲にあり，季節および年齢により異なると報告している。胃腸疾患の発生数は，これらの研究間に 40 年以上もの時間差があるにもかかわらず，どれも同じような値であった。

Cleveland における研究(Hodges *et al.* 1956)では，胃腸疾患の平均発生率は 1.6 例/人/年，最大は 4 歳児の 2.6 で，成人では 0.9 であった。発生率に季節変化があり，1948，1949，1950 年とも，最も低いのは 7 月，最も高いのは 11 月であった。Tecumseh における研究(Monto and Koopman 1980)では，最大の発生率が認められたのは子供で，平均発生率は 1.2 と報告している。しかし，胃腸疾患の定義は，それ以前に行われた Cleveland における研究での定義よりも厳密なものであった。腸炎症候群の平均発生率は，嘔吐が 0.35 例/人/年，下痢が 0.40，嘔吐と下痢が同時に起こるものが 0.23，吐き気や胃の不調が 0.22 であり，合わせて平均 1.20(標準偏差 1.5)であった。彼らは年齢別胃腸疾患発生率が季節変化すると報告しており，成人(20 歳以上)が最も感受性が低く，5 歳未満の幼児が最も感受性が高かった。11 月に幼児で 90 例/1 000 人/週のピークがみられたが，7 月ではわずか 5 例/1 000 人/週と低かった。

英国での研究によると，米国よりも下痢疾患の発生レベルが低い。Feldman and Banatvala(1994)は，OPCS(Office of Population and Census Survey ；国勢調査局)

の月例一括調査で，下痢疾患に関する質問を付け加えた。この調査は，毎月成人約 2 000 人に面接する政府の調査である。成人 8 143 人に対して，前月に下痢をしたかどうか尋ねた。その結果から，著者らは年間発生率を 0.95 例/人/年と計算した。South Wales の一般的な 2 集団における研究で，他の研究グループが郵送法による質問調査を行った(Palmer *et al.* 1996)。このグループは，発生率を 0.89 例/人/年と見積もっている。

英国でも地域社会における感染性腸管系疾患の発生率と病因を明らかにするための研究が行われており，一般開業医受診レベルでの発生率と病因を，全国検査機関サーベイランス機構(national laboratory surveillance scheme)に届いた報告に基づく発生率と病因と比較している(Wheeler *et al.* 1999)。地域社会レベルの研究では 0.194 例/人/年の発生率であった。一般開業医にかかった 8 770 例から計算すると，発生率はわずか 0.033 例/人/年であった。全国サーベイランスに報告が届くのは，検査機関で同定された 1.4 検体，検査機関に送付された糞便試料 6.2 検体，一般開業医受診者 23 例，地域社会で発生した 136 例のうち，いずれも，わずか 1 例にすぎなかった。全国サーベイランスに届出のあった患者数に対する地域社会の患者数の比率について，ウイルスの比[ロタウイルス 35 ： 1，小型球形ウイルス(small round structured viruses ： SRSV)1 562 ： 1]よりも病原細菌(*Salmonella* 3.2 ： 1，*Campylobacter* 7.6 ： 1)の比の方が低かった。微生物が同定されない患者も多数あった。著者らは，年間 5 人に 1 人が感染性腸管系疾患に罹り，6 人中 1 人が一般開業医に受診するとの結論を出している。全国検査機関サーベイランスに記録されない患者の割合は高く，その割合は病原微生物により大きく異なる。わずか 0.194 例/人/年という発生率は，通常の報告値としては申し分ない値である。この研究と前述の研究との大きな相違は，おそらく患者の定義の違いと，研究計画の違い，すなわちこの研究が長期にわたる前向き研究であることを反映している。前月に下痢をしたかどうかを質問する代わりに，前向き研究では症状がないことを申告する葉書を 6 箇月間にわたり毎週送る(症状がある場合には糞便試料を送る)ように依頼した。興味深いことに，地域社会前向き研究の開始時に，参加者に対して，前月に下痢をしたかどうかを質問した。その結果から推計した発生率は 0.55 例/人/年であり，この違いは過去の出来事をより現在に近い時期に生じたと錯覚するためと考えられた。

多くの先進国で，食系感染(food-borne infection)がサーベイランス対象となっており，発症データは種々の機関の報告書に記載されている。それらは，関連微生物に関する興味深いリストを提供してくれるが，重篤な症状に至る人は非常に少ないため，届出のあった患者数は，氷山の一角を表しているにすぎないことが多い。医師への報告や分析試料の検査機関への送付は，食系疾病の真のレベルを反映するものではない。米国では，「FoodNet」(www.cdc.gov/ncido/dbmd/foodnet)(CDC 1997，1998，1999)と呼ばれるネットワークにより，サーベイランスのレベルを向上させた。これらのデータは，年齢，性，地点，病原の別に，多くの病原体に関する情報をリアルタイムに提供する。積極的なサーベイランスで報告が届く患者は，地域社会で発生した患者の一部にすぎない。FoodNetは，地域社会における食系疾病の患者発生数をさらに正確に見積もるために，FoodNetサイトにおける検査機関，医師および一般市民に対するサーベイランスを行っている。FoodNetにより調査した1万人のうち，11％が前月に下痢を経験したと報告した。すなわち，1.4例/人/年となる。この中で，医学的処置を受けたのはわずか8％にすぎない。医学的処置を受けた人のうち，20％が培養用の糞便検体を提出した。FoodNetの積極的なサーベイランスおよび付加的研究により，食系疾病負担のより正確な評価結果を提供し，疾病の経時的な動向を追跡している。1997年の7病原体に関する研究では，人口10万人当り感染者50例が調査された。これは米国全人口当りに換算すると計13万例の患者が培養で確認されたことを意味する。付加的なFoodNet調査によると，これらの患者は食系疾病負担の一部を構成している。これらの調査に基づき，研究された1病原体ごとに少なくとも60例以上の感染者が生じている可能性があり，これは1997年の米国においてこれらの細菌感染症患者が約800万例も発生したことを示唆している。しかし，FoodNet計画の一部として行われた地域社会研究だけが後ろ向き研究であり，その後ろ向き研究は下痢疾患の発生率を約3倍も過大評価することが英国の研究で明らかになっている(Wheeler *et al.* 1999)。

米国と英国の方法論の違いを考慮しても，米国における急性下痢疾患の発生率は英国の約2倍になるようである。なぜそうなのか，英国に比べると米国の気候に極端な差があることや，コンビニエンスフード(訳者注：インスタント食品，レトルト食品，調理済み冷凍食品など)の消費が多いことなどが要因になっているのかもしれないが，本章の著者らにはわからない。

4.3.1 水系感染症

飲料水関連の疾病として最もよく報告されるのは依然として胃腸疾患であるが，これはおそらく症状が非常に明白であり，曝露集団における発病率が 50 %以上に達することによると思われる。感染症の専門家ですら，腸管系微生物が広範な症状と疾病をもたらしうることをしばしば忘れてしまう。アメーバなどの寄生性原虫は，肝臓や脳に感染することがあり，コンタクトレンズ装着者は，眼感染の危険に注意しなければならない。*Legionella*（レジオネラ）のような細菌は，肺炎を引き起こし，胃潰瘍に関係する *Helicobacter pylori*（ヘリコバクター・ピロリ）は，水系感染する可能性が示唆されている（Hulten *et al.* 1998）。

どの先進国においても，コレラが実質的に消滅したことと，水系集団発生が非常に少なくなったことによって胃腸疾患の着実な減少傾向が実証されている。水系感染する病原細菌のほとんどは，単に塩素消毒するだけで排除されてきた。しかし，著者らは，消毒耐性の強い *Vibrio cholerae* 株を見出しており，*Legionella* は，温水器内にみられ，*Mycobacterium avium* 複合体（MAC）は，現在，潜在的な病原体のリストに掲載されている。

水系疾病をもたらした微生物に関する記述は多い（Hunter 1997 ； Hurst *et al.* 1997 ； Murray *et al.* 1995）。水系疾病は，通常，いろいろの国から報告される集団発生として記述されている。入手可能なデータの多くは，米国（Craun 1992）と英国（Hunter 1997）の 2 つの国からのものである（**第 6 章参照**）。他の国々では，公的なデータ集約機関がないうえに水系疾病の発生を特定するための財源がないために，データの収集がきわめて貧弱であることが多い。水系集団発生の検出や調査の方法については数多くの記述があるが，先進諸国においてさえ資源や資金が決定的に不足しているため，まだ広く用いられるには至っていない（Craun 1990）。疾病伝播における水の重要性についての公衆教育に莫大な努力が必要である。生活と健康の質の向上のための主要なステップとして，消費者から政治家まで，社会の全層に対して，水質改善の便益についての教育が必要である（Ford and Colwell 1996）。

1950 年代以降，ウイルスの検出および同定法の開発に伴い，その原因が単に非細菌性と分類されてきた水系胃腸疾患の集団発生の多くが腸管系ウイルス起因であると考えられるようになってきた。A 型および E 型肝炎ウイルス，ノーウォークウイルス，小型球形ウイルス，アストロウイルス，カリシウイルスおよびその他多くのウイルスの名前は，現在では水道界でよく知られている。

寄生性原虫は，先進諸国においてさえ重要な病原体であると認識されている。米国では，ジアルジア症の水系集団発生が数多く報告されている（Craun 1986）。英国では，この 20 年間に，多数のクリプトスポリジウム症の集団発生が生じている（Badenoch 1990a,b）。飲料水で原虫感染が続いている問題は，水の消毒に対する原虫の耐性に大きく関係している。クリプトスポリジウム症の集団発生は，現在も世界中で多数報告されているが，たいていは，1993 年春に Milwaukee（米国）で発生した大規模集団発生（Edwards 1993 ； Mackenzie *et al.* 1994）に比べれば，小規模である。豪雨による危険な集水域からの糞便汚染の流出と水処理の失敗が組み合わさり，米国の微生物水質基準に適合していた水道水が推定 40 万人以上，つまりこの市の人口の 1/3 に相当する人々に 1 箇月以上にわたって胃腸疾患を引き起こした。これらの疾病の大部分は，クリプトスポリジウム症であったが，おそらくウイルス性のものも多かったと考えられた。この事件の最も驚くべき側面は，1 人の好奇心の強い薬剤師の報告によって発見される以前にもクリプトスポリジウム症が発生していたと考えられることである（Morris *et al.* 1998）。この事実は，水系疾病を確認しようとする努力がない限り，地域居住者の風土病レベルの中に埋もれたまま検出されないことを示唆している。

腸管系ウイルスも，臨床症状の有無に関係なく，感染者から糞便を介して環境に排出される。腸管系ウイルスには 100 以上のタイプがあり，エンテロウイルス（ポリオウイルス，コクサッキーウイルス，エコーウイルス，A 型肝炎ウイルス），レオウイルス，ロタウイルス，アデノウイルス，コロナウイルス，カリシウイルス，アストロウイルス，ノーウォーク様因子などが含まれる。ウイルスは，感染者の糞便に大量に排出されるが，集団感染事例が少ないこと，水中に放出された後に大きく希釈されること，それに検出が難しいことが汚染表流水から検出されるウイルスが少ないことの理由として挙げられる（Bitton 1980 ； Bitton *et al.* 1985 ； Rao and Melnick 1986）。報告されている腸管系ウイルス数の範囲は，汚染のない水での不検出から，生下水の数千～数百万/L まで大きな幅がある（Bitton 1980 ； Bitton *et al.* 1985 ； Rao and Melnick 1986）。しかし，培養可能な腸管系ウイルスは広範に分布しており，全ウイルス数の指標として有効である（Payment 1993a）。

Lubbock（米国）で行われた健康影響研究は，北米住民における数種の腸管系ウイルス抗体保有状況に関する非常にわかりやすいデータを提供している（Camaan *et al.* 1985)。カナダ Montreal 地区における水系疾病の疫学調査期間中に，数種の腸管系ウイルスの血清からみた有病率（seroprevalence）のデータが得られた（Payment 1993a,b)。A 型肝炎ウイルス（Payment 1991），ノーウォークウイルス（Payment *et al.* 1994）などいくつかの腸管系ウイルス抗体の血清有病率が報告された（**表 4.1**）。A 型肝炎ウイルスの感染率は，他の国々の報告値よりもわずかに低かった。このデータは，A 型肝炎ウイルスは一生の間に徐々に免疫を獲得する感染であること，Montreal 地区にはこのウイルスの抗体を持つ小児が比較的少ないことを示している。この知見は，衛生状態の悪い多くの国々においては，生涯の早期の段階でこのウイルスに対する感染が生じていることと対照的である（Brüssow *et al.* 1990；Brüssow *et al.* 1988；Morag *et al.* 1984；Nikolaev 1966；Papaevangelou 1980)。

表 4.1　フランス系カナダ人における腸管系病原体の血清罹患率（パーセント表示）
（Payment 1991；Payment *et al.* 1994；*Cryptosporidium* のデータは未公表）

微生物名	年齢群				
	9 ～ 19 歳	20 ～ 39 歳	40 ～ 49 歳	50 ～ 59 歳	60 歳以上
A 型肝炎ウイルス	1	10	49	60	82
Cryptosporidium	21	55	59	52	20
ノーウォークウイルス	36	67	80	70	64
エコーウイルス 9 型	40	69	70	51	60
コクサッキーウイルス B-2 型	51	60	67	66	60
コクサッキーウイルス B-3 型	51	64	63	55	60
コクサッキーウイルス B-4 型	44	80	77	74	80
コクサッキーウイルス B-5 型	58	74	61	62	20
エコーウイルス 11 型	78	84	91	83	80
エコーウイルス 30 型	96	98	92	96	100
ロタウイルス	100	100	100	100	100

4.4　先進国における風土病的水系疾病

多くの微生物が様々な疾病の集団発生の原因となっているが，水系疾病の風土病レベルに関する疫学データはほとんどない。水系疾病負担を明らかにするための研究は通常，胃腸疾患に集中して行われている。

Batik *et al.*（1979）は，A 型肝炎ウイルス患者数を指標として用いたが，水質との間に相関を確立することも，現行の指標と水系集団発生リスクとの相関を見出すこともできなかった(Batik *et al.* 1983)。

フランスでは，Collin *et al.*(1981)が医師，薬剤師および教師からの届出方式により，給水栓水の消費に関連した胃腸疾患についての前向き研究を行った。彼らの得た結果は，200 以上の配水システム，浄水処理した水，無処理の水に基づいたもので，水質不良の水により 5 件の流行(患者数 1 000 人以上)があったことを報告している。この研究は，疾病の流行を検出して水質レベルを評価しようとする多くの研究の典型例である。すなわち，低レベル汚染によって生じる風土病レベルの胃腸疾患に注意を払っていない。同じ研究者グループが 48 村で 64 週にわたる追跡前向き調査を行って無処理の地下水を評価し，糞便性連鎖球菌と急性胃腸疾患との間に相関があることを見出している(Ferley *et al.* 1986 ； Zmirou *et al.* 1987)。糞便性大腸菌群と急性疾病との間に独立した相関はなかった。大腸菌群にも全細菌にも，疾病との相関はなかった。

フランスで最近行われた研究で，Zmirou *et al.*(1995)は，微生物基準だけを満たしていない水の塩素単独処理の効果を調査した。彼らは，24 村の 7 ～ 11 歳の学童 2 033 人について前向き的に追跡した。13 村の水は，原水の状態で現行の微生物基準に適合することから，処理は何も行われていなかった。他の 11 村では，原水に糞便汚染がみられるため，現行の基準に適合させるために塩素処理を行っていた。学童の胃腸疾患罹患率が教師の管理下で毎日記録された。糞便汚染の証拠がみられた水道を使用している村の学童の下痢疾患の粗発生率は，塩素処理後であっても 1.4 倍以上高かった。これらの結果は，糞便汚染された飲料水を塩素処理しただけでは不適切で，何らかの病原体が残存することを強く示唆している。

イスラエルでは，Fattal *et al.*(1988)が飲料水およびエアロゾルの健康影響調査を実施した。胃腸疾患の風土病レベルの比較的高い地域にある Kibbutz で水質および罹病率の研究が行われたが，健康影響と大腸菌群および糞便性大腸菌群との間に相関はみられなかった。しかし，本研究は医師への報告があった罹病率にのみ基づいて行われており，そのデータは住民の実際の患者のわずか 1 %しか代表していないと考えられる。Windhoek(ナミビア)において，Isaäcson and Sayed(1988)は，通常の飲料水と下水再生水を使用している数千人を対象に同様の研究を数年以上にわたって行った。その結果，再利用水の消費による急性胃腸疾患リスクの増加はみられなかった。対照となった地域住民の胃腸疾患罹患率が米国よりも高く，他の原因によって高い風土病レベルにあったことが低レベルの疾病発生の隠蔽につながった。

4.4.1　介入研究

水系疾病レベルを評価するために，2つの主要な疫学研究がカナダで行われた。これらの研究結果によると，たとえ現行の水質ガイドラインに適合している水道であっても，胃腸疾患罹患者のうちの非常に高い割合が今なお水道水起因である(Payment *et al.* 1991a,b，1997)。最初の研究は，1988年9月から1989年6月まで行われた。その研究は，無作為に選択した，水道水中の微生物とたいていの化学汚染物質を除去できる家庭用浄水器[逆浸透法(reverse-osmosis ： RO)]を取り付けた299世帯と，通常の給水栓水をそのまま使用する307世帯についての無作為化介入試験である。全研究対象家族が記入した家族健康日報に基づいて胃腸症状を評価した。胃腸疾患の年間発生率は，ROろ過水飲用者が0.50に対して給水栓水飲用者は0.76であった($p < 0.01$)。RO膜グループの参加者は給水栓水にも曝露されていたので(使用水量の約40％は給水栓水からであった)，疾病の約50％はおそらく給水栓水関連であり，防御しうるものと推測された。残りの疾病は，おそらく風土病的感染，食系感染，アレルギーなどの他の原因によるものであろう。

観察された疾病の病因を明らかにするための試みも行われた。ボランティアの血清を4回集め，種々の病原に対する抗体を検査した。血清学的には，エンテロウイルス，A型肝炎ウイルスおよびロタウイルスによる水系感染，あるいはノーウォークウイルス感染のいずれの徴候も認められなかった(Payment *et al.* 1994)。

カナダでの2回目の研究(Payment *et al.* 1997)は，もっと複雑な研究であり，水系疾病レベルを再評価することだけでなく，その疾病の病原体の汚染源を特定することに研究の目的をおいている。研究は，1993年9月から1994年12月まで行われ，無作為抽出した250家庭ずつの4グループに対して，下記のうちのどれか1つの水を供給して，胃腸疾患のレベルを比較した。

- 通常の給水栓水
- バルブ付き冷水管(cold water line)からの給水栓水(宅内配管の影響を調べるため)
- 浄水場で瓶詰めされた水道水(配水施設の影響を受けない)(浄水)
- 浄水にさらに処理を加えて瓶詰めにした浄水(あらゆる汚染を除去するため)(精製水)

その浄水場は，その原水水質が悪く(すなわち細菌汚染レベルが高い)，浄水処理成績も悪いことから選定された。浄水場原水は，典型的な糞便汚染水にみられる濃度の原虫，ウイルスおよび細菌により汚染されていた。浄水の水質はカナダおよび米国の現行の水道水質基準に適合，あるいはそれよりも優れていた。配水施設内の水は，大腸菌群基準には適合していたが，残留塩素は，配水施設内全地点で常時検出されなかった。

信頼性の高い胃腸疾患(highly credible gastrointestinal illnesses ： HCGI)の発生率は，対象者全体で 0.66 例/人/年，2 ～ 12 歳の子供で 0.84 例/人/年と，この地域の住民に想定される範囲内であった。発生率は秋季および冬季に最も高く，夏季に最も低かった。全体として，精製水グループよりも給水栓水グループで患者数が多く，浄水処理施設か配水施設に由来する悪影響がある可能性を示している。子供は常に大人よりも影響を受けやすく，子供の胃腸疾患の 40 %までが，水が原因であった。浄水場の浄水を直接供給した消費者の胃腸疾患罹患率は，精製水消費者の疾病罹患率と同程度であった。給水栓水が原因の疾病の増加が 2 回あり，1993 年 11 月と 1994 年 3 月に観察された。

2 つの瓶詰め水グループ(すなわち精製水と浄水)は，飲用した水の約 1/3 を給水栓水から得ていた。したがって，彼らはある程度給水栓水とその汚染物質に曝露されているので，その結果，給水栓水によるリスクが過小評価されている可能性がある。

常時流しっぱなしの給水栓水の消費者は，ほとんどの観察期間において他のグループよりも罹患率が高かった。常時流れている水道水は，宅内配管における細菌の再増殖を最小限に抑制すると考えられることから，これは全く予期しない結果であった。この原因としていくつかの仮説があるが，まだ証明されていない。

これらの 2 つの疫学研究から得られたデータは，現行の基準を満たしている水道水が測定可能なレベルの胃腸系健康影響をもたらしており，浄水施設や配水施設由来の汚染物質がこれらの疾病の原因である可能性があることを示唆している。浄水場における個々のろ過池からの短期的な濁度漏洩が，観察された健康影響を説明できるのかもしれない。さらに調査を進めて濁度漏洩の関係や流しっぱなしの給水栓水の胃腸疾患発生における役割を調査すべきであろう。

カナダの研究で著者らは，3 つの解釈，すなわち浄水処理施設における病原生物の低レベルあるいは散発的な漏洩，配水施設における侵入(補修，破損など)，そして最後に，本管または宅内配管における細菌の再増殖が原因であることを示唆しているが，観察された影響の単一原因(あるいは病因)を明らかにすることはできなかった。

4.4.2　細菌再増殖の健康影響

細菌の再増殖は，水では一般的なことであり，蒸留水においてさえ観察される。配水施設内で従属栄養細菌数が時折増加し，この細菌叢に日和見感染病原体が含まれうることが関心事となっている。逆浸透装置に関する疫学研究データによると，胃腸疾患と 35 ℃培養の従属栄養細菌数との間に相関があった(Payment *et al.* 1991b)。しかし，データ中に含まれる少数の，大きく離れた値が相関を引っ張っているので，相関関係を確認するためには研究を繰り返す必要がある。また，この知見は処理水の貯蔵にゴム製の袋が用いられるような水処理装置に限定されたものである。

4.4.3　濁度の健康への重要性

1993 年春に 40 万例以上と推定される胃腸疾患患者が発生した Milwaukee の集団発生は，濁度に関連した健康影響のよい実例である(Mackenzie *et al.* 1994)。この集団感染は，4 月初旬に発生し，河川水質の低下と不十分な浄水処理が関係していた。浄水場の濁度データにより，2 つの浄水場のうち 1 つの浄水場の浄水濁度が 1.5 NTU 以上であったことが明らかになった。濁度の上昇と報告された疾病との時間差は，小児で 7 日，成人で 8 日であった。この時間差は，多くの胃腸疾患の病因として特定された *Cryptosporidium* の潜伏期間を反映している。Milwaukee の集団発生の主調査のあと，Morris *et al.*(1996)は集団発生にさかのぼる 16 箇月間における水道水濁度の記録と病院の記録の分析を行った。彼らは，病院の緊急外来への胃腸疾患小児患者の来訪が濁度の上昇，下降と強い相関があることを見出しているが，両者の時間遅れについては言及していない。

Beaudeau *et al.*(1999)は，2 つの浄水場を運転して 20 万人に給水している Le Harve(フランス)のデータを報告している。カルスト地形からの原水は，微生物的水質の一時的な低下を起こしやすい。浄水場の 1 つは塩素処理を行うだけであるが，もう 1 つの浄水場では，通常は緩速ろ過したのち塩素消毒しており，原水濁度が

3 NTU を超えた場合は凝集沈殿も行う。研究期間中に，残留塩素が保持されないことがしばしばみられ，濁度の有意な変化もあった。このような状態にもかかわらず，浄水はフランスの水道水微生物基準のすべてに常時適合しており，公衆衛生が適切に守られているかどうかを確認するための研究が行われた。1993 年 4 月から 1996 年 9 月までに収集されたデータに基づいて，生態学的時間系列研究が行われた。Le Harve の疫学サーベイランスネットワークに参加した薬剤師から，市販および医師処方胃腸薬の売り上げ記録が提供された。売り上げデータ，残留塩素および濁度測定値について分析を行った。ろ過処理を行わない浄水場で塩素処理が中断すると，その 3 ～ 8 日後に薬品売り上げが有意に増加していた。原水濁度の上昇があると，その後の 3 週間以内に薬品売り上げの増加があった。データ解析の結果，年間の胃腸疾患の約 10 %が水道水の消費によるものであった。この年間平均値は相応するリスクに見合っておらず，現行の規制ではまだ公衆衛生を完全には守りきれていない事実を強く示している。さらに，降雨後に原水の微生物学的水質が有意に低下した場合，このような失敗が大規模な集団発生をもたらす可能性がある。

Philadelphia 市（米国）での同様なデータについても研究が行われた（Schwartz *et al.* 1997）。この研究では，研究者が，時間的なトレンド，季節パターンおよび温度の影響を補正して，水道水濁度測定値と胃腸疾患による Philadelphia 小児病院への緊急外来および入院との関連を調べた。その結果，Philadelphia 浄水場における濁度上昇と胃腸疾患による入院との間に相関があった。浄水は常に米国の基準に適合していたことから，基準の再検討を提案している。この研究は厳しい批判を受け，研究の方法論のほか，解釈を混乱させる次のようないくつかの欠陥が指摘された。濁度は 0.14 ～ 0.22 NTU の範囲にあり，米国や他の先進諸国の多くの水道に比べてかなり低い。研究時に使用された濁度計は，0.2 ～ 1.0 NTU の標準液を用いて約 4 箇月ごとに校正してあったが，解析に用いた読み取り値の多くが校正範囲よりも低く，信頼性がない。3 つの浄水場のうち 2 つの浄水場では濁度がほとんど 0.01 NTU レベルまで報告しているのに，もう 1 つの浄水場では，日常的に濁度読み値を 0.05 NTU に丸めている。濁度に対する腐食防止剤の影響について考慮していない。著者らは平均濁度のほかに最小値と最大値のデータも提供されていたが，それらを解析していない。基本的な仮説が正しいとすれば，最大濁度あるいは濁度の急上昇によってもっと強い影響が出るはずである。

米国およびフランスの知見はカナダの研究を補完するものであり，胃腸疾患の一部が配水施設内で微生物が増加した水道水に由来すると結論付けたが，病原体の汚染源として浄水場を度外視している。Beaudeau *et al.*(1999)，Morris *et al.*(1996)および Schwartz *et al.*(1997)は，罹患率の変動は浄水場から配水施設を通って流れてくる間の病原体の数(懸濁微粒子内または表面に存在する)の変化によることを示している。対象となった浄水場は需要の変化に対応しながら連続運転するプロセスであり，急速砂ろ過池は均一ではなく，その処理成績はかなり変化し，配水施設は多くの問題に直面していることを考えると，病原体が時折浄水中に存在することもあり得るとする考えは妥当のようである。たいていの浄水場では，たとえ浄水濁度が常に平均 1 NTU 未満であっても，個々のろ過池でみれば，短期間にかなり高い濁度の水を出す可能性がある。そういった濁度の突発的上昇があれば，カナダ(Payment *et al.* 1991a,b，1997)や Philadelphia(Schwartz *et al.* 1997)での観測結果を説明できる程度の量の病原体を浄水にもたらすには十分であろう。

多くのグループが，濁度が水系疾病の指標となりうることを示している。この測定の容易なパラメータの価値について研究すべき点が数多く残されてはいるが，濁度は，公衆衛生の保護を約束する指標の一つであり，しかもリアルタイムで利用できる数少ない指標の一つである。

4.5　他の国々における水系胃腸疾患

4.5.1　風土病的胃腸疾患の発症率

開発途上国における下痢疾患罹患率について明快な知識を得ることは，先進工業国に比べるとずっと困難である。それにもかかわらず地域社会ベースの多くの研究が文献に報告されている。これらは一般に，健康管理従事者の定期訪問方式を採用している。しかし，開発途上国の下痢症全体の評価にそれらの研究結果を利用することは，次のような数多くの理由から困難である。

- 清浄な水の入手の可能性や衛生上の行動習慣などの社会経済的要因が異なるために，比較的近距離の地域社会間であっても，下痢疾患罹患率が著しく異なる。
- 入手可能な情報はその情報源が様々であり，それぞれ異なった方法で収集，分析されている。
- 下痢の定義が研究間で異なることが多い。

・健康に及ぼす水供給の影響といった，特定の要因の役割を研究するために設計された前向き研究の一部としてデータ収集が行われていることが非常に多い。

表 4.2 に，種々の前向き疫学研究による下痢症罹患率の推定結果を示す。可能なところでは，下痢症罹患率が幅広い年齢グループに割り振られた形で得られる。一方，その研究が，健康教育キャンペーンや水供給の改善などの積極的な介入が行われた期間の 2 群の比較を目的として行われたものである場合は，対照群のデータがあるだけということになる。

表 4.2 から，下痢症罹患率が研究間で著しく異なることがわかる。ここに示されたデータからは多くの結論を導くべきではないが，罹患率は都市部よりも農村部で高く，貧しい地域社会ほど高いことは明らかなようである。

下痢疾患の年齢別分布には，報告のあった全地域で同じような傾向があった。疾病の発生は，生後 2，3 箇月間が比較的低く，約 24 箇月をピークに成長とともに低下する。**図 4.1** は，1 つの研究（Schorling *et al.* 1990）で得られたいろいろのコホートにおける生後 5 歳までの間の罹患率である。

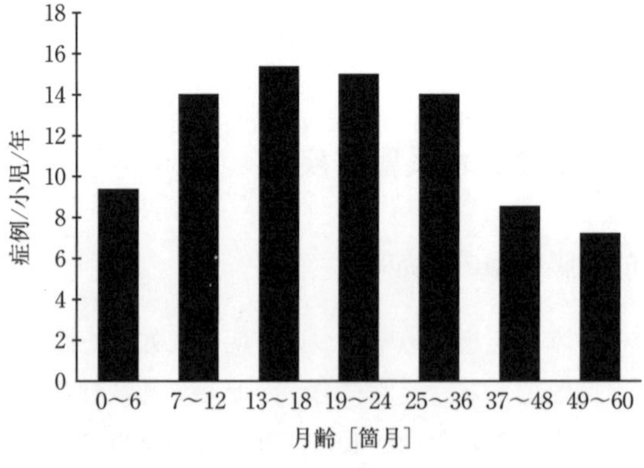

図 4.1　ブラジル北東部の市街地スラムにおける月齢別下痢の発生率（Schorling *et al.* 1990）

近年の論文に登場する論点の一つが，一般的な水系感染症，特にクリプトスポリジウム症の疫学における社会集団の免疫の役割である（Craun *et al.* 1998 ； Hunter and Quigley 1998 ； Hunter 1999）。この種の研究が厄介なのは，下痢症病原体への曝露が観測される疾病よりもはるかに多く，すでに獲得されている免疫の影響による差異がある点である。先進国では，水系疾病の集団発生についての研究でその

表 4.2　前向き疫学研究による開発途上国の下痢発生率の見積り

地域	地域の種類	研究の種類	下痢の定義	年齢群	Inc.*
中国南東部 [1]	農村	地域社会に基づく予想研究	24 時間に 2 回以上の軟便または水様便を排泄し，5 日以上継続する。	全年齢群 5 歳未満幼児 成人男性 成人女性	0.730 2.254 0.75 0.627
ブラジル北東部 [2]	市街地スラム	コホート予想研究	排便回数の増加，または 1 日以上継続する軟便（世話人の気付きによる）	5 歳未満幼児	11.29
バングラデシュ [3]	きわめて市街地化した村	石鹸による手指洗浄の対照群	24 時間に 2 回以上の水様便または 4 回以上の軟便を排泄する。	全年齢群	1.114
ニカラグア [4]	都市	コホート予想研究	24 時間に 3 回以上の液状便または血液や粘液の存在	2 歳未満幼児	1.88
ザイール [5]	都市	HIV 陰性乳児対照群のコホート予想研究	通常の排便パターンが 1 日以上継続して，頻度増，血液または粘液が見られる。	16 箇月未満乳児	1
グアテマラ [6]	貧しい農村	亜鉛投与無作為化二重盲検対照比較試験	母親の定義	6 ～ 18 箇月乳児	23.0
ハイチ [7]	地方	ビタミン A 投与無作為化二重盲検対照比較試験	1 日に 4 回以上の水様便	7 歳未満幼児	3.29
コロンビア [8]	都市	介護施設外の下痢発生率のコホート予想研究	24 時間に 3 回以上の軟便	24 箇月未満 24 ～ 35 箇月未満 36 ～ 60 箇月未満	6.8 2.2 1.2
ザンビア [9]	都市	遡及的地域社会調査，HIV 陽性患者の下痢研究対照群	回答者の定義	成人	1.74
バングラデシュ [10]	市街地	水質の悪い水道水を供給されている幼児コホート	24 時間に 3 回以上の水様便	1 ～ 6 歳幼児	3.2
ペルー [11]	きわめて市街化した貧しい地域	コホート予想研究	24 時間に 3 回以上の液状または半液状便	0 ～ 11 箇月乳児 12 ～ 23 箇月 24 ～ 35 箇月	8.74 10.18 6.32
ナイジェリア [12]	農村	地域社会調査	記述されていない	5 歳未満幼児	2.12

*　症例/人/年の発生率

[1] Chen ***et al.*** 1991, [2] Schorling ***et al.*** 1990, [3] Shahid ***et al.*** 1996, [4] Paniagua ***et al.*** 1997, [5] Thea ***et al.*** 1993, [6] Ruel ***et al.*** 1997, [7] Stansfield ***et al.*** 1993, [8] Hills ***et al.*** 1992, [9] Kelly ***et al.*** 1996, [10] Henry and Rahim 1990, [11] Yeager ***et al.*** 1991, [12] Jinadu ***et al.*** 1991

表 4.3　種々の研究[a]から見積もられた旅行者の下痢発生率

母国	訪問国	研究対象	Inc.*	年齢群
米国	メキシコ	成人学生	15.64	Johnson *et al.* 1984
米国	メキシコ	成人学生	9.21	Ericsson *et al.* 1985
米国	メキシコ	成人学生	6.95	DuPont *et al.* 1987
米国	タイ	平和団 ボランティア	4.95	Taylor *et al.* 1985
スウェーデン	様々	10 歳以上	4.68	Ahlm *et al.* 1994
様々	ジャマイカ	16 歳以上	11.3	Steffen *et al.* 1999
スイス	様々	0 ～ 2 歳 3 ～ 6 歳 7 ～ 14 歳 15 ～ 20 歳	5.00 1.45 4.86 5.57	Pitzinger *et al.* 1991
オランダ	様々	成人	11.5[b]	Coeblens *et al.* 1998

*　症例/人/年の発生率
[a]　値は通常感染した個々の人数を代表しており，同一人物における感染の繰返しは計数していないので，発生率は過小評価される。
[b]　複数の発症例を含む。

証拠が得られており，訪問者よりも居住者で発病率が低かった(Hunter 1999)。

開発途上国における下痢疾患の疫学に及ぼす獲得免疫の影響に興味のある人々にとって幸運なことに，著者らは旅行者下痢症に関する相当数の文献を入手できた(**表 4.3**)。

旅行者下痢症の研究は地元住民についての研究と直接比較できるものではないが，旅行者の発病率が数倍高いことは明らかである。旅行者は，通常，地方の住民よりも衛生的な環境に居住していることを考慮すれば，この違いは注目すべきことである。このように，ここに示された証拠は，地元住民はその地域社会に循環している腸管系病原体に対して免疫を獲得しているという仮説を支持するものである。しかし，この免疫レベルを達成するために，開発途上国の子供の疾病罹患率は，必然的に先進国よりもかなり高い。小児の胃腸疾患罹患率が高いということが，開発途上国の小児死亡率が高いことの背後にある理由の一つである。したがって，免疫を高めるために衛生や水質の基準を達成可能なものよりも低くするなどという議論はありえない。もしこのような議論が実行に移されたら，小児の罹患率と死亡率の上昇をもたらすことは避けられない。

4.5.2　水系疾病

開発途上国の下痢疾患に占める汚染された水が原因となっている割合を決めることには，確実性がないことは明らかである。罹患率の決定に関していえば，水質と他の行動的，社会経済的因子が異なるので，下痢疾患に占める水消費起因の割合は，地域社会間で大きく異なる。下痢疾患に占める水消費起因の割合の推定値は，水供給の異なる2つの地域社会間あるいは同一の水供給での改善の前後間の罹患率の比較研究から得られる。

Esrey *et al.*(1991)は，水供給と衛生の改善が種々の水系疾患に及ぼす影響を調べた研究についての文献レビューを行った。彼らは，清浄な水と汚染水の健康影響の比較に関する研究が16件あることを明らかにした。うち10件が有効性を報告している。その10件のうち，減少率の計算が可能なのはわずか7件で，中央値は17％であった。

衛生状態や衛生行動が重要であるにもかかわらず，水系伝播による下痢症のかなりの部分が水質に起因するものと考えられる。最も水質の悪い水源は，おそらく河川水である。比較的最近の2つの研究が河川水を利用する人々の下痢症を調査している。中国南東部の研究では，下痢症の罹患が飲料水源と関係していた(Chen *et al.* 1991)。罹患率は，管路給水の水道水飲用者で0.575例/人/年，井戸水飲用者で0.846例/人/年，河川水飲用者で4.580例/人/年であった。他の要因が同じ(まずありそうもないが)であるとすれば，河川水飲用者の疾病の約87％が水系感染であったということになる。この87％という値は，より最近にウズベキスタンで行われた家庭研究における下痢の減少率と同じような値である(Semenza *et al.* 1998)。管路給水による水道水を使用しない家庭の罹患率は2.15例/人/年であり，水道水を使用している家庭では0.91例/人/年であった。この水道水を使用していない家庭に水の塩素消毒方法の教育を行ったところ，罹患率は0.35例/人/年に低下，すなわち85％減少した。

Moe *et al.*(1991)は，フィリピンのCebu島で行ったすばらしい研究について報告している。彼らは，飲料水の微生物的水質と，2歳未満の幼児690人の下痢症の流行の関係を調べた。指標微生物による評価では，糞便により汚染されているのが常態であった。著者らは，湧水123箇所の21％，素堀り井戸(open dug wells)131箇所の21％，ポンプ汲み上げ井戸52箇所の14％，掘り抜き井戸751箇所の6％，非公共水道 5 施設の 60 %の水で，糞便性大腸菌群数が 1 000 超/100 mL であったと報告している。対照的に，公共水道 138 施設では，糞便性大腸菌群数が 1 000 超/100 mL であったのはわずか 5 %であった。連続 6 回の 2 箇月ごとの下痢症罹患率は 5.2 ～ 10.0 %の範囲にあった。指標微生物数が 100/100 mL に上昇しても，下痢症罹患率にはほとんど変化がなかった。***E.coli*** が 1 000 超/100 mL では明らかに下痢症が増加し（オッズ比 1.92，信頼区間 1.27 ～ 2.91），腸球菌（オッズ比 1.94，信頼区間 1.20 ～ 3.16）や糞便性連鎖球菌（オッズ比 1.81，信頼区間 1.10 ～ 3.00）で評価しても，有意な増加が認められた。糞便性大腸菌群での有意性はボーダーラインぎりぎりのレベルであった（オッズ比 1.49，信頼区間 1.00 ～ 2.22）。***E.coli*** が 1 000 未満の場合，24 時間当りの小児下痢症の確率は 0.09 であり，1 000 超の場合は 0.15 であった。腸球菌の場合，それぞれの確率は 0.09 および 0.16 であった。

VanDerslice and Briscoe（1995）は，同じ Cebu 島から，環境衛生の貧しい地域では，飲料水水質の改善はほとんどあるいは全く効果がないと報告した。しかし，衛生状態が良好な地域社会では，糞便性大腸菌群数が 2 桁減少すると下痢罹患率が 40 %低下し，住居の周辺から排泄物を除去すると 30 %，家庭からの排泄物の処分により 42 %低下すると考えられた。

結論として，開発途上国の水消費による下痢症負担は，社会経済因子や行動因子だけでなく，水源や水質にも依存するので，信頼性の高い推定は実際には不可能である。

4.6　水系流行（先進国）

感染の流行（あるいは，集団発生： Outbreak）とは，2 人以上の感染患者の出現と定義される。家族内集団発生（すべての患者が同一家族内に発生）は一般の集団発生とは区別される。区別する理由は，家族内ではヒトからヒトへの感染が生じやすく，一家族のメンバーが同一リスク因子に曝露されやすいからである。この 2 つの理由から，家族内集団発生の疫学調査は非常に困難である。

残念ながら，前述の文章で与えられる集団発生の定義は，水系疾病の集団発生の可能性を特定するのにはあまり役に立たない。水系集団発生の初期には，関連性が明らかな患者はまれである。例外は，数軒の家庭や，ホテル，病院といった 1 施設に単独給水している小規模水道の場合である。最も一般にみられる水系感染はその地域社会の風土病でもあることから，水系集団発生の認知はさらに困難になる。したがって，ほとんどの水系集団発生は，一般的な患者数の増加が，1年の同時期に予想される患者数を超えているのに気付いて初めて，認識される。

より有用な定義は，通常，想定される数を超えた，特定の感染症患者数の増加である。水系の可能性のある集団発生の検出に関して，まだわずか数人の患者しか発生していないような早期の段階で患者数の増加を識別できるのかどうかが，現在，疑問となってきている。最近提案された1つのアプローチの方法は，ある集団内の通常の週罹患率に基づいて，点検値と警戒値を定義することである（DETR and DoH 1998）。点検値と警戒値は，当該週に偶然発生する可能性がそれぞれわずか1/20および1/100の確率しかない値になるように計算される。連続した2週間，警戒値を超える患者数が発生することが集団発生を示す強い証拠となる。流行の初期に明らかに多数の患者がみられた時は，このような統計的検定は不要である。そのような場合は，通常，集団発生があったことが明白である。

4.6.1　水系集団発生に至らしめる要因

集団感染の発生の背後にある原因は多数あり，Craun（1986）やそれに続く米国環境保護庁（US Environmental Protection Agency ： USEPA）および米国疾病抑制センター（US Centers for Disease Control ： CDC）（Herwaldt *et al.* 1991，1992）により詳述されており，**第6章**でさらに詳しく述べる。世界的な水資源の汚染の増加により，世界規模で水系疾病が増加してきた（Ford and Colwell 1996）。開発途上国では，水や排泄物は全く処理されないか，あるいは非常に不十分であり，衛生状態が改善されない限り水系疾病レベルを大きく低下させることは不可能と考えられる。先進諸国では，処理および配水システムの不備，水源に対する人為的影響，耐性および毒性の高い微生物の出現が，人の健康に重大な脅威をもたらしている。先進諸国において水系疾病が増加する要因として，下記のことが考えられる。

- 新たに認識されてきた浄水処理薬品に高い耐性のある病原生物（*Cryptosporidium, Giardia, Cyclospora*）の存在と，病原体の抗生物質耐性株の出現。
- 病原体への免疫力の低下（衛生の向上と免疫不全者人口の増加による）と，その結果としての感受性の上昇と，システム異常時における疾病リスクの上昇。
- 富栄養化をもたらし，食物連鎖構造を変化させ，媒介性疾病（vector-borne

diseases)の飼育場所となる不快生物種の増殖場所の広範囲化。
- 都市近接地における家畜の集約飼育など，動物病原体のヒトへの伝播を増加させる農業生産方式の変化。
- 特に都市内部における環境基幹施設の老朽化。

4.7　社会費用

米国のような先進国では，下痢症はよくみられるものの，一般に重篤ではない。患者は，その重要性をしばしば軽視し，医師は，個々の患者の病因をほとんど追跡しない。このため，水系感染因子によって引き起こされた疾病の多くは報告されない。さらに，珍しいあるいは新興の微生物を警戒する医師はほとんどおらず，試験機関での分析が滅多に行われないために，水系疾病の流行を地域社会に警告することができない。

いわゆる「軽微な胃腸疾患」の社会費用は，急性の入院患者にかかる費用の何十倍も多くかかる(Payment 1997)。米国では，1985 年における胃腸感染症の年間社会費用は，医師の診察を受けない患者で 195 億ドル，診察を受けた患者で 27 億 5 000 万ドル，入院の必要な患者ではわずか 7 億 6 000 万ドルと推算されている(Garthright *et al.* 1988 ； Roberts and Foegeding 1991)。しかし，これらの推算には，特に小児と高齢者におけるこれらの疾病による死亡についての考慮が払われていない。

Payment の研究により収集されたデータから，給水栓水曝露群と非曝露群における届出症状と行動評価に基づいて，風土病的水系疾病の経済費用が算出された(Payment 1997)。そして，公表された米国における胃腸感染症の費用(Garthright *et al.* 1988 ； Roberts and Foegeding 1991)とこの見積り額とを組み合わせた。人口規模を 3 億人と仮定すると，水系感染症の費用は医療費 2 億 6 900 万～ 8 億 600 万ドル，仕事の欠勤 4 000 万～ 1 億 700 万ドルと見積もられる。その費用が問題であることに気付いていない社会においても，風土病的胃腸疾患のための経済費用はきわめて膨大なのである。

4.8 結　論

本章では，著者らは先進国および開発途上国における感染性胃腸疾患レベルを検証しているいくつかの証拠を示した。しかし，通常の方法で得られるデータからこれらを見積もることは，正確性の問題があって明らかに困難である。それにもかかわらず，著者らはすべての国で疾病罹患率が高いと確信できる。水系経路による風土病の割合は，必然的に地域社会ごとに大きく異なる。水系経路は，地域社会における一般的な衛生が向上するにつれて，重要性が増大していくように思われる。実際，比較的貧しい熱帯の国々の多くでは，飲料水の水質改善ではなく，家庭の近くに適切な水を供給し，適切な衛生を提供あるいは保持することが優先課題である。

文明の発展は，その存続を安全な水の供給に依存している。我々は水道の安全性や信頼性について自己満足する余裕などなく，感染症サーベイランスシステムに投資してそれを維持しなければならない。

4.9 国際的ガイドラインおよび国内規則の重要性

枠組みとガイドラインの発展に関して，本章では，先進諸国においてさえ危害が存在しており，現状に満足してはいられないことを明らかにした。また，先進国にも開発途上国にも，飲料水が風土病的疾病の原因となることのリスクに関する認識がほとんどないことも明らかである。

4.10 参考文献

Ahlm, C., Lundberg, S., Fessé, K. and Wiström, J. (1994) Health problems and self-medication among Swedish travellers. *Scand. J. Infect. Dis.* **26**, 711–717.

Anon (1996) Water and sanitation: WHO fact sheet no. 112, World Health Organization, Geneva.

Badenoch, J. (1990a) *Cryptosporidium* – a waterborne hazard. *Letters Appl. Microbiol.* **11**, 269–270.

Badenoch, J. (1990b) *Cryptosporidium* in water supplies. Dept Environment and Dept of Health, HMSO, London.

Batik, O., Craun, G.F., Tuthil, R.W. and Kroemer, D.F. (1979) An epidemiologic study of the relationship between hepatitis A and water supply characteristics and treatment. *Amer. J. Publ. Health* **70**, 167–169.

Batik, O., Craun, G.F. and Pipes, W.O. (1983) Routine coliform monitoring and waterborne disease outbreaks. *J. Env. Health* **45**, 227–230.

Beaudeau, P., Payment, P., Bourderont, D., Mansotte, F., Boudhabay, O., Laubiès, B. and Verdière, J. (1999) A time series study of anti-diarrheal drug sales and tap-water quality. *International J. Environ. Hlth Res.* **9**(4), 293–312.

Bitton, G. (1980) *Introduction to Environmental Virology*, Wiley, New York.

Bitton, G., Farrah, S.R., Montague, C., Binford, M.W., Scheuerman, P.R. and Watson, A. (1985) Survey of virus isolation data from environmental samples. Project report for contract 68-03-3196, US EPA, Cincinnati, OH.

Branski, D. (1984) Specific etiologies of chronic diarrhoea in infancy. *Nestle Nutrition Workshop Series* **6**, 107–145.

Brüssow, H., Werchau, H., Liedtke, W., Lerner, L., Mietens, C., Sidoti, J. and Sotek, J. (1988) Prevalence of antibodies to rotavirus in different age-groups of infants in Bochum, West Germany. *J. Infect. Dis.* **157**, 1014–1022.

Brüssow, H., Sidoti, J., Barclay, D., Sotek, J., Dirren, H. and Freire, W.B. (1990) Prevalence and serotype specificity of rotavirus antibodies in different age groups of Ecuadorian infants. *J. Inf. Dis.* **162**, 615–620.

Bryan, J.P. (1985) Procedures to use during outbreaks of food-borne disease. In *Manual of Clinical Microbiology*, 4th edn, American Society of Microbiology, Washington DC.

Camann, D.E., Graham, P.J., Guentzel, M.N., Harding, H.J., Kimball, K.T., Moore, B.E., Northrop, R.L., Altman, N.L., Harrist, R.B., Holguin, A.H., Mason, R.L., Becker Popescu, C. and Sorber, C.A. (1985) Health effects study for the Lubbock land treatment project. Lubbock Infection surveillance study (LISS), US EPA Report, Cincinnati, OH.

CDC (1997) The food-borne diseases active surveillance network, 1996. *Morbidity and Mortality Weekly Report* **46**(12), 258–261.

CDC (1998) Incidence of food-borne illness – FoodNet, 1997. *Morbidity and Mortality Weekly Report* **47**(37), 782–786.

CDC (1999) Incidence of food-borne illness – FoodNet, 1998. *Morbidity and Mortality Weekly Report* **48**(9), 189–194.

Chen, K., Lin, C., Qiao, Q., Zen, N., Zhen, G., Gongli, C., Xie, Y., Lin, Y. and Zhuang, S. (1991) The epidemiology of diarrhoeal diseases in south-eastern China. *J. Diarrhoeal Dis. Res.* **9**, 94–99.

Coeblens, F.G.J., Leentvaar-Kuijpers, A., Kleijnen, J. and Countinho, R.A. (1998) Incidence and risk factors of diarrhoea in Dutch travellers: consequences for priorities in pre-travel health advice. *Tropical Medicine International Health* **3**, 896–903.

Collin, J.F., Milet, J.J., Morlot, M. and Foliguet, J.M. (1981) Eau d'adduction et gastroentérites en Meurthe-et-Moselle, *J. Franc. Hydrologie* **12**, 155–174. (In French.)

Craun, G.F. (1986) Waterborne diseases in the United States. CRC Press, Boca Raton, FL.

Craun, G.F. (1990) Methods for the investigation and prevention of waterborne disease outbreaks. EPA/600/1-90/005a. US EPA, Washington DC.

Craun, G.F. (1992) Waterborne disease outbreaks in the United States of America: causes and prevention. *World Health Stat. Q.* **45**, 192–199.

Craun, G.F., Hubbs, S.A., Frost, F., Calderon, R.L. and Via, S.H. (1998) Waterborne outbreaks of cryptosporidiosis. *J. Am. Water Works Ass.* **90**, 81–91.

DETR and DoH (1988) *Cryptosporidium* in Water Supplies: 3rd report of the Group of Experts. Department of the Environment, Transport and Regions, London.

Dingle, J.H., Badger, G.F., Feller, A.E., Hodges, R.G., Jordan, W.S. and Rammelkamp, C. (1953) A study of illness in a group of Cleveland families. I. Plan of study and certain general observations. *Amer. J. Hyg*. **58**, 16–30.

DuPont, H.L., Ericsson, C.D., Johnson, P.C., Bitsura, J.A.M., DuPont, M.W. and de la Cabada, F.J. (1987) Prevention of travelers' diarrhoea by the tablet formulation of bismuth subsalicylate. *JAMA* **2257**, 1347–1350.

Edwards, D.D. (1993) Troubled water in Milwaukee. *ASM News* **59**, 342–345.

Ellner, P.D. (1984) Infectious diarrhoeal diseases. *Microbiology Series* **12**, 1–175.

Ericsson, C.D., DuPont, H.L., Galindo, E., Mathewson, J.J., Morgan, D.R., Wood, L.V. and Mendiola, J. (1985) Efficacy of bicozamycin in preventing travelers' diarrhoea. *Gastroenterology* **88**, 473–477.

Esrey, S.A., Potash, J.B., Roberts, L. and Shiff, C. (1991) Effects of improved water supply and sanitation on ascariasis, diarrhoea, dracunculiasis, hookworm infection, schistosomiasis, and trachoma. *Bull. World Health Org*. **69**, 609–621.

Fattal, B., Guttman-Bass, N., Agursky, T. and Shuval, H.I. (1988) Evaluation of health risk associated with drinking water quality in agricultural communities. *Water Sci. Technol*. **20**, 409–415.

Feldman, R.A. and Banatvala, N. (1994) The frequency of culturing stools from adults with diarrhoea in Great Britain. *Epidemiol. Infect*. **113**, 41–44.

Ferley, J.P., Zmirou, D., Collin, J.F. and Charrel, M. (1986) Etude longitudinale des risques liés à la consommation d' eaux non conformes aux normes bactériologiques. *Rev. Epidemiol. Sante Publique* **34**, 89–99. (In French.)

Ford, T.E. and Colwell, R.R. (1996) A global decline in microbiological safety of water: A call for action. American Academy of Microbiology, Washington DC.

Fox, J.P.,Elveback, L.R., Wassermann, F.E., Ketler, A., Brandt, C.D. and Kogon, A. (1966) The virus watch program. *Amer. J. Epi*. **83**, 389–412.

Garthright, W.E., Archer, D.L. and Kvenberg, J.E. (1988) Estimates of incidence and costs of intestinal infectious diseases. *Public Health Reports* **103**, 107–116.

Goodman, L. and Segreti, J. (1999) Infectious Diarrhoea, *Disease-a-Month*, 268–299.

Henry, J.H. and Rahim, Z. (1990) Transmission of diarrhoea in two crowded areas with different sanitary facilities in Dhaka, Bangladesh. *J. Trop. Med. Hyg*. **93**, 121–126.

Herwaldt, B.L., Craun, G.F., Stokes, S.L. and Juranek, D.D. (1991) Waterborne disease outbreaks, 1989–1990. CDC Surveillance Summaries. December 1991. *MMWR* **40**, 1–22.

Herwaldt, B.L., Craun, G.F., Stokes, S.L. and Juranek, D.D. (1992) Outbreaks of waterborne diseases in the United States: 1989–1990. *J. AWWA* **83**, 129.

Hills, S.D., Miranda, C.M., McCann, M., Bender, D. and Weigle. K. (1992) Day care attendance and diarrheal morbidity in Columbia. *Pediatrics* **90**, 582–588.

Hodges, R.G., McCorkle, L.P., Badger, G.F., Curtiss, C., Dingle, J.H. and Jordan, W.S. (1956) A study of illness in a group of Cleveland families. XI. The occurrence of gastrointestinal symptoms. *Amer. J. Hyg*. **64**, 349–356.

Hulten, K., Enroth, H., Nystrom, T. and Engstrand, L. (1998) Presence of *Helicobacter* species DNA in Swedish water. *J. Appl. Microbiol.* **85**(2), 282–286.

Hunter, P.R. (1997) *Waterborne Disease: Epidemiology and Ecology*. Wiley, Chichester, UK.

Hunter, P.R. (1999) Modelling the impact of prior immunity on the epidemiology of outbreaks of cryptosporidiosis. Proceedings of the International Symposium on Waterborne Pathogens, Milwaukee, WI.

Hunter, P.R. and Quigley, C. (1998) Investigation of an outbreak of cryptosporidiosis associated with treated surface water finds limits to the value of case control studies. *Comm. Dis. Public Health* **1**, 234–238.

Hurst, J.H., Knudsen, G.R., Melnerney, M.J., Stetzenbach, L.D. and Walter, M.V. (1997) Manual of environmental microbiology. ASM Press, American Society for Microbiology, Washington DC.

Isaäcson, M. and Sayed, A.R. (1988) Health aspects of the use of recycled water in Windhoek, SWA/Namibia, 1974–1983. Diarrhoeal diseases and the consumption of reclaimed water. *South African Medical Journal* **7**, 596–599.

Jinadu, M.K., Olusi, S.O., Agun, J.I. and Fabiyi, A.K. (1991) Childhood diarrhoea in rural Nigeria. I. Studies on prevalence, mortality and socio-economic factors. *J. Diarrhoeal Dis. Res.* **9**, 323–327.

Johnson, P.C., Ericsson, C.D., Morgan, D.R. and DuPont, H.L. (1984) Prophylactic norfloxacin for acute travelers' diarrhoea. *Clin. Res.* **32**, 870A.

Kelly, P., Baboo, K.S., Wolff, M., Ngwenya, B., Luo, N. and Farthing, M.J. (1996) The prevalence and aetiology of persistent diarrhoea in adults in urban Zambia. *Acta Tropica* **61**, 183–190.

Mackenzie, W.R., Hoxie, N.J., Proctor, M.E., Gradus, M.S., Blair, K.A., Peterson, D.E., Kazmierczak, J.J., Addiss, D.G., Fox, K.R., Rose, J.B. and Davis, J.P. (1994) A massive outbreak in Milwaukee of *Cryptosporidium* infection transmitted through the public water supply. *New Engl. J. Med.* **331**, 161–167.

Moe, C.L., Sobsey, M.D., Samsa, G.P. and Mesolo, V. (1991) Bacterial indicators of risk of diarrhoeal disease from drinking-water in the Philippines. *Bull. World Health Organ.* **69**, 305–317.

Monto, A.S. and Koopman, J.S. (1980) The Tecumseh Study: XI. Occurrence of acute enteric illness in the community. *Amer. J. Epidemiol.* **112**, 323–333.

Monto, A.S., Koopman, J.S., Longini, I.M. and Isaacson, R.E. (1983) The Tecumseh Study: XII. Enteric agents in the community, 1976–1981. *J. Infect. Dis.* **148**, 284–291.

Morag, A., Margalith, M., Shuval, H.I. and Fattal, B. (1984) Acquisition of antibodies to various Coxsackie and Echo viruses and Hepatitis A virus in agricultural settlements in Israel. *J. Med. Virol.* **14**, 39–47.

Morris, R.D., Naumova, E.N., Levin, R. and Munasinghe, R.L. (1996) Temporal variation in drinking water turbidity and diagnosed gastroenteritis in Milwaukee. *American Journal of Public Health* **86**, 237–239.

Morris, R.D., Naumova, E.N. and Griffiths, J.K. (1998) Did Milwaukee experience waterborne cryptosporidiosis before the large documented outbreak of 1993? *Epidemiology* **9**, 264–270.

Murray, P.R., Baron, E.J., Pfaller, M.A., Tenover, F.C. and Yolken, R.H. (1995) *Manual of Clinical Microbiology*, 6th edn, ASM Press, Washington DC.

Nikolaev, V.P. (1966) A study of neutralizing antibodies against various enteroviruses in various age groups of the population of Leningrad. *Voprosy Virusology* 11, 307–311.

Palmer, S., Houston, H., Lervy, B., Ribeiro, D. and Thomas, P. (1996) Problems in the diagnosis of food-borne infection in general practice. *Epidemiol. Infect.* 117, 497–484.

Paniagua, M., Espinoza, F., Ringman, M., Reizenstein, E., Svennerholm, A.M. and Hallander, H. (1997) Analysis of incidence of infection with enterotoxigenic *Escherichia coli* in a prospective cohort study of infect diarrhoea in Nicaragua. *J. Clin. Microbiol.* **35**, 1404–1410.

Papaevangelou, G.J. (1980) Global epidemiology of Hepatitis A. In *Hepatitis A* (ed. R.J. Gerety), pp. 101–132, Academic Press, Orlando, FL.

Payment, P. (1991) Antibody levels to selected enteric viruses in a normal randomly selected Canadian population. *Immunology and Infectious Diseases* **1**, 317–322.

Payment, P. (1993a) Viruses: Prevalence of disease levels and sources. In *Safety of Water Disinfection: Balancing Chemical and Microbial Risks* (ed. G. Craun), pp. 99–113, ILSI Press, Washington DC.

Payment, P. (1993b) Viruses in water: an underestimated health risk for a variety of diseases. In *Disinfection Dilemma: Microbiological Control versus By-products* (eds W. Robertson, R. Tobin and K. Kjartanson), pp. 157–164, American Water

Payment, P. (1997) Epidemiology of endemic gastrointestinal and respiratory diseases – incidence, fraction attributable to tap water and costs to society. *Water Science and Technology* **35**, 7–10.

Payment, P., Richardson, L., Siemiatycki, J., Dewar, R., Edwardes, M. and Franco, E. (1991a) A randomized trial to evaluate the risk of gastrointestinal disease due to the consumption of drinking water meeting currently accepted microbiological standards. *Amer. J. Public Health* **81**, 703–708.

Payment, P., Franco, E., Richardson, L. and Siemiatycki, J. (1991b) Gastrointestinal health effects associated with the consumption of drinking water produced by point-of-use domestic reverse-osmosis filtration units. *Appl. Env. Microbiol.* **57**, 945–948.

Payment, P., Franco, E. and Fout, G.S. (1994) Incidence of Norwalk virus infections during a prospective epidemiological study of drinking-water-related gastrointestinal illness. *Can. J. Microbiol.* **40**, 805–809.

Payment, P., Siemiatycki, J., Richardson, L., Renaud, G., Franco, E. and Prévost, M. (1997) A prospective epidemiological study of gastrointestinal health effects due to the consumption of drinking water. *Int. J. Environ. Health Research* **7**, 5–31.

Pitzinger, B., Steffen, R. and Tschopp, A. (1991) Incidence and clinical features of traveler's diarrhoea in infants and children. *Pediatr. Infect. Dis. J.* **10**, 719–723.

Rao, V.C. and Melnick, J.L. (1986) *Environmental Virology*, American Society of Microbiology, Washington DC.

Roberts, T. and Foegeding, P.M. (1991) Risk assessment for estimating the economic costs of food-borne diseases caused by micro-organisms. In *Economics of Food Safety* (ed. J.A. Caswell), pp. 103–130, Elsevier, New York.

Ruel, M.T., Rivera, J.A., Santizo, M.C., Lonnerdal, B. and Brown, K.H. (1997) Impact of zinc supplementation on morbidity from diarrhoea and respiratory infections among rural Guatemalan children. *Pediatrics* **99**, 808–813.

Schorling, J.B., Wanke, C.A., Schorling, S.K., McAuliffe, J.F., de Souza, M.A. and Guerrant, R.L. (1990) A prospective study of persistent diarrhoea among children in an urban Brazilian slum. *Am. J. Epidemiol.* **132**, 144–156.

Schwartz, J., Levin, R. and Hodge, K. (1997) Drinking water turbidity and pediatric hospital use for gastrointestinal illness in Philadelphia. *Epidemiology* **8**, 615–620.

Semenza, J.C., Roberts, L., Henderson, A., Bogan, J. and Rubin, C.H. (1998) Water distribution system and diarrhoeal disease transmission: a case study in Uzbekistan. *Am. J. Trop. Med. Hyg.* **59**, 941–946.

Shahid, N.S., Greenough 3rd, W.B., Samadi, A.R., Huq, M.I. and Rahman, N. (1996) Hand washing with soap reduces diarrhoea and spread of bacterial pathogens in Bangladesh village. *J. Diarrhoeal Dis. Res.* **14**, 85–89.

Stansfield, S.K., Pierre-Louis, M., Lerebours, G. and Augustin, A. (1993) Vitamin A supplementation and increased prevalence of childhood diarrhoea and acute respiratory infections. *Lancet* **342**, 578–582.

Steffen, R., Collard, F., Tornieporth, N., Campbell-Forrester, S., Ashley, D., Thompson, S., Mathewson, J.J., Maes, E., Stephenson, B., DuPont, H.L. and von Sonnenburg, F. (1999) Epidemiology, etiology, and impact of traveler's diarrhoea in Jamaica. *JAMA* **281**, 811–817.

Taylor, D.N., Echeverria, P., Blaser, M.J., Pitangsi, C., Blacklow, N., Cross, J. and Weniger, B.G. (1985) Polymicrobial aetiology of traveller's diarrhoea. *Lancet* **i**, 381–383.

Thea, D.M., St. Louis, M.E., Atido, U., Kanjinga, K., Kembo, B., Matondo, M., Tshiamala, T., Kamenga, C., Davachi, F., Brown, C., Rand, W.M. and Keusch, G.T. (1993) A prospective study of diarrhoea and HIV-1 infection among 429 Zairian infants. *New England Journal of Medicine* **329**, 1696–1702.

VanDerslice, J. and Briscoe, J. (1995) Environmental interventions in developing countries, and their implications. *Am. J. Epidemiol.* **141**, 135–144.

Wheeler, J.G., Sethi, D., Cowden, J.M., Wall, P.G,. Rodrigues, L.C,. Tomkins, D.S., Hudson, M.J. and Roderck, P.J. (1999) Study of infectious intestinal disease in England: rates in the community, presenting to general practice, and reported in national surveillance. *Brit. Med. J.* **318**, 1046–1050.

WHO (1993) Guidelines for Drinking-water Quality. Volume 1: Recommendations. Second edition. World Health Organization, Geneva.

WHO (1996) Guidelines for Drinking-water Quality. Volume 2: Health Criteria and Other Supporting Information Second edition, World Health Organization, Geneva.

Yeager, B.A.C., Lanata, C.F., Lazo, F., Verastegui, H. and Black, R.E. (1991) Transmission factors and socio-economic status as determinants of diarrhoeal incidence in Lima, Peru. *J. Diarrhoeal Dis. Res.* **9**, 186–193.

Zmirou, D., Ferley, J.P., Collin, J.F., Charrel, M. and Berlin, J. (1987) A follow-up study of gastro-intestinal diseases related to bacteriologically substandard drinking water. *Am. J. Public Health* **77**, 582–584.

Zmirou, D., Rey, S., Courtois, X., Ferley, J.P., Blatier, J.F., Chevallier, P., Boudot, J., Potelon, J.L. and Mounir, R. (1995) Residual microbiological risk after simple chlorine treatment of drinking ground water in small community systems. *European Journal of Public Health* **5**, 75–81.

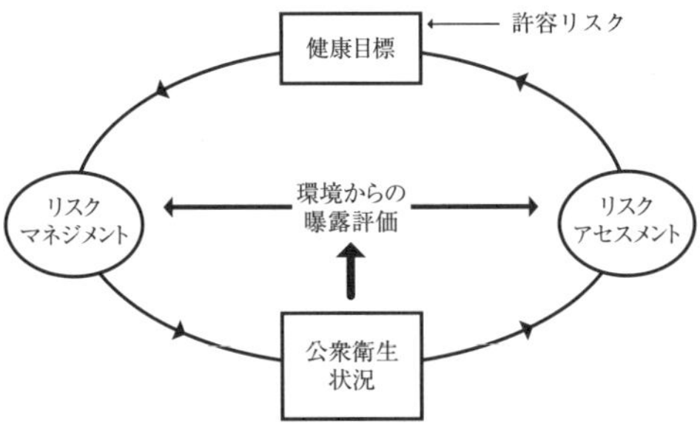

第 5 章

排泄物に関連する感染と伝播の制御における公衆衛生の役割

Richard Carr（注 Martin Strauss の寄稿を含む）

本章では，排泄物に関連する疾病の伝播の予防における（広い意味での）衛生設備の役割を検証する。排泄物の適切な管理は，環境中の病原体の蔓延を予防する重要な障壁として機能する。したがって，排泄物の適切な管理は，ヒトとヒトの間の接触，水および食物連鎖を通じた疾病の伝播に影響する。本章では，衛生設備の健康への影響および相対的重要性に焦点を当て，排泄物の封じ込めおよび処理に関する技術的選択について考察する。そして，水に関連するガイドラインおよび基準を，個別の歪みに基づいて進めるのではなく，統合されたアプローチにより，より広い状況で考慮することの必要性を強調したい。

5.1 はじめに

コレラ，腸チフス，肝炎，ポリオ，クリプトスポリジウム症，回虫症およびサルモネラ症を含む多くの感染症の伝播には，ヒト排泄物と適切な個人・家庭衛生管理の欠如が，大きく関係している。WHO（World Health Organization ；世界保健機関）の推定によると，毎年，220万人が下痢症で死亡し，開発途上国の人口の10％が，不適切な廃棄物管理および排泄物管理により腸管寄生虫による重度の感染を受けている（Murray and Lopez 1996 ； WHO 2000a）。ヒト排泄物が伝播する疾病は，主として小児および貧困者に影響する。死のほとんどは，小児および開発途上国における下痢の生起に原因がある（WHO 1999）。

適切な排泄物の処分や，個人および家庭における最低限の衛生水準は，公衆衛生の保護において重要である。安全な排泄物の処分および取扱いは，排泄された病原体が環境中に入るのを防ぐ第一障壁として機能する。

病原体が一度環境中に持ち込まれると，病原体は，口（例えば，汚染された水の飲用または汚染された野菜／食物の食用）または皮膚（鉤虫および住血吸虫の場合）のどちらでも伝播される可能性がある。もっとも，多くの場合では，適切な個人的衛生管理や家庭的衛生管理により，そのような伝播は減少する。排泄物および下水には，一般的に排泄された病原体が高濃度に含まれている。特に，下痢症および腸管寄生虫が特別に流行している国々において，これは顕著である。したがって，健康を最大限に守るには，ヒト排泄物が環境中に導入される前に，できるだけ排出源に近いところで，ヒト排泄物を処理および阻止することが重要である。

本書において検討されるガイドライン文書の基本的な焦点は水であるが，多くの状況では，他の疾病伝播経路もまた同様に重要である。微生物学的には，各ガイドライン領域を個別に検討する伝統的アプローチでは，相互に関連する経路だけでなく，問題の根本（いわゆる排泄物と不適切な衛生管理）もまた無視されてしまう。

5.2 伝播経路

ヒト排泄物には多くのタイプの病原体が含まれている。これらの病原体の中には，環境中に放出されると，長期にわたって感染力が残存するものがある（**表5.1**）。また，ある種の条件下では，環境中で増殖可能である。病原体の存在は，ヒトの健康に対する潜在的脅威である。しかし，実際に疾病リスクが生じるには，排出された病原体の感染可能用量がヒト宿主に到達する必要がある。

表 5.1 種々の環境媒体中における病原体および指標の生残期間

生物	病原体の生残期間（特に示さない限り単位は日）			
	淡水	塩水	土壌	農作物
ウイルス	11 ～ 304	11 ～ 871	6 ～ 180	0.4 ～ 25
サルモネラ	＜ 10	＜ 10	15 ～ 100	5 ～ 50
コレラ菌	30	285	＜ 20	＜ 5
糞便性大腸菌群	＜ 10	＜ 6	＜ 100	＜ 50
アメーバシスト	176	1 年	75	データなし
回虫（*Ascaris*）卵	1.5 年*	2 *	1 ～ 2 年	＜ 60
条虫卵	63 *	168 *	7 箇月	＜ 60
吸虫	30 ～ 180	＜ 2	＜ 1 *	130**

* 重要な伝播経路を考慮せず
** 大型水生植物
出典：Feachem *et al.* 1983 ； Mara and Cairncross 1989 ； National Research Council 1998 ； Robertson *et al.* 1992 ； Rose and Slifko 1999 ； Schwartzbrod 2000 ； Tamburrini and Pozio 1999
注：各生物（あるいは生物群）で生残時間が異なるのは温度と関連がある。

疾病の伝播は，病原体が関連するいくつかの要素によって決定される。例えば，

・環境中における生物の生残または増殖能力（生活環を完結するには特定の中間宿主が必要な病原体もある）
・潜伏期間（多くの病原体は速やかに感染可能である。感染性になる前に長期を要するものもある）
・生物の宿主への感染能力［少数しか存在しなくても感染を引き起こすことが可能な病原体もあるし（例えば，*Ascaris*），感染を引き起こすのに 100 万個以上が必要なものもある（Feachem *et al.* 1983）］

疾病の伝播は，例えば，次のような宿主の特徴および行動によってもまた影響される。

・免疫（自然免疫，過去の感染またはワクチン接種による獲得免疫）
・栄養状況
・健康状況
・年齢
・性別

・個人衛生
・食品衛生

一般的に，病原性微生物は，排出源から新たな被害者へ，ヒトからヒトへの直接経路，および，非生物(感染の媒介物，例えば衣類や寝具など)，食物，水または昆虫などの非直接経路など多くの経路で伝播する。

表 5.2 に糞口感染病原体およびその伝播経路の例を詳細に示す。表に示すように，多くの病原生物において，複数の伝播経路があるのは例外ではなく，むしろ当然である。

表 5.2　糞口感染病原体および伝播経路(Adams and Moss 1995 に基づいて作成)

病原体	重要な保有宿主	伝播			食品中の増殖
		水	食品	ヒト-ヒト	
Campylobacter jejuni	種々の動物	+	+	+	+
毒素原性大腸菌	ヒト	+	+	+	+
腸管病原性大腸菌	ヒト	+	+	+	+
腸管侵入性大腸菌	ヒト	+	+	ni	+
腸管出血性大腸菌	ヒト	+	+	+	+
Salmonella typhi	ヒト	+	+	±	+
Salmonella(非チフス)	ヒトおよび動物	±	+	±	+
Shigella	ヒト	+	+	+	+
Vibrio cholerae O1	ヒト，海洋生物?	+	+	±	+
Vibrio cholerae，非 O1	ヒトおよび動物	+	+	±	
A 型肝炎	ヒト	+	+	+	−
ノーウォークウイルス	ヒト	+	+	ni	−
ロタウイルス	ヒト	+	ni	+	−
Cryptosporidium parvum	ヒト，動物	+	+	+	−
Entamoeba histolytica	ヒト	+	+	+	−
Giardia lamblia	ヒト，動物	+	±	+	−
Ascaris lumbricoides	ヒト	−	+	−	−

+：増殖，±：まれに増殖，−：増殖しない，ni：情報なし

図 5.1 に伝播経路，重要な病原体および宿主関連伝播要素およびまた病原体であると予期されるものの伝播への障壁となりうるものの略図を示す。**図 5.1** に示すように，衛生設備は糞口感染する疾病の伝播を予防する重要な障壁である。もし，排泄物の処分が無効であるか存在しない場合(または，他の動物が病原体の排出源と

して機能すると)，疾病の伝播を避けるには他の手段をとる必要がある。水の消費および食品の調理の前に飲料水を消毒して感染体を除去または破壊すること，食品の調理および消費の前に手，家庭用品および表面を洗浄すること，および，食品に完全に熱を通すことは，疾病の伝播を減少する手段である(WHO 1993)。例えば，手を石鹸で洗うという単純な行動で下痢は1/3に減少可能である(WHO 2000a)。

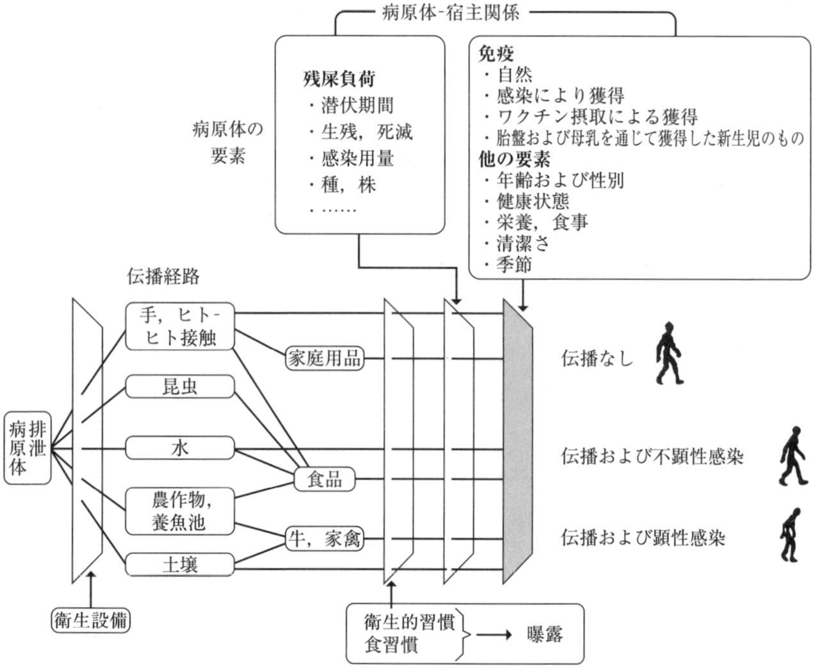

図 5.1 糞口感染する病原体の伝播経路

糞便に汚染された水(海水および淡水)は，食品を原因とする疾病の原因となることが頻繁にある。例えば，貝類(イガイ，カキおよび二枚貝)には，自らの食物を大容量の水のろ過で得るものがあり，したがって，特に汚染を蓄積しやすい。排泄物に関連するヒト病原体，重金属およびその他の汚染物質が食物粒子とともに取り入れられ，組織中に濃縮される可能性がある。貝類は，生または半生で，食されることも多い。ヒト病原体を高濃度で含む糞便で汚染された水中で育つ魚や，ろ過せずに餌を取る甲殻類(カニ，大エビ，中エビ，小エビ)もまた，その腸管壁や皮膚表面に病原体を濃縮する可能性がある（WHO 1989）。汚染された魚を生または半生で消費すると，感染が生じるのは当然である。食品の取扱者は，汚染された製品の調理においてもまた，リスクに曝露される。

未処理または処理の不適切な下水または排泄物（糞便汚泥）が土や穀物に施用されると，疾病の伝播が生じうる。リスクに曝露されるのは，このような方法で生産された穀物の消費者と農夫，農場労働者およびその家族である。処理の不適切な下水の灌漑における使用や，糞便汚泥の土壌改良や肥沃化における使用は，腸管蠕虫感染の罹患率の上昇と特に関連がある。例えば，メキシコにおける研究では，未処理または一部処理下水による灌漑が農場労働者およびその家族における全 *Ascaris* 感染の 80 %および下痢症の 30 %の直接的原因である（Cifuentes *et al.* 2000）。吸虫感染は，ヒトおよび動物に感染する寄生性扁形動物（吸虫）によるものである。感染者は，吸虫の幼虫を糞便中に排出する。吸虫感染では，寄生虫の摂取量によって，下痢や腹痛のような穏やかな症状が生じるか，まれに衰弱性大脳障害，脾腫および死に至るかする。吸虫感染が風土病となっているアジアの多くの地域では，未処理または適切な処理のなされていない排泄物およびし尿が直接魚池に投入されている。吸虫は，その生活環を中間宿主中で完結し，魚類，貝類，甲殻類に感染するか，水生植物上で包嚢形成する。これらの魚類，貝類，甲殻類または植物を生または半生で消費すると，ヒトに感染する。世界中で 4 000 万人以上が吸虫に感染しており，世界人口の 10 %以上が吸虫感染の危機に瀕していると推定されている（WHO 1995）。

5.3　排泄物管理改良の役割

住民が効果的な基本的衛生設備に出入して常用する場合，多くの疾病の生起が減少することは，数多くの研究が示している。すでに**表 5.1** および**図 5.1** に示したように，発生地点で，病原体を環境の外に追いやることは，特に重要である。なぜならば，これらの生物の多くは，種々の状況において長期間生残可能であるからである。したがって，家庭およびコミュニティレベルで効果的に排泄物を管理し，糞便汚染から水資源および食品を保護することで，広範囲にわたる社会的効用が生じる。以下の項では，排泄物管理の改善による健康への効用を記述し，世界中の現況を概観する。

5.3.1 貧困な衛生施設の健康への影響度

Global burden of disease（GBD）の研究（第3章に概要が示されている）では，障害調整生存年数（disability adjusted life years ： DALYs）を選択した10のリスク要因と結び付けた。水，衛生設備（例えば，排泄物処分）および衛生管理は，栄養不良に次いでDALYsの大きな割合を占めていた。世界中で，年に約40億人の下痢症患者（その結果2 200万人が死亡）が発生し，2億人が住血吸虫症に，4億人が腸管寄生虫に感染していると推定されている（Murray and Lopez 1996 ； UN 1998 ； WHO 2000a,b）。これら全疾病の多くは排泄物に関連している。より開発途上の国においては，栄養不良と貧困が排泄物に関連する疾病に関連する罹患率および死亡率を激増させている。例えば，ほとんどの死亡が5歳以下の小児における下痢症の生起によるものであった（WHO 2000b）。下痢に関連する幼児の罹患率についての21の研究では，年齢相応の体重よりも軽い小児の死亡リスクはずっと高い（Rice *et al.* 2000）。全体に，世界中の小児の全死の約50％は栄養不良が原因と考えられている。

水の健康影響と衛生設備を評価した総説が2報ある（Esrey *et al.* 1985，1991）。1報目では，水および衛生設備の改善に，3種の結果［下痢症または特定の病原体（例えば，*Shigella* spp.），栄養状態および死亡率］と関連させて焦点を当てた。2報目では，下痢症またはメジナ虫症，鉤虫症，吸虫症およびトラコーマなどの類似結果に関する文献にまで対象を拡大した。研究成果の要約には，平均ではなく中央値を用いた。

一般的に，罹患率の減少として測定される影響は低いもの（鉤虫症で4％）から高いもの（ギニア虫）まであった。より良好な研究では，下痢症の減少は0～68％で，平均は26％であった。排泄物処分，水質，水量または衛生状態などの改善の調査から，影響（**表5.3**に要約した）の程度は多様であることがわかった。排泄物が病原体の排出源でありその移動経路が多岐にわたるので，排泄物の処分方法の改善に焦点を当てた場合に，最も大きな効果が観察された。また，コミュニティの全構成員，特に小児が，改善された衛生設備を使用することが重要である。小児は，下痢症および他の糞便／口伝播疾患の犠牲者となることが多く，したがって，病原体の排出源となりうる。小児に衛生設備を使用させること（または小児が親しみやすい便所を設計すること）および学校衛生設備計画の実行は，廃棄物および排泄物に関連する疾病の蔓延を減らすための重要な対策である(WHO 1993)。

多くの研究や総説の結果を統合すると，排泄物管理，衛生管理および水供給の改善が，下痢症の罹患率，下痢症の死亡率および小児の死亡率を大きく減少させることは明らかである(WHO 1993)。例えば，水が改善され，衛生設備が導入されると，下痢症による死亡率および子供全般の死亡率がそれぞれ65％および55％減少した(Esrey *et al.* 1991)。しかし，現在の衛生状態，食品供給，母乳授与の習慣，教育水準および新しい施設や行動の理解力などの広い範囲にわたる要因に応じて，影響の大きさは変動するようである。排出源における問題に取り組むことにより，全経路における伝播が減少するのは明白である。

表 5.3　精密な調査に基づく特定の水および衛生設備の改善による下痢罹患率の減少 (Esrey *et al.* 1991)

水および衛生設備改善の方法	下痢罹患率の減少[％]
衛生設備設置(排泄物処分の改善)	36
衛生管理の改善	33
水および衛生設備	30
水量	20
水質および水量	17
水質	15

5.3.2　衛生設備の普及率

適切な水供給および衛生設備の利用は，すべての人々にとって，基本的要求(実際，権利であるといってよい)である。しかし，近年の調査では，約25億人が改善された衛生設備を利用できないでいる(WHO 2000a)。

衛生設備普及率は，**図 5.2** に示されるように世界中で劇的な違いがある。**図 5.2** は，地域ごとの違いを示しているが，普及率は，長期にわたってほとんど増加していないという事実を示していない。**表 5.4** は，1990年および2000年のアフリカおよび世界全体の衛生設備普及率を示している。世界的スケールでの増加は無視できるほど少なく，アフリカの普及率は，一定または低下してさえいるとみることができる。多くの観察された「改善」は，報告方法の変化によるとも考えられる。

図 5.2 および**表 5.4** からは，非都市域の普及は都市域から報告される普及よりも遅れており，非都市域で状況は特に深刻であることがみてとれる。しかし，都市化の増大および都市スラム街における貧困の集結は，(多くの場合で)より高い伝播リスクと関連があるようであり，より衛生設備設置が課題であることを示している。

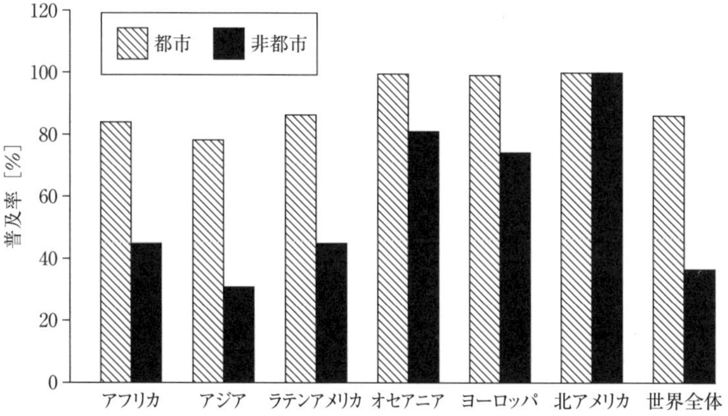

図 5.2　2000 年における世界の地域別衛生設備普及率（WHO 2000a）

これらの図も正確な表現とはいえず，すべてを表していない。なぜなら，衛生設備の普及には，利用可能な設備を建設することだけではなく（それは衛生設備普及の最初の段階ではある），設備の効果を発揮するために，設備を適切に使用し維持することも必要だからである。

工業国の観点からは，開発途上国で経験する衛生状況を想像するのは困難なことが多い。**Box 5.1** では，開発途上国において多数の貧困化した人々が経験する状況を取り扱うシナリオの概要を示し，衛生状況を他のリスク要因および一般的生存状態と関連付けている。

表 5.4　1990 年および 2000 年の世界およびアフリカの衛生設備普及率（WHO 2000a）

		人口（百万人，1990）				人口（百万人，2000）			
		全人口	供給人口	非供給人口	供給率［%］	全人口	供給人口	非供給人口	供給率［%］
世界全体	都市	2 292	1 869	423	82	2 844	2 435	409	86
	非都市	2 974	1 029	1 945	35	3 210	1 201	2 009	37
	合計	5 266	2 898	2 368	55	6 054	3 636	2 418	60
アフリカ	都市	197	166	31	84	297	249	48	84
	非都市	418	205	213	49	487	217	270	45
	合計	615	371	244	60	784	466	318	60

Box 5.1　低収入の都市周辺近隣地域

対象地区は，熱帯の海岸地域の年間を通じて高温(28 ～ 35 ℃)の続くある都市に位置する。ある典型的な家庭は，大人 2 人および子供 4 人(さらに 2 人の子供が 2 歳になる前に度重なる重症の下痢の末に死亡している)で構成されている。家族は，煉瓦造りでブリキ屋根，平屋住宅の一室を借りて住んでいる。父親は，時々，日雇いの仕事をみつける。一方，年長の子供は，街灯の下で商品および付属物を売っている。一家は 100 m 離れた近隣共有蛇口栓から水を入手する。蛇口への給水は，間欠的である(隔日で 2 時間)。最も近い排泄物処分設備は，共同給水栓に近い共同便所である。近隣コミュニティから徴収される便所使用料金の使用は，不適切であり(横領されている)，便所は，適切には維持されておらず，そのため周辺では排便が行われている。一家は夜間の排便ではバケツも使用し，そのバケツの中身は近所の空き地の一角に捨てられる。4 歳以下の子供たちは，皆，自分の家庭の外の路地で見境なく排便する。

子供たちは，概して，年に数回下痢を経験する。国全体における経口脱水回復療法の導入は，下痢による死を減少させるにおいてなんらかの効果があるようだ。しかし，慢性の栄養失調は問題である。2 歳以上の子供における回虫および鉤虫感染症の罹患率は高い。4 人の子供はすべて A 型肝炎ウイルス感染を幼児期に経験しており，免疫がある。両親は腸チフス，アメーバまたは細菌性赤痢に年に平均 1 回罹る。

5.4 排泄物の処分

排泄物処理問題は，人類そのものと同じだけ古く，処分を慎重に行うことの必要性は，ヒンドゥー，イスラムおよびキリスト教などの多くの宗教書において強調されている。以下の項では，排泄物管理の多くの選択肢を概説する。これらの選択肢は，本質的には「技術的」解答であるが，種々複雑ではあるものの，技術だけでは健全な健康を得るには不十分であることを記憶しておくことが重要である。地域に興味，熱意および責任がないと，施設は使用されないか使用できなくなるだろう。Samanta and van Wijk (1998) は，「ヒト排泄物を扱うにおいて，汲取り便所を利用できることが衛生管理を採用することにはならない」と指摘している。さらに，改善された衛生設備の設置，排泄物の処理および使用または処分の技術的方法は，個人および家庭における衛生管理により補足されなければならない。

排泄物管理には，多くの技術的選択肢が存在する。その多くは，もし適切に設計，建設，操作および維持されるならば，健康便益だけでなく適切および安全なサービスを提供する。持続可能な排泄物管理には，技術的，経済的および財政的に実行可能な選択肢を選択することが必要である。同様に重要なのは，ユーザー(または顧客)，コミュニティ組織，当局および事業主などの，衛生設備の開発において役割のある利害関係者全員の参加である。特に，家庭衛生設備の設計および選択において女性の参加は重要である。南アジアにおける研究では，衛生計画への女性参加により，コミュニティにおけるより高い普及率，施設のより良好な維持，衛生管理意識の増進，および糞口感染症の発病率低下に至ることがわかった(Neto and Tropp 2000)。さらに，持続可能な衛生計画では，適切な公的サービスおよび衛生システムの適切な維持を可能とするような政策的意思および工業能力が存在しなければならない(Simpson-Hebert and Wood 1998)。実際，特に公衆便所が維持に失敗し，汲取り便所の内容物が不適切に処分される例が多数ある。しかしながら，幸いなことに，このようなケースばかりではなく，ガーナおよびインドなど多くの場所において成功した計画[利益をあげる組織または社会組織によるフランチャイズ(特定地区の占有権)を基礎として実行されることが多い]も存在する(Gear *et al.* 1996；National Institute of Urban Affairs 1990)。

コミュニティ，町または市のあらゆる状況および社会的・経済的要素に対応して，単一の技術だけでは適切ではないことに留意することが重要である。より高価な，または，明白に便利な技術が，大きな健康便益を提供しないか，あるいは，経済的または技術的観点から適切でない場合もある。

実施上の観点から，衛生設備は屋内技術と屋外技術に分けることができる。屋内システム(例えば，汲取り便所)は，排泄物を発生地点において貯蔵および／または処理する。屋外システム(例えば，下水道)では，処理，処分および利用のために排泄物は他の場所に運ばれる。屋内システムには，特に人口密度の高い地域では，屋外設備も必要な場合がある。例えば，都市域にある単一の穴または汲取り便所および腐敗槽に蓄積している糞便汚泥は，定期的に除去する必要があり，屋外で使用または処分用に処理される。

健康という便益をもたらす衛生設備を設置するためには，当局は，以下のことが実行可能でなければならない。

・ユーザーを自身の排泄物から隔離する。
・衛生動物(例えば，ハエ)が排泄物と接触すること，およびその結果，ヒトへ疾病を伝播することを防ぐ。
・排泄物を収集し，病原体を不活化する。

排泄物の全構成分が病原体を含んでいるわけではないことに注意しなければならない。尿は，多くの場合，無菌であり，(尿を分離する便所の設計または使用が不適切であることにより生じる糞便との交叉汚染の場合を除き)農業的に有用な栄養塩の大部分を含有している。排泄物貯蔵必要容積を減らすため，尿と糞便を分離する衛生設備もある。いったん分離され，希釈されると，尿はすぐに，公衆衛生へのリスクが最小の農作物肥料として使用可能である(Esrey 2000 ； SEPA 1995 ； Wolgast 1993)。

5.4.1　技術的衛生設備の選択肢

本項では，種々の屋内および屋外施設の双方の技術的衛生設備選択肢を検討する(Franceys *et al.* 1992 ； Mara 1996b ； WHO 1996 ； WELL/DfID 1998)。

5.4.1.1　屋内処理施設

屋内に設置される処理施設には，いわゆる「乾式」と「湿式」システムがある。汲取り便所，換気孔設置改良型汲取り便所および尿分離汲取り便所は，洗浄水なしで運転され，「乾式」で設計されている。簡易水洗汲取り便所および腐敗槽では，水洗汲取り便所では必要な水量は2または3Lだけであるが，水を必要とする点で「湿式」システムである。

汲取り便所システムは，通常，価格，家屋の密度および社会・文化的習慣により，1または2個の汲取り便所で構成される。汲取り便所2個の場合，同時使用される汲取り便所は1個のみで，2個目の汲取り便所は病原体の不活化および排泄物の分解に用いられる。熱帯の年中温暖な気候では，乾式または水洗汲取り便所の糞便汚泥が取扱いおよび農業利用において安全になるには，6～12箇月の貯蔵が必要である(Feachem *et al.* 1983 ； Peasey 2000 ； Strauss 1985 ； WHO 1996)。このような汲取り便所の内容物は，WHOのガイドラインである線虫卵3～8個/g(乾燥重量)を満足するだろう。

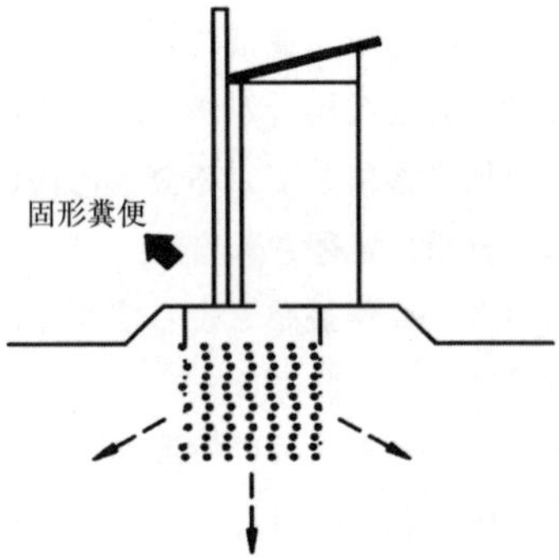

図 5.3　換気孔設置改良型汲取り便所

換気孔設置改良型汲取り便所(**図 5.3**)は，人目から隠された通気管が便所上部構造内部から臭気を除去し，ハエおよびカにより生じる問題を予防するため，単純な汲取り便所を改良したものである。ハエ(および他の昆虫)が糞便から食物または飲み物へ病原生物を伝播する能力を減らすことは，公衆衛生上，重要である。

非混合汲取り便所(**図 5.4**)では，尿と糞便は別々に収集される。希釈尿は速やかに肥料として使用可能である。含水率を下げ，臭気を減らし，糞便をハエにとってより魅力的でないものとするため，堆積した糞便は石灰，灰，または土で被わなければならない。

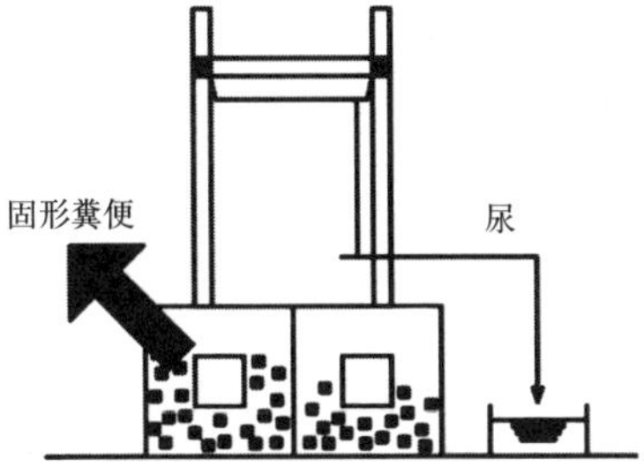

図 5.4 2 槽非混合便所

「乾式」汲取り便所のように，簡易式水洗便所は，排泄物の処分のために 1 または 2 個の汲取り便所で建設可能である。簡易式水洗便所には特別な便器があり，これは，板で覆うようになっており，臭気およびハエの制御のために水封されていることが望ましい。簡易式水洗便所は洗浄ごとに水を 2 ～ 3 L 必要とするため，寒冷な気候，不透水性土壌，または地下水が飲料水源で地下水面が高い場合には適しない(WHO 1996)。これらの構造は，肛門の洗浄に固形物を用いる場合には，固形物がサイフォンを塞ぐため，不適切でもある。

腐敗槽(**図 5.5**)は，防水構造で地下に設置され，排泄物および洗浄水(「下水」)および家事に由来する排水(「雑排水」)を受け入れる。固形物は沈殿し，槽中で一部嫌気的に分解される。一方，処理水は短期間槽中に滞留し，通常の設計では，浸透ピットまたは排水地(ドレーンフィールド)に流出する。腐敗槽は，土壌が不透水性の場合，または地下水面が高く地下水が飲料水の水源である場合には使用すべきではない(WHO 1996)。腐敗槽は，低コスト下水道全体の一部とし，固形物を含まない下水を輸送できるようにして衛生状態の向上に役立つように使用できる(Mara 1996a)。

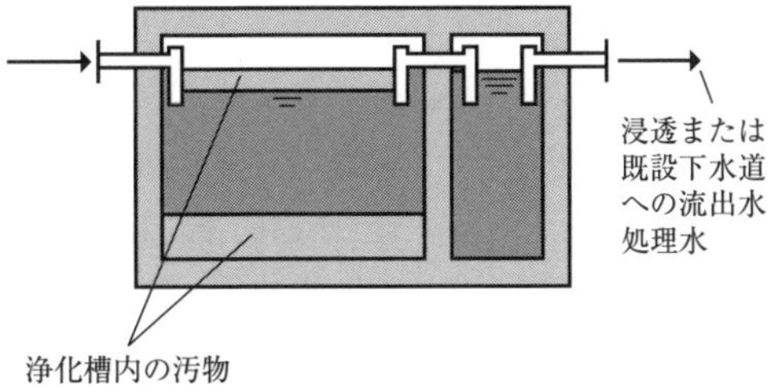

図 5.5 腐 敗 槽

都市域における腐敗槽，汲取り便所および下水道未設置公衆便所に蓄積される糞便または汚泥は，定期的に除去し，引き抜かなければならない。しかし，多くの開発途上国では，コスト，非効果的な汲取りサービスまたはアクセスが困難であるという理由で，汲取り間隔が妥当であることはまれである。結果的に，屋内衛生システムに依存する多くの都市では，発生した糞便汚泥のごく一部のみが収集され処理されている。

5.4.1.2　屋内衛生設備による地下水汚染リスク

排泄物の貯蔵を目的とする蓋のない汲取り便所，または，液体浸出ピットおよび排水地を設置した屋内衛生システムを使用する場合，微生物学的および化学的地下水汚染のリスクが潜在的に存在する。浅い地下水が数 m の浸透層で覆れている場合，リスクは特に高くなる。地下水がより深い帯水層を流れている場合は，通常，帯水層は不透水層により保護されており，リスクは実質的にゼロである。

早くも 1950 年代に，汲取り便所と井戸との安全距離として 15 ～ 30 m と規定されていた(California State Water Pollution Control Board 1954 ； Wagner and Lanoix 1958)。この経験則はまだ存続しており，これまで繰り返し引用されてきた。しかし，この経験則は，実際の地下水汚染および同時に発生する公衆衛生への影響が多くの要素と状況に依存することを考慮していない。この経験則は，厳しすぎる場合も緩すぎる場合もあるだろう。多くの場合，開発途上国の都市で人口密度の高い低所得者居住地域のような所では，距離 15 m でさえ，非現実的な要求である。多くの要因が関係し，相互に影響し合って，地下水汚染の潜在的リスクが実際の汚染にまでなる。重要なことは以下のとおりである。

- 浸透ピットまたは排水地と地下水面の間の層の性質(土壌，岩盤)
- 汲取り便所ピットの底と地下水面の距離(例えば，いわゆる不飽和層の深さ)
- 汲取り便所ピットが(季節的または永久的に)地下水に浸されるかどうか
- 動水勾配および地下水流速
- 衛生設備からの水量；これは屋内設備のタイプと関連する(例えば，水使用量が最低限の「乾式」汲取り便所か，水洗汲取り便所または下水および雑排水を受け入れている腐敗槽浸透ピットのような「湿式」設備か)
- 管または掘抜き井戸における地下水表面下のフィルタスクリーンの深さ(非圧密土壌における垂直浸透性は水平浸透性よりはるかに低い)
- 土壌層および帯水層の温度(これは病原体死滅の重要な要因である)

不飽和で上質の微粒子からなるいわゆる圧密土は，微生物，蠕虫および原虫シストの侵入および地下水面への到達に対する非常に効果的な防御となる(Lewis *et al.*

1982 ； Schertenleib 1988)。したがって，地下水面が便所のピットまで年間を通じて上昇せず，不飽和土壌層が恒久的障壁として機能できるような状況が理想的である。

5.4.1.3　糞便汚泥処理

多くの開発途上国では，経済的および組織的状況に適した処理選択肢が不足しているため，現在のところ，糞便汚泥処理に投資が優先されることはほとんどない。しかし，処理の目標，収集された糞便汚泥の種類および経済的および気候上の状況に応じて，基本的な選択肢の中で適するのもあるだろう(Heiness *et al.* 1998 ； Montangero and Strauss 2000 ； Strauss *et al.* 2000)。汚泥は，例えば，酸化池システム(沈殿池における固形物分離の前)，装置化あるいは非装置化汚泥乾燥床，または乾燥用ラグーンなどで別途処理してもよい。また，汚泥を下水と組み合わせて処理するとか(例えば，糞便汚泥の分離前処理および糞便汚泥液と都市廃棄物の混合処理で構成される，酸化池システムでの処理)，固形有機廃棄物と組み合わせて処理するとか(いわゆるコ-コンポスティング)，下水処理場汚泥と組み合わせて処理するという選択肢がある。糞便汚泥の処理には，単独で行うにせよ他の廃棄物と一緒に行うにせよ，下水とは異なる基準と手順が必要である。糞便汚泥は，通常，化学汚染物質濃度が低く，したがって，農業利用に適する。このような方法で使用される場合は，線虫卵数が適合性を評価する最も妥当な基準だろう。

糞便汚泥の運搬距離を最小化し，汚泥の投棄を防止し，各処理計画に対する土地の要求に適度に適合させ，および適合した農業地域への距離を短く維持するためには，糞便汚泥の収集，運搬および処理の戦略として，分散した解決策をとることが理想である。

5.4.1.4　屋外(下水道に接続された)衛生設備

下水道は，排泄物，洗浄水および家庭雑排水を管路網を通じて処理場または処分地点または利用地点まで移動させる。環境汚染および疾病の伝播を最小化するためには，下水道は適切に処理され，未処理のまま河川や他の水域に放流されないことが重要である。推測では，開発途上国の全下水道の 5 %以上が環境への放流前に全く処理を受けていないことが示唆されている(World Resources Institute 1998)。工業化された国でもまた，下水道，排泄物および汚泥の管理の実行を改善する必要がある。米国では，例えば，水系感染症の流行および流行当りの影響人数は，1940年から増加してきた(Hunter 1997)。同様に，ヨーロッパの主要河川の水質監視結果は，平均大腸菌群数が10年間で着実に増加したことを示している(Meybeck *et al.* 1990)。

従来の下水道システムのコスト(乾式屋内衛生処理システムの20～70倍程度。**表5.7**を参照)および管路による水の供給という要求は，開発途上国における多くのコミュニティでは採択されない(Franceys *et al.* 1992)。低コスト下水道(従来の下水道に関する設計および建設基準が大幅に緩和された新たな下水道)の採用が増加している。そのコストは屋内システム(腐敗槽を除いて)をまだ5～40倍上まわっているものの(**表5.7**)，定常的かつ適切な水供給が入手可能かつ利用可能な非常に高い人口密度の地域では，低コスト下水道は選択肢の一つとなるだろう。

下水処理と組み合わせた通常の下水道は，多くの工業化された国では排泄物管理の卓越した方法であるが，排泄物の廃棄および健康便益の達成の観点から，しばしば「ゴールド・スタンダード」であると考えられている。したがって，無批判かつ頻繁に開発途上国へ移転される。しかし，多くの例では，コストが高いということだけでなく，家庭内水供給の必要性からも，理想からはほど遠いことが証明されている。この10年間に適切な代替衛生設備の選択肢が見直され，発展および促進されるに伴い，健康便益は「通常の」下水道システムからのみ生じるという神話は，次第に消滅しつつある。リクレーション水や貝類養殖場の汚染も含め，下水で汚染された飲料水に関連する深刻な下流の健康影響を減少させる必要性もまた認識されてきた。Cairncross(1989)は以下のように書いている。

> 「『水を使用する下水道』は，低所得社会における衛生システムとしては不利であるということを知らなかったなどとは誰もいえない。過剰なコスト，水の浪費，水供給が間欠的な時の信頼性のなさ，および第3世界のスラムや仮設小屋街の狭い曲がりくねった路地における技術的不可能性は，下水道に対するよく知られた反論である(p.304)」。

工業化された国の選択肢に対する適合技術の実現で進歩がある一方で，逆戻りが常に生じている。近年，コレラの流行後，ガーナの健康副大臣は，汲取り便所は徐々に廃止され，家屋の所有者は水洗便所の設置を要求されるだろうと宣言した。

5.4.1.5 下水処理

いわゆる従来の下水処理方法(一次および二次処理)は，工業化した国において広く適用されているように，伝統的に懸濁物質および放流先水域における分解に酸素を要求する汚染物質(生物化学的酸素要求量；biochemical oxygen demanding substances：BOD)の除去に焦点を当てたもので，病原体および栄養塩の除去に焦点を当てたものではなかった。これらのプロセスは，通常，高エネルギー，熟練労働者，基盤施設および整備が必要であるため，運転が難しくかつ高コストである。病原体および栄養塩濃度を効果的に下げるためには，高度処理をプロセスに追加しなければならない。病原体濃度を非常に低くまたは検出できない濃度にまで減少させるためには，ろ過および塩素消毒のような異なる高度処理の組合せが必要である。しかし，このような処理段階を追加すると，明白にコストとプロセスの複雑性が増加する。したがって，この選択肢は，工業化の進んでいないあるいは経済的に開発途上の国においては不適切である。

酸化池は，開発途上国において広く受入が増加している。安定池(酸化池)は，部分処理(例えば，処理水を灌漑に用いている農作業者およびその家族を保護するための蠕虫卵の除去)用に設計することもできるし，通常の三次処理と同等のウイルスおよび病原細菌の不活化を達成することのできる完全な処理用に設計することもできる(Mara and Pearson 1998)。このような処理水は，WHO(1989)によると，野菜の灌漑に制限なく安全に使用してもよい(例えば，生食される野菜の灌漑)。したがって，温暖な気候では，土地が低コストで入手可能なら，酸化池は下水を処理する保証された方法となる。酸化池は，適切に設計されるならば，病原体の除去において「従来の」処理法より効果的，高信頼性および堅固である。さらに，酸化池は，塩素のようなコストのかかる化学物質を添加せずに病原体を除去し，運転および維持が容易で，水および下水中の栄養塩資源の利用を可能とする(Mara and Cairncross 1989)。しかし，酸化池は，比較的広大な土地を必要とする。

どの選択肢においても衛生上効果的であるためには，病原体を封じ込めるか病原体を破壊するかが必要である。いくつかの選択肢の効果については上述した。しかし，以下の2項では，一般的な病原体不活化状況と各衛生設備の封じ込めおよび不活化の能力を明らかにする。

5.4.2　病原体の不活化

糞便由来の病原体の生残は，疾病の伝播における重要な要素である。**表 5.5** に温帯気候および熱帯気候における種々の糞便汚泥中病原体の生残時間を示す。

表 5.5　糞便汚泥中における生物の生残期間
（Feachem *et al.* 1983；Strauss 1985）

生物	室温における湿潤糞便汚泥中での平均生残時間＊［日］	
	温帯気候（10 ～ 15 ℃）	熱帯気候（20 ～ 30 ℃）
ウイルス	＜ 100	＜ 20
サルモネラ	＜ 100	＜ 30
コレラ菌	＜ 30	＜ 5
糞便性大腸菌群	＜ 150	＜ 50
アメーバシスト	＜ 30	＜ 15
回虫卵	2 ～ 3 年	10 ～ 12 箇月
条虫卵	12 箇月	6 箇月
吸虫	＜ 30	＜ 30

＊　糞便汚泥が太陽に曝露されると生残期間ははるかに短い

5.4.3　封じ込め

多数の衛生設備の選択肢を，その封じ込め能力について評価したのが**表 5.6** である。封じ込めによる保護のレベルは家族，コミュニティおよび「社会」によって異なることに留意することが重要である。換気孔設置改良型汲取り便所の場合，封じ込めが世帯レベルで機能するのをみてとることは容易である。しかし，設計が劣悪であるかまたは設置場所が不適切であると，排泄物が移動し，局地的に水供給系を汚染しコミュニティが危険な状態となる。水を使用する下水についてみると，封じ込めは個人およびたぶんコミュニティにとって効果的である。しかし，影響は，発生源のはるか下流においても観察されるのが当然であり，したがって，「社会」に影響する。

表 5.7 では，潜在リスクおよび疾患の伝播防壁の効果の観点から，**表 5.6** の要点を何点か詳説した。また，**表 5.7** では，一部の衛生設備選択肢の相対的建設コスト，入手可能性および制度上の関連も示した。

表 5.6　衛生設備の選択肢およびその封じ込め効果

衛生設備選択肢	封じ込め		
	家族	コミュニティ	「社会」
汲取り便所	±	−	＋
換気孔設置改良型汲取り便所	＋	±	＋
非混合 2 槽汲取り便所	±	＋	＋
水洗 2 槽汲取り便所	＋	±	＋
腐敗槽	＋	±	±
下水道／下水処理	＋	±	−

＋：良好な保護，±：ある程度の保護，−：劣悪な保護

表 5.7　排泄物管理および処理の選択肢の特徴

ヒト／処理選択肢[†]	水*	疾病防壁／潜在リスク	相対的建設コスト	入手可能性[a]
換気孔設置改良型汲取り便所	0	単一槽設備は，新鮮な排泄物を含有している。したがって，槽内容物は，処理するとともに，引き抜き，収集および輸送時に観察できる予防策が必要である。土壌に亀裂があるか，雨期に地下水位がピットまで上昇する場合，地下水汚染リスクがある。ハエからの疾病伝播可能性を減少させる。 2 槽便所の槽内容物は，6 ～ 12 箇月(熱帯気候)または 18 ～ 24 箇月(亜熱帯気候)後から衛生学的に安全である。このような貯蔵された内容物は，農業に安全に使用可能であろう。	1 ～ 2[b] 都市または都市近郊域における単一ピット汲取り便所については，3 年ごとに機械的に空にする糞便汚泥の屋外処理を含む。	6[b]
非混合 2 槽汲取り便所	0	尿の取扱いおよび使用では，ほとんどの場合で健康リスクはない。 槽内容物の衛生学的安全(上述)。 ハエからの潜在的疾病伝播は，新鮮な糞便を石灰，灰または土で覆うことで減少可能である。	1[b] 人手により空にする。ピット内容物の処理は不要。	3[b]
水洗 2 槽汲取り便所	10 ～ 15	槽内容物の取扱いおよび使用：非混合 2 槽便所のみ。地下水面が高い(または定期的に高くなる)場合は，地下水汚染の可能性あり。ハエが糞便と接触するのを防ぐため水封が維持されなければならない。	1[b] 人手により空にする。槽内容物の処理は不要。	3[b]
腐敗槽	20 ～ 30	下水に持ち込まれた大量の排泄病原体を含むため，槽内容物(下水と沈殿物および浮遊物の混合物)は処理が必要である。 排出されて間もない固形物中の病原体は，生存力は高い。 処理水は，浸透処理可能でない場合は，病原体を含んでいるからだけでなく，放流水域への汚濁負荷を最小化するためにも処理が必要である。 地下水位が高く土壌が圧密されていない場合，地下水汚染の可能性がある。 ハエ問題は水障壁により最小化される。	15 ～ 25 浸透システム，引き抜きおよび槽内容物の屋外処理を含む。	30 ～ 50

(表 5.7 続き)

ヒト／処理選択肢†	水*	疾病防壁／潜在リスク	相対的建設コスト	入手可能性 [a]
酸化池	20 ～ 100	適切に設計された連結した酸化池の病原体除去率は，温暖な気候では特に高い。池は滞留時間を増加させ，短絡流をなくすよう設計されなければならない。疾病媒介動物の繁殖を防ぐため，予防措置が必要なことがある。	5 ～ 40 広い土地が必要であり，したがって，土地の価格および入手可能性に依存する。	5 ～ 15
簡易下水道	60 ～ 100	下水沈殿法における固形物滞留槽には新鮮で高度に病原性のあるものを含んでおり，引抜きや搬出にあたっては，処理や衛生上の予防措置が必要である。 低コスト下水道で収集された下水は，使用および放流前に病原体除去処理を，放流前に有機物除去処理を必要とする。	5 ～ 40 住宅密度および接続家屋数とともに減少する。	12 ～ 15
通常の下水道	＞ 100	一次および二次下水処理は，病原体濃度を減少するのにそれほど効果的ではない。 病原体濃度を許容濃度まで下げるには，消毒および(または)三次処理が必要である。	20 ～ 70 住宅密度および接続家屋数とともに減少する。	30 ～ 50

† 管理／処理選択肢

* 運転に必要な水[L/人/日]

a 妥当な年間投資および現在のコストの合計(180 ドル/人および 900 ドル/世帯の合計と仮定)の 1990 年の平均的低収入世帯の年収に占める割合[%]。

b 都市域における，汲取り便所設置は数家族で共有される。
したがって，投資および年間経済コストは他の衛生設備選択肢より低い(例えば，換気孔設置改良型汲取り便所の投資コストは 5 ～ 8 家族が使用するならば 1 家族の場合の 3 ～ 4 倍低くなる)。

出典：Cotton *et al.* 1995 ； Kalbermatten *et al.* 1980 ； Mara 1996a,b ； WELL/DfID 1998 ； Whittington *et al.* 1992

5.5 国際的指針および国内基準(規制)の密接な関係

衛生設備が設置されないと，様々な経路を通じて疾病の伝播が生じる。排泄物と関連する疾病の伝播リスクを管理するために，複数防御対策[**第 1 章**および**第 12 章**において議論された危害分析重要管理点(hazard analysis and critical control point ： HACCP)型の計画]を適用することが重要である。安全な衛生設備の設置，使用および適切な運営，排泄物の処理および使用は，糞口感染症の伝播における重要な防壁または危機管理点である。効果的な排泄物管理プログラムにより，飲料水経由，リクレーション水との接触および食物連鎖を通じた疾病の伝播は減少する。すでに考察したように，このような管理が失敗すると，疾病蔓延の阻止には，他の手段が必要である。多くの研究が，糞口感染症の蔓延に対して追加すべき防壁となるか見極めるのに役立つ。これらの防壁の多くは，個人および家庭における良好な衛生習慣，貯水および食品の調理のような行動と関連がある。したがって，排泄物に関連する疾病の伝播を減らすのには，技術的な衛生設備による問題解決だけでなく，行動の修正も必要である。

本書で考察するガイドラインは，水に関連する領域に焦点を当てているけれど，調和のとれた枠組みのもとに衛生設備を供給することを考慮することが，国際的ガイドラインおよび国内基準の双方にとってきわめて重要であることは，公衆衛生の観点から明白である。

5.6 参考文献

Adams, M.R. and Moss, M.O. (1995) *Food Microbiology*, Royal Society of Chemistry, Cambridge.

Cairncross, S. (1989) Water supply and sanitation: an agenda for research. *Journal of Tropical Medicine and Hygiene* **92**, 301–314.

California State Water Pollution Control Board (1954) *Report on the Investigation of Travel of Pollution*. Sacramento, California. Publication no. 11.

Cifuentes, E., Blumenthal, U., Ruiz-Palacios, G., Bennett, S. and Quigley, M. (2000) Health risks in agricultural villages practising wastewater irrigation in Central Mexico: perspectives for protection. In *Water Sanitation & Health* (eds I. Chorus, U. Ringelband, G. Schlag and O. Schmoll), pp. 249–256, IWA Publishing, London.

Cotton, A., Franceys, R., Pickford, J. and Saywell, D.F. (1995) *On-Plot Sanitation in Low-Income Urban Communities – a Review of the Literature*. Water, Engineering and Development Centre (WEDC), Loughborough, UK.

Esrey, S.A. (2000) Rethinking sanitation: panacea or Pandora's box. In *Water Sanitation & Health* (eds I. Chorus, U. Ringelband, G. Schlag and O. Schmoll), pp. 7–14, IWA Publishing, London.

Esrey, S.A., Feachem, R.G. and Hughes, J.M. (1985) Interventions for the control of diarrhoeal diseases among young children: improving water supplies and excreta disposal facilities. *Bulletin of the World Health Organization* **63**(4), 757–772.

Esrey, S.A., Potash, J.B., Roberts, L. and Shiff, C. (1991) Effects of improved water supply and sanitation on ascariasis, diarrhoea, dracunculiasis, hookworm infection, schistosomiasis, and trachoma. *Bulletin of the World Health Organization* **69**(5), 609–621.

Feachem, R.G., Bradley, D.J., Garelick, H. and Mara, D.D. (1983) Sanitation and disease: health aspects of excreta and wastewater management. World Bank Studies in Water Supply and Sanitation 3, Wiley, Chichester, UK.

Franceys, R., Pickford, J. and Reed, R. (1992) A Guide to the Development of On-site Sanitation. World Health Organization, Geneva.

Gear, S., Brown, A. and Mathys, A. (1996) *Strategic Sanitation Plan – the Kumasi Experience*. UNDP/World Bank Water Supply and Sanitation Program. Regional Water and Sanitation Group – West Africa.

Heinss, U., Larmie, S.A. and Strauss, M. (1998) *Solids Separation and Pond Systems for the Treatment of Faecal Sludges in the Tropics – Lessons Learnt and Recommendations for Preliminary Design*. SANDEC Report No. 05/98, EAWAG/SANDEC, Duebendorf, Switzerland.

Hunter, P. (1997) *Waterborne Disease: Epidemiology and Ecology*, Wiley, Chichester, UK.

Kalbermatten, J., Julius, D.S. and Gunnerson, C. (1980) Appropriate Technology for Water Supply and Sanitation – Technical and Economic Options. World Bank.

Lewis, W.J., Foster, S.S.D. and Drasar, B.S. (1982) *The Risk of Groundwater Pollution by On-Site Sanitation in Developing Countries – A Literature Review.* IRCWD/SANDEC Report No. 01/82.

Mara, D. and Cairncross, S. (1989) Guidelines for the safe use of wastewater and excreta in agriculture and aquaculture. World Health Organization, Geneva.

Mara, D.D. (ed.) (1996a) *Low-Cost Sewerage*, Wiley, Chichester, UK.

Mara , D.D. (1996b) *Low-Cost Urban Sanitation*, Wiley, Chichester, UK.

Mara, D.D. and Pearson, H. (1998) *Design Manual for Waste Stabilization Ponds in Mediterranean Countries.* European Investment Bank, Mediterranean Environmental Technical Assistance Programme.

Meybeck, M., Chapman, D. and Helmer, R. (1990) *Global Freshwater Quality: A First Assessment*, Blackwell, Oxford.

Montangero, A. and Strauss, M. (2000*) Faecal Sludge Management – Strategic Aspects and Treatment Options.* Proceedings International Workshop on Biosolids Management and Utilisation, Nanjing (China) and Forum on Biosolids Management and Utilisation, Hong Kong, September 2000.

Murray, C.J.L. and Lopez, A.D. (eds) (1996) *The Global Burden of Disease, Vol. II, Global Health Statistics: A compendium of incidence, prevalence and mortality estimates for over 200 conditions*, Harvard School of Public Health on behalf of the World Health Organization and The World Bank, Cambridge, MA.

National Institute of Urban Affairs (1990) *A Revolution in Low Cost Sanitation: Sulabh International New Delhi Case Study*. NIUA, 11 Nyaya Marg, Chanakyapuri, New Dehli-110021, India.

National Research Council (1998) *Issues in Potable Reuse: The Viability of Augmenting Drinking Water Supplies With Reclaimed Water,* National Academy Press, Washington, DC.

Neto, F. and Tropp, H. (2000) Water supply and sanitation services for all: global progress during the 1990s. *Natural Resources Forum* **24**, 225–235.

Peasey, A. (2000) *Health Aspects of Dry Sanitation with Waste Reuse*. WELL, London School of Hygiene and Tropical Medicine, London.

Rice, A.L., Sacco, L., Hyder, A. and Black, R.E. (2000) Malnutrition as an underlying cause of childhood deaths associated with infectious diseases in developing countries. *Bulletin of the World Health Organization* **78**(10), 1207–1221.

Robertson, L.J., Campbell, A.T. and Smith, H.V. (1992) Survival of *Cryptosporidium parvum* oocysts under various environmental pressures. *Applied and Environmental Microbiology* **58**(11), 3494–3500.

Rose, J.B. and Slifko, T.R. (1999) *Giardia*, *Cryptosporidium*, and *Cyclospora* and Their Impact on Foods: A Review. *Journal of Food Protection* **62**(9), 1059–1070.

Samanta, B.B. and van Wijk, C.A. (1998). Criteria for successful sanitation programmes in low income countries. *Health Policy and Planning* **13**(1), 78–86.

Schertenleib, R. (1988) *Risk of Groundwater Pollution by On-Site Sanitation in Developing Countries*. Unpublished report, SANDEC.

Schwartzbrod, L. (2000) Human Viruses and Public Health: Consequences of Use of Wastewater and Sludge in Agriculture and Aquaculture. Unpublished document commissioned by WHO, Nancy, France. (In French.)

SEPA (1995) *Vad innehaller avlopp fran hushall?* (Content of wastewater from households). Report 4425, Stockholm, Swedish Environmental Protection Agency. (In Swedish.)

Simpson-Hébert, M. and Wood, S. (eds) (1998) *Sanitation Promotion*. Unpublished document WHO/EOS/98.5, World Health Organization/Water Supply and Sanitation Collaborative Council (Working Group on Promotion of Sanitation), Geneva.

Strauss, M. (1985). *Health Aspects of Nightsoil and Sludge Use in Agriculture and Aquaculture. Part II: Pathogen Survival*. IRCWD Report No. 04/85, IRCWD (now SANDEC), Duebendorf, Switzerland.

Strauss, M., Heinss, U., Montangero, A. (2000). On-Site Sanitation: When the Pits are Full – Planning for Resource Protection in Faecal Sludge Management. In *Proceedings, Int. Conference, Bad Elster, 20–24 November 1998. Schriftenreihe des Vereins fuer Wasser-, Boden- und Lufthygiene,* **105***: Water, Sanitation & Health – Resolving Conflicts between Drinking-Water Demands and Pressures from Society's Wastes* (eds I. Chorus, U. Ringelband, G. Schlag and O. Schmoll), WHO Water Series, IWA Publishing, London.

Tamburrini, A. and Pozio, E. (1999) Long-term survival of *Cryptosporidium parvum* oocysts in seawater and in experimentally infected mussels (*Mytilus galloprovincialis*). *International Journal for Parasitology* **29**, 711–715.

United Nations Population Division (1998) *World Population Nearing 6 Billion Projected Close to 9 Billion by 2050*. New York, United Nations Population Division, Department of Economic and Social Affairs (Internet communication of 21 September 2000 at www.popin.org/pop1998/1.htm).

Wagner, E.G. and Lanoix, J.N. (1958) *Excreta Disposal for Rural Areas and Small Communities*, World Health Organization, Geneva.

WELL/DfID (1998) DfID Guidance Manual on Water Supply and Sanitation Programmes. Water and Environmental Health at London and Loughborough (WELL) and the Department for International Development (DfID), UK.

Whittington, D., Lauria, D.T., Wright, A., Choe, K., Hughes, J.A. and Swarna, V. (1992) *Household Demand for Improved Sanitation Services: a Case Study of Kumasi, Ghana*. UNDP/World Bank Water and Sanitation Program.

WHO (1989) *Health Guidelines for the Use of Wastewater in Agriculture and Aquaculture*. Report of a WHO Scientific group, Technical Report Series No. 778, World Health Organization, Geneva.

WHO (1993) *Improving Water and Sanitation Hygiene Behaviours for the Reduction of Diarrhoeal Disease*. Report of an Informal Consultation, WHO.CWS 90.7, 18–20 May 1992, Geneva.

WHO (1995) *Control of Food-borne Trematode Infections*. Technical Report Series 849, World Health Organization, Geneva.

WHO (1996) *Cholera and other epidemic diarrhoeal diseases control. Fact sheets on environmental sanitation*. World Health Organization, Geneva.

WHO (1999) *WHO Report on Infectious Diseases – Removing obstacles to healthy development*. World Health Organization, Geneva.

WHO (2000a) *Global Water Supply and Sanitation Assessment*. World Health Organization, Geneva.

WHO (2000b) *The World Health Report 2000 – Health systems: Improving performance*. World Health Organization, Geneva.

WHO (2000b) *The World Health Report 2000 – Health systems: Improving performance*. World Health Organization, Geneva.
Wolgast, M. (1993) *Clean Waters: Thoughts About Recirculation*, Creamon, Uppsala.
World Resources Institute (1998) *A Guide to the Global Environment: Environmental Change and Human Health*, Oxford University Press, New York.

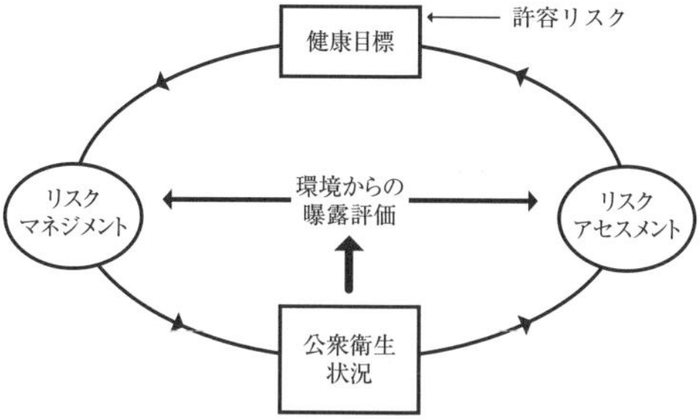

第 6 章

疾病サーベイランスと水系集団感染

Yvonne Andersson and Patrick Bohan

集団感染の発生は，システムの機能停止あるいは欠陥を端的に示すもので，「自然の実験」として，疾病の伝播に関する新しい所見を得る機会と，おそらくはシステム改善の機会を提供してくれるものである。本章では，スウェーデンと米国で開発された水系集団感染の検知手段と，集団感染が疑われた際の措置を検証するサーベイランスシステムについて説明する。また，本章では，主として飲料水を介した集団感染の検証，調査の成功例から学ぶべき教訓，および世界の現況についても触れている。

6.1 スウェーデンの状況

スウェーデンには伝染病対策に係わる長い歴史があり，その法律は 1875 年にまでさかのぼることができる。法律は，病原体の特定，疾病の発生状況および重篤度に基づいて規定されている。郡医療官は伝染病法に基づいた届出疾患を扱う中心的な役を負い，それぞれの地域で伝染病の監視と諸機関の連絡役を担っている。

地域の医師は，患者に係る疫学調査を担当し伝染病に罹患した患者に対して衛生面から助言する責任を負っている。届出疾患の罹患者を診察した医師には，郡医療官とスウェーデン感染症予防研究所(Swedish Institute for Infectious Disease Control：SIIDC)への症例報告が求められている。また，食品や水を介した疾病，あるいは環境由来の疾病に関しては，地域の環境公衆衛生委員会へも報告が求められている。しかし，水系集団感染の報告は義務化されていない。

スウェーデンでは，飲料水は食品法の中で扱われることになっており，責任はスウェーデン国立食品管理局(Swedish National Food Administration)が負う。報告および調査機構には多くの異なる部局が関係しているので，きわめて複雑なものとなっている。

6.1.1 スウェーデンにおける水系集団感染

スウェーデンでは，水系疾患を含む伝染病の報告およびサーベイランスシステムに長い伝統がある。スウェーデンで最初に報告された水系集団感染は，1834 ～ 74 年にかけてのコレラの流行であった(Arvidsson 1972)。この歴史的データに基づいて，疾病の発生と集団感染の後ろ向き調査の概要が 1880 年までさかのぼってまとめられている。それによると，集団感染の発生数と病原体の種類は，知見や地方所管庁の関心度および診断能力により年ごとに異なっていた。同国では 100 年間(1880 ～ 79 年)に集団感染が 77 例あり，2 万 6 867 例の患者と 789 の死亡例が報告されている(Andersson 1992)。この間の集団発生の多く(88 %)は，既知の病原体によるものであった。20 世紀初頭に最も多く報告されていた(水系による可能性が高い)疾病は，腸チフスと細菌性赤痢であった。肝炎とポリオに関する報告は，社会における衛生状態の水準が上がるにつれて変わっていった。

6.1.1.1　1980 年以後の水系集団感染

1980 年から疫学調査の結果を含めた報告システムが改善された。この改善により，大規模集団感染調査の際に用いられる質問票が用意され，そこでは事例の系統的な調査とともに，臨床および環境材料の採取などが書き加えられている。このシステム強化に伴って水系集団感染の報告数が増加している。すなわち，1980 ～ 99 年の間に 116 件の集団感染が大小の給水施設で報告されている。その多くは，給水人口 1 万 5 000 人以下の施設であった。合計で約 5 万 7 500 人が感染したが，死亡例はわずか 2 例記録されているにすぎなかった。これらの数値は，疫学的な追跡調査，場合によっては地方所管庁の報告に基づいたものであった。この報告では，集団感染の 70 %以上が未知の病原体によるもので，急性胃腸疾患（acute gastro-intestinal illness ： AGI）の名称で記載されていた。最も多く検出された病原体は，*Campylobacter* sp.（カンピロバクター）と *Giardia lamblia*（ジアルジア）であった。*Entamoeba histolytica*（赤痢アメーバ），毒素原性大腸菌（enterotoxigenic *E.coli* ： ETEC）および *Cryptosporidium*（クリプトスポリジウム）による数例の集団感染も報告されている。この間，*Salmonella* spp.（サルモネラ）と *Shigella* spp.（赤痢菌）は私用の井戸を介した集団感染例で分離されたにすぎなかった。臨床試料の検査法が改良されたことで，最後の数年間にカリシウイルスを含む水系集団感染の報告数が増加している。集団感染の発生数と症例数を**表 6.1** に示した。

表 6.1　スウェーデンの水系集団感染
（1980 ～ 99 年）

年	集団発生数	症例数
1980	3	4 030
1981	3	105
1982	3	622
1983	3	1 266
1984	9	1 149
1985	12	5 256
1986	12	5 575
1987	8	900
1988	5	13 144
1989	4	223
1990	4	100
1991	4	935
1992	4	588
1993	5	297
1994	8	4 070
1995	10	13 574
1996	7	3 135
1997	6	209
1998	4	2 310
1999	2	180

スウェーデンでは，地域水道の約半数が表流水を利用しており，他は地下水か人工涵養地下水（artificially recharged groundwater）の供給である。1980 年以降では，表流水が関与した集団感染の発生数は相対的に少ないが，表流水は，数千人が感染する大規模の集団感染の原因となっていることが判明している。このような事例はしばしば早春の頃に発生するが，この時期は表流水の表面がまだ凍っており，水道水は，ほとんど，あるいは全く塩素消毒

されないことが多い。

1980 ～ 99 年の間の最大の集団感染は，1988 年の初旬に発生したもので(Andersson 1991)，約 1 万 1 000 人が感染した(発症率は 41 %)。調査によると，当時は浄水施設の改修工事が行われており，塩素消毒が不十分であったことが判明している。消毒の不備が生じた期間は短かったが，その間はろ過と pH 調整が行われたのみであった。

表流水が原因となった他の大規模集団感染(1 万人が感染)では，パイプラインの交換が原因となっていた(Wahren 1996)。この例では，給水再開に際して原水が詰まったままのパイプラインを洗浄せずに通水したことが明らかとなっている。

表 6.1 で概要を示したように，集団感染には地下水が最も多く関与していた。しかし，一般的に地下水の水質そのものが問題なのではなく，汚染源とのクロスコネクションなど技術的な問題や情報伝達に関する問題が原因していた。スウェーデンのスキーリゾートでは，オーバーフロー装置に接続されたパイプラインを介して飲料水貯水槽に汚水が混入した事例があるが，この事例では 3 600 人が罹患した(***Giardia*** および ***Entamoeba histolytica***)(Andersson and de Jong 1989 ; Ljungstrom and Castor 1992)。また，浄化槽が損傷し，レストランに供給していた飲料水用井戸が汚染されて，少なくとも 10 人の客がカンピロバクター症に罹患した例も知られている。あるいは，盗水目的の接続が原因となって約 600 人にカンピロバクター症，ランブル鞭毛虫症(ジアルジア症)およびクリプトスポリジウム症といった種々の感染症が発症した例もある。これは私的な灌漑用水を得るための違法行為によるものであった(Thulin 1991)。

6.1.1.2　水系集団感染の認識

集団感染あるいは流行の認識は，その地域で期待される通常の患者数(慢延度)や地域的な流行あるいはバックグラウンドレベルを超えて症例が発生したことを意味している。WHO(World Health Organization ; 世界保健機関)の食・水系集団感染の定義は，2 人以上の人が同一源の食物や水を摂取した後に類似した疾患を発症し，食べ物か水が疾病に関与しているという疫学的証拠がある場合とされている(Schmidt 1995)。

集団発生の検出率は，知識と力量(細菌学的およびスタッフ面の両方)の両方に依存しており，迅速把握と機を逸さぬ調査の開始が集団感染の原因解明の鍵となる。

水系の集団発生であることを示唆する兆候は多く存在する。

・日常のサンプリングにおける飲用に適さない水の検出
・水質についての苦情
・診療所あるいは病院において，急性胃腸炎の増加（臨床サーベイランス）
・水系病原体の可能性を示す検査結果の増加（検査室サーベイランス）

6.1.1.3　水のサンプリング

飲料水水質の日常的な監視では集団感染の発生を防ぐことはできない。しかし，汚染があったことは確認できる。したがって，水質の監視は，基本的な水質と集団感染のリスクが把握できるという意味で重要な役割を演じているといえる。

コミュニケーションは，集団感染の発見とその防止に不可欠の役割を演じている。表流水が関与した集団感染の調査では，毎年春になると糞便性大腸菌群と大腸菌群の両方，あるいはそのいずれか一方が高レベルとなっており，原水の水質悪化が明らかとなっている。このような情報が毎年集められていたにもかかわらず，何の検討も加えられず，結果的に対策にも反映されることはなかった。水質監視が目的どおりに行われていれば，毎年春には消毒剤のレベルを増やすといった適切な措置により集団感染は防ぐことができたものと考えられる。

集団感染は，水質についての苦情から始まると考えられる（Thulin 1991）。その際，迅速な採水と調査を行えば，水質の低下が確認されるものと思われる。すばやい対応こそが水系集団感染の防止，あるいは少なくとも症例数を減らすことにつながるものと考えられる。

6.1.1.4　臨床および検査室サーベイランス

スウェーデンでは，2つのサーベイランスシステムが義務付けられている。すなわち，届出疾患の報告と検査室からの報告である。報告された疾病のうち水系感染の観点から注目されるものは，A型肝炎，コレラ，腸チフス，パラチフス，サルモネラ症，赤痢，カンピロバクター症，エルシニア症，出血性大腸菌O157，ジアルジア症および赤痢アメーバ症などである。

検査室から自発的な報告がなされる疾病には，出血性大腸菌（血清型O157以外），カリシウイルス症，ロタウイルス性腸炎，クリプトスポリジウム症および*Cyclospora*（サイクロスポーラ）による下痢症がある。

水系感染に関する疾病を検知する手段として届出システムは，必ずしも迅速な方法とはいえない。通常，サーベイランスシステムによる疾病増加の確認にはおよそ1～2週間を要する。また，後述するように，サーベイランスシステム自体の感度が問題となる。

集団感染検出に係わる主な問題点は，十分な数の罹患者が病院を受診しないことで，数百人あるいは数千人が感染する水系感染であってもほとんど偶然に発見されるにすぎない。サーベイランスシステムが整備されていたとしても，水系感染の発見はほとんど幸運としかいえない(**図 6.1**)。

胃腸炎症状　→受診する
　　　　　　→受診しない
　　　　　　　　→その人が検査のための検体を採取される
　　　　　　　　→その人は検査のための採取をされない
　　　　　　　　　　→結果は陰性
　　　　　　　　　　→結果は陽性

図 6.1　病原微生物が診断される条件

スウェーデンでは，サーベイランスシステムにより事前に水系感染が発見された例はほんのわずかである。このような例として次の2事例が知られている。

- *Giardia lamblia* による小規模集団発生があり，「休暇村(holiday village)」の私設井戸が症例の原因であると疑われた。
- 7人のカンピロバクター症の患者が出たことが病院検査室から郡医療局(County Medical Office)へ報告され，それを機に約2 500人に及ぶ大規模水系感染が明らかとなった(Andersson *et al.* 1994)。

表 6.2 に示すように，インタビューや質問票に基づいた調査によって，しばしば症例が発掘されることがある。そのような例では，発病率が予想外に高くなり，症例が少なく見積もられていたことが判明することがある。

表 6.2 スウェーデンで発生した代表的な集団発生における初期の報告症例と実際の症例数

原因微生物	初期の疾病症例数	検査室で確認された症例数	推定症例数	リスク人口	発病率 [%]
Campylobacter	380	221	2 000	15 000	13
不明	45	−	2 000	2 500	82
不明および *Giardia*	数例	56	550	750	73
不明	数例	不明	1 000	1 200	85
不明，*Giardia* および *Entamoeba*	数例	*Giardia*：1 480，*Entamoeba*：106	3 600	4 000	90
不明	700	不明	11 000	26 000	41
Campylobacter	200	初期に 7	2 500	10 000	25

6.1.1.5 集団感染に共通の原因

集団感染の原因を追求するには徹底した調査が不可欠である(集団発生の扱いの1 例を後に示す)。北欧諸国では，集団感染の調査の解析から，共通した原因が明らかになっている(Stenstrom *et al.* 1994)。表流水を原水としているシステムでは，以下のような事項が注目されている。

- 水道原水への下水の混入と消毒の不備の同時発生
- 消毒なし
- クロスコネクション
- 配管中での再増殖

地下水では下水の浸透という共通した問題を抱えており，集団感染事例から類似の原因が確認されている。同様の原因は他の地域でも報告されており，これらの問題や不具合は北欧諸国に限られたものではない(例えば，Tulchinsky *et al.* 1988)。

集団感染に共通の原因が認識されたことで，国内のすべての地域の給水施設(community supplies)，規模の大きい私設の給水施設の調査および点検が実施されている。4 000 を超える給水施設が調査の対象となり，このうち 2 281 施設が地域の給水施設であった。**表 6.3** に調査の結果として確認されたリスク因子を示す。

先進国における公衆衛生調査の感度は優れている(Prescott and Winslow 1931)が，文献調査によるとほとんど注目されていないことが明らかとなっている(Bartram 1996)。しかし，公衆衛生調査は，WHO(1997)による推奨を受けて，多くの開発途上国では主要な監視方法として採用されている。

表 6.3　水道施設のサーベイで確認されたリスク因子(地域の給水施設と規模の大きい個人の施設)(Hult 1991 を改変)

因　子	全設備中の百分率
安全地域	74
水源に接した下水管によるリスク	13
地下水水源の汚染のリスク	9
排水溝から低地の配水池への汚染のリスク	4
オーバーフロー管から低地の配水池への汚染のリスク	8
消毒なし	79 *
消毒の不十分な管理	69
不十分な水処理(消毒以外)	5
配水設備の不十分な管理プログラム	62

*　多くは小規模の地下水設備

6.2　米国の状況

米国の水系集団感染(waterborne disease outbreaks ： WBDO)のためのサーベイランスシステム(本質的に自発的参加であるが)はスウェーデンのものと類似しており，同様に多くの問題を抱えている。国際的な定義に従って，米国の WBDO サーベイランスシステムで扱う単位は，集団感染であり，2つの条項を満たす必要がある。第一に，2人以上が飲料水を摂取するかリクレーションの目的で使用した水に接し，その後に同じ疾病に罹患していること(この条項は，原発性アメーバ性髄膜脳炎の単発症例には適用されない)，第二は疫学的に疾病の原因が水に関係している証拠があることである。ただし，汚染された汲み置き水や氷が原因した集団感染は WBDO に分類されない。

6.2.1　概　　要

1971 年から，疾病予防センター(Centers for Disease Control ： CDC)と米国環境保護庁(US Environmental Protection Agency ： USEPA)は，共同のサーベイランスシステムを構築し，水系集団感染の発生状況と原因に係わるデータを収集して定期的に報告を行っている。

サーベイランスシステムで集積されたデータは Morbidity and Mortality Weekly

Reports (MMWR) に 2 年ごとに公表されている (CDC 1990, 1991, 1993 ; Kramer *et al.* 1996 ; Levy *et al.* 1998 ; Louis 1988)。

州，合衆国領および地方の公衆衛生局は，WBDO の検知とその調査を決まったフォームで CDC に自主的に報告している。CDC は毎年，州と合衆国領の疫学者あるいは WBDO サーベイランスコーディネーターに報告を求めている。必要に応じて水質と処理に関する追加情報を州水道局から入手している。水系集団感染の全国規模のサーベイランスシステムには国が関与しておらず，CDC への報告は自発的なものである。

6.2.1.1 考 察

水系感染サーベイランスによるデータは水処理システムのタイプやそれらの不備，および集団感染の原因を扱っており，飲料水およびリクレーション水の安全供給に係わる処理技術の評価に貢献している。しかしながら，ここに示されているデータには決定的な限界が少なくとも一つある。すなわち本データは，すべての WBDO，あるいは病原体ごとの発生率がデータに反映されているわけではないことである。実際的にはすべての WBDO が確認されているわけでも調査されているわけでもなく，したがって，CDC や USEPA に全例が報告されているわけではない。また，どの程度の事例が確認されていないか，あるいは報告からもれているかも不明である。

個々の症例が検知される可能性，それらが疫学的につながりを持つ可能性，さらに水と関連するのかどうかは現場次第で，また，以下に示す因子次第でもある。

- 国民の認識(度)
- 何人かの罹患患者が同じ医療機関を受診する可能性
- 医療関係者の興味
- 検査室の整備状況
- 特定疾病の症例の報告に関する地方の要求
- 州および地方の健康環境局のサーベイランス・調査に関する活動状況と能力

したがって，集団発生の報告数が最も多い州が集団感染の最も多い州とは限らず，最も正確な調査が実施されている州であるというべきである。WBDO の検知は，集団感染の特徴にも依存している。

- 重篤な疾病の集団発生は，医療専門家の注目を受けやすい。

・急性疾患の集団発生，特に潜伏期が短い集団発生は，慢性で化学物質のような原因物質に低いレベルで曝露されることによる疾病の集団発生よりも容易に鑑別される。
・公共の給水システムがかかわっている集団発生は，私的な給水システムよりも感知されやすい。後者は多くの場合非住居地域や短期滞在者に供給しているためである。
・私設の給水システムを介した集団感染は，一般的に患者発生数が少ないため過小に報告される傾向がある。

WBDO の病原体が検出できるか否かは，集団感染をタイミング良く検知するか否かにかかっている。条件がそろうと，適切な臨床材料あるいは環境試料を得ることができる。その一方で，調査担当者の関心と専門知識，あるいは地方の検査室における日常業務の質が病原体の検出に影響する。例えば，下痢便試料では一般的に細菌検査が行われるが，ウイルス検査は行わない。ほとんどの検査室では，*Cryptosporidium* 検査は要望がある時だけに実施され，日常の糞便検査には含まれていない。収集された水質のデータは，調査ごとに異なり，財政的，技術的あるいは検査室の能力に依存している。さらに，規模の大きい集団感染といっても病原体次第で実質的な症例数が変わってしまうこともある。最後に，報告症例数は，一般的におおよその数値であり，推定値の算出方法とその確度は集団感染ごとに異なる。

6.2.2　1995 ～ 96 年の水系集団感染

1995 年 1 月から 1996 年 12 月までの 2 年間に，13 州で飲料水が関連した疾病の集団発生が 22 件報告されている。このうち 15 事例は，病原微生物によるものであった。リクレーション水による事例は 36 件あり，推定で 9 129 人が罹患し，このうちの 8 449 人は 2 件の大規模な *Crytosporidium* 集団感染に関連していた。リクレーション水の事例のうち 22 事例は，集団胃腸炎であった。

6.2.2.1　飲 料 水

飲料水の集団感染のうち，化学物質が関与していない 15 事例中の 7 件で病原体が確認されている。**表 6.4** に集団感染をまとめた。

表 6.4 病原体および給水システムのタイプ別の水系集団感染

病原体	給水システムのタイプ							
	地域(community)		地域以外(non-community)		個人		合計	
	集団発生	症例	集団発生	症例	集団発生	症例	集団発生	症例
AGI	1	18	6		658	1	8	8
Giardia lamblia	1	1 449	0	0	1	10	2	1 459
Shigella sonnei	0	0	2	93	0	0	2	93
SRSV	1	148	0	0	0	0	1	148
P.shigelloides	0	0	1	60	0	0	1	60
E.coli O157:H7	0	0	1	33	0	0	1	33
合計	3	1 615	10	844	2	18	15	2 477

AGI：不明病原体による急性胃腸炎，SRSV：小型球形ウイルス

ジアルジア症の集団感染の2事例は，表流水が関与したもので，アラスカの小規模な集団感染では無処理の表流水が原因であった。もう一つの事例はニューヨークで発生しており，推定で1 449人が感染したが，表流水を原水とし，塩素消毒とろ過処理がなされている水道が原因となった。この事例では市営の水道水の使用と発症との間に用量-反応関係が認められた。浄水場において塩素消毒の中断はなかったが，ろ過水の濁度の記録によると，集団感染発生前および発生期間中に規定値を超えていた。

アイダホ州では赤痢の集団感染があり，83人が感染した。この集団感染は，無処理の井戸水を供給していたリゾートで発生したもので，流れの悪い下水道から井戸に下水が混入したためであった(CDC 1996)。オクラホマ州での集団赤痢では10人が感染したが，塩素消毒した井戸水を使用していたコンビニエンスストアが舞台となっていた。汚染の原因は判明していないが，塩素消毒が不十分であったものと推測されている。

E.coli O157:H7の集団感染がミネソタ州のサマーキャンプで塩素消毒した湧水を介して発生しているが，33人の患者のうち数人の便からは *Campylobacter jejuni* と *Salmonella* London も検出された。湧水と給水管から採取した試料水は，大腸菌群および *E.coli* が陽性であった。汚染は，豪雨による洪水と湧水の保護の不完全が原因していた。

ニューヨークのレストランでは，私設給水システムを介して，*Plesiomonas*

shigelloides の集団感染が発生したこともある。この事例では 60 人が感染し，米国で報告された最大の *Plesiomonas* の集団感染となった(CDC 1998a)。レストランの調理場の蛇口水から多数の大腸菌群数(*E.coli* を含む)が検出され，残留塩素は不検出であった。塩素注入器には塩素剤がなくなっており，貯水池には覆いがなく，隣接した川からは *Plesiomonas* が検出された。

1995 年には病原体として小型球形ウイルス(small round structure virus：SRSV)が疑われた集団感染例がある。この集団感染は，ウイスコンシンの高校で発生し，148 人が感染した。この学校の水道では地域の給水施設から供給されていた。汚染は，洪水で冠水したサッカー場で水中に没したホースから逆サイフォン現象により汚染水が混入したものと推測された。ウイルスの汚染源は確定されなかった。

飲料水を介した WBDO のうちの残り 8 つの事例では，病原体が確認されなかった。これらのうち 3 事例は未処理の井戸水，別の 3 事例はろ過処理なしの井戸水の不十分な塩素消毒が，1 事例はおそらく配水システムで短期間のクロスコネクションか逆サイフォン現象が原因したものと推測されている。残りの事例は下水処理施設で発生しており，室外設置の蛇口水が原因となっていたが，飲用に不適にもかかわらず飲用不可の表示がなかった。

6.3　集団感染の管理

潜在的な集団感染が検知された際には，公衆衛生の専門家にはその後の調査を行う責任が生じる。調査の目的は集団感染の大きさや性状，あるいはその原因を明らかにすることである。集団感染における患者数の減少や集団感染自体の再発防止策を導入するうえで重要である。集団感染の調査に係わる一般的な取組み方については他書(Hunter 1997)に譲ることとし，本節では英国での手法に基づいて概要を述べる。

優れた集団感染の管理には，集団感染が発生する以前からの事前企画が必要である。この事前の企画は(前述したように)，サーベイランスシステムの確立を企画するもので，このようなシステムなしで集団感染の発見は難しい。

集団感染が起きている兆候があれば，次の段階として集団感染の確認が必要となる。ここでは，基本的に検査の誤認であるとか届出方法の変更といった別の要因で見かけ上患者の届出数が増えていないかを確認する作業を行う。他の理由で説明がつかなければ，集団感染対策班を結成しなければならない。

集団感染対策班の最初の活動は，明確な症例の定義付けから始まる。これは，個々の患者が集団感染によるものか否かを判断するために必要となる。症例の定義には，発症の日時の範囲，臨床症状，地理的位置および微生物学的結果などが含まれる。可能性のある症例をできるだけ多く集めるようにするのか，あるいはきわめて限定的な症例を集めるように企画するかで症例の定義は広くも，狭くも設定することができる。定義が広ければより多くの症例が見出されるが，集められた症例には集団感染と関連していないものが含まれる可能性が高くなる。症例の定義は新しい情報が得られ次第，変更することができ，また，変更しなければならない。

症例の定義付けが完了すれば，次に症例の掘り起こしが行われる。症例の定義に微生物学的な診断が含まれている場合，症例確認の最も簡便な方法は検査結果の見直しである。検査の結果による判定はきわめて明確である。しかし，このような結果にのみ頼ると，検体を提出していない患者が除外されることになる。検体の採取率を高め，あるいは特定の臨床症状に関しては全例について報告するよう医師に依頼することが必要である。複数の症例，微生物学的データおよび臨床所見の定義を並行して作成することも選択肢の一つである。これらは確定症例とか推定症例と呼ばれる。

次の段階は集団感染の記述である。集団感染の記述では，症例の定義を満たすすべての個人から一連のデータを収集することが必要となる。少なくとも，これらのデータには，氏名，住所，年齢，性別，発症日，微生物学的検査結果，および定義に沿った十分な臨床情報が必要である。通常では，就業あるいは通学場所，基本的な摂食あるいは接触の状況および旅行歴も記録される。この種のデータは，発症前の行動を網羅してもらうために，自由回答式の一連の質問で回答を求める引き網式アンケートが用いられる。こうした初期の調査で得られた結果は，多くの場合，表や図で表されることになる。

この段階で，集団感染の原因に関する仮説を立てることが可能となる。また，作業仮説に基づいて，その時点での可能な対策を示すことができる。集団感染の調査において，難しい問題の一つは，いつ対策を講じるかということである。効果のある対策を講じるには仮説が実証されるよりはるか前の時点で実施しなければならない。浄水処理を大幅に変更する必要があったり，利用者に対して煮沸を通知する事態に及ぶことになれば，水事業者のイメージダウンと経済的ダメージは甚大となる。

集団感染が最終的に他の原因であることが実証されれば，このような措置はまったく意味のないこととなる。

集団感染の原因に関する仮説が立てられると，次の段階で実証に入る。これには，症例対照研究といった疫学調査や分離株の型別といった微生物学的検査，あるいは浄水場やそこでの記録に関する環境調査が含まれることになる。調査により仮説が実証された場合は，再発を防ぐための決定的な対策が講じられることとなる。

集団感染調査の最終段階は，得られた教訓の普及・還元である。したがって，詳細な報告書が地域の関係者のために作成されるのが普通である。この報告書は起こりうる民生上や刑事上の訴訟において司法関係者にも利用される。これまでに述べてきたように，多くの集団感染事例からは一般的な教訓を学ぶことができる。したがって得られた事柄を論文として公表することが重要である。

6.4　過少評価

前節で，過少評価の問題とその理由について触れた。過少評価の程度は，疾病の発生状況の相違と同様に，サーベイランスシステムや医療機関の利用率の違いを反映して一様でない。Ford (1999) は，インドで最近行われた解析調査を引用しているが，ハイデラバード (Hyderabad) 病院における患者数は全体のおよそ 1/200 と推定され，したがってこの数値のみでは患者数を 1/200 程度に過少評価していることになると報告している (Mohanty 1997)。食品由来の疾患に関する研究では，Mead *et al.* (1999) は胃腸症状の過少報告の修正に病原体によって 20 ～ 38 の範囲の修正係数を用いている。**表 6.5** (WHO 1999 を改変) には，1997 年以降のヨーロッパでの水系集団感染数を示した。ヨーロッパの 52 箇国を対象に，水系集団感染について問い合わせたところ，26 箇国から情報が寄せられ，19 箇国から情報が提供された。

表 6.5 は，集団感染の発生状況よりもサーベイランスや集団感染の発見への熱意に視点を置いた編集がなされているようである。興味深いことに，スウェーデンが報告した数値は**表 6.1** で報告したそれよりもかなり低い！　一般に調査結果にはある程度の混乱がつきものである。多くの場合，国は飲料水に関連した胃腸炎の患者発生数を水系集団感染での胃腸炎よりも少なく報告している。

灌漑や食品加工で汚染した水が使われることで集団感染につながることは衆知のことであるが，そこでは水は付加的な役割を演じるといえる。1994 年に北西ヨーロッパを襲った赤痢症の集団感染で上述の経路が疑われている。感染源はスペインから輸入されたレタスであることが確認されたが，汚染された水が生産地で農業用の灌漑水に利用されたことが疑われている(Frost *et al.* 1995 ； Kapperud *et al.* 1995)。北米でのサイクロスポーラ症の集団発生は，グァテマラから輸入したラズベリーを介して起きている。これもまた下水を農業用灌漑水として利用していたことが汚染理由とされている(CDC 1998b)。Fuerteventura 島で発生したベロ毒素産生性大腸菌 O157 による集団感染での症例対照研究では，生野菜の摂食と感染との関連が明らかとなっている(オッズ比 8.4，95 %信頼区間 1.5 ～ 48.2)。汚染した私設の井戸水で野菜を洗ったものと推定された(Peasbody *et al.* 1999)。

表 6.5 1986 年から 1996 年までの欧州 19 箇国における飲料水およびリクレーション水が関連した水系集団感染(WHO 1999 から改変)

国	病原体あるいは疾病 (集団発生数)	集団発生総数	症例数(詳細)
アルバニア	アメーバ性赤痢(5) 腸チフス(5) コレラ(4)	14	59(3)
クロアチア	細菌性赤痢(14) 胃腸炎(6) A 型肝炎(4) 腸チフス(4) クリプトスポリジウム症(1)	29 *1	1 931(31 *1)
チェコ共和国	胃腸炎(15) 細菌性赤痢(2) A 型肝炎(1)	18 *2	76(3)
イングランドとウェールズ	クリプトスポリジウム症(13) 胃腸炎(6) ジアルジア症(1)	20	2 810(14)
エストニア	細菌性赤痢(7) A 型肝炎(5)	12	1 010(12)
ドイツ	集団発生の報告なし	0	0
ギリシャ	細菌性赤痢(1) 腸チフス(1)	2	16(1)
ハンガリー	細菌性赤痢(17) 胃腸炎(6) サルモネラ症(4)	27 *3	4 884(27)
アイスランド	細菌性赤痢(1)	1	10(1)
ラトビア	A 型肝炎(1)	1	863(1)
リトアニア	集団発生の報告なし	0 *4	0

(表 6.5 続き)

国	病原体あるいは疾病 (集団発生数)	集団発生総数	症例数(詳細)
マルタ	胃腸炎(152) 細菌性赤痢(4) A 型肝炎(4) ジアルジア症(1) 腸チフス(1)	162	19(6)
ノルウェー	集団発生の報告なし	0	0
ルーマニア	細菌性赤痢(36) 胃腸炎(8) A 型肝炎(8) コレラ(3) 腸チフス(1) メトヘモグロビン血症 (1)	57	745(1)
スロバキア共和国	細菌性赤痢(30) 胃腸炎(21) A 型肝炎(8) 腸チフス(2)	61	5 173(61)
スロベニア	胃腸炎(33) 細菌性赤痢(8) A 型肝炎(2) アメーバ性赤痢(1) ジアルジア症(1)	45	n.a.
スペイン	胃腸炎(97) 細菌性赤痢(47) A 型肝炎(28) 腸チフス(27) ジアルジア症(7) クリプトスポリジウム症(1) 未確定(1)	208	n.a.
スウェーデン	胃腸炎(36) カンピロバクター症(8) ノーウォーク様ウイルス(4) ジアルジア症(4) クリプトスポリジウム症(1) アメーバ性赤痢(1) *Aeromonas* sp.(1)	53 *5	27 074(47)

*1　データの矛盾がアンケートの異なるセクションでみられた。
*2　1 年の報告のみ。
*3　飲料水(n = 12)とリクレーション水(n = 15)に関連した集団発生。
*4　10 年の報告のみ。
*5　病原体として *Campylobacter* sp., *Cryptosporidium* sp.および *Giardia lamblia* が 1 例の集団発生から認められた(3 種すべてが関連したカラムに挙げてある)。

6.5 結　論

優れたサーベイランスシステムには環境因子を考慮するだけでなく，疫学的側面および検査室面からの協力が必要である。集団感染調査は，あたかも鎖の強さがその中の最も弱い1個の環によって規定されるのに似ており，単に宿主と病原体の関係を解くだけでは十分とはいえない。集団感染の予兆を検知できれば、未然の介入も可能である。

集団感染の発生は，公衆衛生上の予防システムの破綻を意味するものである。しかし，同時にそれは予防措置を呼びかける際に不十分となりがちな情報の情報源ともなっている。追加的な調査手段として，煮沸勧告の発布や薬局における薬剤売上の把握が推奨される。

我々は多くの事例から集団感染への介入措置や新たな規則の施行という形の教訓を得てきた。例えば，Milwaukee の *Cryptosporidium* 集団感染を経験したことで，USEPA は，濁度に関する厳しい基準を策定した。この基準は米国全土に普及し，1995 ～ 96 年に飲料水を介したクリプトスポリジウム症の集団発生が起きなかったという事実に少なからず貢献したものと評価されている。

6.6 国際ガイドラインと国内規定

感染症サーベイランスや優れた集団感染調査は，曝露評価にこそ寄与しないものの，危険因子や公衆衛生上の主要な出来事の探求に貢献し，また，国際ガイドラインの設定へ貴重な情報を提供している。加えて，集団感染と日常監視から学んだ教訓を，国ごとの病原微生物の重要度分類や，地域特性を持った健康目標設定への原動力として生かしていくべきである。このようなシステムは，適切な管理手法の決定や管理の試行に際して重要な役を演じるものと考えられる。その重要性は国際ガイドラインでも国内基準レベルでも同様である。

6.7 謝　辞

「米国の状況」で取り上げた資料や情報は，主として Levy *et al.*(1998)から引用した。

6.8 参考文献

Andersson, Y. (1991) A waterborne disease outbreak. *Water Science and Technology* **24**(2), 13–15.

Andersson, Y. (1992) Outbreaks of waterborne disease in Sweden from a historical, hygienic and technical perspective. Master of Public Health, Nordic School of Public Health, Gothenburg, Sweden. (In Swedish.)

Andersson, Y. and de Jong, B. (1989) An outbreak of giardiasis and amoebiasis at a ski resort in Sweden. *Water Science and Technology* **3**, 143–146.

Andersson, Y., Bast, S., Gustavsson, O., Jonsson, S. and Nillsson, T. (1994) Outbreak of *Campylobacter*. *Epid. Aktuellt* **17**(6), 9. (In Swedish.)

Arvidsson, S.O. (1972) The Swedish epidemics of cholera, a study. Stockholm Diss. (In Swedish.)

Bartram, J.K. (1996) Optimising the monitoring and assessment of rural water supplies. PhD thesis, University of Surrey, UK.

CDC (1990) Waterborne disease outbreaks, 1986–88. *MMWR* **39**(SS–2), 1–13.

CDC (1991) Waterborne disease outbreaks, 1989–90. *MMWR* **40**(SS–3), 1–21.

CDC (1993) Surveillance for waterborne-disease outbreaks – United States, 1991–2. *MMWR* **42**(SS–5), 1–22.

CDC (1996) *Shigella sonnei* outbreak associated with contaminated drinking water - Island Park, Idaho, August 1995. *MMWR* **45**, 229–231.

CDC (1998a) *Plesiomonas shigelloides* and *Salmonella* serotype Hartford infections associated with a contaminated water supply – Livingston County, New York, 1996. *MMWR* **47**, 394–396.

CDC (1998b) Outbreak of cyclosporiasis – Ontario, Canada, May 1998. *MMWR* **47**, 806–809.

Ford, T.E. (1999) Microbiological safety of drinking water: United States and global perspectives. *Environmental Health Perspectives* **107**(S1), 191–206.

Frost, J.A., McEvoy, M.B., Bentley, C.A., Andersson, Y. and Rowe, B. (1995) An outbreak of *Shigella sonnei* infection associated with consumption of iceberg lettuce. *Emerging Infectious Diseases* **1**(1), 26–28.

Hult, A. (1991) Risk factors and controls at premises for drinking water. *SLV Rapport* 1991, 1. (In Swedish.)

Hunter, P.R. (1997) *Waterborne Disease: Epidemiology and Ecology*, Wiley, Chichester, UK.

Kapperud, G., Rorvik, L.M., Hasseltvedt, V., Hoiby, E.A., Iversen, B.G., Staveland, K., Johnsen, G., Leitao, J., Herikstad, H., Andersson, Y., Langeland, G., Gondrosen, B. and Lassen, J. (1995) Outbreak of *Shigella sonnei* infection traced to imported iceberg lettuce. *Journal of Clinical Microbiology* **33**(3), 609–614.

Kramer, M.H., Herwaldt, B.L., Craun, G.F., Calderon, R. and Juranek, D.D. (1996) Surveillance for waterborne-disease outbreaks – United States, 1993–4. *MMWR* **45**, 1–15.

Levy, D.A., Bens, M.S., Craun, G.F., Calderon, R.L. and Herwaldt, B.L. (1998) Surveillance for waterborne-disease outbreaks – United States, 1995–6. *MMWR* **47**(SS-5), 1–34.

Louis, M.E. (1988) Water-related disease outbreaks, 1985. *MMWR* **37**(SS–2), 15–24.

Ljungstrom, I. and Castor, B. (1992) Immune response to *Giardia lamblia* in a waterborne outbreak of giardiasis in Sweden. *Med. Microbil.* **36**, 347–352.

Mead, P.S., Slutsker, L., Dietz, V., McCraig, L.F., Bresee, J.S., Shapiro, C., Griffen, P.M. and Tauxe, R.V. (1999) Food-related illness and death in the United States. *Emerging Infectious Diseases* **5**(5), 607–625.

Mohanty, F.C. (1997) Environmental health risk analysis of drinking water and lead in Hyderabad city, India. PhD thesis, Harvard University, Cambridge, MA.

Peasbody, R.G., Furtado, C., Rojas, A., McCarthy, N., Nylen, G., Ruutu, R., Leino, T., Chalmers, R., deJong, B., Donnelly, M., Fisher, I., Gilham, C., Graverson, L., Cheasty, T., Willshaw, G., Navarro, M., Salmon, R., Leinikki, P., Wall, P. and Bartlett, C. (1999) An international outbreak of vero cytotoxin-producing *Escherichia coli* O157 infection among tourists: a challenge for the European infectious disease surveillance network. *Epidemiology and Infection* **123**, 217–223.

Prescott, S.C. and Winslow, C.E.A. (1931) Elements of Water Bacteriology with Special Reference to Sanitary Water Analysis, 5th edn, Wiley, New York and Chapman & Hall, London.

Schmidt, K. (1995) WHO surveillance programme for control of foodborne infections and intoxications in Europe. Sixth report, 1990–2. BgVV, Berlin, p. 14.

Stenstrom, T.A., Boisen, F., Georgsen, F., Lahti, K., Lund, V., Andersson, Y. and Omerod, K. (1994) Waterborne infections in the Nordic countries. *Tema Nord* **1994**, 585. (In Swedish.)

Thulin, R. (1991) Contamination of tap water in Jonkoping in summer 1991. Rapport Jonkopings community, Sweden. (In Swedish.)

Tulchinsky, T.H., Levine, I., Abrookin, R. and Halperin, R. (1988) Waterborne enteric disease outbreaks in Israel, 1976–85. *Israel Journal of Medical Sciences* **24**, 644–651.

Wahren, H. (1996) A large waterborne disease outbreak in Skane 1995: an evaluation. National Food Administration Rapport 3/96. (In Swedish.)

WHO (1997) Guidelines for Drinking Water Quality. Volume 3: Surveillance and control of community supplies. World Health Organization, Geneva.

WHO (1999) Water and Health in Europe. World Health Organization Regional Office for Europe.

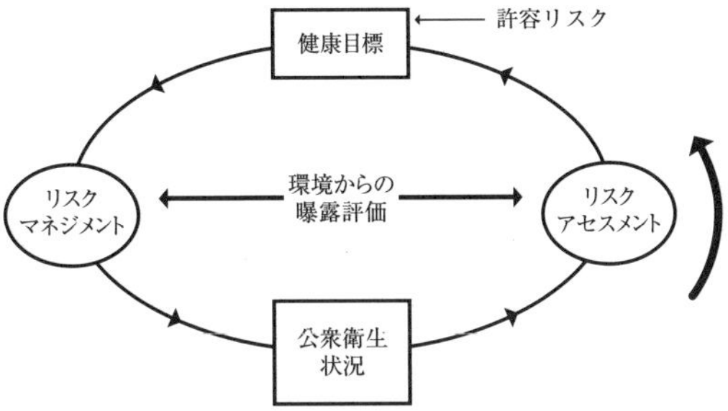

第 7 章

疫　学：リスクアセスメントのための一手法

Ursula J. Blumenthal, Jay M. Fleisher, Steve A. Esrey and Anne Peasey

本章の目的は，リスクアセスメントに有用な手法を紹介し，実証することにある。疫学(epidemiology)という用語はギリシャ語に由来し，文字どおりの解釈は「人に関する研究」である。しかし，より一般的な定義は，時間と空間における人間集団内の疾病パターンに関する科学的研究である。本章では，疫学研究で用いられるいくつかの手法を紹介するとともに，それらを，リクレーション水，下水再利用，飲料水の微生物ガイドラインの評価や設定の際の利用方法について説明する。

7.1 はじめに

19 世紀に感染症集団発生の調査が行われて，近代疫学手法が大いに発展した。しかし，環境疫学は長い歴史を持ち，ローマ時代やギリシャ時代にさかのぼることができる。当時の初期の臨床医たちはある種の環境の特徴と疾病の間につながりがあることを感じていた。

John Snow のロンドンにおけるコレラと給水との関連性の研究(Snow 1855)が，世界最初の疫学研究と考えられている(Baker *et al.* 1999)。Snow は，コレラ患者を地図上に点描することによって，他の地域のポンプ場の周辺では比較的わずかな症例しか発生していないのに，Broad Street ポンプ場に隣接した通りに患者が集中していることを見出した。

疫学調査は，曝露が集団における感染症や疾病の発生に関連しているという明瞭な証拠を提供できる。また，特定レベルの曝露あるいは量(dose)のリスクの強さを推定できるので，微生物ガイドラインのレベルや基準値の妥当性の評価に使うことができる。疫学的方法は，観察された関連性が偶然の因子により起きる確率を数値化し，さらに調査の対象としている結果として現れる疾病の他のリスク因子と交絡因子のいずれか一方あるいは両方をコントロールする能力を有している。ガイドラインの評価や設定に利用する疫学研究は，それゆえ，結果の有効性に信頼性のある質の高いものでなければならない。

以下では，リクレーション水，飲料水，下水再利用を例とした疫学を用いたケーススタディを引用しながら，疫学研究の基本的な要素(質の高い研究にとって重要な特性に関するコメントを含む)，様々なタイプの疫学研究，それに，ガイドラインの設定における疫学の使い方の概要を述べる。

7.2 疫学研究の基本要素

疫学研究の基本要素は，以下のように特徴付けられる。

・研究の課題あるいは仮説の設定

・研究の対象とする集団の大きさと研究サンプルの選択

・曝露の指標の選択

・曝露と疾病の観察

・曝露と疾病の間の関連性の解析
・バイアス(bias)の役割の評価
・偶然性の役割の評価

これらの要素は，ここでは簡単な形で検討することとする。これらの要素の詳細については，疫学の教科書を参考にされたい(Beaglehole *et al.* 1993 ； Friis and Sellers 1996 ； Hennekens and Buring 1987 ； Rothman and Greenland 1998)。ケーススタディには，ここで述べた要素の例も含まれている。

7.2.1 研究課題あるいは仮説の設定

研究課題は，統計学的手法を用いてそれを検定するので，必ず明瞭に設定しておかなければならない。例えば，

・(WHO のガイドラインに適合した)汚水への曝露が，非曝露と比較して，回虫感染率を増加させない。

帰無仮説(想定される原因と結果の間に関連性はないとする仮説)では，観察された相違がサンプリングエラー(例えば偶然)であるとする。「無(null)」という形で主張されていれば，命題の反証ができ，統計的検定により評価しうる(**7.2.6** 参照)。

7.2.2 研究対象となる集団の選択

研究対象とする要因に曝露した調査集団と，曝露していない対照集団を選定しなければならない(単一のコホートを調査し，曝露した状態を解析する前向きコホート研究を除いて)。曝露集団および対照集団から抽出したサンプルは，対象としている要因以外の社会経済レベルといったあらゆる要因と調査対象疾病に対する他のリスク因子が可能な限り類似しているものを選ぶ必要がある。サンプルが完全に類似していることは決してないので，可能性のある交絡因子を記録し，解析に際してそれらをうまく排除する必要がある(以下を参照)。汚染された水への曝露による腸管感染症では，そのような因子として，下水設備，個人衛生，飲料水，食品衛生および旅行がある。選択した集団で，曝露と疾病の両者を可能な限り正確に評価することが重要である。例えば，飲料水に関する研究では，各家庭の飲料水の水源(およびさらに水質)を正確に知る必要がある。ほとんどの研究では，研究対象要因に

曝露された大きな集団から，抽出方法を決めてサンプリングする。この時，大きな集団の代表となるように行わなければならない—ここで問題となるのが，選択バイアスとサンプル数である(**7.2.6** および **7.2.7** も参照)。対象集団の選択は，用いる疫学研究のタイプに依存する(**7.3** 参照)。

7.2.3　曝露の指標の選択

集団が曝露されている水の質を測定する必要がある。病原性微生物の存在量が少なく，検出が困難で，費用もかかるために，汚染指標がよく使われる(**第 13 章**参照)。対象とする水に適した指標を選ぶ必要があり，飲料水の水質を評価するのに糞便性大腸菌群あるいは *E.coli*(大腸菌)が使われる。ところが，これらは海浜のリクレーション水の水質を評価するにはあまり適しておらず，この場合は一般的に腸球菌や糞便性連鎖球菌が望ましい。潜在している病原性微生物の相対的濃度に指標の濃度が正確に相関していなければ，妥当な指標生物とはいえない。各種処理法がしばしばウイルスに対してはあまり効果がないことから，指標細菌を細菌性およびウイルス性病原体の両者の指標として使用する場合は特に注意が必要である。こうしたことが，飲料水水質のための糞便性大腸菌群不検出ガイドラインの妥当性への関心を高めることになる(Payment *et al.* 1991)。

7.2.4　曝露と疾病の状態の観察

起こりうる様々なタイプの誤差(error)を最小にとどめながら，研究対象とする集団での曝露と疾病の状態を観察する必要がある。ここで誤差が生じると，情報バイアス(information bias)と呼ばれ，結果として誤分類(misclassification)となる(以下を参照)。曝露が生じるには，ある個人がある水質の水に接触しなければならない。個人レベルの曝露を測定するのが望ましいが，多くの研究では，曝露状態がグループレベルで測定されるので，それが個人の曝露の誤分類を引き起こすことになる。例えば，イスラエルの汚水による灌漑からのエアロゾルへの曝露の影響に関する研究では，曝露状態はキブツ(kibbutz)レベルに対して与えられていて，個人の曝露状態の相違は考慮されていない。しかし，曝露の影響については，子供と農業従事者および一般の集団で別々に評価しているので，サブグループ間で曝露が異なる結果となっている(Fattal *et al.* 1986 ; Shuval *et al.* 1989)。誤分類が疾病の状態によるものでなければ，これは非特異的誤分類(non-differential misclassification)と呼ばれ，バイアスが無(null)の方向に向くので，曝露と疾病の間の真の関係を見出すことがいっそう困難になる。これは，真に影響が存在するかも知れないのにガイドラインレベルの曝露の影響が示されないことになるので，特定の微生物ガイドライン値の有効性を評価する研究では重要なことである。リクレーション水への曝露や汚水の再利用に関する最近の研究では，曝露の誤分類を避けるために多くの努力がなされている(**7.5** 参照)。特異的誤分類(differential misclassification)は，疾病に対する曝露の影響を過大評価する場合も，過小評価する場合もありうる。曝露を誤分類してしまう 1 つの原因は，現在用いられている指標生物の計数手法の精度の限界にある(Fleisher and McFadden 1980)。汚染したリクレーション水や飲料水，汚水処理水の健康影響についての疫学研究や実験的研究のほとんどが，このことについて考慮していない。

7.2.5 曝露と疾病の関連性の解析

それぞれの集団における疾病の頻度の基本的な尺度には，有病率(集団において特定の時点に特定の疾病を有する割合)あるいは罹患率(単位人口·時間当りの疾病の新しい症例数)を用いる。曝露集団と対照集団における疾病の頻度の相違の評価には，相対的な尺度を用いる。相対リスク(relative risk ： RR)が曝露と疾病との関連性の強さを評価する尺度となる。相対リスクは，非曝露群に対して相対的に曝露群が疾病に罹患する尤度(ゆうど)を示す。疾病がまれな場合は，相対リスクよりもオッズ比が適している。オッズ比(odds ratio ： OR)とは，症例における曝露のオッズ(曝露者数／非曝露者数)と対照群における曝露のオッズとの比である。多変量解析(交絡因子の可能性のある他のリスク因子を考慮しながら，曝露と疾病の間の関連性の評価を可能にする手法)を行う場合は，オッズ比が一般に計算される相対的な尺度である。多くの研究では，用量-反応関係があるか否かを調べるために，いろいろの曝露レベルあるいは曝露量の影響を計算する。反応は，対照集団と比較して，特定の影響が曝露集団に現れた割合と定義される。このような情報は，ある反応が生じ始めるレベルあるいは「許容できる」と想定されるレベルにガイドライン値を設定する場合に非常に重要である。

7.2.6　偶然性の役割の評価

これには2つの要素が含まれる。第一の要素は，仮説の検定，すなわち，観察結果が偶然によるものである確率を求めるための統計学的有意性の検定である。偶然性の役割は，*P* 値の計算によって評価される。もし *P* 値が小さければ，観察結果が偶然のみによって生じた可能性が低く，*P* 値が大きければ，偶然のみによって生じた可能性が非常に高いといえる。そもそも恣意的ではあるが，帰無仮説の検定には通常，0.05(5 %)あるいは 0.01(1 %)を有意水準として選ぶ。*P* 値は，標本数や影響の強さに左右される。例えば有意の影響を見出すには標本数が小さすぎるような場合は，*P* 値が有意水準を超えてしまう。第二の要素は，信頼区間の推定である。これは(ある程度の信頼度を伴って)影響の真値がありそうな範囲を示すものであり，したがって影響の点推定の精度を反映している。これは，選択した影響の値に対して計算され，例えば相対リスクと 95 %信頼区間というように表現される。

7.2.7　バイアスの役割の評価

バイアスとは，曝露と疾病の間の関連性に誤った推定を導いてしまうような，あらゆる系統誤差をいう。主要なバイアスには，選択バイアス(selection bias)，情報バイアス(information bias)，リコールバイアス(recall bias)および交絡(confounding)がある。バイアスを減らすために特別の注意が払われたケーススタディ(**7.5** で概説する)を例として示す。

選択バイアスは，曝露か疾病のどちらかが基本的な研究対象であって，その研究対象が疾病あるいは曝露に何らかの形で関連している時に生じる。簡易処理した汚水を灌漑に利用した野菜の摂食による腸管系疾患のリスクを調査した最近の研究(Blumenthal *et al.* 1996)では，適切な対照群をどう選ぶかという問題に直面した。清浄水を野菜の灌漑に用いている近隣地域のみに腸管疾病の他の強いリスク因子がいっそう蔓延していたために，選択バイアスが避けられなかった。この例では，曝露群のみを調査し，低曝露の個人(生野菜をまれに摂食)と，より高い曝露レベルの個人とを比較した。さらに用量-反応関係についても検定を行った。

情報バイアスは，異なるグループから曝露あるいは曝露の結果に関するデータの入手方法が系統的に異なっている時に発生する。リコールバイアスは，疾病状態の報告が曝露状況により異なる時に(あるいは症例対照研究ではその逆でも)発生する。メキシコでの汚水の再利用による下痢疾患への影響に関する横断的研究(Blumenthal *et al.* 2001a)では，リコールバイアスが潜在的に存在していた。そこでは未処理の汚水に曝露していた人々が，簡易処理した汚水に曝露した人々よりも正確に下痢発症を記憶していた可能性があった。質問者バイアスは，質問者が人々の曝露状況を把握していて，曝露群間で異なった疾病状況の回答を探り出そうとする時に発生する。人々が研究から外れたり，あるいは脱落(lost to follow-up)してしまうことのあるコホート研究では，こうした脱落者が残った人々と状況が異なっていればバイアスとなる。このようなバイアスのタイプは，一般的には研究を注意深く企画・計画し，進めていくことで対処することができる。

交絡は，曝露と疾病の関連性が別のリスク因子，すなわち交絡因子の影響に(部分的にあるいは完全に)起因する時に発生する。交絡因子となる他のリスク因子が疾病に対して独立したリスク因子であって曝露にも関連している時に起きる。結果的に，曝露と疾病の関連性を過大にあるいは過小に推定することになる。例えば，個人的な衛生意識の違いは，飲料水の質と胃腸疾患の関連性の潜在的な交絡因子となる。潜在的に交絡因子となりうるリスク因子については，研究進行中に対策を講じて，統計解析を用いて排除しなければならない(例えば，ロジスティック回帰分析は，他のリスク因子の影響に合わせて，曝露と疾病の関連性の評価の調整に用いることができる)。1980 年代半ば以前に行われた水に関連した感染症に関する多くの疫学研究では，交絡に対する適切な対処が行われていなかった。

7.3 研究のタイプ

基本的に疫学研究には，大きく分けて 3 タイプがある。

・記述研究
・分析あるいは観察研究
・実験あるいは介入研究

これらを順次以下で概説する。

7.3.1　記述研究

記述研究は，特定の集団における疾病の分布や可能性のある疾病の決定因子を調べるもので，しばしば重要なリスク因子あるいは防御因子に関する示唆を引き出すことができる。記述研究は，罹患数や死亡数の変化を把握したり，異なる特性を有する地理的に異なる地域や，異なる特性を持つ個人集団における疾病の罹患率や有病率を比較する目的で用いられる。記述研究では，一般的に感染症情報といった定期的に収集される保健データを利用し，安価で迅速に進めることができる。エルサレムでの回虫(*Ascaris lumbricoides*)感染に関する一連の記述研究では，回虫の伝播に関する汚水の野菜やサラダ用作物への灌漑利用の役割に光を当てた(Shuval *et al.* 1985, 1986)。エルサレム西部のある病院が 1935 ～ 47 年の間に収集した糞便試料の検査では回虫感染の陽性が 35 %であったが，1949 ～ 60 年に採取された試料では陽性はわずかに 1 %であった。著者らによれば，この減少は市が分割されて汚水を灌漑利用した野菜が山間部からエルサレム東部に供給されなくなったことに関連していた。さらに，記述研究では，市が統合されて汚水を灌漑利用した野菜が再び供給されるようになって回虫保有率が再び増加に転じ，野菜への汚水の灌漑利用を停止して再び減少したことが示された。記述研究は，いろいろな疾病のパターンの原因についての仮説をつくり上げるのに有効である。しかし，現れてくる特定の疾病への特定の曝露の影響に関する仮説を検定するには役に立たない。

7.3.2　分析研究

分析研究は，特定の仮説を検定するために企画・設計され計画的に行われる調査であり，4 グループに分けることができる。

- 生態学的研究(ecological studies)
- 横断的研究(cross-sectional studies)
- コホート研究(cohort studies)
- 症例対照研究(case-control studies)

7.3.2.1　生態学的(あるいは相関)研究

この研究では，個人からなる集団というよりも，ヒト集団として曝露と疾病の間の関連性を検討するもので，しばしば曝露に関する別の尺度，例えば居住場所や居住期間がよく用いられる。この種の研究は曝露の総量(例えば，平均的曝露あるいは曝露された集団の割合)を同じ集団の疾病の総量と比較する。これらは(例えば，米国において)時に記述研究にも含まれる。例えば，タイにおいて特定の地域の急性下痢症の発生報告数の季節的変動と，同じ地域の降雨と温度の記録との相関が検討された(Pinfold *et al.* 1995)。著者らは，下痢症の発生が季節的な急激な温度の低下と負の相関があることを見出した。急性下痢症の相対的な発生に降雨の直接的な影響はみられなかった。個人の曝露を個人の疾病のリスクに結び付ける能力，および可能性のある交絡因子をコントロールする能力が欠如していることがこの手法の主要な欠点であり，特に時間や場所とともに曝露が変化し，注目している疾病に関する多くのリスク因子が存在している場合には，多くの場面においてその有用性が極度に制限される。

7.3.2.2　横断的研究

横断的研究においては，曝露と健康状態を一度に同時に確定して，曝露の異なる集団の間の有病率(あるいは，最近のある一定期間の罹患率)を比較する。観察される有病率への他のリスク因子の影響を評価するために，注意深いデータの収集と交絡因子の統計的排除が重要である。この手法は，灌漑への下水の再利用の影響を評価するのに利用されている。インドでは，下水を冠水灌漑(flood-irrigated)に利用している農場の農業従事者における腸管寄生虫感染症の有病率を，清浄水で灌漑している農業従事者を対照集団として比較した(Shuval *et al.* 1986 で引用された Krishnamoorthi *et al.* 1973)。便検体については，ズビニ鉤虫(*Ancylostoma duodenale*)，回虫および鞭虫(*Trichuris trichiura*)を検査した。対照群と比較すると，曝露群は，少なくとも 2 倍，鉤虫と回虫に感染していた。交絡因子の排除ができないことと，潜在的に曝露された人の曝露のタイプや程度を立証できないために，この研究と過去に行われた横断的研究の有用性は限られたものとなっている(Blum and Feachem 1985)。横断的研究は，曝露と疾病の間の関連性の情報を提供できるだけであって，曝露と疾病の時間的な関連性を立証することはできない。その他の問題としては，(有病率が低い感染症では)サンプルサイズを大きくする必要があること，および曝露と疾病の誤分類による根本的なバイアスがある。しかし，こうした研究の長所は，費用が比較的少なくて済むこと，および曝露と交絡因子を注意深く観察すれば意味のある結果が得られることである。

7.3.2.3　コホート研究

コホート研究では，調査対象集団は，特定の疾病あるいは健康影響が発生するリスクに曝されている個人により構成される。研究対象者を一定期間観察して，原因と疑われる因子に曝露されている集団と非曝露集団の疾病発生頻度を測定し，比較する。このタイプの手法は，リクレーション水利用の健康上の影響を調べるのに利用されている(Balarajan *et al.* 1991 ； Cabelli *et al.* 1983)。典型的な方法として，何らかの形でリクレーション水に曝露した直前直後の個人を調査の対象とし，対照はその形での水への曝露を行っていない同じ地域の集団から選び出す。フォローアップ期間中に，アンケートを用いた質問で 2 つのコホートが体験する症状のデータを入手する。リクレーション水の水質は，曝露日に採取した試料で測定する。日によって異なる特定の水を利用しているのに，水浴者の全員に対して，各日の曝露データから日平均値を求めることがよくある。この手法の問題は，曝露をまとめて多くの人々が同じ曝露を受けるとすることによって，大規模な非特異的誤分類(non-differential misclassification)のバイアスが生じることである。これにより関連性の尺度にバイアスが生じる。コホート研究は，比較的一般的な曝露の結果や比較的まれな曝露に関する研究，例えば下水への職業上のリスクなどには有効である(Shuval *et al.* 1989)。交絡因子の測定や排除と同様に，曝露とその結果に関する注意深い分類が必要である。欠点は，この種の研究はしばしば複雑で，実施が難しく，期間もしばしば(疾病の発生の季節性を説明するために)少なくとも 1 年かかる。それゆえ，費用もかかる。下水再利用のコホート研究については，**7.5.2** でその概要を述べる。

7.3.2.4　症例対照研究

症例対照研究は，対象とする疾病にすでに罹患している個人(症例)を，症例が確認された同じ集団から選ばれた対照群と比較して，曝露と疾病の間の関連性を検討する。Gorter *et al.*(1991)は，ニカラグアにおける給水と衛生状態の下痢症への影響を検討するために症例対照研究法を用いた。彼らは，1 200 人を超える下痢をしている子供たちと，同程度の人数の対照(下痢以外の疾病に罹患している同年齢の子供たち)を比較した。水利用と下痢罹患との間に，統計学的に有意の関連性が見出された。給水場所が家から 500 m 以上離れた家の子供たちは下痢罹患率が 34 % で，自家用給水のある家の子供たちよりも高かった。この関連性は交絡因子を排除した後でも有意であった。症例対照研究の長所は，小さなサンプルサイズでよく，人手や手間が少なく，時間と費用がかからない点にあり，時にまれな疾病を研究する唯一の方法である。欠点は，適切な対照の選択，交絡因子の排除，リコールバイアスの最小化といった，バイアスの最小化に適切な研究の計画が困難なことである。下水の再利用とリクレーション水の再利用に関連してリコールバイアスがあるために，他のタイプの研究よりも症例対照研究では曝露を誤分類する可能性が高い。したがって，様々に異なる水質の水への曝露に関連したリスクを評価するには，症例対照研究は他の研究よりも有用性が低い。

7.3.3　実験あるいは介入研究

誰が曝露されたかを調査担当者が決めるという点で，この研究方法は，先に概要を述べた観察研究とは異なる。実験計画の重要な部分は，1 つのコホートを 2 つのグループに無作為に分けることである。無作為化とは，両グループ間の個人の様々な内在的特徴や潜在的交絡因子が同じになるように，その分布が両研究グループで確実に同じになるようにすることである。そうしておいて，1 つのグループは研究対象因子に曝露されるようにする。もう一方のグループは対照であり，両グループの疾病が比較される。対象者を無作為に分けることは，交絡や選択バイアスの可能性を最小限にするために重要である。原因を明らかにするには，このタイプの研究が一般的に最も有効と考えられている。これは，薬品やその他の医学的な介入の影響を調べるのに用いられる無作為化比較試験［randomised controlled trial：被験者を医学的介入を行う群とその比較対照となる群に，乱数表やコンピュータなどを用いてランダムに割り付け，その介入の効果を評価する方法（訳者注）］に相当する。環境曝露を調べるのに用いるには，倫理上の問題から制約がある。注目される多くの曝露が有害である可能性があるからである。本章の最初のケーススタディ（**7.5.1**）で注目すべき例外が示されている。そこでは，家庭排水に汚染された海水で水浴するリスクを評価するための 4 つの無作為化比較試験の研究方法と結果が示されている（Fleisher *et al.* 1996；Kay *et al.* 1994）。3 番目のケーススタディ（**7.5.3**）では，飲料水の水質のための現行のガイドラインを評価するのに最近用いた介入トライアルについて述べる。通常の蛇口の水を飲んでいる人々を，家庭で逆浸透膜や紫外線で「処理した」水を飲用している人々と比較した（Hellard *et al.* 2000 ； Payment *et al.* 1991）。介入が個人レベルではなく，地域レベルで行われている場合には，この種の研究方法を下水の処理や再利用の研究に応用することはできない。また，多くの異なる地域に無作為に下水処理施設をつくるのは（経費や実際上の問題から）不可能である。

7.4　微生物学的ガイドラインの設定や評価における疫学の使用

飲料水やリクレーション水，あるいは下水の微生物学的ガイドラインの設定や評価に疫学研究を用いることができるいくつかの異なる手法がある。

・用量-反応曲線を描くために，指標生物数の様々な濃度において，曝露と疾病の間の関連性を調べる。許容リスクレベルを設定し，そのリスクレベルに対応する微生物レベルを（用量-反応曲線を用いて）見出す。この方法は，提案されているリクレーション水ガイドラインに用いられている（**7.5.1** および**第 2 章**参照）。

・現行のガイドラインレベルの水と，可能であればガイドラインレベルよりも上の水あるいは下の水について，曝露と疾病の間の関連性を調べる。この手法の例として，飲料水と下水の再利用の研究を挙げることができる。飲料水のケーススタディ（**7.5.3**）では，現行の飲料水ガイドラインを満たしている水について，曝露と疾病の間の関連性を評価した。下水のケーススタディの項（**7.5.2**）で概要を述べた研究では，WHO のガイドライン（WHO 1989）に適合した下水について曝露と疾病の間の関連性を評価した。

・いろいろの水質の水で得られた曝露と疾病の間の関連性に関する研究の結果を用いて，なんらの影響も見出されないレベルを推定する。この方法は，公的にではないが，下水の再利用において農業従事者保護のための新しい糞便性大腸菌群のガイドラインを提案する際に用いられた（Blumenthal *et al.* 2000b）。理想的には，Esrey *et al.*（1985，1991）が行ったようなメタ分析を行って，いくつかの研究の結果を組み合わせるのが望ましい。

7.5 ケーススタディ

異なる方法と疫学的手法を使った3つのケーススタディについて，以下の項で概要を述べる。リクレーション水に関する研究を用いて基準の作成法を解説する。下水の再利用と飲料水に関する研究では，将来の発展性を述べる。

7.5.1 リクレーション水のケーススタディ

イングランドとウェールズ周辺の4箇所を研究地点とした(Fleisher *et al.* 1996；Kay *et al.* 1994)。対象とした場所はそれぞれがお互いに十分に離れており，水浴に関連した疾病のリスクについて，場所に特有の相違を評価することができた。すべての研究地点は，欧州共同体(EC)の海水浴用細菌学的基準に加えて米国環境保護庁(US Environmental Protection Agency：USEPA)の海水浴用細菌学的基準を満たしていた。選択バイアスを最小限にとどめ，両研究対象集団における感受性，免疫状態などの個人間の相違を排除するために，無作為化比較試験によって行った。もう一つ重要な点は，個々の水浴者の曝露を評価する際に精度の高い手法を用いて，曝露の非特異的誤分類(non-differential misclassification)のリスクを最小限にしたことである[Cabelli *et al.*(1993)による研究ではこの種のバイアスが深刻な影響を与えていた]。18歳以上の健康なボランティアを無作為に次の2グループに分けた。

- 実際にボランティアが水に入った曝露群
- ボランティアが砂浜で同じ時間を費やすが水には入らない対照群

症状を報告する際のバイアスを排除あるいは最小限にするために，すべてのボランティアに対して，どの特定の疾病を研究の対象としているかは知らせないようにした。ボランティアは，試行日まで，自分がどちらのグループなのかは知らされなかった。

水浴用の水に混在する可能性のある病原体は不明なので，水浴したグループの曝露を5つの指標菌(群)で評価した。

- 大腸菌群数
- 糞便性大腸菌群数
- 糞便性連鎖球菌数
- ブドウ球菌数

・*Pseudomonas aeruginosa*

潜在的に存在する病原体と直接相関する指標菌を見つけ出す機会を最大にするために，つまり曝露の誤分類を減らすために次のようにした。

水浴をする個々人の曝露の時間と正確な場所は，厳密に扱った。水浴場所で観察される指標菌の量が環境要因によって場所と時間で大きく異なることから，これは重要である。指標菌の菌量は30分おきに測定した。曝露は，個々の水浴者に実曝露時間15分以内で，最大10 mの範囲の中で生じることとした。これにより，水浴者の中での曝露の誤分類が最小限になるようになっている。

用いた5種の指標菌は，いずれもメンブランフィルター法により菌数測定を行った。さらに，それぞれの試料は，3回反復して測定した。指標菌の測定の最も精度の高い方法を用いるために，試料ごとに2試料を3回反復して測定することでそれぞれの測定の精度を最大にし，測定精度の欠落によるバイアスを最小限にした。

研究の対象とする疾病に対して競合するリスク因子や交絡因子をコントロールするために，インタビューを4回，別々に個々の研究参加者に対して行った。これらのインタビューは試行日の2～3日前，試行日，試行日の7日後および3週間後に実施した。このようなやり方で，試行日の前，試行日，および試行が終了した時点(潜伏期とするに必要な期間)で，水と関連性のない，競合するリスク因子と交絡因子の両方あるいはいずれか一方への曝露に関する情報を記録した。こうした水と関連性のないリスク因子への曝露は解析過程で排除した。

疾病は，胃腸炎，急性熱性呼吸器

表7.1　胃腸炎に対して曝露と関連しないリスク因子

曝露と関連しないリスク因子
年齢— 10歳ごとにグループ化
性別
片頭痛の病歴
ストレスあるいは不安症の病歴
下痢の頻度(しばしば，時々，まれにあるいは全くない)
現在使用中の処方薬
試行日前の4週間以内の疾病(24時間以上持続)
試行日前の4週間以内の処方薬の使用
試行日の3日前から7日後までの以下の食べ物の摂取
マヨネーズ
市販のサンドイッチ
鶏肉
卵
ハンバーガー
ホットドッグ
生乳
コールドミートパイ
魚介類
試行日の3週間前までの家庭内での疾病
試行日から7日間のアルコールの摂取
通常のアルコール摂取量
試行日の4週間以内の下剤の摂取
試行日の4週間以内の他の胃の薬
試行日の3日前から3週間後までの水浴(これは試行日の前後の水浴者の複数の曝露と水浴しない人たちの曝露により起こりうる交絡をコントロールするために含まれている)

疾患，および皮膚，耳および眼の感染とした。試行日の前あるいは試行日にこれら5種の疾病の症状のいずれかがあると報告した研究の参加者はいずれも研究から除外した。同様のインタビューを試行後の7日目および21日目に行った。胃腸炎は水系感染疾病を評価するためにしばしば「指標」疾病として用いられることから，ここで示す結果は胃腸炎とした。**表7.1**に記録された交絡因子あるいは競合するリスク因子の一部を示した。

糞便性連鎖球菌(FS)だけが水浴者の胃腸炎を予測する指標菌であった。水浴者と非水浴者の疾病の粗発生率は14.8％と9.7％であった($P = 0.01$)。しかし，粗発生率は，個々の水浴者の曝露における指標菌の濃度の相違の影響を反映していないので，注意が必要である。糞便性連鎖球菌の濃度は0～158/100 mLであった。したがって，発生率の未調整の段階での相違は，下水(したがって，リスク)の異なるレベルでの個々の水浴者の曝露の違いを曖昧にしてしまう。しかし，曝露の上位4半分(50～158 FS)に曝露した人々の疾病発生率は，水浴しない人の9.7％に対して24.6％と高い値を示した。指標菌への曝露レベルの増加に合わせて疾病の発生率を階層化することが，解析に重要である。微生物リスクの定量化に用いる数学モデルの構築の際に，特に重要となる。モデルの構築に疾病の粗発生率を用いると，リスクを常に少なく見積もることにつながり，結果としてモデルそのものの有効性が疑われる。

多変量ロジスティック回帰モデルを用いると，水に関連しない因子と交絡因子の両方あるいはいずれか一方を調整しながら，糞便性連鎖球菌への曝露に関連している胃腸炎を起こす可能性の用量-反応曲線を描くことができる。この手法を用いて，同じ疾病に対して競合するリスク因子を定量化することができる。競合するリスク因子に関する情報は水質基準の設定に際し重要となる。

先に述べた無作為化試験の結果は，サンプルサイズがわずか1 216人の参加者という研究に基づいている。これは，適切な疫学研究方法(無作為化試験)を用いることで大きなサンプルサイズを必要とせずに定量的に微生物学的リスクの評価に関するきわめて有益で正確な情報を得ることができるということを示している。さらに，場所に特異的な相違を評価しながら，ある地理的に広い地域の複数の場所で無作為化試験を行うことができる。このような疫学研究方法では，想定は含まれず，研究中に収集されたデータだけに依存し，数学的リスク評価モデルよりもより有効かつ正確な推定値を得ることができる。

リクレーション水の細菌学的ガイドラインの設定のための研究については**第2章**で論じている。

7.5.2　下水の再利用のケーススタディ

微生物学的な質が異なる下水への曝露と関連付けて，職業上のおよびリクレーションによるリスクを評価するために一連の疫学研究がメキシコにおいて実施された。下水処理施設の導入の可能性がなく，介入研究あるいは無作為化試験により健康への影響を評価する可能性がないことから，実際の行動に関連したリスクを評価するのに観察研究による手法が用いられた。貯留池からの流出水あるいは生の下水に直接接触する農家の人々における(蠕虫，原虫および下痢性疾患による)感染症を，雨水を利用した農業に従事する対照となる農家における感染症と比較した(Blumenthal *et al.* 1996 ； Blumenthal *et al.* 2001a ； Cifuentes 1998 ； Peasey 2000)。貯留池は部分的な処理の機能を果たしていて，微生物学的な質の異なる水をつくり出していた。下水への曝露の影響は，可能性のある他の多くの交絡因子(社会経済因子，水の供給，衛生上の慣行を含む)を調整してから評価した。

Mexico City から Mezquital valley，Hidalgo へ流れる生下水は，主として穀類や家畜用作物といった限られた範囲の作物に冠水灌漑の技術により灌漑利用されていた。下水の一部は貯留池を通過し，下水の水質は使用前に改善されていた。最初の貯留池(滞留時間は1～7箇月，年間の時期により異なる)からの流出水には灌漑する前にわずかな生下水が混入していたが，制限付灌漑(restricted irrigation)のための WHO ガイドライン(カテゴリー B，≦1蠕虫卵/L)に適合していた。最初の貯留池の流出水の一部は，次の貯留池に流れていった。そこでさらに2～6箇月間は滞留し，水質はさらに改善される。地域の農家の集団は，灌漑や家庭での使用(飲用ではなく，清掃)や遊びに関連する活動を通じて下水や流出水に曝露している。

未処理の下水には，高濃度の糞便性大腸菌群(10^6～10^8/100 mL)と線虫卵(90～135個/L)が含まれている。最初の貯留池に滞留することで実質的に平均<1個/Lまで線虫卵数は減少したが，糞便性大腸菌群レベルは，降雨のような因子に影響を受けて年間変動するから10^5/100 mL(灌漑中の平均)あるいは10^4/100 mLまで減少した。貯留池の流出水にわずかな生下水が混入した後でも線虫卵数は1個以下(月1回のモニタリング)のままであった。2番目の貯留池で貯留すると，糞便性大腸菌

群数はさらに減少し(平均 $4 \times 10^3/100$ mL)，線虫卵は全く検出されない。糞便性大腸菌群数は，年間を通じてそれぞれの貯留池での貯留時間により変化した。この調査域で3つの研究が行われた。まず最初は，種々の寄生虫感染と下痢症の有病率(2回の調査を含む)を研究するために横断的研究の手法が用いられた。次の研究では，回虫(*Ascaris lumbricoides*)感染の強さを研究するために前向きコホート研究の手法が用いられた。3番目の研究では，下痢症の有病率を研究するために横断的研究の手法が用いられた。横断的研究の手法を用いることは，Blum and Feachem (1985)により下水への曝露と様々な感染症との関連性を研究する費用効果の高い方法として推奨された。

最初の研究(Blumenthal *et al.* 2001a ; Cifuentes 1995, 1998)で，1人以上の人が農業を実際に行っている所帯を探すための全数調査を実施した。曝露グループには，灌漑に未処理の下水を使用している農業を行っている所帯，貯留池からの流出水を使用している所帯および雨水による灌漑を行っている所帯(対照群)を含めた。最初の横断的研究(雨季)では，貯留池のグループは，2つの連続した貯留池に滞留していた下水に曝露され，次の調査では，貯留池グループは，最初の貯留池に滞留していた下水に曝露されたものである。曝露の誤分類を減らすための方策がとられた。農家が働く農業用地，そこへ灌漑している水路および水路の水源(したがって水質)に関するデータが農家の曝露の状態を定義するためのアルゴリズムに用いられた(Cifuentes 1995)。研究の対象とする所帯の基準は，農業地域に位置すること，農地の所有権を有する1人あるいは複数の成人，および定義された水質(生下水，貯留池からの流出水)の下水に職業上接触すること，あるいは雨水で灌漑する農地での耕作(対照群)とした。灌漑用水が未知のあるいは分類されていない水源からの水と接触していたり，複数の場所の農地を有していたり，複数のタイプの水に接触していたり，対照群となる地域に生活しているのに下水に接触していたりした場合は除外した。すべての所帯のメンバーは，感染症の家族内感染を考慮して所有地で働くメンバーとして同じ曝露グループに入れた。すべての所帯の農業様式の情報(例えば，農地の位置，使用している灌漑用水のタイプ，栽培している作物)や下水に接触するかどうか，そしていつといった情報，および交絡因子となりうる他のリスク因子に関する情報を収集した。用地所有権，母親の識字能力，家の屋根の材質，寝室数および週当りに食べるニワトリの羽数といった社会-経済変数を収集した。衛生に関連した特性として，し尿設備，飲料水の水源，飲料水の貯水や煮沸，手の洗浄，回答者の衛生上の外見，ごみ廃棄設備，敷地内の動物の糞尿および野菜の入手先を調べた。下水への曝露は，特定の期間に下水（あるいは貯留池の水）に直接接触すること（濡れてしまうこと）と定義した。近い時期（前月）の曝露は下痢疾患と関連しており，過去（1 ～ 12 箇月前）の曝露は回虫感染と関連していた。下痢疾患の発症は，24 時間以内に 3 回以上軟便を排出することと定義し，記憶をたどる期間は，2 週間とした。腸管寄生性寄生虫感染の有病率は，便中の虫卵あるいはシストの存在を顕微鏡下で確認することで調べた。*Giardia intestinalis*（ランブル鞭毛虫）と *Entamoeba histolytica*（赤痢アメーバ）の結果は別々に報告された（Cifuentes *et al.* 1993, 2000）。

解析において，下水や貯留池への曝露の影響の推定は，交絡因子となりうる他のすべての変数の影響に合わせて調整した。ガイドラインの設定に意味を持つ主な結果を**表 7.2** に示した。1 つの貯留池からの流出水（WHO ガイドラインの線虫卵数≦ 1/L に適合する）への曝露は，対照群と比較すると幼年層や 5 歳以上の人々における回虫感染のリスクの増加と強く関連していた。2 つの貯留池からの流出水（水質はかなり改善されていた）への曝露は，5 歳以上の人々にわずかにリスクは残っていたが，幼年層における回虫感染のリスクの増加とは関連していなかった。1 つの貯留池からの流出水への曝露は，（対照群と比較して）5 歳以上の人々における下痢

表 7.2　未処理下水への曝露の影響と下水の貯留の度合い
（Cifuentes 1998 ； Blumenthal *et al.* 2001a）

	回虫感染 OR＊（95 % CI）	下痢疾患 OR＊（95 % CI）
未処理下水への曝露の影響		
0 ～ 4 歳		
乾季	18.01（4.10 ～ 79.16）	1.75（1.10 ～ 2.78）
雨季	5.71（2.44 ～ 13.36）	1.33（0.96 ～ 1.85）
5 歳以上		
乾季	13.49（6.35 ～ 28.63）	1.34（1.00 ～ 1.78）
雨季	13.49（7.51 ～ 23.12）	1.10（0.88 ～ 1.38）
貯留下水への曝露の影響（貯留の度合いによる）		
0 ～ 4 歳		
1 つの貯留池，乾季	21.22（5.06 ～ 88.93）	1.13（0.70 ～ 1.83）
2 つの貯留池，雨季	1.29（0.49 ～ 3.39）	1.17（0.85 ～ 1.60）
5 歳以上		
1 つの貯留池，乾季	9.42（4.45 ～ 19.94）	1.50（1.15 ～ 1.96）
2 つの貯留池，雨季	1.94（1.01 ～ 3.71）	1.06（0.86 ～ 1.29）

＊　すべての OR（オッズ比）では対照群を比較対象とした。

疾患の増加と関連していたが，2つの貯留池からの流出水への曝露は関連していなかった。しかし，2つの貯留池からの流出水への曝露は雨季にだけ調べたことから，後者の結果は確定的ではない。未処理の下水への曝露の影響は，いずれの年齢グループでも乾季にはより強く有意差も大きいことから，(対照群と比べて)乾季には影響は大きいといえる。

部分的に処理された下水への曝露による回虫感染の影響に関する前向きコホート研究が同じ地域で行われた(Peasey 2000)。研究対象としたのは，乾季の調査と同じであり，すでに概略を述べた全数調査からサンプルを抽出した。研究の対象とする所帯の基準は，所帯の長が農業従事者，男，少なくとも15歳，1つのタイプの質を持った灌漑用水だけ(例えば，雨水だけによる灌漑，未処理下水だけなど)に接触したこととした。選択されたそれぞれの所帯で研究の対象とする個人の基準は，少なくとも2歳，週に少なくとも5日はその家で生活する，所帯の長と同じ水質の下水と接触することとした。回虫感染の有病率と(虫卵数により計測するようにした)強さは糞便試料で調べた。回虫感染が認められると，成熟成体を駆虫するために化学療法剤が投与され，虫卵数は0にまで減少した。12箇月後にフォローアップ調査を行い，治療後の再感染による有病率と強さを調べた。このような研究方法は，特定の期間における再感染の強さを調べる手段であるだけでなく，上述の横断的研究よりも鋭敏な感染有病率の調査手段となり，疾病の誤分類を減らした。下水への直接の接触やその接触の頻度に基づいてそれぞれ個人の曝露状態が決められた。この時間法(time-method)は，曝露や回虫感染の分類を横断的研究と比較してさらに改善し，特定の期間に曝露と関連した感染を調べる有効な手段となる。回虫感染の他のリスク因子のデータや，潜在的な交絡因子について調整した感染の曝露への影響の推定に関するデータを収集した。

主な結果は，以下のように要約することができる。1つの貯留池からの流出水に接触することは，対照群と比較して大人と子供における回虫寄生率の増加に関連していた。(外部の対照群での低い寄生率と小さなサンプルサイズにより)外部の対照群において陽性数が非常に少なく，多変量モデルではこのグループをベースラインとすると非常に不安定になることから，外部の対照群ではなく内部の比較の対象となっているグループを用いて多変量解析を行った。下水を灌漑に利用している地域に住んでいるが，遊んでいる間に下水に接触しない子供と比較すると，1つの貯留池からの流出水に接触したことが15歳以下の子供での回虫感染の増加に関連していた(オッズ比＝ 2.61，95 %信頼区間： 1.10 ～ 6.15)。同じ地域の灌漑作業をしていない子供と比較すると，灌漑のために1つの貯留池からの流出水に接触したことは，15 歳以下の子供たちにおける回虫寄生の有意な増加とは関連していなかった。成人の男性については，下水を灌漑利用している地域に住んでいるが，チリを作付けしていない人々と比較すると，チリの作付けの仕事中に下水に接触することが未処理の下水に曝露した人々における回虫寄生率の増加と関連していた(オッズ比＝ 5.37，95 %信頼区間： 1.79 ～ 16.10)が，1つの貯留池からの流出水に曝露した人々での回虫寄生率とは関連していなかった(オッズ比＝ 1.56，95 %信頼区間： 0.13 ～ 18.59)。大人の女性については，下水を灌漑利用している地域に住んでいるが家畜の世話をしていない，あるいは家畜の世話をしている時に下水と接触しない成人の女性と比較すると，下水を灌漑している場所において家畜の世話をすることで下水に接触することは，回虫寄生率の増加と関連していた(オッズ比＝ 4.39，95 %信頼区間： 1.08 ～ 17.81)が，1つの貯留池からの流出水との接触とは関連していなかった(オッズ比＝ 0.70，95 %信頼区間： 0.06 ～ 8.33)。

第三の研究は主として，部分的に処理された下水を灌漑に利用している野菜を摂取することの，種々の腸管感染症に対する影響を調べるために行われた。感染症には，症候性下痢症，毒素原性大腸菌感染症およびノーウォーク様ウイルス感染症が含まれていた(Blumenthal *et al.* 2001b)。しかし，研究の対象とした集団の一部に農業従事者が含まれており，2番目の貯留池からの流出水に直接接触していたことから，(直接接触することの影響に合わせて摂食の影響の推定を調整するだけでなく)直接的な接触の影響を推定してしまう可能性があった。曝露の下痢症への影響は，雨季と乾季に行った2つの横断的研究で調べた。調査の方法は，方法と解析を改善した点，すなわち(成人男性の農業従事者ではなく)2番目の貯留池からの流出水への個々の人の曝露を調べることと，(前の調査では比較するグループは雨水を灌漑利用している地域の対照群としたが)比較するグループを同じ年齢で同じ地域にいるが貯留池からの流出水に接触しない人とした2点を除けば，前に実施した横断的研究と同じであった。2番目の貯留池からの流出水に接触した子供を同じ集団だが流出水に接触していない子供と比較すると，5 ～ 14 歳の子供では下痢の発生が2倍以上高いことがわかった(オッズ比＝ 2.34，95 %信頼区間： 1.20 ～ 4.57　乾季)。最初の研究では，雨水を農業で利用している対照群での下痢症の発生と比較してこの水に曝露したことに関連した下痢症の発生の増加はなかった(Cifuentes

1998)。

まとめてみると，1つの貯留池に貯留していて WHO の灌漑利用制限のガイドラインに適合した水への接触は，(特に遊びにより接触した子供において)回虫感染が増加するリスクや(特に乾季に)下痢症が増加するリスクと関連していたという結果が示された。連続した2つの貯留池に滞留することで水質が改善される(糞便性大腸菌群が $10^3 \sim 10^4$/100 mL で線虫卵が不検出)と，子供に対する回虫感染のリスクは減少したが，流出水に接触しない子供と比較すると，曝露した子供は下痢症が増加するリスクがあった。これらの結果は，線虫卵≦1個/L という線虫卵ガイドラインは，農業従事者の保護という点では十分であったが，(特に遊びにより)下水に接触する子供の場合は，不十分であるということが示唆された。農業従事者の家族を保護するために糞便性大腸菌群のガイドラインも必要である。これらの結果や他の研究の結果が示唆することを 1989 年 WHO ガイドラインの改定に向けてさらに別に議論している(Blumenthal *et al.* 2000a,b)。

7.5.3　飲料水についてのケーススタディ

飲料水の研究では，現行の微生物学的基準に適合した飲料水を摂取することによる胃腸疾患のリスクがあるかどうかを検討するために，介入による無作為化比較試験を用いた。Payment *et al.*(1991)は，上水が原因となって胃腸炎が余計に発生するかどうかを調査するために無作為化比較試験を用いた(さらに詳細な内容は第4章で述べた)。研究に選ばれたカナダのモントリオール近郊の地域では，前消毒，硫酸アルミニウムによるフロック形成，急速砂ろ過，オゾン注入および塩素あるいは二酸化塩素による後消毒を行っている1箇所の浄水場から給水されていた。原水はヒトのし尿が混入している河川から取水していた。研究方法として，研究への参加者の家庭に逆浸透膜を無作為に設置するようにした。したがって，2つのグループがつくられた。すなわち，フィルターを設置した家庭(対照群)と蛇口からの水道水を使う家庭である。胃腸疾患の徴候は，症状についての家族の日記により評価した。研究は 15 箇月間継続した。この研究の結果から，水道水を利用する人の胃腸疾患の年間発生率は 0.76 で，フィルターを通した水の利用者は 0.50 であると推定された。さらに，この研究の結果から，水道水を利用する人から報告のあったすべての胃腸炎の 35 %は水が関連し，したがって予防が可能であった。Payment *et al.*

(1997)は，数年後に曝露群と対照群を変更して2回目の調査を行った。2回目の研究では，2つのグループ(水道水グループとバルブグループ)は台所の蛇口から通常の水道水を使った。このグループの違いは，バルブグループでは家の配管系の水道水の停滞をコントロールするために，それぞれの家に合ったバルブを取り付けたことであった。さらに2つのグループ(浄水グループと精製水グループ)は，浄水場から送水する前に瓶詰めされた瓶入りの水を利用した。精製水グループの水は，瓶詰めする前に逆浸透膜を通したものである。日記を用いて再び疾病を調査した。精製水グループをベースラインとすると，水道水グループでは水道水に関連した胃腸疾患がさらに14％高く，バルブグループでは19％高かった。2～5歳の子供は最も罹患しやすく，水道水グループでは17％多く，バルブグループでは40％余計に発生した。Paymentらは，観察された胃腸疾患の14～40％は現行の基準に適合した水道水に起因しており，給配水システムにこれらの疾病の一部の原因があるということを彼らの結果が示唆していると結論付けた。しかし，これらの研究は，曝露状況を被験者がわからないようにしなかったことで批判されている。つまり，フィルターを使った対象者は，彼らがフィルターを使用していることを知っており，フィルターを使用していない対象者よりも胃腸疾患を報告しない傾向があり得たために，結果を偏らせた。最近になって，米国の疾病予防センター(Centers for Disease Control and Prevention)は，カナダの研究に対するいくつかの評価をはっきりさせるために，処理された水道水から伝播する疾病に関する2つの大規模な研究を開始した。

オーストラリアのメルボルンで最近実施された研究は，現行の飲料水の微生物学的基準の有効性を議論することになる一因となった(Hellard *et al.* 2000)。塩素消毒されているがろ過されていないメルボルンの水道水が地域的な胃腸炎の増加に関連していたかどうかを調べるために研究が始められた。メルボルンの原水は，住居のない植林された集水地域の大規模な貯水池からのものである(カナダの研究で使われていた水とは全く異なっていた)。無作為化二重盲検対照比較試験(a randomized double-blind controlled trial)を準備した。1つのグループの参加者は，家庭に(原虫を除去するためのフィルターとウイルスや細菌を殺すための紫外線ライトのユニットからなる)機能性水処理ユニットが与えられた。一方，「水道水」グループは，見た目は機能性水処理ユニットと同じだが，水を変化させない模造の水処理ユニットが与えられた。したがって，参加者は自分たちの曝露の状態に対しては「ブラインド」にされていた。2つのグループの特徴は，無作為に選ばれたことで同じであった。研究に参加した家族は，週ごとに健康に関する記録をしっかり行い，下痢症があることが報告されると便の検体が採取された。胃腸炎は，カナダの研究と類似の症状の組合せで定義され，対象者は，新たな発症を記録するには6日前までは症状があってはならないとした。継続しなかった脱落家庭は，カナダの調査よりも少なかった(41/600家族)。両方のグループで胃腸炎の発生率はほぼ同じである(0.79と0.82発症/人/年；相対リスク＝0.99，95％信頼区間：0.85～1.15)という結果が示された。大腸菌群数に関して水道水の水質が1996年オーストラリア飲料水ガイドラインに適合していなかったにもかかわらず(試料の＜5％がガイドラインで推奨されているが大腸菌群数は19％で検出された)，これは事実であった。この水を飲用することによる地域的な胃腸炎への影響がみられなかったのは，おそらくより清浄な集水域とより良好な原水の保護によるものであった。しかし，(本物と模造品の水処理ユニットを使って)以前に実施された研究での報告にみられるいかなるバイアスも取り除くことができる無作為化二重盲検試験(a randomized double-blinded design)を使った優れた疫学研究方法とも関連していると考えられる。

7.6 考　察

疫学手法には良好な精度でリスクを推定する能力が備わっているだけでなく，おそらく同じように重要であるが，研究対象の疾病の他のリスク因子と交絡因子の両方あるいはいずれか一方をコントロールする能力がある。**第5章**で概説したように，飲料水やリクレーション水，下水の再利用に関連しているような多くの胃腸疾患は複数の経路で広がる。疫学研究は，真のデータを利用し汚染された水が原因となる疾病のリスクを，その疾病の他のリスクから分けることができるただ一つの方法である。このようなコントロールがなければ，リスクは結果的に過大に見積もられてしまう。

十分に計画され実施される疫学研究は，起こりうるバイアスを最小限にとどめることもできる。実験研究あるいは介入研究は，可能性のある選択バイアスや交絡を最小限にとどめながら最も正確な結果をもたらすことができるが，倫理上あるいはコスト面の配慮から，さらに研究の対象者が曝露や介入の状態に対してブラインドになっていない場合には，時として適していないこともある。曝露が疾病に先行し，解析の中で選択バイアスに注意を払い，可能性のある交絡因子を観察してコントロールする場合は，前向きコホート研究は次に来る最高の選択肢である。コストや実務上あるいはその他の理由からこうした研究方法を用いることができない場合には，曝露や疾病を正確に測定し，潜在的に交絡因子が存在することを認めたうえであれば，横断的研究は利用価値のある結果をもたらす(Blum and Feachem 1985)。症例対照研究は，曝露を調べる場合にリコールバイアスがあるために微生物学的ガイドラインを評価するにはそれほど役に立たない。後ろ向きコホート研究は，曝露や疾病を調べるのにバイアスがある場合は推奨できない。選ばれた研究方法において，十分なサンプルサイズがあれば，特定の曝露に関連した疾病のリスクを良好な精度で計算することができる。政府や水道事業体に相当額の支出をもたらすので，水に関連したガイドラインの設定には最も質の高い研究を用いることが明らかに重要である。

疫学研究の限界は，リスクの非常に小さい増加を明らかにするための非現実的な規模のサンプルサイズを必要とするという点や，良い研究を始めるための必要な経費や専門知識の点にあると考えられている。しかし，ケーススタディの例で示したように，現行のガイドラインの有効性に関する，および新しいガイドラインを提言するのに必要な非常に価値のある情報を提供できるように疫学研究を計画し，実施することができる。特にコホート研究あるいは実験研究を実施する場合には，サンプルサイズが必要ということは理に合わない。特により厳しい基準は必要ないということが示される可能性がある場合には，より厳しい基準を遵守するためのコストをかけるのであれば，とにかく疫学研究へ有効な出費を当ててもよい。

疫学研究は「真」の曝露の効果を調べ，成人だけでなくより脆弱なグループ(例えば，幼児)への影響を調べることができる。農作業により下水に曝露されることと同様に子供が遊ぶことによる曝露の例のように，関連する曝露の影響も考慮することができる。

7.7　国際ガイドラインと国内基準の関係

下水の再利用に関するガイドラインの設定(WHO 1989)と，**第2章**で概説した安全なリクレーション水環境のガイドラインの草案の提言(WHO 1998)に疫学研究が利用されている。しかし，(上述したような)疫学研究の使用方法と許容できると考えられるリスクのレベルに対する考えが異なっている。下水の再利用の場合は，多くの研究からの証拠を考慮し，曝露した集団において曝露により増加した認知可能な感染はないと推定することでガイドラインのレベルが提案された。リクレーション水の利用では，リスクの許容できるレベルを設定し，胃腸炎を微生物濃度と関係付ける利用可能な最高の疫学研究により得られた用量-反応曲線を用いて，リスクのレベルに対応する微生物学的レベルを決めた。したがって，下水のガイドラインは，リクレーション水のガイドラインで提言されているよりも低いレベルのリスクから守られることになる。その一方で，飲料水ガイドラインは「tried and tested principles of prevention of faecal pollution and good engineering practice（糞便汚染指標による糞便汚染防止と工学的操作基準）」（**第 2 章**）に基づいている。飲料水に関するより多くの疫学研究が得られる以上（**第 4 章**参照），将来のガイドラインの設定には利用できるすべての疫学的証拠を考慮することが不可欠である。

7.8　参考文献

Baker, D., Kjellstrom, T., Calderon, R. and Pastides, H. (eds) (1999) *Environmental Epidemiology. A textbook on study methods and public health application*. World Health Organization, Geneva.

Balarajan, R., Soni Raleigh, V., Yuen, P., Wheeler, D., Machin, D. and Cartwright, R. (1991) Health risks associated with bathing in sea water. *British Medical Journal* **303**, 1444–1445.

Beaglehole, R., Bonita, R. and Kjellstrom, T. (1993) *Basic Epidemiology*, World Health Organization, Geneva.

Blum, D. and Feachem, R.G. (1985) *Health aspects of nightsoil and sludge use in agriculture and aquaculture. Part III: An epidemiological perspective*. Report No. 05/85, International Reference Centre for Waste Disposal (IRCWD), Dubendorf.

Blumenthal, U.J., Mara, D.D., Ayres, R., Cifuentes, E., Peasey, A., Stott, R. and Lee, D. (1996) Evaluation of the WHO nematode egg guidelines for restricted and unrestricted irrigation. *Water Science and Technology*, **33**(10–11), 277–283.

Blumenthal, U.J., Peasey, A., Ruiz-Palacios, G. and Mara, D.D. (2000a) Guidelines for wastewater reuse in agriculture and aquaculture: recommended revisions based on new research evidence. WELL Resource Centre, London School of Hygiene and Tropical Medicine and WEDC, Loughborough University, UK (WELL Study No. 68 Part I).

Blumenthal, U.J., Mara, D.D., Peasey, A., Ruiz-Palacios, G. and Stott, R. (2000b) Approaches to establishing microbiological quality guidelines for treated wastewater use in agriculture: recommendations for revision of the current WHO guidelines. *Bulletin of the World Health Organization* **78**(9), 1104–1116.

Blumenthal, U.J., Cifuentes, E., Bennett, S., Quigley, M. and Ruiz-Palacios, G. (2001a) The risk of enteric infections associated with wastewater reuse: the effect of season and degree of storage of wastewater. *Transactions of the Royal Society of Tropical Medicine and Hygiene* (in press).

Blumenthal, U.J., Peasey, A., Quigley, M. and Ruiz-Palacios, G. (2001b) Risk of enteric infections through consumption of vegetables irrigated with contaminated river water. *American Journal of Tropical Medicine and Hygiene* (submitted).

Cabelli, V.J., Dufour, A.P., McCabe, L.J. and Levin, M.A. (1983) A marine recreational water quality criterion consistent with indicator concepts and risk analysis. *Journal of the Water Pollution Control Federation* **55**(10), 1306–1314.

Cifuentes, E. (1995) Impact of wastewater irrigation on intestinal infections in a farming population in Mexico: the Mezquital valley. PhD thesis, University of London.

Cifuentes, E. (1998) The epidemiology of enteric infections in agricultural communities exposed to wastewater irrigation: perspectives for risk control. *International Journal of Environmental Health Research* **8**, 203–213.

Cifuentes, E., Blumenthal U., Ruiz-Palacios, G., Bennett, S., Quigley, M., Peasey, A. and Romero-Alvarez, H. (1993) Problemas de salud asociados al riego agricola con agua residual en Mexico. *Salud Publica de Mexico* **35**, 614–619. (In Spanish.)

Cifuentes, E., Gomez, M., Blumenthal U.J., Tellez-Rojo, M.M., Ruiz-Palacios, G. and Ruiz-Velazco, S. (2000) The risk of *Giardia intestinalis* infection in agricultural villages practising wastewater irrigation in Mexico. *American Journal of Tropical Medicine and Hygiene* (in press).

Esrey, S.A., Feachem, R.G. and Hughes, J.M. (1985) Interventions for the control of diarrhoeal disease among young children: improving water supplies and excreta disposal facilities. Bulletin of the World Health Organization 63(4), 757–772.

Esrey, S.A., Potash, J.B., Roberts, L. and Shiff, C. (1991) Effects of improved water supply and sanitation on ascariasis, diarrhoea, dracunculiasis, hookworm infection, schistosomiasis and trachoma. Bulletin of the World Health Organization 69(5), 609–621.

Fattal, B., Wax, Y., Davies, M. and Shuval, H.I. (1986) Health risk associated with wastewater irrigation: an epidemiological study. American Journal of Public Health 76, 977–980.

Fleisher, J.M. and McFadden, R.T. (1980) Obtaining precise estimates in coliform enumeration. *Water Research* **14**, 477–483.

Fleisher, J.M., Kay, D., Salmon, R.L., Jones, F., Wyer, M.D. and Godfree, A.F. (1996) Marine waters contaminated with domestic sewage: non-enteric illness associated with bather exposure in the United Kingdom. *American Journal of Public Health* **86**, 1228–1234.

Friis, R.H. and Sellers, T.A. (1996) *Epidemiology for Public Health Practice*, Aspen Publishers, Gaithersberg, MD.

Gorter, A.C., Sandiford, P., Smith, G.D. and Pauw, J.P. (1991) Water supply, sanitation and diarrhoeal disease in Nicaragua: results from a case-control study. *International Journal of Epidemiology* **20**(2), 527–533.

Hellard, M.E., Sinclair, M.I., Forbes, A.B., and Fairley, C.K. (2000) A randomized controlled trial investigating the gastrointestinal health effects of drinking water. 1st World Water Congress of the International Water Association, Paris, June, Session 11: Health-related water microbiology.

Hennekens, C.H. and Buring J.E. (1987) *Epidemiology in Medicine*. Little, Brown, Boston, MA.

Kay, D., Fleisher, J.M., Salmon, R.L., Jones, F., Wyer, M.D., Godfree, A., Zelanauch-Jaquotte, Z. and Shore, R. (1994) Predicting likelihood of gastroenteritis from sea bathing: results from randomised exposure. *Lancet* **344**, 905–909.

Krishnamoorthi, K.P., Abdulappa, M.K. and Aniwikar, A.K. (1973) Intestinal parasitic infections associated with sewage in farm workers, with special reference to helminths and protozoa. In *Proceedings of Symposium on Environmental Pollution*, Central Public Health Engineering Research Institute, Nagpur, India.

Payment, P., Richardson, L., Siemiatycki, J., Dewar, R., Edwardes, M. and Franco, E. (1991) A randomised trial to evaluate the risk of gastrointestinal disease due to the consumption of drinking water meeting currently accepted microbiological standards. *American Journal of Public Health* **81**, 703–708.

Payment, P., Siemiatycki, J., Richardson, L., Renaud, G., Franco, E. and Prévost, M. (1997) A prospective epidemiological study of gastrointestinal health effects due to the consumption of drinking water. *International Journal of Environmental Health Research* **7**, 5–31.

Peasey, A.E. (2000) Human exposure to Ascaris infection through wastewater reuse in irrigation and its public health significance. PhD thesis, University of London.

Pinfold, J.V., Horan, N.J. and Mara, D.D. (1995) Seasonal effects on the reported incidence of acute diarrhoeal disease in north-east Thailand. *International Journal of Epidemiology* **20** (3), 777–786.

Rothman KJ. and Greenland, S. (1998) *Modern Epidemiology*, 2nd edn, Lippincott-Raven, Philadelphia.

Shuval, H.I., Yekutiel, P. and Fattal B. (1985) Epidemiological evidence for helminth and cholera transmission by vegetables irrigated with wastewater: Jerusalem – a case study. *Water, Science and Technology* **17**, 433–442.

Shuval, H.I., Adin, A., Fattal, B., Rawitz, F. and Yekutiel, P. (1986) Wastewater irrigation in developing countries; health effects and technological solutions. Technical Paper 51, The World Bank, Washington DC.

Shuval, H.I., Wax, Y., Yekutiel, P. and Fattal, B. (1989) Transmission of enteric disease associated with wastewater irrigation: a prospective epidemiological study. *American Journal of Public Health* **79**(7), 850–852.

Snow, J. (1855) *On the Mode of Communication of Cholera*, Hafner, New York (reprinted 1965).

WHO (1998) Guidelines for safe recreational-water environments: Coastal and fresh-waters. Draft for consultation. World Health Organization, Geneva.

WHO (1989) Health guidelines for the safe use of wastewater in agriculture and aquaculture, Technical Report Series 778, World Health Organization, Geneva.

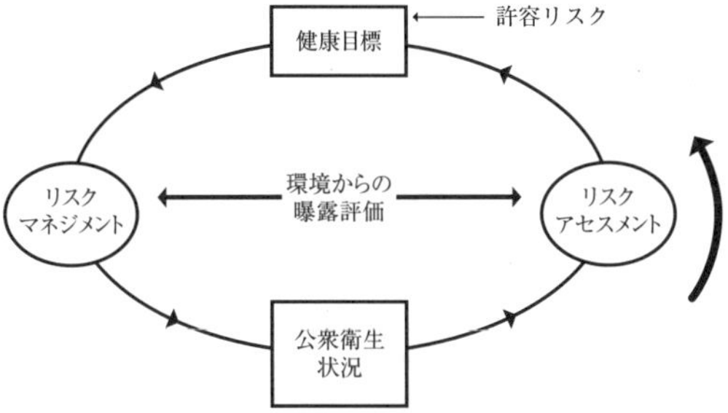

第 8 章

リスクアセスメント

Chuck Haas and Joseph N.S. Eisenberg

本章では，微生物リスクのアセスメント手法を紹介するとともに，アセスメント手法が，化学リスクモデルに基づいた単純な手法から発して二次感染や感染防御免疫まで取り込んだ疫学に基づいたモデルへと発展してきた流れについて概説する。また２種類のケーススタディを用いて，異なるアプローチ手法を紹介する。

8.1 背　景

定量的リスクアセスメントは，主に，化学物質への曝露の健康影響を評価するために開発された(NAS 1983)ものであり，大きく分けて次の4つの段階からなる。

・有害性評価(hazard assessment)
・曝露評価(exposure assessment)
・用量-反応解析(dose-response analysis)
・リスクの記述(risk characterisation)

これらの段階を経て得られた結果は，リスクマネジメントの段階へと供される。後の節でも述べるが，この基本的なモデル(化学リスクパラダイムともいう)は，感染性疾病の持つ動的，疫学的な特徴を扱えるように拡張されてきた。以下では，化学リスクパラダイムに基づいて詳述する。

8.2 化学リスクパラダイム

8.2.1 有害性評価

微生物についての有害性評価(ある病原体を重要であると認識すること)は，一般に容易である。したがって，定量的微生物リスクアセスメント(quantitative microbial risk assessment ： QMRA)の主な作業は，曝露評価，用量-反応解析，およびリスクの記述である。リスクマネジメントの作業は，リスクアセスメントで得られた結果に基づいて，対策をとる必要があるかどうかを判断し，また効果的な政策と科学横断的な考えを具体化する作業である。

有害性解析において，以降のリスクアセスメントの中で何を最終的な定量化の対象とするかについて決定する必要がある。微生物に関しては，その結果には，感染(顕在的な病気を除く)，疾病率，死亡率などが含まれる。さらに，これらの事象は，集団全体に起こることもあるが，感受性の高い一部の集団に多く発生する場合もある。病原性微生物による死亡率は，一般の集団に対してでさえ無視できるものではない(Haas *et al.* 1993)にもかかわらず，(水中微生物学における)一般的な傾向として，一般の集団に対する感染は対策が必要な特殊な危害であるとみなされている。この考え方は，発症ではなく感染を終点としている安全主義と，感受性の高い一部の集団に対するリスクの定量化が(現在のところ)不可能であるという2つの点をもとに受け入れられている(Macler and Regli 1993)。

8.2.2 曝露評価

曝露評価の目的は，水(あるいは食品)を直接摂取した時の微生物数を決定することである。水中微生物では，原水中の濃度と，その後の浄水処理，貯水，配水時に生じる濃度変化を推定する必要がある(Regli *et al.* 1991 ； Rose *et al.* 1991)。曝露評価では，次に，1回の「曝露」によりどれだけの媒体を摂取したかを決定しなければならない(Roseberry and Burmaster 1992)。少し古い値であるが，飲水量として2L/人·日という値がよく用いられている(Macler and Regli 1993)。リクレーション水との接触による摂取水量として100mL/人·日という値がよく用いられている(Haas 1983a)が，この値を支持する実際のデータは十分ではない。

8.2.3 用量-反応解析

公衆衛生の保護に望ましいレベルのリスク(または用量)は，実験で直接測定できるレベルよりもはるかに低いことが多いので，用量-反応媒介変数関係式を実験で得られたデータに適合させる必要がある。そして，適合させた用量-反応曲線を低用量域に外挿しなければならない。

QMRAでは，多くの微生物について，低用量での影響を推定することを目的に，人間に対する用量-反応に関する研究がなされている。これまでの研究により，感染過程を2つの半力学モデルのいずれかで適切に描写できることが明らかとなっている。微生物の摂取数はランダムであり，微生物1個体当りの感染確率を一定(r)と仮定した指数モデルでは，感染確率(P_I)は摂取量(d)の関数であり，次式で表される。

$$P_I = 1 - \exp(-rd) \tag{8.1}$$

用量-反応関係は，多くの微生物で，式(8.1)で示されるものよりもなだらかである。これは，微生物と宿主の反応がある程度不均一であることを示している。この関係は，ベータ-ポアソンモデル(beta-Poisson model)でうまく表現することができる。このモデルは，式(8.1)を発展させたもので，感染確率自体がベータ分布に従うと仮定している(Furumoto and Mickey 1967a,b ; Haas 1983b)。このモデルは，感染用量の中央値(N_{50})と傾きを示すパラメータ(α)の2つのパラメータを持ち，以下の式で表される。

$$P_{\mathrm{I}} = 1 - \left[1 + \frac{d}{N_{50}}\left(2^{\frac{1}{\alpha}} - 1\right)\right]^{-\alpha} \tag{8.2}$$

図 8.1 に，傾きパラメータが用量-反応関係に及ぼす影響を示す。α が∞に近づくと，式(8.2)は式(8.1)に近づく。

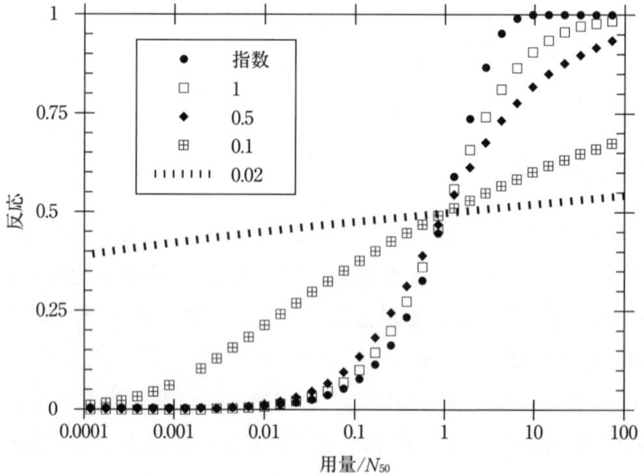

図 8.1　指数モデルとベータ-ポアソンモデルの用量-反応関数の比較

指数モデルとベータ-ポアソンモデルはいずれも，感染過程において生物学的に妥当な仮定から導き出されたものである(ヒトに感染する様々な微生物の用量-反応モデルのパラメータを**表 8.1** に示す)。妥当なモデルを用いた一般的な枠組みも導かれている。

このような半力学的モデルのほかに，様々な経験的なモデルも存在し，ログ-ロジスティックモデル(log-logistic model)，ワイブルモデル(Weibull model)，ログ-

表 8.1　用量-反応の最適パラメータ(ヒト)

微生物	指数 k	ベータ-ポアソン		参考文献
		N_{50}	α	
ポリオウイルスⅠ(Minor)	109.87			Minor *et al.* 1981
ロタウイルス		6.17	0.2531	Haas *et al.* 1993 Ward *et al.* 1986
A 型肝炎ウイルス*1	1.8229			Ward *et al.* 1958
アデノウイルス 4	2.397			Couch *et al.* 1966
エコーウイルス 12	78.3			Akin 1981
コクサッキーウイルス*2	69.1			Couch *et al.* 1965 Suptel 1963
Salmonella *3		23 600	0.3126	Haas *et al.* 1999
Salmonella typhosa		3.60×10^6	0.1086	Hornick *et al.* 1066
Shigella *4		1 120	0.2100	Haas *et al.* 1999
Escherichia coli *5		8.60×10^7	0.1778	Haas *et al.* 1999
Campylobacter jejuni		896	0.145	Medema *et al.* 1996
Vibrio cholera		243	0.25	Haas *et al.* 1999
Entamoeba coli		341	0.1008	Rendtorff 1954
Cryptosporidium parvum	238			Haas *et al.* 1996 Dupont *et al.* 1995
Giardia lamblia	50.23			Rose *et al.* 1991

*1　(感染した個人から排出される)糞便 1 g 当り
*2　B4 および A21 株を合わせたもの
*3　複合的な(非チフスの)病原株(*S.pullorum* を除く)
*4　*flexnerii* と *dysenteriae* を合わせたもの
*5　非腸管出血性株(O111 を除く)

プロビットモデル(log-probit model)などが用いられている(これらのモデルはもともと化学リスクアセスメントで用いられていた)。

一般に，データに統計的に適合するモデルはいくつもあるが，低用量におけるリスクの外挿値は，それらのモデル間で大きく異なる。このようなことは，化学リスクアセスメントにおいてもしばしば起こっていた(Brown and Koziol 1983)。QMRA では，様々な用量-反応関数を集団発生のデータで検証することによって，モデルの妥当性を調べることができる可能性がある。

様々な微生物の用量とその反応(感染など)についての一揃いの用量-反応データがあれば，標準的な最尤(さいゆう)法を用いて，用量-反応モデルのパラメータの最適値を算出できる。その方法は，ヒトのロタウイルス(Haas *et al.* 1993；Regli *et al.* 1991)

や，原虫(Rose *et al.* 1991)などに対してすでに用いられている。パラメータ値の信頼区間も算出でき，それは低用量への外挿の基準として用いられる。しかし一般に，用量-反応に関する研究は，健康な成人で行われたものであり，したがって，一般の集団全体を反映していない可能性があることに注意しなければならない。

8.2.4 リスクの記述

リスクの記述の過程では，曝露と用量-反応に関する情報を統合して，全体的な被害の範囲を推定する。この作業は2つの基本的な方法でなされる。一つは，1個の曝露量の点推定値(すなわち，摂取微生物数)と，用量-反応モデルのパラメータ推定値1個を用いて，リスクの点推定値を計算する方法である。これは，標準的な傾向を示すために「最適な」推定値を用いて行われたり，また悪い方向に影響された状況における値を出すために極端な推定値を用いて行われる。もう一つの手法は，曝露と用量-反応関係の全体の分布を決めて，いろいろなツール[モンテカルロ法(Monte Carlo analysis)など]を用いてリスクの分布形を求めるもので，最近徐々に受け入れられつつある。この手法は，標準的な傾向や極端な場合の推定値に加えて，リスクの推定値の相対的な不正確さについても重要な情報をもたらす(Burmaster and Anderson 1994 ； Finkel 1990)。

リスクの記述にモンテカルロ法を用いることの利点の一つは，不正確さや変動性がリスクの推定値に与える相対的な影響がわかることである。変動性は，曝露集団の中のグループ間にリスクの違いを生じさせるような集団内の不均一性の要素と定義されるべき性質のものであって，おそらく感受性の違いや曝露量の違いに起因するものであろう。不確実性は，リスクの正確な定量を妨げるような精度や確度の要素と定義できる。不正確さは，例えば，用量-反応関係に関するデータの追加などで減少させることができよう。一方，変動性は，リスク全体の分布の下限値として表される。

リスクの記述に関して，2つの見方について述べておく。一般に，現在存在するすべての微生物の用量-(ヒトおよび動物の)反応に関する情報は，1回の用量に関するものであるが，実際の環境(または食物)曝露は，複数回にわたって(時には比較的連続的に)発生する。以前の曝露がリスクに与える影響に関するデータが存在しないため，連続曝露によるリスクアセスメントにおいては，それぞれのリスクは独立であるという仮定が用いられている(Haas 1996)。

8.2.5 リスクマネジメント

リスクマネジメントには，リスクの記述で得られた結果が用いられる。微生物に関しては，政策決定上適切に対応すべきリスクレベルについての理解は，まだ初歩的な段階にある(**第 10 章**参照)。しかし，水系感染する原虫については，年間感染リスクで 10^{-4} (1 万分の 1)が飲料水のリスクとして適切であると(米国では)されている(Macler and Regli 1993)。

8.3 *Cryptosporidium* のケーススタディ

このケーススタディでは，前節で述べた手法を用いて，米国の都市における *Cryptosporidium*(クリプトスポリジウム)によるリスクを評価する。ニューヨーク市は，2 つの水域(水域 C，水域 D)から導水する 2 つの貯水池を持っており，1992 年から両方の水域でオーシスト濃度を測定している。*Cryptosporidium* は，消毒に対して最も抵抗力が強い(遊離塩素単独ではほとんど不活化されない：Finch *et al.* 1998 ；Korich *et al.* 1990 ；Ransome *et al.* 1993)ことから，対象微生物として選定した。したがって，水道用貯水池からの流出水を摂取される水のオーシスト濃度を推定する起点とすることができる。

水道水中の *Cryptosporidium* による感染確率を推定するためには，以下のデータが必要である。

- 1 日当りの水摂取量(V)
- 摂取時点でのオーシスト濃度(C)
- *Cryptosporidium* の用量-反応関数 $f(V \times C)$

この例では，これまでに行ったリスクアセスメントと同様，それぞれの日の曝露(水の摂取)による感染リスクはそれぞれ統計的に独立であるとみなしている(Haas *et al.* 1993 ；Regli *et al.* 1991)。

8.3.1　入力する曝露変数

水道水の摂取量には，Roseberry らが開発した水道水摂取量の対数正規分布モデル(Roseberry and Burmaster 1992)を用いた。全水道水摂取量[mL/日]の自然対数は正規分布に従い，その平均値は 7.492，標準偏差は 0.407 である(算術平均で 1.95 L/日に相当)。

これまで 2 つの水域で観測されたオーシストの時系列濃度から，いくつかの興味深い特徴が明らかとなった(**図 8.2**)。

・オーシスト濃度は，他の微生物濃度と同様，大きく変動する。
・測定初期の濃度は，より最近の濃度よりも高い(その原因は不明である)。
・数多くの試料でオーシストは検出されなかった。検出されなかった試料の平均検出限界は 0.721 個/100 L であった。

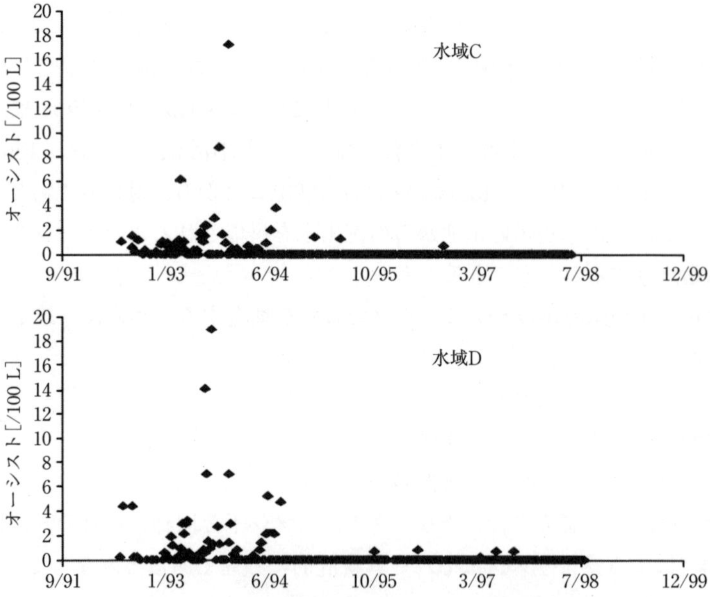

図 8.2　貯水池の原水試料中のオーシスト濃度

不検出を 0 とした時の全体の平均オーシスト濃度は，水域 C，D でそれぞれ 0.26，0.31 個/100 L であった。その日の検出限界を超えていたのは，各水域で採取した

292 試料のうち，水域 C で 45 試料，水域 D では 48 試料のみであった。それらの陽性試料のうち，0.721 個/100 L（不検出となった時の検出限界の平均値）を超過した試料の数は，それぞれ，わずか 18，21 しかなかった。このようなパターンは，原虫のモニタリングデータとしては不自然なものではなく，この結果は，これらの微生物への曝露によるリスクを評価することの難しさを示している。

オーシストの平均濃度とその分布形を推定する際，平均検出限界に近いかそれを下回るかなりの数の試料を考慮に入れなければならない。このような検出限界以下（below-detection-limit ： BDL）のデータを取り扱う方法はいくつか存在する（Haas and Scheff 1990）。ここでは 2 つの基本的な手法を用いた。

・検出限界以下のデータを，検出限界と同じか，検出限界の半分か，0 であったとみなす。そして修正したデータの算術平均を計算する。この手法を「あてはめ（fill in）」手法と呼ぶ。

・最尤法を用いる。この手法では，データは，ある特定の分布（対数正規分布など）から抽出されたと仮定し，標準的な点推定の手法を用いる。尤度関数は，検出された測定値には確率密度関数と同じ式を，BDL のデータは（検出限界までの）累積密度関数が等しくなるように計算する。そしてその尤度を最も大きくするパラメータを最適推定値とする。

2 つの水域から得られたすべてのデータを用いて，摂取時点でのオーシスト濃度分布を作成した。0.721 個/100 L 以下のすべてのデータを打ち切り（データを打ち切るにあたり，0.721 個/100 L を検出限界とした），最尤推定法を用いて対数正規分布のパラメータを算出した。

それぞれの水域のすべてのデータを用いて算出した対数正規分布のパラメータの最適値を**表 8.2** に示す。極端な濃度の裾部分で幾分過少に推測しているが，全体的にみて推定は適切であるといえる。他の分布形（ガンマ分布，ワイブル分布，逆ガウス分布）では，適合度が対数正規分布より良くなることはなかった。対数正規分布への適合度は，χ 二乗検定の条件を満たした。

表 8.2　貯水池試料中のオーシスト濃度［/100 L］の自然対数の最適な正規分布の平均値および標準偏差（1992 年 1 月から 1998 年 6 月）

	水域 C	水域 D
自然対数の平均値	− 2.752	− 3.210
自然対数の標準偏差	1.828	2.177

表 8.3 はそれぞれの水域で最尤法や種々の「あてはめ」手法を用いて算出した算術平均値である（1992 年と 1998 年の平均値はその年の一部分である）。「あてはめた後の算術平均」には最尤推定値（maximum

表 8.3　様々な方法で推定した平均オーシスト濃度[/100 L]

		全年	1992 年	1993 年	1994 年	1995 年	1996 年	1997 年	1998 年*
水域 C	推定算術平均値	0.33	0.62	1.36	0.26	0.16			
	検出限界	0.85	0.72	1.46	0.78	0.73	0.70	0.72	0.72
	検出限界の半分	0.55	0.59	1.30	0.48	0.39	0.36	0.36	0.36
	ゼロ	0.25	0.46	1.13	0.18	0.05	0.01	0	0
水域 D	推定算術平均値	0.43	1.80	1.35	0.47				
	検出限界	0.89	1.14	1.55	0.91	0.7	0.7	0.69	0.72
	検出限界の半分	0.60	0.96	1.41	0.62	0.36	0.36	0.36	0.36
	ゼロ	0.30	0.78	1.26	0.33	0.01	0.02	0.02	0

*　1～6 月

liklihood estimates ： MLEs)を用いた。後半の年では，双方の水域で検出限界を超えた試料がほとんどない(< 2)ため，年間を通した平均値の最尤推定値を求めることができなかった。

検出限界の値やその半分の値を用いた「あてはめ」手法のバイアス(bias)は，測定値がほとんど検出限界以下であった後半の年で明らかにみてとれる。これらの「あてはめ」手法では，水源中のオーシスト濃度を過大評価する。いずれの手法を用いても，1992 年と 1993 年は，後半の年よりも高い平均濃度となった。

曝露評価のため，それぞれの水域でのオーシスト濃度は(相互関係を考慮するため)流量により重み付けして結合した。

ヒトのボランティアへの *C.parvum* オーシスト感染試験で得られた用量-反応関係は指数型であり，そのパラメータ(k)は 238 と算出された(**表 8.1**)。k の信頼度分布は，尤度法で算出した(Morgan 1992)。k の自然対数の信頼度分布は，平均値 5.48，標準偏差 0.32 の正規分布に近似できることがわかった。

8.3.2　結　　果

水道水の摂取量(V)，オーシスト濃度(C)，それに用量-反応パラメータ(k)の値にそれぞれ 1 つずつ与えれば，個人への感染リスクを計算できる。入力値の不正確さや変動性を組み込んだリスクの分布形を考慮するためには，この計算を数多く繰り返さなければならない(モンテカルロ法)。この手法では，一揃いの新しいサンプル群(水の摂取量，各地点でのオーシスト濃度，および用量-反応パラメータ)を得て，そのサンプル群を用いて個々のリスクを計算し，リスクの分布形を推定する。

以下に2種類の計算結果を示す。一つめは，単一の水摂取量，用量-反応パラメータ，平均オーシスト濃度を用いて，各年の日感染リスクを計算した(リスクの経時的な傾向を知るために)。平均オーシスト濃度には，検出限界以下のデータの取扱い方の異なる4つのオーシスト濃度を用いた。このシミュレーションの目的は，リスクの経時的な傾向をつかむことである。二つめの結果は，すべての入力値の不正確さを考慮に入れて推定したリスクの分布を示している。この分布は1992～98年のデータを統合して作成した。

8.3.2.1 点推定

Cryptosporidium による日感染リスクの点推定値を**表 8.4** に示す。4つの列は，それぞれ平均オーシスト濃度の決定に用いた手法の違い(最尤法と3つの「あてはめ」手法)を意味する。水摂取量は1.95 L/日，k の値は238とした。それぞれの年のリスクと，すべての年を通して得た年間感染リスクの2種類の計算を行った。

表 8.4 *Cryptosporidium* による日感染リスクの点推定値

(× 10^{-5})

	最尤法による推定算術平均値	あてはめ手法		
		検出限界	検出限界の半分	ゼロ
全年	3.2	7.1	4.7	2.3
1992 年	10.7	7.8	6.5	5.3
1993 年	10.8	12.2	10.9	9.7
1994 年	3.1	6.9	4.6	2.2
1995 年	—	5.7	3	0.2
1996 年	—	5.7	2.9	0.1
1997 年	—	5.6	2.9	0.1
1998 年*	—	5.6	2.9	0

* 1～6月

—：検出されたデータが2つ以下であったため推定不可能。

8.3.2.2 モンテカルロシミュレーション

点推定は便利であるが，リスクの推定値の不確実さはわからない。それを知るためには，モンテカルロ法が必要である。モンテカルロ法で行った10 000回の試行で得られたリスクの統計値を**表 8.5** に示す。この演算では，水中の濃度分布としてすべて(1992～98年)のオーシスト観測データを用いた。日感染リスクの推定平均

値は 3.42×10^{-5} となった。

表 8.5　モンテカルロ法を用いた *Cryptosporidium* 感染リスクの推定結果

統計値	個人の日感染リスク
平均値	3.4
中央値	0.7
標準偏差	19.8
上側 95 %信頼区間	0.034
下側 95 %信頼区間	21.9

モンテカルロ法で得られた結果は，最尤法や「あてはめ」手法を用いて得られた各年のデータを個別に扱って得た点推定値をまとめて得られたものである。

この演算の中で，感度解析も行った。それぞれの入力値と日感染リスクとの間の順位相関を計算した。2 つの貯水池の流出水の原虫濃度が日リスクとの相関が最も高いことがわかった。他の入力値(水の摂取量と用量-反応パラメータ)は，リスクの推定値にごくわずかな影響しか与えなかった。したがって，流出水のオーシスト濃度を，より正確に推定できるようにすることが肝要である。

8.3.3　適用限界に関する注意

上述したリスクアセスメントでは，この結果に基づいて意思決定する時に考慮に入れなければならない限界が多くある。

- (*Cryptosporidium* の 1 つの種に基づいた)健康なボランティアのデータを使用していること
- 二次感染を考慮していないこと
- オーシストの活性または感染性を考慮していないこと
- オーシスト回収率が低いこと
- 終点の選択(感染よりも発症の方がより重要な終点となりうる)

8.3.4　ケーススタディのまとめ

年間感染リスク 10^{-4} という値(USEPA が飲料水による感染性微生物への曝露の許容レベルとして提案した値)は，日リスクでは 2.7×10^{-7} に相当する。この値は，上で計算したニューヨーク州の 1 日のリスクの推定値の下側 95 %信頼限界値を下回っている。また，年ごとのデータを別々に扱って得られたリスクの点推定値を下回っている。したがって，用いた仮定に基づくと，現在のクリプトスポリジウム症のリスクは，許容できるとされるリスクレベルを超過しているといえる。

微生物リスクアセスメントは，将来的な水処理計画や流域管理計画の調査と統合されなければならない。例えば，オーシスト濃度を低下させる施策の効果についての情報が入手できれば，微生物感染への潜在的な影響を評価できる。標準的な処理効果が得られるのであれば，適切に機能するろ過施設を設置することによって，日および年間の *Cryptosporidium* 感染リスクを 1/100 に減少できるであろう。

8.4 動的疫学に基づいたモデル

前節で述べたように，水系病原微生物の摂取による健康リスクの定量的アセスメントへの試みでは，主に 1 回の曝露による個人の感染あるいは発症の確率を計算するような静的モデルに着目してきた（Fuhs 1975 ； Haas 1983b ； Regli *et al.*1991）。最も一般的に使用されている枠組みは化学モデルに基づいて作成されており，したがって以下に挙げるような感染症の伝播に特有の数々の特性は扱っていない。

・二次的な（ヒトからヒトへの）感染症の伝播
・長期あるいは短期の免疫
・病原体の環境中での動態

感染者あるいは発症者とそのリスクを受ける人との相互関係を無視して，感染症の伝播を静的な過程とみなすことには限界があることは，*Giardia*（Eisenberg *et al.* 1996），デング熱（Koopman *et al.* 1991b），性行為感染症（Koopman *et al.* 1991a）などに関する研究で明らかにされている。環境を介した病原体の伝播経路は，複雑である。この過程には，ヒトのみを宿主とする病原体ではヒト－ヒト，ヒト－媒介物－ヒト，ヒト－水－ヒト，および食物を介した感染などがあり，また他の動物にも寄生できる場合はそれに加えて動物－動物や動物－ヒトなどの経路が存在する。腸管に感染する病原体の伝播に水が果たす役割を理解したり，ある限られた集団の飲料水起因の疾病リスクを推定したりするためには，病気伝播機構を十分に解明することが重要である。

前にも述べたように，化学リスクパラダイムを用いるモデルは静的であり，リスクを個人のレベルで評価している。つまり，リスク計算とは，ある濃度の病原体に曝露されたある人が，健康に害を受ける確率の計算である。この計算では，潜在的に，病気の発生は独立である，つまり，A という人が感染する確率は，その集団の中の病気の流行状況とは独立であるという仮定をおいている。この仮定は化学物質への曝露に対しては有効であるが，感染性疾病の過程では普遍的に成り立つものではない。Aという人が感染する確率は，その人の環境中の病原体への直接曝露だけではなく，現在感染している人々(グループB)への曝露の影響も受ける。グループBの中には，それ以前に環境中の病原体に曝露して感染した人もいる。したがって，環境中の病原体への直接的な曝露によるリスクに加えて，AはグループBへの曝露による間接的なリスクも受けることになる。この二次感染の意味の一つは，リスクは，定義上，集団のレベルで示されるということである。具体的には，ある個人は汚染された環境媒体への直接的な曝露だけではなく，結果的に感染した人々への曝露につながる，人集団内での交流によってもリスクを受ける。もう一つの意味は，リスクの計算は本来動的なものである，つまりリスクの演算全体は，汚染された媒体への現在の曝露だけでなく，それに続く二次感染も考慮するべきであるということである。

例えば，過去の病原体への曝露による感染後の状態や，感染はしているが無症状の保菌者の状態などのような，病気というものの過程における他の疫学的状態の存在もリスクの推定に影響を及ぼす。感染後の状態は，長期にわたり完全に保護されるか短期に部分的に保護されるか，様々である。したがって，どのような時点においても，病気に対して感受性のない(感染しない)人々が存在している可能性がある。さらに，保護されている人々の割合は，過去の罹患率によって変動すると考えられる。無症状の保菌者は，感受性のある人々への接触により感染源となりうる。この確率も時間によって変動する。

8.5　ケーススタディ：ロタウイルスの感染プロセス

上記の議論では，病気の状態で人々を分類してリスクの疫学的特性を示した。その状態とは「感受性がある(susceptible)」，「発症している(感染性および症状がある)(diseased)」，「(部分的または完全な)免疫(immune)」，そして／または「保菌者(感染性はあるが無症状である)(carrier)」である。さらに，人々はそれらの状態の間を移動すると考えられる。人が状態の間を動く速度に影響する要素は，

・環境中の病原体への曝露の度合い
・感染性のある，または保菌者状態にある個人に曝露する強さ
・病気のその時の状態(例えば，潜伏期間，発症期間，防御免疫の期間)など

である。この概念的モデルは本質的に動的で，集団に基づいている。つまり，感染リスクは，集団レベルでとらえられている。上記の概念に従うと，感染症の枠組みで規定される最初のステップは，ある病原体の重要な状態や階級を特定し，それらの因果関係を図示することである。疫学的見方では，集団は病気によって限られた段階に分けられる。従来，このような部門別のモデルを作成する際は，集団の構成員は「感受性がある」，「感染している」，「回復した」に階級分けされている。しかしロタウイルスのような病原体については，このモデルはそれぞれの段階を移動する成員の動きを描写するのに十分ではないことがある。より詳細なモデルの構造は以下の特性を持っている。

・ロタウイルスに曝露すると，ある免疫を得ることができる。しかし，この免疫状態は完全ではなく，また，長期にわたるものではない。
・感染しても発症に至らない場合があることが実証されている（また実際一般的である）。

これらの特性から，ロタウイルスの感染プロセスと関連付けて集団を分類する一つの方法は，次のようである。

・感受性のある状態（S）：感染する可能性があると定義される。
・保菌者の状態（C）：感染しているが無症状であると定義される。
・発症した状態（D）：症状および感染性があると定義される。
・感染後の状態（P）：感染しておらず，また（限られた，また短期間の）免疫により感染する可能性もないと定義される。

ある状態の構成員は，病気の過程の因果関係に従って他の状態に移動することができる。例えば，感受性がある状態の人は，病原体に曝露して，発症した状態に移動することがある。このことは**図 8.3** に示されている。

ロタウイルスの疫学を描写するために，概念的モデルには，状態変数と移動パラメータが含まれている。状態変数（S, C, D, および P）はある時点においてその状態に含まれる人々の数を示し，$S + C + D + P = N$（すべての状態変数の合計は全体の人数）と定義される。移動パラメータはある状態から他の状態への人の移動を決定する。一般に，移動パラメータは β，γ，および添字付きの γ で表される。

・β は，非感染性状態（S または P）から感染状態（C または D）への移動速度を意味する。これらの移動速度パラメータは，ロタウイルスへの一次的（例えば，飲料水）や二次的（その他のすべて）な曝露による状態間の移動を表す。

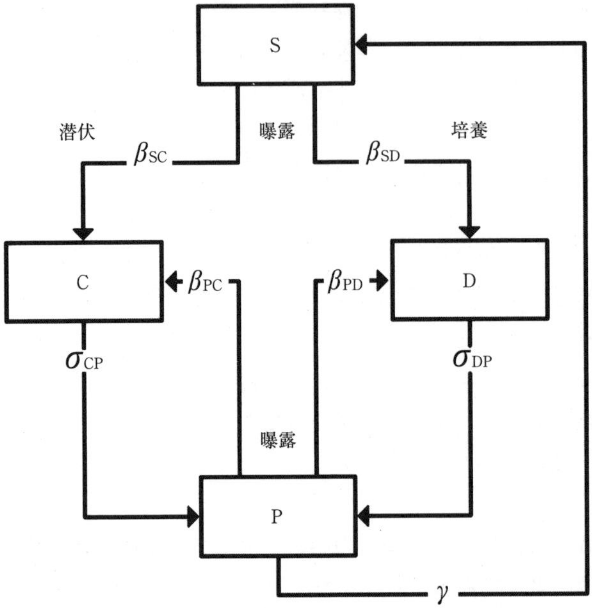

図 8.3　ロタウイルスについての概念的モデル
(状態変数：S ＝感受性あり＝感染性なし，症状なし，C ＝保菌者＝感染性あり，症状なし，D ＝発症＝感染性あり，症状あり，P ＝感染後＝感染性なし，症状なし，短期的あるいは部分的な免疫あり)

- σ は，感染状態(C または D)から感染後の状態(P)へと回復する速度を意味する。
- γ は，感染後の状態(部分的な免疫)から感受性のある状態である S への移動速度である。

移動パラメータは，文献から直接得たり，文献で得られたいくつかの変数からなる関数であったり，適用可能であれば局所的なデータから得ることもできる。ここで示した方法は，集団の構成員がそれぞれの状態で過ごす時間の分布は指数的であると仮定する方法である(これは常に成り立つものではないが，組み込むのは容易である。例えば，Eisenberg *et al.* 1998 を参照)。

このモデルは，状態間の集団の動きを表現する。ここで，ある時点における感染性のある集団の割合を考えてみる。**図 8.3** にあるように，ロタウイルスへの曝露に際して，3 つのプロセスが集団の中の感受性のある人数に影響する。

- 感受性のある状態 S から保菌者の状態 C へ(速度 β_{SC} で)移動する。

・感受性のある常態 S から病気の状態 D へ(速度 β_{SD} で)移動する。

・感染後の状態 P から感受性のある状態 S へ(速度 γ で)戻る。

図 8.3 にすべての状態間の集団の動きの過程を示している。このモデルの数学的な詳細は他の文献で詳細に示されている(Eisenberg *et al.* 1996,1998 ； Soller *et al.* 1999)。

8.5.1　実　　行

ILSI(International Life Science Institute)微生物リスクの枠組みの改良モデルを使用すると，ヒトの健康リスクを評価するための概念的モデル，例えばロタウイルスのモデルは，問題の定式化，解析，およびリスクの特徴付けの 3 つの段階からなる(ILSI 1996)。この手順は**図 8.4** に要約されている。

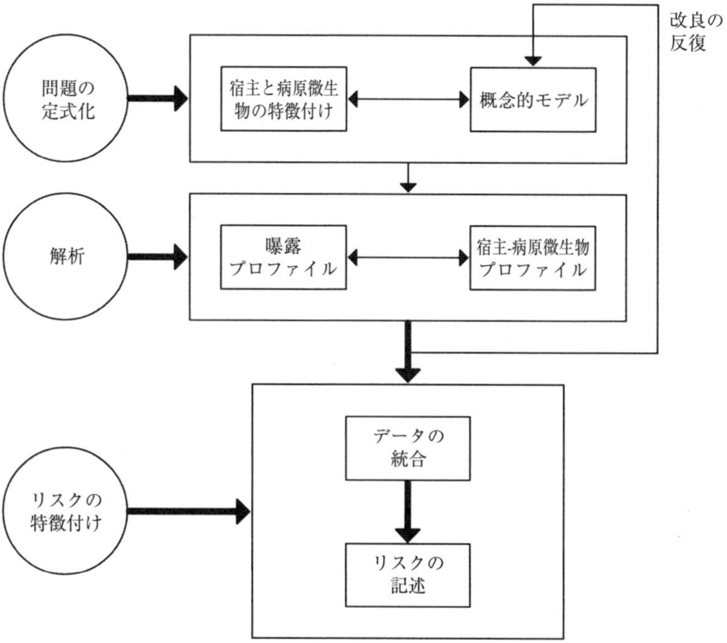

図 8.4　ILSI の枠組みの適用の概念

8.5.1.1　問題の定式化と解析

問題の定式化の過程での概念的モデルの開発に加えて，関連するデータを得るために，一般に文献調査が行われる。宿主と病原体の初歩的な特徴についても調査される。

解析の過程の目的は，概念的モデルをリスクの特徴付けと結び付けることである。この過程では，問題の定式化で得られたデータを要約して整理し，特定の問題に関連したデータを簡潔に要約したような，曝露および宿主-病原体間の関係の概略を作成する。

8.5.1.2　リスクの特徴付け

リスクの特徴付けの過程では，曝露分布と宿主-病原体間の関係を統合して，データの不確かさと定量化の課程で用いられた仮定との関連の中で，微生物汚染に曝露することによる健康への悪影響の度合いを定量化する。リスクの特徴付けでは，データの統合の段階にも着目する。先にも述べたように，概念的モデルは，状態変数と速度パラメータから構成される。データの統合は，適用可能なデータをもとに，速度パラメータの確率分布を定量化する過程である。データの統合の段階が終了すると，一連のシミュレーションが行われる。モンテカルロシミュレーションの技術は，環境システムに内在する不確かさや変動性を考慮するために組み込まれている。シミュレーションの結果は，リスクの記述や，記述されたある問題に関連したリスクである。**図 8.5** にこれらのシミュレーションの結果を図にする方法を示す。

図に示した 4 つのシナリオをまとめるために箱型図を用いた。最初の 2 つのシナリオは，それぞれ子供と大人の仮想的な基本状態である平均的な 1 日の罹患率である。三つめのシナリオは，子供が基準状態よりも高度の汚染に曝露した状態を示し，四つめのシナリオは，より低い汚染に曝露した状態を示す。ここで，このグラフは図案化の目的だけで用いられているのであって，実際のリスク評価を表していないことに注意しなければならない。このことに注意しながら，この図により以下の情報を得ることができる。

・各シナリオにおける不確実性は，かなり大きい。

・子供の疾病負担は，大人よりも大きい。

・水の汚染度が非常に低い場合であっても，局地的な汚染状態が存在する。

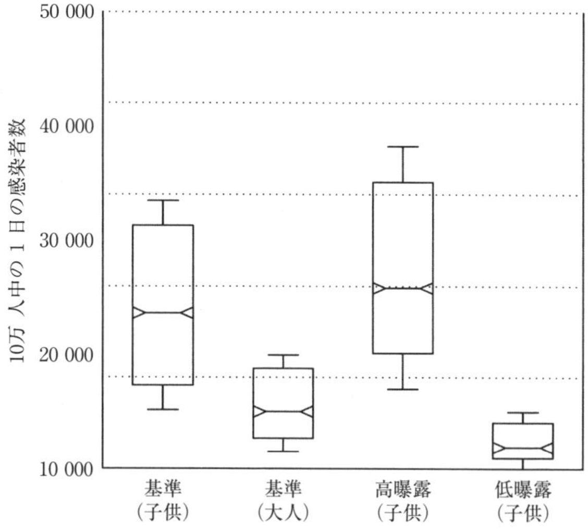

図 8.5　標準状態での子供，大人，高い曝露，低い曝露における日感染リスクの平均の比較

8.6 考　察

総合的なリスクアセスメント手法は，結果としてのリスクの推定値に影響を及ぼすすべての重要な過程を考慮したものでなければならない。感染症の過程で重要な特性の一つは，感染者が，直接あるいは間接的に接触することによって，感受性のある人に感染させることができることである。病気の伝達過程におけるこの側面を厳密に組み込むためには，リスクの演算に際しては，感染した個人への接触による間接的な曝露を考慮しなければならない。もう一つの特性は感染後の過程であり，すべての時点において(病原体への以前の曝露により)再感染の可能性のない集団が存在するという点で，リスクの推定値に影響を及ぼす。

感染症のプロセスは，生来，集団的なもので動的であるが，仮定を単純化して化学リスクパラダイムを適用できる場合もある。ロタウイルスのケーススタディで用いた手法の貴重な特徴の一つは，二次感染の割合が無視でき，病原体に曝露していても将来の感染に対する防御が有効でなく，感染過程が静的であれば，化学リスクの枠組み(前節参照)と類似の枠組みに圧縮できるということである。

動的な病気過程モデルには数々の適用例がある。例えば，Eisenberg *et al.* (1998)

は，この手法を *Cryptosporidium* 集団発生における感染症の動態の研究で使用した。その研究では，結果が既知であり，ある集団発生に影響した状態を決定するために用いられている。他の調査(Eisenberg *et al.* 1996)では，再利用水を用いているリクレーションプールで泳ぐことによる *Giardia* 感染症のリスクアセスメントにおける不確実性を調査するためにもこの手法が用いられている。両方の研究において，動的で集団をもとにしたモデル化の枠組みは，不確実性や変動性との関連で感染症の過程についての情報を提供する貴重なツールである。

8.7 国際的なガイドラインや国内の規制に向けた実行

疫学や他の情報源と連動させれば，リスクアセスメントは非常に有用なツールとなりうる。疫学とともに用いられるだけでなく，疫学を適用できないようなごくまれな事象や非常に重篤な疾病などの分野でも有用な洞察を提供する。リスクを評価する過程でパラメータを容易に変えることができるので，国際的ガイドラインやある国の状況から得た基準をより良いものにすることができる。対象の管理介入を助けるための仮定シナリオを試すのにも使用できる。しかし，この技術には限界があり，仮定を実際のデータを用いて校正されることが不可欠であり，また他の技術に単純に取って代わったということもない。他のモデルと同じように，出力はせいぜい入力と同等なのである。

8.8 参考文献

Akin, E.W. (1981) Paper presented at the US EPA symposium on microbial health considerations of soil disposal of domestic wastewaters.

Brown, C.C. and Koziol, J.A. (1983) Statistical aspects of the estimation of human risk from suspected environmental carcinogens. *SIAM Review* **25**(2), 151–181.

Burmaster, D.E. and Anderson, P.D. (1994) Principles of good practice for use of Monte Carlo techniques in human health and ecological risk assessment. *Risk Analysis* **14**(4), 477–481.

Couch, R.B., Cate, T., Gerone, P., Fleet, W., Lang, D., Griffith, W. and Knight, V. (1965) Production of illness with a small-particle aerosol of Coxsackie A21. *Journal of Clinical Investigation* **44**(4), 535–542.

Couch, R.B., Cate, T.R., Gerone, P.J., Fleet, W.F., Lang, D.J., Griffith, W.R. and Knight, V. (1966) Production of illness with a small-particle aerosol of Adenovirus type 4. *Bacteriology Reviews* **30**, 517–528.

Dupont, H., Chappell, C., Sterling, C., Okhuysen, P., Rose, J. and Jakubowski, W. (1995) Infectivity of *Cryptosporidium parvum* in healthy volunteers. *New England Journal of Medicine* **332**(13), 855–859.

Eisenberg, J.N., Seto, E.Y.W., Olivieri, A.W. and Spear, R.C. (1996) Quantifying water pathogen risk in an epidemiological framework. *Risk Analysis* **16**, 549–563.

Eisenberg, J.N.S., Seto, E.Y.W., Colford, J., Olivieri, A.W. and Spear, R.C. (1998) An analysis of the Milwaukee *Cryptosporidium* outbreak based on a dynamic model of disease transmission. *Epidemiology* **9**, 255–263.

Finch, G.R., Gyurek, L.L., Liyanage, L.R.J. and Belosevic, M. (1998) Effects of various disinfection methods on the inactivation of *Cryptosporidium*. AWWA Research Foundation, Denver, CO.

Finkel, A.M. (1990) Confronting uncertainty in risk management. Resources for the Future, Centre for Risk Management, Washington, DC.

Fuhs, G.W. (1975) A probabilistic model of bathing beach safety. *Science of the Total Environment* **4**, 165–175.

Furumoto, W.A. and Mickey, R. (1967a) A mathematical model for the infectivity-dilution curve of tobacco mosaic virus: Experimental tests. *Virology* **32**, 224.

Furumoto, W.A. and Mickey, R. (1967b) A mathematical model for the infectivity-dilution curve of tobacco mosaic virus: Theoretical considerations. *Virology* **32**, 216.

Haas, C.N. (1983a) Effect of effluent disinfection on risk of viral disease transmission via recreational exposure. *Journal of the Pollution Control Federation* **55**, 1111–1116.

Haas, C.N. (1983b) Estimation of risk due to low doses of micro-organisms: A comparison of alternative methodologies. *American Journal of Epidemiology* **118**(4), 573–582.

Haas, C.N. (1996) How to average microbial densities to characterise risk. *Water Research* **30**(4), 1036–1038.

Haas, C.N. and Scheff, P.A. (1990) Estimation of averages in truncated samples. *Environmental Science and Technology* **24**, 912–919.

Haas, C.N., Rose, J.B., Gerba, C. and Regli, S. (1993) Risk assessment of virus in drinking water. *Risk Analysis* **13**(5), 545–552.

Haas, C.N., Crockett, C., Rose, J.B., Gerba, C. and Fazil, A. (1996) Infectivity of *Cryptosporidium parvum* oocysts. *Journal of the American Water Works Association* **88**(9), 131–136.

Haas, C.N., Rose, J.B. and Gerba, C.P. (1999) *Quantitative Microbial Risk Assessment,* Wiley, New York.

Hornick, R.B., Woodward, T.E., McCrumb, F.R., Dawkin, A.T., Snyder, M.J., Bulkeley, J.T., Macorra, F.D.L. and Corozza, F.A. (1966) Study of induced typhoid fever in man. Evaluation of vaccine effectiveness. *Transactions of the Association of American Physicians* **79**, 361–367.

International Life Sciences Institute (ILSI) (1996) A conceptual framework to assess the risks of human disease following exposure to pathogens. *Risk Analysis* **16**, 841–848.

Koopman, J.S., Longini, I.M., Jacquez, J.A., Simon, C.P., Ostrow, D.G., Martin, W.R. and Woodcock, D.M. (1991a) Assessing risk factors for transmission of infection. *American Journal of Epidemiology* **133**, 1168–1178.

Koopman, J.S., Prevots, D.R., Marin, M.A.V., Dantes, H.G., Aquino, M.L.Z., Longini, I.M. and Amor, J.S. (1991b) Determinants and predictors of dengue fever infection in Mexico. *American Journal of Epidemiology* **133**, 1168–1178.

Korich, D.G., Mead, J.R., Madore, M.S., Sinclair, N.A. and Sterling, C.R. (1990) Effects of ozone, chlorine dioxide, chlorine and monochloramine on *Cryptosporidium parvum* oocyst viability. *Applied and Environmental Microbiology* **56**(5), 1423–1428.
Macler, B.A. and Regli, S. (1993) Use of microbial risk assessment in setting United States drinking water standards. *International Journal of Food Microbiology* **18**(4), 245–256.
Medema, G.J., Teunis, P.F.M., Havelaar, A.H. and Haas, C.N. (1996) Assessment of the dose–response relationship of *Campylobacter jejuni*. *International Journal of Food Microbiology* **39**, 101–112.
Minor, T.E., Allen, C.I., Tsiatis, A.A. Nelson, D.D. and D'Alessio, D.J. (1981) Human infective dose determination for oral Poliovirus type 1 vaccine in infants. *Journal of Clinical Microbiology* **13**, 388.
Morgan, B.J.T. (1992) *Analysis of Quantal Response Data,* Chapman & Hall, London.
National Academy of Science (NAS) (1983) *Risk Assessment in Federal Government: Managing the Process,* National Academy Press, Washington, DC.
Ransome, M.E., Whitmore, T.N. and Carrington, E.G. (1993) Effects of disinfectants on the viability of *Cryptosporidium parvum* oocysts. *Water Supply* **11**, 75–89.
Regli, S., Rose, J.B., Haas, C.N. and Gerba, C.P. (1991) Modelling risk for pathogens in drinking water. *Journal of the American Water Works Association* **83**(11), 76–84.
Rendtorff, R.C. (1954) The experimental transmission of human intestinal protozoan parasites. I. *Endamoeba coli* cysts given in capsules. *American Journal of Hygiene* **59**, 196–208.
Rose, J.B., Haas, C.N. and Regli, S. (1991) Risk assessment and the control of waterborne giardiasis. *American Journal of Public Health* **81**, 709–713.
Roseberry, A.M. and Burmaster, D.E. (1992) Log-normal distributions for water intake by children and adults. *Risk Analysis* **12**(1), 99–104.
Soller, J.A., Eisenberg, J.N. and Olivieri, A.W. (1999) *Evaluation of Pathogen Risk Assessment Framework,* ILSI, Risk Science Institute, Washington, DC.
Suptel, E.A. (1963) Pathogenesis of experimental Coxsackie virus infection. *Archives of Virology* **7**, 61–66.
Ward, R., Krugman, S., Giles, J., Jacobs, M. and Bodansky, O. (1958) Infectious hepatitis studies of its natural history and prevention. *New England Journal of Medicine* **258**(9), 402–416.
Ward, R.L., Bernstein, D.L., Young, E.C., Sherwood, J.R., Knowlton, D.R. and Schiff, G.M. (1986) human rotavirus studies in volunteers: Determination of infectious dose and serological responses to infection. *Journal of Infectious Diseases* **154**(5), 871.

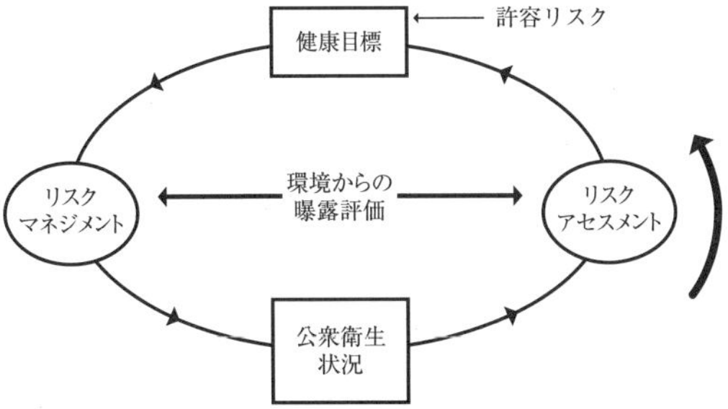

第 9 章

品質検査と水起因リスクの評価

Sally Macgill, Lorna Fewtrell, James Chudley and David Kay

Burmaster and Anderson（1994）がいうところの「garbage in, gospel out（ゴミを見て，真理を見ず）」となることを避けるには，リスクを評価するための入力情報（input）の価値を（ある種の基準化された質的評価によって）吟味することが必要であることが明らかになってきた。本章の目的は適用可能なアプローチを示し，この領域において発展させていくための必要な事項を示すことにある。ここで示す例のほとんどがリスクアセスメントの領域から参照したものであり，リスクアセスメントを行うためのどのツールに対しても同じアプローチが使用できる。

9.1 はじめに

水系関連の健康リスクを評価するにあたり，科学はどれほど有効なのだろうか？この問いへの答えが見つからないとしても，リスクの評価や疫学調査の結果は，どれほど実用的に理解され実行されているのだろうか？　また実行するのに必要な信頼度や注意は，どれほど理解されているのだろうか？

そのような質問は，水起因リスクを評価するための良い入力情報を提供するには科学では限界があることを認識した時，わきあがる。科学的知識の現状において見解の相違や限界値の問題がある。それらは構造的な限界として認識されている問題であり，科学者たちの研究成果として解決可能な類のものではない。

Weinberg (1972) は，伝統的な科学的パラダイム (例えば，検証可能な仮説) で規定でき，科学の範疇ではけっして解決できないような問題において，トランス-サイエンス (trans-science) の概念を導入した。この問題領域の範疇には，非常に複雑すぎて実際には実行できないような実験設定を伴うような問題 (技術的に大きすぎたり複雑すぎたりするような場合や，必要な実験の種類が何百万にわたるなどと多すぎたりするような場合)，倫理的な困難さが伴うような問題 (顕著な悪例としては有害物質を実験的にヒトに曝露させるようなこと)，および真に問題となる物質種や病原体を取り扱うことが困難なために代替指標を用いるような場合に発生する問題などが含まれる。

概念的にもっと単純なその他の構造的な限界としては，経済上の問題から生じるものがある。科学には費用がかかり，単純にいえば要求されるすべてについて資金が付くわけではない。例えば，まだテストされていない有害物質や発がん性物質において，徹底的ではないけれども全物質をテストするのがよいのか，ごく一部の物質に対して徹底的にテストするのがよいのかといった，研究の優先順位に関しての基本的な問題が存在する (Cranor 1995)。同時に，もし適切なグループにそれに取り組むための費用が充てられるように研究の優先度が決められるならば解決される問題もある。また様々な問題は学際的側面を持っているため，研究を支援する側にとっては各分野の個々の研究者への支援があまり期待できるものではなくなってしまうという場合もある。

個々の場合の適用可能な科学の信頼性に基づいて，リスクアセスメントについてのスペクトルを示すことができる (**図 9.1**)。本来，トランス-サイエンスの問題は，

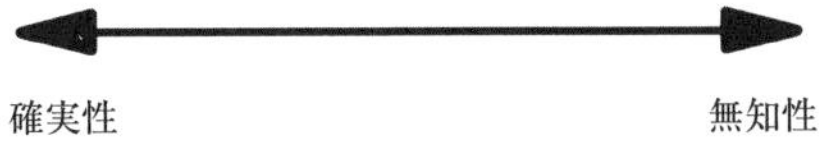

図 9.1　不確実性のスペクトル

この矢印の右方向に位置しており，古典的な実験室科学は左方向に位置しているものである。

結果をわかりやすく説明するためには，リスクアセスメントおよびリスクアセスメントのための研究を利用する人が**図 9.1** の矢印のどの位置にいるのか，つまり個々の事例に関係している科学がどこに位置しているのかを知っておく必要がある。科学成果の享受者として，受け取っているものの品質に関する証明書が必要であることを強調しておきたい。

9.2　水起因リスクの評価における不確実性

「定量的な予測リスクを導く時に起こる一つの問題は，不確実性がどの程度のものだったかすぐに忘れてしまうことだ」(Gale 1998, p.1)。

ここでは，米国国立科学学術院(USA National Academy of Sciences)により定められたリスクの評価において使われている一般的なパラダイムを参照しながら，水起因リスクの評価における不確実性について見てみよう。これは以下に示す 3 つの段階を統合してリスクを特徴付けるものである(この段階はリスクの推定において核となる科学的プロセスの一つである)(NAS 1983)。

(1)　危害性評価(hazard assessment)とは，環境物質が危害を及ぼすかもしれないという根拠が，どの程度実体的で確かなものかということをみるものである。そのことは，ヒトへの影響の可能性を推定しながら行われる動物実験や，対象物質に曝露されたことがわかっている人々についてのケーススタディや，ヒトのボランティア実験により確かめられる。広く知られていることであるが，動物実験の結果をヒトの集団へ外挿する際には限度がある。実験でみられる反応が実際に対象としている物質による原因で起こり，それ以外の原因ではないということの絶対的な確証を得ることは難しい。またどうすればより一般的な被験集団を抽出できるか，もしくはどうすれば対象としたい感受性集団から被験者集団を特定できるかという点についても疑わしい面が残る。これらを扱う際の手際にも差違がある。

(2)　用量-反応評価(dose-response assessment)の目的は，対象物質の用量とそれによって生じる健康影響の程度の相関を特定することである。用量-反応モデルを検証することによって，これ以下では健康影響がみられないという閾値を見出すことになるかしれないし，また必須化学物質(ある程度の量では健康に良い影響があるが，過小量でも過大量でも健康を害するもの)にみられるような古典的U字型用量-反応を見出すことになるかもしれない。

用量-反応評価から得られる結論についてはたびたび論争が起こっている。それは測定の際に生じる大きな誤差や症状の誤認識，そして誤用される恐れの大きい統計解析に結論がたびたび依存しているという理由による。用量-反応モデルを低濃度レベルで特定することは，特に難しく不可能であることが多い。ある集団の結果を他の集団の場合へ適用することと同様に，ある種から他の種へ結果を適用することも不確実性を持つ。

(3)　曝露評価(exposure assessment)は，ヒトの集団に対する曝露についてどのくらいの量が，どのくらいの期間に，どのくらいの頻度で起こるかをみるものである。曝露評価においては，発生源から離れた場所での対象物の希釈された濃度を測定することが難しいこと，物質によってはその検出限界，また物質の活性や回復率といった情報において非常に大きな不確実性が存在している。また集団内における曝露濃度の分布予測，水消費量の知識，および特定の地域条件(水道や衛生状態)への留意が欠如しているといった問題点も存在する。

以上の3段階を統合して全リスクの特徴付けが行われるが，それは特定の危害に曝露した結果起こるインパクトについて，どのくらい起こりそうで，どのくらい深刻であるかについて推定するものである。それは，数値もしくはある範囲を持つ値として表されることもある。複雑な研究としては，モンテカルロ解析法(Monte Carlo analysis)が，曝露や用量-反応関係に関する分布全体からリスクの分布を説明するための方法の一つとして挙げられる(例えば，Medema *et al.* 1995)。これは中央値や異常値のみならず，リスクの算定における相対的不確実性についても教えてくれる(Burmaster and Anderson 1994)。しかし，結果の全体的な確実性を示すことができるような方法として一般的に受け入れられるようなものはない(例えば，確からしさは，算定される確率分布によって判断できるのだが，これはその時代の科学レベルや使用されているデータの質に依存している)。

例として，水道蛇口における *Cryptosporidium*(クリプトスポリジウム)の問題について考えてみる。著者は，いろいろなリスク評価結果を**表 9.1** にまとめた。Haas and Rose(1994)も，Milwaukee の *Cryptosporidium* の流行では，人々の発症するレベルは，オーシスト 1.2(0.42 ～ 4.5)/L の曝露を受けた場合であったと計算している。

表 9.1　リスク評価結果―水道蛇口における *Cryptosporidium*

リスク (95 %信頼区間)	備　考	参考文献
9.3×10^{-4} (3.9×10^{-4} ～ 19×10^{-4})	オーシスト 1/10 L の濃度の飲料水による一日リスク	Rose *et al.* 1995
3.6×10^{-5} (3.5×10^{-7} ～ 1.8×10^{-3})	オランダの従来型表流水処理から供給される飲料水による一日感染リスク	Medema *et al.* 1995
0.0009 (0.0003 ～ 0.0028)	AIDS 患者でない大人のオーシスト 1/1 000 L の曝露による年間感染リスクの中央値	Perz *et al.* 1998
0.0019 (0.0003 ～ 0.0130)	AIDS 患者である大人のオーシスト 1/1 000 L の曝露による年間感染リスクの中央値	Perz *et al.* 1998
3.4×10^{-5} (0.035×10^{-5} ～ 21.9×10^{-5})	ニューヨークの浄水からの曝露による一日感染リスク	Haas and Eisenberg 2001
0.0001	浄水からの年間許容感染リスク	Macler and Regli 1993

9.3　リスク算定における科学的品質検査

「定量的リスク解析により示される数値は，それを導く時の仮定，注意点および限定条件とは無縁のところで一人歩きし始める」(Whittemore 1983，p.31)。

科学には限界があり，それによって水起因のリスク算定には不確実性が生じる。物事が一般的であるほど，この不確実性の程度がわからなく(もしくは報告されないものに)なりがちであるが，一般的に公表され受け入れられているような対策はない。ある種の品質検査(quality audit ： QA)が組織的に実行されている場合に，原則的に扱われるはずの事象については，まだ不十分であると考えられる。これを可能にするためには，適切な管理手段を発展させ，かつ検証されなければならない。

多くの分野において品質検査は一般的に実行されてきている。例えば英国における高度教育機関は，現在すべての大学学部における研究や教育活動を組織的に品質検査することに精通しており，個々のケースにおいて別々の方法論を適用するにまで至っている。その他の例としては，保証機構による高品質基準認定ラベルの利用がある。一般的な例としては，国際標準化機構（International Organization for Standardization ： ISO）が様々な品質基準レベルを提供している。

水起因リスクを考える場合にも，リスク算定を支える科学の質，信頼性および不確実性の程度について同様な問題があることを知っておくことが必要である。しかしながら品質評価を述べる場合においては，低得点は弱点を克服するように示唆するものであるのに対し，科学の品質検査の場合には，その弱点は必ずしも克服できるものではない。

水起因リスクの評価に関連する科学のどの分野においても，不確実性が本質的なものであってもそれを認めることは隠したり恥じたりする類のものではない。反対に，不確実性を明確に反映させることが，リスクの大きさが実際にどれほどのものなのかを見極めるためには標準的なことなのである。同時に，まだ標準になっていないとすれば，それを実行して最終的に関連事柄をまとめて伝えるための適切な正規案を発展，修正させていく必要があり，そのための最善の方法を調べる必要がある。試験的ではあるが，このような手順の例が文献においても多くみられるようになってきた。それらの原理をより広めていくための基礎として，さらに発展させ検証していく必要がある。

もしも最適な品質検査ツールが開発され応用することができるなら，科学界にとっては，基礎知識の信頼性を正確に表すという点で有益なものとなる。例えばその基礎知識のおかげで，彼らの導いた結果に関して過信頼に陥らずに済んだり，過剰評価したことに対する非難が集中したりすることがないように学術領域を守ることができるのである。現在の方針を決定する際に，不確実性を考慮することによって，研究の優先度をどう管理していくかということに関しての知的裏付けができることにもなる。

同様に，原因分析の基礎が与えられ科学的入力情報を環境政策へ役立てることを容易にする点で，政策集団や科学的結論を利用するその他のユーザーに有益なものとなるだろう。このことは，まだ本質的に未熟であるような分野の事柄に関して過度に権威を与えるようなことは避けられることになろう（例えば，規格標準の設定などにおいて）。同時にこのことは，より決定的な結果が根拠なく非難され拒まれることが避けられることにもなるだろう。またこれは，境界領域を前もってはっきりさせておけば，衝突を減らして効率的な意思決定を生み出すことにもなる。

リスクの算定の正当性をより高めるためには，品質の保証原理が厳格に実施されるべきであり，この目的のためのツールが開発されるべきである。特に注意する点は，リスクの評価プロセスにおいて専門家の意見を集約させるために，組織立てられた見通しの良い方法を開発することである(Havelaar 1998)。

9.4　品質検査の枠組みの提案

文献にはリスクを評価するための一般的品質検査の方法が述べられているが，そういったものがない場合に，第一段階から始める実用的なアプローチを以下に示す。それは，リスクを特徴付けるような科学的入力情報の信頼性を，組織的に評価する基準チェックリストに基づかせているものである。このことは弱点の本質を指摘し，かつリスク算定の信頼性を総括することになる。

チェックリストの内容は，Funtowicz and Ravetz(1990)の仕事から発想したものである。彼らは不確実な科学的入力情報をもって政策決定を描くための新しい数値象徴主義(numerical symbolism)(記号法)の分野を開拓した。記号法的なシステムよりもチェックリストの方が好ましいことを以下に示すが，これらが，Funtowicz と Ravetz の公式と異なるところである。チェックリストによるアプローチは概念的により単純であると同時に，組織的であり柔軟性もあることから，より好ましいものである。

まずはじめに，水起因リスクの評価に用いる科学的入力情報を作成するためのプロセスを，概念的に示す(**図 9.2**)。

すべての科学的プロセスには実験的もしくは観察的な側面(データ)と，理論的に特徴付けられた方法論的側面がある。これら 2 つの側面が一緒になってその状況に応じた出力情報として，

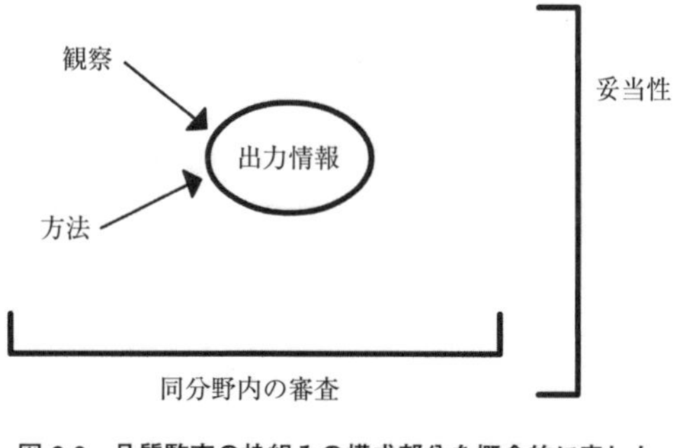

図 9.2　品質監査の枠組みの構成部分を概念的に表したもの(Elsevier Science の許諾を受けて，Macgill *et al.* 2000 より参照)

リスクの発生確率，リスクの程度もしくは用量-反応効果の算定結果が導かれる。出力情報の効力や位置付けは，同分野内で論議され審査されることによってのみ最終的に評価されるのであれば，おのおのの定量化プロセスは原理的に同分野内の審査を条件とすべきである。絶対的な定量化のためには，同分野内の審査を基本として，コンセンサスを得ることを必要条件としなければならない。最後に，定量化された出力情報と対象としている特定の事象との関連付け(もしくはその検証)を行う必要がある。

概念的モデルの構築の過程は，そのおのおのの側面が水起因リスクの評価への科学的入力情報の信頼度を問いただすための場所なのである。

【実測的側面において問われること】
・入力データを得るために視察していた現象と，それを観察するためにとられた測定方法がどれだけマッチしているのか。
・データもしくは実験内容がどれだけ信頼できるのか。
・結果の安定性に対してデータがどれだけ左右しているのか。

【理論的／方法論的側面において問われること】
・どれだけ理論的基礎がしっかりしているのか。
・理論的詳述事項の変化に対して，結果がどれほど弾力的なのか。

【結果そのものについて問われること】
・現実世界の本当の代表値になっているのか。
・精度は妥当なものであるのか。

【プロセス全体について問われること】
・どのくらい広く吟味されてきたのか，また吟味した結果どうであったのか。
・その分野における最新情報について，どれくらい総合的合意があるのか。

【適用された事柄についての適切性について問われること】
・意図した効果がどれくらいあるのか。
・完成度はどのくらいまで見込むことができるのか。

これら5つの質問分野はリスクの評価において科学的入力情報の質を検査するためのチェックリストの基礎となっている(**表 9.2**)。それぞれの範疇のそれぞれの質問について，その質問に対する段階的評価をあるスケールで記録するための背景とともに，次に十分検討する。

表 9.2　質管理の枠組みのアウトライン

範疇	基準	質問	レベル	得点
観察	測定	入力データを得るために見ていた現象と，それを見るために調整された測定値との間にどれだけ近い関係があるのか。	基本的 標準 便利 象徴的 惰性	4 3 2 1 0
	データ	実験内容がどれだけ信頼できるものか。	特注／理想的 直接／良 算定値／制限有 経験的推測 非経験的推測	4 3 2 1 0
	感度	結果の安定性に対してデータがどれだけ重要であるのか。	強固 弾力的 変動的 脆弱 粗雑	4 3 2 1 0
方法	理論	どれだけ理論的基礎がしっかりしているのか。	法則 良く試された理論 新理論／複雑モデル 仮説／統計的手法 定義の模索中	4 3 2 1 0
	頑強性	方法論的な詳述による変化において結果がどれだけ頑丈なのか。	強固 弾力的 変動的 脆弱 粗雑	4 3 2 1 0
出力情報	正確性	現実世界の本当の代表値となっているのか。	絶対的 高レベルで もっともらしい 疑わしい 弱い	4 3 2 1 0
	精密性	精密性の程度は適切で最適なものであるのか。	優秀 良 普通 疑似 嘘／不知	4 3 2 1 0

(表 9.2 続き)

範疇	基準	質問	レベル	得点
同分野による審査	拡張性	プロセスやその成果がどれだけ広く審査されているか，また容認されているものか。	広く，かつ容認 そこそこ，かつ容認 限られた審査，また／かつ中程度容認 少しの審査，また／かつ小程度容認 審査なし，また／かつ非容認	4 3 2 1 0
	最新性	その分野の最新性についてどの程度のコンセンサスがとれているか。	最上 良 先進校 萌芽的 意見なし	4 3 2 1 0
確実性	相関性	扱っている問題と結果がどれだけ相関性があるのか	直接的 間接的 希薄 楽観主義者 まがいもの	4 3 2 1 0
	完成度	分析の完成度にどれだけ確信があるか。	完全 ほとんど 部分的 一部 なし	4 3 2 1 0

9.5 QA の枠組みにおける 5 つの側面

9.5.1 観　察

実験においては，潜在的な弱点が 3 種類あるとされている。第一に，関心の対象である現象を観察するには，どのような測定が最適かを決める時の弱点である。第二は，使用可能な実験的観察データの限度に関する弱点である。第三は，入力データの変化によって結果がどれだけ変わるかということである。

ある現象を観察するための最適測定法の決定における弱点とは，潜在的に起こるものである。なぜならば，関心の対象の現象を直接(基本的に)測定する方法が普通はないためであり，したがって間接的な測定を使わざるを得ない。よく知られた例としては以下のことが挙げられる。指標を使うこと，追跡不可能な要素を推定するために実験室試料を投入して調べること，(観察不可能なほど)大きな群集の特性を推定するためのサンプリングを行うこと，例えば汚染物質のレベルを測定する際にみられるような，集積度もしくは分析度の(要求されるレベルよりもむしろ)使用可能なレベルを用いること，ヒトを対象とする代わりに代用として実験動物を用いること，ある調査とその他のものとの整合性があるという保証はないがそれが明らかに常識であると単純にみなす調査の傾向，である。このような場合のすべてにおいて与えられた指標が，それが示そうとしているものをどれほど代表しているかについて知ることが必要である。これを代表して示す定性的スケールが**表 9.2** に示してある。その他のすべての基準について，それぞれに対応する段階を次に提案する。

科学が信頼性の高いものであるためには，実験的基礎が良いことが必須である。しかし，実際の場や，特に環境リスクの評価分野においては，揃えたデータの質が非常にばらつきがちである。例えば，水質測定をある場所で行う場合，ある範囲の異なる地点および深さにおいて採水することよりも，コストを考えた場合には，決められた場所で 1 回採取した試料によって行うだけである。

管理された実験室基準による信頼性の高い第一級のデータによるか，または質は悪い二級のデータ—代理者による測定や全くの当て推量(専門的もしくはその他)を含む—であっても最高の専門化集団によって翻訳された場合には，その質の範囲を類推することが原理的には可能である。素人の推量はあってもまれだが，経験者の推量は，規則的なバイアス(bias)が存在する可能性があるので，注意して解釈する必要がある。

感度に関する基準とは，入力情報(データ，パラメータ値など)の変化に結果が弾力的なものかどうかを問うものである。正式な感度解析によって，これをある程度まで試すことができる。つまり境界値の存在やそのインパクトを検証したり，明確な確率値を算出するといったことができるのである。感度分析が行われていない場合は，行われている場合とどの程度異なるのかを判断したくなるであろう。

9.5.2 方　法

ある種の測定がなぜ求められているのか，そして他のものはなぜ求められないのかということを一貫して認識していなかったり，もし実験的な証拠が揃っているのに，何ら一般的なパターンが見出せないとしたら，またもし重要な測定をどのような構成で行っているのか気付いていないとしたら，もしくは実験的入力情報を加工してモデルに組み入れる方法についての知識がないとしたら，「事実の大混乱」ということになってしまう。ここでは理論的な側面が役割を果たすことになる。

現実の世界をどれほど理解しているかは，(最良の場合として)法則から(好ましいところまではいかないが)実用上の定義までにわたっている。仮説というのは，その研究において，通用可能か否かを検証することができるような理論的提示の一つ一つのことである。「新たに現れる理論」でさえ，仮説誤認の疑いのために，段階評価においてたった「2」という得点となる。

「頑丈さ」は，理論的明細事項の変化に対する出力情報(もしくは推定値)の弾力性を試験するための言葉である。ある場合では，モデルの明細事項の変化が重要であっても，理論的明細事項の変化はほとんど影響しないかもしれない。

9.5.3　出力情報

ここでは，実験的入力情報に理論的方法を適用することによって起こりうる欠点を探ってみる。それらには，測定機器の構造的誤差(航空写真におけるレンズのゆがみ，大気中の埃によるゆがみ，光学的電磁気測定装置，温度変化による物理的測定長変化)，統計解析におけるランダムかつ構造的な誤差(例えば，空間的自動修正)，数学的モデルにおける明細化もしくは修正における欠落(全体を一致させるという意味や特定の改良を行うという意味で)などが含まれる。このような因子を認識することで，多くの分野において精密性や正確性の基準がルーチン的に精密に検査されることになる。現在の枠組みにおいてそれらのことが含まれていれば，示されている精度の正しさ(最適さ)を精密に検査する方法となる。

正確性というのは，科学が対象としている現実世界の現象の「正しい」表現となっているかどうか，ということを正確に評価しようとすることである。ある場合においては統計学の従来からの適合度を定量的プロセスに組み入れている(または組み入れることができる)。状況に応じて99％信頼区間は「良い」という判定基準にしたり，95％信頼区間では「まずまず」とするなどは以上のようなことである。しかしながら，その他の場合では，正確性の課題というのは，最終的な回答が得られなかったり，もしくは直接的であっても現実を直接見ることが不可能なため(例えば，予測の場面において)，または現実との比較の際の表現について賛同を得られていないゆえに起こるものである。このような困難さは無視するよりは認識する方がよい。次のようなトレードオフについても注意しておく価値はある。つまりある範囲の定量的推定値は，点推定やより狭い範囲推定よりも，「真の」値を含むことになるであろうことから，より正確性が高いことの保証と考えられる。

測定目盛りが細かいほど，表示される精度が高くなる(100 万分の 1 と 10 億分の 1 を比べた場合や，有効桁数 2 桁と 7 桁を比べた場合など)。品質保証の観点から，測定の精度が対象とされている現象を表現するのに最適なのかどうかを知る必要がある。悪例として挙げられるのは，そのデータ源の統計の多くがかなり粗く扱われている時でも 5，6 桁の指標値が公表されることや，検出限界以下のオーダーにある化学汚染物質が報告されることなどである。丸めの誤差が有効なものかを知り，かつある範囲や間隔の推定の方がより最適だと思われるようなところにおいて点推定をしていないかどうかを検証することも必要である。

結果を表すために必要な精度においては，許容範囲であるようなゆがみの周辺部分誤差は考慮する必要はない。そうでないような場合には，最適な修正因子を併用したり，誤差範囲，信頼区間もしくはそれ相当の情報を含むその他の指標を検討して扱うとよい(これらは厳格に実行されるとは限らないが，多くの統計的技術では自動的に決まるものである)。これが行われている所では，高い精度のスコアが達成されるだろう。行われていなければ，そのスコアはそれ相応に低くなる。本質的に精度が問題となるような所では，科学的結論の定性的表現の方が，定量的(数値的)な結果の表現方法よりもよいかもしれない。

9.5.4 同分野内の審査

この側面は科学的知識(結果が同分野内において受容されること)の発展における基本要素の一つである。個人もしくは私的機関が，自己の限られたやり方でかつ幅広い視点なしに科学的検証を行っても十分なものにはならない。科学的知識に関して意見を求めるために，その結果が独立性を持ち，客観的である同分野の集団を通して受け入れられる必要がある。最終的には論文を通じた共通理解を介してのみ，正当な知見，意見を得ることができる。同分野内の審査は科学的知見を発展させていくための基本的要素なのである。

実際は，審査は自己評価や，私的グループ(コンサルタント的な会社や，産業界資金で行われる機密ビジネス)内評価にとどまるか，もしくは国際的な同分野集団による独立な証明を受けるところまで拡大させるかに分かれるだろう。それによる成果についても知っておく必要がある。その結果が広く受け入れられて絶賛されることになるかもしれないし，酷評を受けあざけりの対象となるかもしれない。

二つめの理論的側面(最新性について)は，一つめの側面(理論的基礎)よりも深いレベルで行われるものであり，一つめの側面にその関連背景を付け加えるものである。つまり，その分野における最新情報の下では何が期待されるのかを述べるものである。それは萌芽的な分野においては，よく検証された理論を見つけることはできず，先行分野からの単なる推論を許容するための説得力ある議論を必要とするものである。その幅は本質的なものからその場限りのものにまでわたっている。

9.5.5 妥当性

これは，例えば政策的な関係など，それが表向きに関わっている問題の推定が「現実世界」において最適かどうかを評価するものであり，以下のようなことが幅広く認識されている。モデルの分析がきわめて不十分であること，短期的な計画のみに有効なモデルが長期的シナリオをつくるように設定されること，高度に集約された一般化モデルが特定の推論に用いられること，リスク管理者が扱う必要のある問題と科学が明らかにできる事柄との間に深刻なずれが生じること，などである。ある場合においては，対象としている問題についての最適な測定法や指標についての共通理解が欠けていたり，それについて曖昧なままであるかもしれない。環境リスクの特定例についての明確な知識がないために，リスク推定をするにあたって類似している事例からの知識に頼る必要が度々ある。

実験室条件での動物実験は，放射性同位元素のヒトへの影響を考えるにあたって，おそらく最も利用可能なデータ源であろう(ヒトに同様の実験を行うことは，倫理上禁止されている)。しかし，そのような知見を条件の異なるヒトへ外挿することがどこまで可能なのかは不明のままである(非実験室条件下の同種・型の動物の外挿であっても不明のままである)。別の例を見てみよう。建物のある種の欠陥率について最も利用可能なデータ源は，歴史的データであろう。しかし，このような知見を現在の建物にどれだけ外挿可能なのかは不明である。またさらに例を挙げてみよう。シミュレーションモデルというのは，定義上は現象や対象となるシステムを人工的に表現することをいう。モデルの中では，様々な側面でトレードオフがあることは明らかである。しかし政策へ関連付けるためには，達成できないほどのデータ品質が要求される。

リスク生起の可能な過程を表現するのに使われる論理図が不完全なものであるとすると(例えば，考えられうる因果関係が欠けているような場合)，これはリスクアセスメントにおいて信頼性が決定的に損なわれることになる。多くの危険事例が起こってきた原因は，例えば不測の事態の可能性を考慮することを省略したことにある。例えば，Exxon Valdez オイルタンカーが悲惨な事故を起こしたのは，そこに入ってくるタンカーのための緩衝レーンを乗り越えてしまったことが原因であるが，そのレーンは，事故を防ぐために水面上に余分に延ばしていたものである。このようなことが起こることは事前に予測していなかった。スリーマイル島の原発でも，バルブを閉じなかったミス(計器上では閉じていたことを示していた)についても，確実に起こるであろうと予測されたものではなかった。1944 年の Cleveland における工場火災では 128 人の犠牲者が出たが，これは外へ漏れると，どのような結果を生じるか想定しておらず，つまりリスクの算定が欠落していたためである。

リスクアセスメントを特に「完全性」という困難に対して，脆弱なものにしている原因事象を次に挙げる(Freudenberg 1992)。

・システムが複雑な場合
・低確率で起こるような事象についての知識においてずれがある場合
・ヒトに実質上関わる因子がある場合
・システムがテスト不可能な場合―現実世界における多くの水起因リスク事例の本質的な特徴

9.5.6　まとめ

これらの 5 つの側面において全部で 11 の基準項目がまとめられており，それに対してリスクアセスメントの科学の質を検証することができる。リスクの推定については，それらの基準項目それぞれに関して得点を付けて，その評点を連ねることで評価することができる。高得点の場合は，その項目について科学が非常に成熟していることを示しているため，政策に反映しやすいが，低得点の場合は，その項目についての科学が知識不足であることを示しており，行うには注意を要することになる。

考慮や注意が必要になる場合でも，それを恥だとか隠すべきものとすべきではなく(それらは我々がどの段階にあるかを推し量る唯一のものである)，必ずしもよりよくしようと思ってもよくならない。

9.6 出力情報の表現

上記の枠組みを適用して得られた結果は，得点をひと続きに並べることで最も単純に表せる。次に，これらを視覚的にすぐ理解できるように図として示すこともできる。**図 9.3** はその例であるが，これは飲料水の消費量に関する異なる 2 つの値について，品質検査の枠組みを用いて評価した結果を図として表したものである。Roseberry and Burmaster (1992) は，基礎が非常にしっかりしている方法でデータを採取し，調べた消費量レベルの上限および下限値を示した例を報告しており，彼らの結果は現在も広く引用され，かつ受け入れられている。しかし，USEPA (US Environmental Protection Agency；米国環境保護庁) が示した 2 L という消費量が，出所がよく吟味されていないにもかかわらず，相対的に広く浸透して使われている。**図 9.3** (**図 9.4** も合わせて) は全部で 12 の基準からなっているが，それは「拡張性 (extent)」と「受容性 (acceptance)」が一緒のカテゴリーになる前のバージョンの枠組みに基づいているためである。

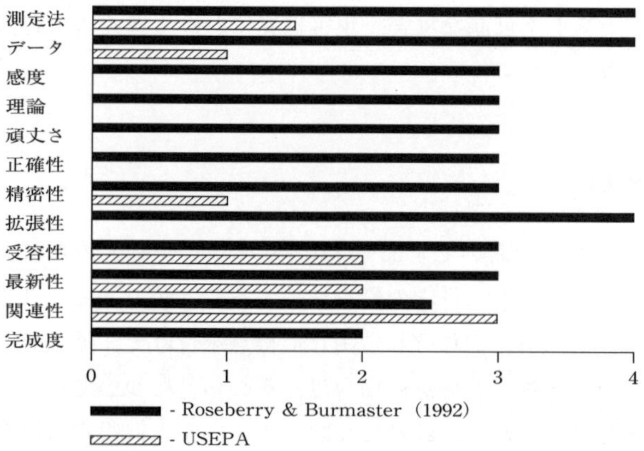

図 9.3　飲料水消費量に関する 2 つの異なる研究に関する品質検定の概要

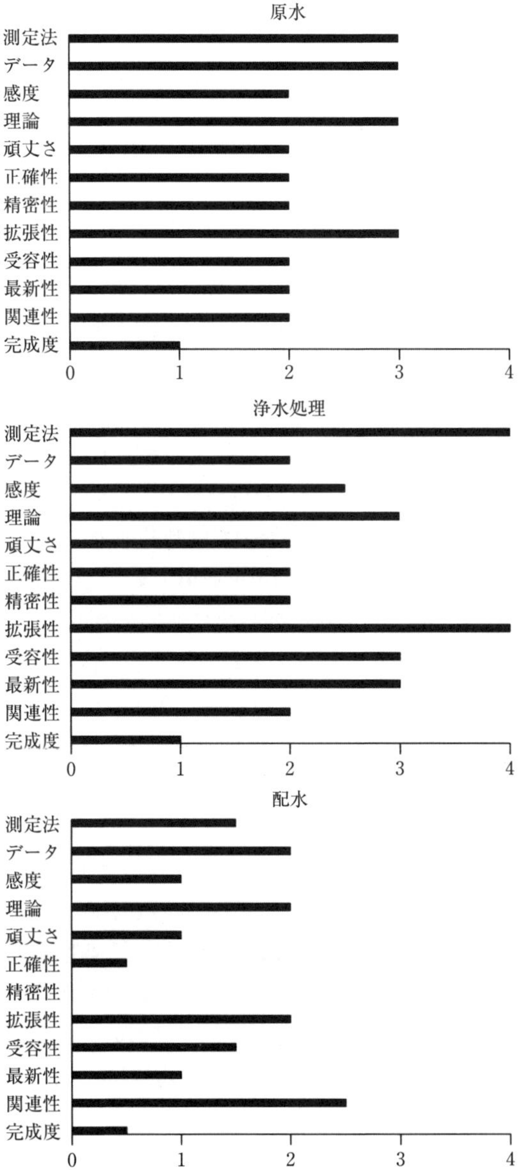

図 9.4　給水過程の 3 段階における品質検定の比較概要

もし1つに凝縮したような指標が必要だとするならば，それぞれの基準からの得点を比重を加味して合計し，その得点の程度によって結果を分別，評価すればよい。例えば，

0 ～ 20％　貧弱
20 ～ 40％　弱い
40 ～ 60％　普通
60 ～ 80％　良い
80 ～ 100％　優秀

44点満点のうち合計すると28点であった場合は，63.5％を意味することになり，その程度は上記に従えば「良い」という評価となる。**図9.3**で示されている結果では，RoseberryとBurmasterの研究においては，48点満点(12の基準に基づき)のうち，合計で37.5点となり，これは78％を示し，「良い」の評価となる。一方，USEPAのデータは合計で10.5点となり，22％で「弱い」の評価となる。

すべての事例が，全基準に適応していなければならないわけではない。そのうえ，もしすべてに適応する場合は，(より一般的な複数基準の加重平均化法にならって)個々の得点合計の際に個別に相対的評価値を適用することが適切であろう。

いろいろな種類の科学的入力情報を合わせてリスクの評価に使用する場合には，品質検査を個々の構成因子ではなくシステム全体として検定した結果を適用するべきかどうか，もしくは逆にシステムの個々の構成因子について別個に品質検査を行うべきかどうか，といった問題が生じる。前者(複合検定)においては，検定の過程それ自身は全体を見通して行われるかもしれないが，構成因子の性質は混合されたものになり，基準を意味のあるものとして適用することは難しいことになろう。後者(一連の構成要素の個別検定)の場合は，検定の過程を数回繰り返すことになるが，首尾一貫した焦点をもって個別に適用していくものである。しかし，複数の検定結果をどのようにして組み合わせるのが最善なのかという問題がさらに生じることになる。現在では「弱い結合」の法則を適用するのがよいのではないかと考えられている。これは言い換えれば，それぞれのカテゴリーにおいて最低得点を付け，最終評価はこの得点からなる表をもとにして行うものである(例えば，Macgill *et al.* 2000)。

9.7 適　用

著者らは，この枠組み（もしくはその変形）を水起因リスクの評価のいろいろな例に適用した。個々の場合における基準得点に従って行えば，異なる専門家たちの間では高いレベルに収束することがわかった。

飲料水中の *Cryptosporidium* のリスク決定に適用する場合，ヒトの健康リスクを一般化する過程で重要となる 3 点で，使える知見の程度が全く異なることが示されている（Fewtrell *et al.* 2001）。注意すべきは，水処理の過程よりも（リスクへの曝露点である）水道蛇口における消費のところ，もしくは原水中の環境モニタリングが非常に脆弱なことである。これらの所見は**図 9.4**（11 基準ではなく 12 基準であることに注意）にまとめてある。

9.7.1　品質検査のケーススタディ

品質検査の全様式を示すために，ここでは下水の再利用分野からの例を挙げることにしよう。ここでは，個々の得点となった理由を示しつつ，検定の概要を示す。

異なる種類の灌漑法（生下水，貯留させた水，雨水）による農業従事者およびその家族における健康影響の研究がメキシコにおいて行われた（Cifuentes 1998）。健康影響として下痢や回虫症を取り上げたものである。合計 9 435 人に対して 5 箇月間に及ぶ対照研究が行われた。健康影響や水質データのほか，潜在的な混乱因子（社会-経済的状況，給水率，衛生対策など）も集められた。生下水と雨水を用いた灌漑地域では，家の状況，母親の教育レベル，貯水状態，トイレ設備などに関して非常に良く適合していた。これらのグループ間での主要な相違は，生下水地域では土地を持たない労働者の比率が非常に大きいことと，雨水地域において穀物を育てている比率が非常に大きいということであった。

表 9.3 は，この研究の回虫症の発現に基づく品質検定の概要を示している。これは，給水に関する研究をガイドラインどおりに（「妥当性」という観点で）行ったものである。

44 点満点中で 31 点（70 %を示す）という品質検査結果は，この研究がよく管理されて，適切なものであり，高い信頼性をもって使用できるものであることを示している。各得点になった理由は明確に示されており，議論が活発になる。

表 9.3　下水の再利用と回虫症のレベルに関する品質検定の概要

		コメント／レベル	得点
観察	測定	回虫症は糞便試料試験を通して確認され，灌漑方法に従って比較された。**最上位**	4
	データ	研究に先立ち最適な試料サイズを決定するために計算を十分行うなど，実験内容は高いものである。**直接的／良い**	3
	感度	1 人当り 2 試料以上を取ることによって，感染の陽性検出の可能性が増えたと思われる。その他の混乱因子は，考慮されていないが重要だと思われる。**変動的**	2
方法	理論	この病原が水由来であることがわかっており，かつ糞便試料からの病原の検出法についても良く確立されている。**良く試験された理論**	3
	堅牢性	ほぼ合理的なものである。**変動性～弾力性**	2 ～ 3
出力	正確さ	既知の混乱因子が多くあることを考慮に入れると，良くはないが，もっともらしいものではある。**もっともらしい**	2
	確実さ	適したものである。**正当**	2
同分野査読	拡張性	分野横断的なこの種の研究は，査読されてきており，混乱因子についても適切な注意をもって，正当に受け入れられている。	3
	先進性	**良い**	3
有効性	関連性	ガイドラインに関しては，この研究は直接関連付けたものである。**直接的**	4
	完全性	多くの混乱因子を配慮しつつ，全人口を調べたものである。しかしながら，地理的には小さな地域のみに関したものである。**部分的～大部分**	2 ～ 3
合計			31

9.8　結　論

環境政策科学の品質検査の重要性が増している。専門家の所見を認証すべきかに関して，不確実性が様々な分野にわたっており，専門家自らが直感的に理解するのは無理である。必要なことは公的に証拠を示すことであり，そうすればすべての意思決定者は責任ある判断を組み立てることができる。この作業にはしっかりしたツールが必要である。このようなツールを発展させたり試したりする場合，一方で単純性と透明性についてはある程度妥協することが必要なことは明らかであるが，他方で科学的試行の複雑性と微妙性を正しく表すことが必要であろう。ここで述べた枠組みは，実践的な回答の一つとして示したものであり，これからより発展させて改良させるための基礎となるものである。発展させるとは，ある場合の基準項目において適切な得点に至るために，より広い分野の専門家がじっくり考えたうえで参加できるような双方向の情報伝達システムを組織立てることも含むことになろう。

つまり，ここで概要を示した枠組みでリスクアセスメントを行うことにより，そのプロセスのより透明な精査が可能になる。個々の品質検査の表からは，改良して議論を進めるのに役立つ箇所を読み取ることもできる。リスクアセスメントにおいて QA の枠組み手順に従うことは，決定をより容易に更新することも可能にする。なぜならば明らかに変化があったような分野のみ再検討し，それをもともとの評価結果に付け加えればよいからである。

QA プロセスを広範囲に用いる場合でも，その数を増やしていくべきではない。データの不完全性を隠したり，疑わしい仮定をすることは科学とは正反対の方向であり，逆に開かれたものにすべきである。「その時点では最良のものである」(もちろん，実際に最良のものであり，便利だから使用したということではないとしても）と述べることは別に恥ずかしいことではない。少なくとも，「さらなる研究」を行う必要があるという永遠の弁解の根拠が明確にうち立てられることになる。

9.9　国際的ガイドラインと国内基準の履行

厳格な品質管理の手順の必要性がますます増えていき，国際的ガイドラインが(世界)共通の科学的な拠り所となる。現在では，同分野内の審査手順を通った品質ということが信頼性を保証することになる。本章で定義されているように，あらかじめ定義された組織的な品質検査を行うというアイデアは，扱っている分野を同水準に本質的にならすことができ，共通のスタート地点から判断基準を設定することができる。このような枠組みは，未公表のデータを評価する方法を与えるので国内の事例においても価値のあることである。(WHO による)枠組みを補充したり，データ証拠についての信頼性を全体的に評価して入力情報を国際的ガイドラインに一致させるような得点化システムを発展させることが現在進行中である。これらと合わせれば，ガイドラインへの入力情報を価値あるものにし，基準を発展させることができるし，リスクコミュニケーション過程においても助けとなろう。

9.10 参考文献

Burmaster, D.E. and Anderson, P.D. (1994) Principles of good practice for the use of Monte Carlo techniques in human health and ecological risk assessments. *Risk Analysis* **14**(4), 477–481.

Cifuentes, E. (1998) The epidemiology of enteric infections in agricultural communities exposed to wastewater irrigation: perspectives for risk control. *International Journal of Environmental Health Research* **8**, 203-213.

Cranor, C.F. (1995) The social benefits of expedited risk assessment. *Journal of Risk Analysis* **15**(3) 353–358.

Fewtrell, L., Macgill, S., Kay, D. and Casemore, D. (2001) Uncertainties in risk assessment for the determination of drinking water pollutant concentrations: *Cryptosporidium* case study. *Water Research* **35**(2), 441–447.

Freudenberg, W.R. (1992) Heuristics, biases and the not so general publics. In *Social Theories of Risk* (eds S. Krimsky and D. Golding), pp. 229–249, Praeger, Westport, CT.

Funtowicz, S.O. and Ravetz, J.R. (1990) *Uncertainty and Quality in Science for Policy*, Kluwer Academic Publishers, Dordrecht, the Netherlands.

Gale, P. (1998) Development of a risk assessment model for *Cryptosporidium* in drinking water. In *Drinking Water Research 2000,* Drinking Water Inspectorate, London.

Haas, C. and Eisenberg, J. (2001) Risk assessment. In *Water Quality: Guidelines, Standards and Health. Assessment of risk and risk management for water-related infectious disease* (eds L. Fewtrell and J. Bartram), IWA Publishing, London.

Haas, C.N. and Rose, J.B. (1994) Reconciliation of microbial risk models and outbreak epidemiology: The case of the Milwaukee outbreak. *Proceedings of the American Water Works Association Annual Conference, New York,* pp. 517–523.

Havelaar, A.H. (1998) Emerging microbiological concerns in drinking water. In *Drinking Water Research 2000,* Drinking Water Inspectorate, London.

Macgill, S.M., Fewtrell, L. and Kay, D. (2000) Towards quality assurance of assessed waterborne risks. *Water Research* **34**(3), 1050–1056.

Macler, B.A. and Regli, S. (1993) Use of microbial risk assessment in setting US drinking water standards. *International Journal of Food Microbiology* **18**, 245–256.

Medema, G.J., Teunis, P.F.M., Gornik, V., Havelaar, A.H. and Exner, M. (1995) Estimation of the *Cryptosporidium* infection risk via drinking water. In *Protozoan Parasites and Water* (eds W.B. Betts, D. Casemore, C. Fricker, H. Smith and J. Watkins), pp.53–56, Royal Society of Chemistry, Cambridge.

NAS (1983) *Risk Assessment in the Federal Government: Managing the Process*, National Academy Press, Washington DC.

Perz, J.F., Ennever, F.K. and le Blancq, S.M. (1998) *Cryptosporidium* in tap water. Comparison of predicted risks with observed levels of disease. *American Journal of Epidemiology* **147**(3), 289–301.

Rose, J.B., Lisle, J.T. and Haas, C.N. (1995) Risk assessment methods for *Cryptosporidium* and *Giardia* in contaminated water. In *Protozoan Parasites and Water* (eds W.B. Betts, D. Casemore, C. Fricker, H. Smith and J. Watkins), pp. 238–242, Royal Society of Chemistry, Cambridge.

Roseberry, A.M. and Burmaster, D.E. (1992) Log-normal distributions for water intake by children and adults. *Risk Analysis* **12**(1), 99–104.
Weinberg, A. (1972) Science and trans-science. *Minerva* **10**, 209–222.
Whittemore, A.S. (1983) Facts and values in risk analysis for environmental toxicants. *Risk Analysis* **3**(1), 23–33.

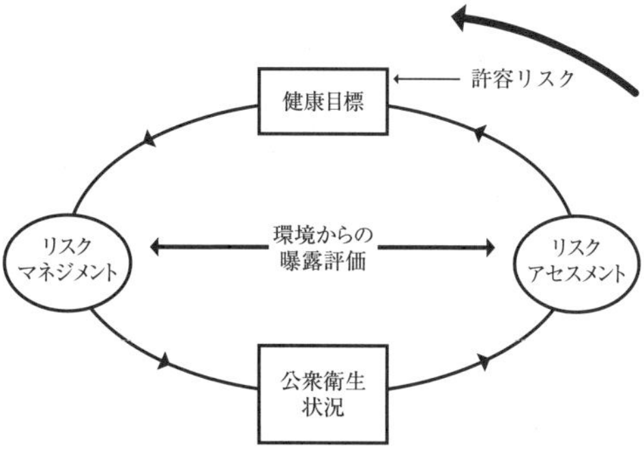

第 10 章

許容リスク

Paul R. Hunter and Lorna Fewtrell

許容リスクレベルを，万人が納得するように設定するのは困難である。しかし，日常生活には常にリスクが存在するので，許容リスクレベルを設定しなければ，ガイドラインや法の基準を定めることはできない。リスクをゼロにするのは絶対に不可能なので，本章では，「許容」リスクを設定する際の問題点について，様々な観点から考察することにより，その概略を述べる。

10.1 はじめに

本書ではいくつかの章にわたり，リスクとは何か，どう定義するかを議論している。リスクとは，一般的に，特定の状況下でのけが，病気，死亡の確率と解釈される。しかし，このような客観的なリスク把握だけでは全体を尽くしておらず，特定のリスクについて許容レベルを設定する際には，そのリスクがどう認識されるかが重要な役割を果たす。

以下は，リスクが受け入れられる，またはおそらく許容されると判断するための判断基準であり，項目は多岐にわたる。

- リスクが，ある決められた確率を下回る場合
- リスクが，現在我慢できているレベルを下回る場合
- リスクが，社会における全疾病負担のうちのある割合を下回る場合
- リスク削減のための費用が，それにより節約される費用よりも大きい場合
- リスク削減のための費用が，「苦痛の代価」も計算に入れたうえで，節約される費用よりも大きい場合
- リスク削減費用が，ほかの急を要する公衆衛生問題の方に，もっと有効に使われる場合
- 公衆衛生の専門家が，許容できるという場合
- 一般民衆が，許容できるという場合（どちらかといえば，許容できないとはいわない場合）
- 政治家が，許容できるという場合

10.2 あらかじめ設定された確率による方法

微生物学パラメータとは同等ではないが，環境関連法規において広く受け入れられている許容リスクの定義の一つに，ある物質への生涯曝露による発がんリスクが 10^{-6} 以下であるかどうかというものがある。「基本的にリスクゼロ」と解釈されるこのレベルは，1960 年代に米国で，動物を用いた研究により安全性評価ガイドラインを作成する中で提示されたものである。そして，許容リスクの議論のために，発がん確率 10^{-8} という数値が安全であると提唱された。この値は，1973 年に Food and Drug Administration（食品医薬品局）によって採用されたが，1977 年に

は 10^{-6} に改定された(Kelly and Cardon 1994)。それ以来，この 10^{-6} という数値は，最適な標準のようにみなされてきた。USEPA (US Environmental Protection Agency ；米国環境保護庁)は，特に飲料水中の発がん物質の目標リスクとして 10^{-4} ～ 10^{-6} を使用している(Cotruvo 1988)が，これは実質的に遺伝子毒性発がん物質の生涯発がんリスク増分の上限値を 10^{-5} とした WHO(World Health organization ；世界保健機関)の飲料水質ガイドライン(WHO 1993)と統一を図ったものである。

他の機関においても，また上記以外のリスクについても，同様のアプローチがとられている。例えば，英国の Health and Safety Executive(HSE)は，1 人 1 年当りの死亡確率を用いて，次に示すリスクレベルを採用した。

- 職業を問わず，全就業期間を通して，「ほぼ我慢できるリスク」は 10^{-3}
- 原子力発電所以外の工場で働く人にとっての「最大限我慢できるリスク」は 10^{-4}
- 原子力発電所で働く人にとっての「最大限我慢できるリスク」は 10^{-5}
- それ以上安全のために改善を行う必要がないという「許容リスク」レベルは 10^{-6}

HSE は，上記で列挙した以外の状況，すなわち，10^{-6} というリスクは，家で感電死する確率とほぼ同じであり，また，路上で交通事故死する確率は 10^{-2} である(RCEP 1998)ということも考慮したうえで，ガイドラインを定めている。興味深いのは，最終的な 10^{-6} というリスクの数値は米国の場合と同じであるが，英国の数値は，生涯リスクではなく年間リスクであるということである。飲料水の微生物学的リスクに関しては，USEPA が，*Giardia*(ジアルジア)を基準微生物とし，年間感染リスクが 1 万人に 1 人未満であることを義務付けた(Macler and Regli 1993)。*Giardia* を基準微生物とした論拠は，他のほとんどの病原微生物よりも消毒耐性が強いことが知られていることにある[その後になって，*Cryptosporidium*(クリプトスポリジウム)にその地位を奪われようとしているが]。それゆえ，*Giardia* 感染を防ぐことができれば，他の微生物感染も防げるはずであり，すべての微生物による疾病を最小限に抑えることを意図している。

微生物と発がん物質の許容リスクレベルを比較すると，おもしろいことがわかる。*Giardia* に感染した人がさらに発症する確率を 50 ～ 67 %(Gerba *et al.* 1996)と仮定して，その下限値である 50 %を適用すると，年間発症リスクは $1/2 \times 10^{-4}$ となる。Gerba ら(Gerba *et al.* 1996 ； Macler and Regli 1993)は，*Giardia* 患者の死亡率に言及していないが，他の病原微生物による胃腸病から判断して，一般の人の胃腸炎による死亡確率を 0.1 %とするのは妥当と思われる。これらの値から，*Giardia*

により死亡する年間リスクは $1/2 \times 10^{-7}$ となる。この数値を，化学物質曝露でのリスクと比較するために，生涯70年間の死亡リスクに換算すると，2×10^{-5} となる。これは，WHOが許容発がんリスクと考えている値と，ほぼ同じである。

しかしながら，年少者，年輩者，栄養状態が良くない人などは，一般の人より感染後に発症しやすいなど，社会における多くの要因やそれぞれの集団により，感染の結果が異なる。この問題は後の節で詳述するが，保護のレベルがすべての人に対して同一になるわけではない。

現時点で何が達成されていて，何が許容リスクと認められているかということを調べて対比すると，興味深く，また，はっとさせられるような著作に行き当たる。HaasとEisenbergは本書の**第8章**で，ニューヨーク市の飲料水供給のリスクアセスメントと，*Cryptosporidium* 感染リスクについて概略を述べている。それによると，*Cryptosporidium* 感染リスクは，許容リスクより2オーダー高いと見積もっている。この結果は，水道水質が現行のガイドラインを満足していても，腸管系疾病の大半は水道水に起因するとするPaymentとHunterの研究結果(**第4章**参照)を裏付けるものである。

10.3 「現在我慢できている」リスクによる方法

ここでの基本的な議論は，現時点で我慢できているリスクならば許容されると考えることである。この方法は，USEPAが水浴場水質の指標細菌の許容濃度を決める時に用いられた(USEPA 1986)。CabelliとDufourは，遊泳による健康影響を胃腸炎で評価した(Cabelli *et al.* 1979, 1982, 1983；Dufour 1984)。以前の水質基準の場合，淡水水浴場での遊泳による胃腸炎罹患率は8/1 000，海水浴場では19/1 000であった。このリスクレベルは我慢できると解釈され(人々はそれでも水浴場を利用していたから)，したがって，許容されるとみなされた。新しい水質基準も，ほぼこの許容リスクレベルに基づいている。

Wyer *et al.* (1999)は同様に，海水の衛生学的分類を実験的に行った際に，他のリスク因子を許容性の尺度に用いる方法を提案した。彼らは，英国の海岸周辺で広範囲にわたって行われた疫学的調査をもとに，細菌指標としての糞便性連鎖球菌(faecal streptococci)の濃度と，胃腸炎になった遊泳者数との間の用量-反応関係(dose-response relationship)を見出した。この用量-反応関係は，胃腸炎の原因となり得る他の要因，例えば家庭内での胃腸炎の伝播（ヒト-ヒト伝播）や水系感染以外の混在要因とは独立で，それらの影響を受けないことが明らかになった。しかし，これらの他の要因も，海水浴における用量-反応関係と同じような関連性があった。5年間の水質データに基づく曝露量の分布，用量-反応関係，および個々のリスク要因を組み合わせることにより，衛生学上の基準システムが得られている。しかし，このような詳細なデータはほとんどの国には存在せず，胃腸炎の予測因子は地域によって明らかに異なり，「許容性」もそれぞれの文化に特有と考えられる。

以上のような許容リスクの設定方法において，情報の周知とそれに基づく選択という要素を導入するならば，この方法は有望な道を示すであろう。しかし，「許容された」リスクを，「許容できる」リスクと同義で用いる場合は慎重になるべきである。これら2つのリスクの意味には違いがある，と注意を促す著者は多い（Jones and Akehurst 1980；O'Riordan 1977）。喫煙を例にとるならば，最近まで広く受け入れられてきたものの，今日では多くの人が許容できないほど危険であると考えている（Royal Society 1983）。また，このような許容リスクの扱い方は，一般人の嫌悪行動を無視するものであり，どのリスクも（海水浴におけるリスクのように），一部の人しか受け入れないかもしれないことを考慮していない。

10.4 疾病負担による方法

日常生活の中で，それぞれのリスクを個別に考えることは，まずない。その観点からすると，健康リスクを社会における疾病負担の観点から考え，それがある設定されたレベルを下回るように許容レベルを定めるのは，賢明な方法といえよう。例えば，胃腸炎の原因として，飲料水の寄与率は5％以下，食物は15％以下でなければならない，という設定方法も考えられる。このような方法は，優先順位を設定する際に，明らかに有効である。ところが実際には，病気の伝播経路が複数ある時に，病気をある特定の原因に帰することは，困難である（**第4章**，**第5章**参照）。このほか，健康調査システムの整っている国において，胃腸炎症例が過少報告されている実態（**第6章**）や，全く異なる衛生状態にあり健康調査システムも十分ではない国において，疾病データを推測することが困難であるということから，この許容リスク設定方法の有用性が損なわれるかもしれない。

疾病負担による方法のさらなる問題は，一要因（例えば，飲料水だけ）が原因となる疾病を指標に用いると，水質改善による全体的なリスク低下の可能性を表すことができないかもしれないということである。ウイルス性胃腸炎のように，世界中で感染し得る病気では，1 つの経路からの疾病被害を減少させても，全疾病被害に与える影響はほとんどないかもしれない。飲料水から病気に感染したことがない(それゆえ免疫も獲得していない)人々は，他の原因で感染する可能性が高い(**第 5 章**参照)。

10.5 経済的方法

厳密に経済的な意味からは，リスク削減対策によって生じる経済上の節約が，リスク削減にかかる費用を下回るならば，そのリスクは許容できるということになる。この方法は，実質的には単純な費用-便益分析(cost-benefit analysis)である(Sloman 1994)。例えば，海水浴場の水質を改善する場合を考えてみる。調査の結果，新しく下水処理施設を導入する費用が約 1 000 万ポンドであるとする。この下水処理施設の耐用年数と同じ期間において，海水浴による疾病のための費用がわずか 100 万ポンド程度(インフレーションも加味)ならば，海水浴客に対するリスクは許容されるだろう。しかし，疾病の費用が 2 000 万ポンドならばリスクは許容されないだろう。

しかし，このとても単純な方法にも多くの難しい点がある。複数の病気が特定の流行感染に関係している場合はなおさらであるが，正確な感染者数がわからないであろうという点である。仮に感染者数がわかったとしても，疾病費用を明らかにするのは難しい。仮に費用がわかったとしても，その疾病費用は，新しい下水処理場建設費を負担するグループとは異なるグループによって，負担されるのである。さらに，人道的社会では，物事の理由として，経済的費用は唯一のものでも，たぶん主要なものでもないとの議論もあるであろう。この単純な費用-便益モデルにおける多くの課題については，以下で議論し，可能な解決策を提示する。

おそらく最も難しいのは，「確率」という要素を含む場合のリスク費用の算定である。病気の流行のような都合の悪い事象について，その確率(リスク)が 1 年当り 0.02 であると知ることができても，財政計画が 5 箇年である場合は，対策を決める助けにはならない。病気の流行が 5 年間起こらない確率が 0.904 であるため，リスク削減にかけた費用は，10 回中 9 回は無駄になってしまう。だがこの問題は，節約された費用と事象が起きる確率を掛け合わせることで単純に解決できる（Sloman 1994）。海水浴で胃腸炎になるリスクのように，日常的に起きる事象においては，毎年の病人数はほぼ一定の傾向にあるので，費用-便益分析を単純に適用することが可能となる。その他の問題に関しては，残念ながら，このような単純な経済的方法による解決は難しい。

多くの社会におけるその次の問題は，リスク削減費用を負担するグループと，リスク削減により便益を受けるグループとが異なることである。海水浴での検討に戻ろう。民営の下水道施設では，増加する下水処理の費用は，使用料への転嫁が可能ならば使用者が，それができない場合は株主が，負担することになるだろう。誰が受益者かを見極めるのは，さらに難しい。海水浴をする人たちは，病気になるリスクが減ることにより便益を受ける。海水浴での病気が会社欠勤に至るのであれば，病気リスク減少により，経営者が受益者となる。海水浴で罹った病気で医療システムを利用するのであれば，病気リスクの減少により，医療保険機関が受益者となる。この議論にさらに複雑なことを付け加えると，海水浴場の水質改善は旅行者数の増加につながり，地域社会や産業にさらなる利潤をもたらすかもしれない。ともあれ，新しい下水処理事業による社会に対する費用と便益全体は，計算により求めることができるかもしれないが，費用と便益の計算にこのような異なる方法を用いることは，それぞれの利害関係者には同意されないであろう。これらの問題の解決方法は，明らかに事実上，経済的というより政治的である。

これまでの費用に関する議論では，すべての費用は金銭的に表示できると仮定してきた。その結果，病気の費用として，欠勤による収入の減少や医療保険機関が支払う治療費を上げることができた。しかし，汚染された海水浴場で病気になった場合の影響の多くは，このような用語では表せないかもしれない。例えば，休日が台無しになったための混乱や，病気による痛みや苦悩は，直接に費用に換算することはできない。どんな社会でも，リスクを許容できるか否かを評価する際は，これらの要素も考慮しなければならない。このような課題を扱うため，経済学者は，費用-効用値（cost-utility）関係を評価する様々な尺度をつくり出してきた（Mc Crone 1998；Sloman 1994）。

一般的に，効用値（utility）とは，個人が物やサービスを利用して得られる，満足感や喜びと定義される（Pass and Lowes 1993）。「費用-効用値分析」は，ある物から得られる「満足感」に価値を設定し，その物の費用とを関係付ける試みである。健康経済学では，QALYs として広く知られている quality adjusted life years（生活の質で調整した生存年）という手法が標準となっている（Mc Crone 1998 ； Weinstein and Stason 1977）。QALYs は，効用値についての 2 つの独立した概念，すなわち生活の長さと質を組み合わせるように設定されている。ここでは，これら 2 つの概念自体が計測可能であると仮定している。QALY の増加量当りの費用を用いることにより，QALY は金銭的価値を導き出すことができる（National Association of Health Authorities and Trusts 1992）。この金銭的評価の結果は，上述の費用-便益モデルに当てはめることができる。問題は，様々な別の評価手法が提案されるに至るほど，QALYs が非常に多くの批判を受けていることである（Nord 1992 ； Mc Crone 1998）。さらなる問題は，設定される QALY 当りの増加費用が，非常に主観的で，それぞれの地域社会により異なるということである。

機会費用（opportunity cost）の概念により，許容リスクの明確化の議論が深まっている。機会費用とは，既往の代替指標を比較し，ある特定の物やサービスを生み出すために使った希少財源の経済的費用を評価する指標である（Pass and Lowes 1993）。これまでに取り上げた海水や下水の例では，水の効用値が 1 000 万ポンドの投資価値しかない場合，下水処理性能の改善に使用するのと，クリプトスポリジウム症（cryptosporidiosis）のリスクを減らすために浄水処理性能の改善に使用するのと，どちらがよいのだろうか。Fairley *et al.*（1999）は，飲料水中 *Cryptosporidium* オーシストの定期的モニタリング規則の導入に対して，簡単な機会費用分析を用いて反論した。さらに議論を広げるとすると，開発途上国では，少ない財源の最も有意義な用途をどのように決めるのだろうか。例えば，より厳しい飲料水の微生物基準を達成できるように浄水処理の高度化に使用するのがよいのか，それとも，妊娠出産の環境を整えるために使用するのがよいのか。

結論として，経済学では，どのようなリスクが許容されるのかを決める絶対的手法を提示できない。にもかかわらず，許容リスクの評価においては，経済的要請を無視することができない。経済学は，このことを強く主張できるし，主張すべきである。すべての微生物基準や許容リスクの検討において，費用-便益分析や費用-効用値分析を用いるべきだと考える。しかし，おそらくこのような状況の中で最も有効な経済学的手法は，機会費用に関する事項である。どの社会も，すべてのリスク問題に同時に取り組むほどの余裕はないので，優先順位を付けなければならない。最終的に，許容リスクの経済学的定義は，リスク削減にかかる費用がリスク削減により生じる財政および効用上の便益を上回る場合のリスク，および，リスク削減に必要な費用を他の公衆衛生問題に使用した方がより適切である場合のリスクとなる。

10.6 一般民衆のリスク許容

ここでの許容リスクを決める方法は，一般民衆に許容できるリスクとは何か，に基づいている。言い換えれば，一般民衆にリスクが許容できるならば，それが許容リスクだということである。民主主義社会においては，その理論が説くように，何が許容でき，何が許容できないかを決定するにあたり，一般民衆の見識は秀逸であるとしている。この方法は，許容リスクレベルを設定するためのモデルとして，たぶん表面的には魅力的に見えるが，すぐに多くの論理的および現実的な問題を引き起こす。

民衆に基礎をおいた許容リスクの検討方法では，社会のどの構成部分も，リスクレベル設定に必要なすべての情報にアクセスでき，その情報を理解する能力を持たなければならない。さらに，社会において合意に達し，また，合意した意見を詳細に調べる有効な手段がなければならない。残念ながら，これらの前提条件が揃っている社会環境はほとんどない。本節では，いくつかの関連する問題について検討する。

許容リスクは，多くの場合，たとえその専門家であったとしても，不十分な情報をもとに決めなければならない(Klapp 1992)。それゆえ，完全に民衆に開かれた政治を行う社会が存在したとしても，情報が不十分であるということは，驚くにあたらない。容易に情報が入手できることであっても，個人の知識に誤りがあることも少なくない。例えば，リスクレベルに関する個人の判断は，組織的にゆがめられることが知られている。一般的に人は，まれな出来事による死者数は過大に，日常的な出来事による死者数は過少に，評価するようになっている(Slovic *et al.* 1979)。

人間がリスクを判断する時は，しばしば先入観の影響を受ける(Bennett 1999)。専門家も例外ではない。先入観は，容易性の先入観(availability bias)と確信の先入観(confirmation bias)から生じるものが多い。容易性の先入観は，例を簡単に思い出せる事象について，リスクの認識を増加させる。確信の先入観は，個人が１つの見解に至り，そしてこの見解と対立する他の情報を無視する場合に生じる。さらに人々の許容性は，「枠組み効果(framing effect)」と呼ばれるものの影響をよく受ける。米国において 10^{-6} という生涯リスクは，死亡者数で表すと，1日当り0.008人，1年当り3人，70年の生涯当り200人となる。多くの人は，最初の2つの値は小さくて顕著でないとみなし，最後の数値は，社会的または法的に注意を引くに値するほど大きいと思う傾向にあると，Corvelloは述べている(Corvello 1998)。

さらなる問題は，リスクの本質についての考え方が各個人で異なることである。これらの違いは，しばしば社会のプロセスに深く基づいている。これを説明するためのモデルの一つに，文化理論(cultural theory)がある(Thompson *et al.* 1990)。文化理論では，社会を2つの座標軸で分割する。一つめの軸は，社会的関係のパターンである。すなわち，社会的に名声を得ている人からの影響をどの程度受け入れるかの度合いを示す。二つめの軸は，人々が外部から強要される規則や期待に束縛されていると感じる程度である。以上の2つの軸を用いると，社会の構成員は4つのタイプに分けられる。

・宿命論者
・権力者
・利己主義者
・平等主義者

これら4タイプにより，リスクへの関与の仕方が大きく異なる(Adams 1997；Langford *et al.* 1999)。例えば，権力者は，リスクの管理や許容リスクの設定は，権力を持つ者が専門家の助言を受けながら行うべきだと信じている。利己主義者は権力者を嘲笑し，許容リスクを決めるのは個人に任すべきだと主張する。平等主義者は，許容リスクの決定は，信頼と情報公開のもとでの合意に基づくべきだと信じている。宿命論者は，リスクの結果は偶然の作用とみなし，生涯にわたりリスクはコントロールできないと信じている。

それにもかかわらず，そのリスクが許容できるかどうかを一般民衆が判断する方法には，あるいくつかの一貫した主題があるように思われる。その主題はよく「懸念因子(fright factors)」と呼ばれる(Bennnett 1999)。リスクが以下のようにみなされる場合は，リスクは許容されにくくなると考えられる。

・自分から望んだものでない
・社会の中で均一に分布していない
・個人で予防措置をとっても避けられない

・なじみがない，または新奇
・自然というよりは人為的である
・長年を経た後に病気になるような，潜在的で復元ができない損失の原因
・例えば幼児や妊婦に影響を与えるなど，次世代への特別な脅威である
・特に難病や死亡の原因
・科学的によくわからない
・不特定というより，特定の個人への損害の原因
・信頼あるところからの反駁を受けやすい

これらの懸念因子は，統計学的リスクアセスメントに頼る専門家たちが付ける優先順位よりも，一般民衆の中での優先順位付けにばらつきを生じさせるが，懸念因子を非現実的なものとして排除すべきではない(**第 14 章**参照)。本章の著者らも，次世代への影響があるリスクや，難病や死を招くリスクへの懸念に関しては同感である。リスクが不均一なことについては，以下で議論する。それでも，懸念因子の影響のため，民衆の認識に基づいて許容リスクを設定することは非常に困難になっている。しかし，懸念因子を考慮しないで，経済学的または疫学的基準により許容リスクを決定することは，社会に認められないであろう。

本節で述べてきた問題が解決されたとしても，民衆の同意を十分に調べるという課題が残っている。民主主義社会でも，民衆の意見を直接評価することは，しばしば困難である。そのような状況下では通常，民衆の代弁者を探すことになる。代弁者として最も有力なのは，おそらくマスメディアである。しかし，マスメディアは，民衆意見の完全な指標にはなり得ない。実際，マスメディアの興味に影響する因子は，上述の懸念因子とは全く違う。ある題材でマスメディアの興味を引く要素とは以下のようなものである(Bennett 1999)。

・非難
・うわさになった秘密やもみ消し
・英雄や悪者を通しての「人間的興味の存在」
・他の目立つ事柄や人物との関係
・争い
・さらに他の物事が起こる可能性を示す話題かどうか(暗示の価値)
・多くの人々が関与する事柄
・視覚的に強い印象があること

・性と犯罪またはどちらか一方

許容リスクを決める際に，民衆の意見に影響する主要因子として他に考えられるのは，様々な活動家や圧力団体である(Grant 2000 ；Pattakos)。しかし，圧力団体が民衆の意見を必ず反映すると信じるのは，誤りである。団体というものはそれぞれに活動目的を持っており，彼らの見解を支持する科学やリスクアセスメントを利用する。圧力団体は，社会の他の人々や団体と同様に，確信の先入観を持ちやすい。圧力団体，特に直接行動に出る団体にとって，社会に影響を与える鍵はマスメディアである。マスメディアは，科学的に均衡のとれたリスクアセスメントには惹き付けられない。圧力団体は，マスメディアの注意を惹き，彼らの主たる目的のために民衆の意見を変更させるために，リスクを過大評価するかもしれない。

結論として，民衆の意見により許容リスクを決定するのは，非常に難しいようである。それでも，民衆の見解は無視できないし，無視してはならない。決定プロセスにおいて，民衆の意見は中心とならなければならない。これが行われるためには，政治的プロセスによるしかない。これを次節の論題とする。

10.7　許容リスク問題の政治的解決

本書をここまで興味を持って読んでくれた人は，許容リスクを設定する時，いったい社会はどのようにして「許容可能」であると決めることができるのか，疑問に思うかもしれない。これに関する議論から明らかなように，許容リスクの決定方法にはいろいろあり，そのそれぞれが様々な利害関係者の意見への重きの置き方が異なる。どの「許容可能」の定義も，すべての利害関係者によって受け入れられることはない。それゆえ，このような問題を解決することは，厳密に衛生学的なプロセスよりは，政治的プロセス(最も広い意味で)になる。この政治的プロセスは，許容リスクの決定に用いた論拠の信頼性に幅があるとみなされる時は，さらに難しくなる。言い換えれば，多くのリスク決定において相当の科学的不確実性があるということである(Klapp 1992)。

もちろん，より客観的に許容リスクを検討する方法により，価値観にとらわれない選択が提案されるかもしれないが，依然，それらのモデルの結果には相当な不確実性が存在する。Klapp は不確実性について以下の 4 つのタイプを挙げている(Klapp 1992)。

・外挿
・データ
・モデル
・パラメータ

外挿の不確実性は，実験で得られた結果を現実の状況に外挿することを専門家が認めない場合に生じる。例としては，病原体量と感染に関する実験結果を病原体が低濃度の状況下に外挿することが挙げられる。データの不確実性は，用いるデータがリスクモデルに適切なものではない，と専門家が判断する時に生じる。これは対立するデータがある場合，特に重要な問題となる。モデルの不確実性は，専門家が，そのモデルは彼らの行うリスク評価モデルとして用いることができないと判断する時に生じる。そしてパラメータの不確実性は，非常に少ないデータからパラメータを推定する方法について，専門家が認めない場合に生じる。一般的に，専門家も一般人同様,「確信の先入観」に陥りやすい(Bennett 1999)。科学者や専門家は，自分の意見に対する自負が強い。それまでの業績によって現在の名声や将来の資金援助，コンサルタント料がある場合，その業績の価値を下げるような新しい研究結果については，これを認めない力が強く働くと思われる。このため，専門家の科学的な意見も，価値観が中立というわけにはいかない。

Klapp は，科学的な確実性がない場合，許容リスクは交渉過程によって決められるとしている(Klapp 1992)。彼女は，立法者と民衆の関係に，理性的選択理論を適用するが，立法者は民衆の願いを法制化しないと論じる。その代わりに，立法者と法廷は，官僚の態度を変えるような決定をする，と彼女は述べている。この中で彼女は，情報不足の状況下での連続的取引を扱う経済ゲーム理論(Sutton 1986)を適用する。この理論は，Sobel-Takahashi の多段階交渉モデル(Sobel and Takahashi 1983)に基づいている。これは基本的に，2 人のプレーヤー，すなわち買手と売手が，分割できない商品の価格について合意に至ろうとするゲームを中心課題としている。もし 2 人のプレーヤーが，お互いに相手の付けている価格について完全な情報を持っていれば，取引はすぐに成立するだろう。買手だけがお互いの値付けを知っていて，売手は買手の値付けを知らないとすると，この情報を知るために，売手は買手が受け入れてくれるまで値段を提示し続けなければならない。交渉が長引けば長引くほど，売手は，買手の値付けについての情報を多く得ることになる。許容リスクの決定において，買手が市民で売手が官僚だとしよう。官僚は，市民(または他の利害関係者)にとって許容できるかもしれないし，できないかもしれないリスクレベルを最初に提案する。この段階では，官僚は，どの程度のリスクならば市民が受け入れるかわからない。官僚がこの問題を解決するために他の方法を探すようになるまで，市民が提示リスクを拒否し続けるのは，明らかに市民の利益になることである。

Klapp は，「本人-代理人モデル」(Moe 1984)に話を進めている(Klapp 1992)。このモデルの有利な点は，市民と官僚間の利害の対立や情報の不均衡を仮定し，両者間の階級的関係に特に注目している点である。ここに市民は，官僚が市民の最大限の利益のために行動することを期待して，政治家や官僚と契約を結ぶ。市民は，規則を決める際の専門情報を持っておらず，また，基準に関する仕事があまりに複雑かつたいへんなので，契約が必要となる。

しかしながら，官僚にその契約を守らせるのが難しいことを市民が認識するように，いろいろな理由でこの関係には問題がある。官僚は民衆に対する権力を強めるために，民衆が知り得ないような科学的不確実性を利用するかもしれない。官僚は，市民と対立するような自身の利益を持つであろうから，官僚に期待されたものと達成された仕事との間には，ギャップが存在しがちである。官僚は市民の代理人として職に就くのだが，その後，市民をコントロールする権力を得るので，このモデルもやはり問題である。

Klapp(1992)は，官僚との交渉モデルにおいて，官僚は市民より支配的な立場にあるが，市民らの協力を得るために，譲歩する動機も有するとみている。官僚たちは，彼らの決定を押し付ける権力を持っているであろうが，同時に自分たちに不利益になることは避けたい。特に，法に基づく異議申し立ての可能性を避けるために，市民が自発的に自分たちに従ってくれることを望む。また，官僚は，規則を決める際に，自分を良く見せたいと思う。このように官僚は，お互いが満足する同意を得るために，民衆と協議する用意がある。実際，官僚は，そのような合意に達することを期待している。このモデルにおいては，科学的不確実性は，市民，あるいは圧力団体に雇われた専門家によって，官僚を無能に見せ，論争に影響を与えて譲歩を勝ち取ることに利用する手段となっている。

以上述べてきた官僚との交渉の 3 つのモデルは，許容リスク決定プロセスについて，非常に重要な点を例示している。特に，決定権者と利害関係者との階級的関係，決定過程にある交渉の要素，どちらか一方が不確実性を政治的道具として用いることの3点である。交渉の要素が，裁判所に訴えることにとって代わられてきているという事実はある(Klapp 1992)が，前述の結論をくつがえすものではない。

Klappが明言したわけではないが，官僚と民衆の交渉についての議論の多くは，他の利害関係グループ，例えば産業・保健サービス提供者，その他の医療関係組織との交渉にも適用できる。

専門家の正確な分析よりも，交渉プロセスによるリスク決定の考え方を受け入れるとすると，2つの問題が生じる。一つめは納得に関する問題，二つめは利害関係者の不均一性の問題である。

10.7.1　納　得

交渉プロセスにより得られた決定は，しばしば最適解となっていないことが，一番の弱点である。言い換えれば，社会にとって最善の解決策ではなく，大部分もしくはすべての利害関係者に許容可能な解決策が得られることである。これは納得(satisficing)として知られている。これの問題は，許容可能な基準を決定する際に，すべての利害関係者が考慮されているとは限らないことである。これについては，次に詳細に議論する。

10.7.2　利害関係者の不均一性

国のあるいは国際間でのリスクに関する方針を決定する場合，利害関係者の数は膨大となる。これには，学問やその他の専門家，政府職員，様々な圧力団体，業界利益の代表者，さらには，一般民衆も含まれる。それぞれの利害関係者の持つ交渉過程における影響力や関係する利益は程度が異なる。公衆衛生の専門家にとって，主要な関心事の一つは，社会の階層によって健康状態が違うことである。不均一性については，強い関心が持たれてきたが，特に英国において顕著である(Bartley *et al.* 1998；Townsend *et al.* 1992；Wilkinson 1996)。驚くべきことに，国内および国際社会での感染症の不均一性は明らかであるのに，学術的にはほとんど興味が持たれなかった。詳細に調べられてきたのは，おそらくHIVと結核だろう(Farmer 1999)。これら2つの病気が水系感染症でないことはほぼ明らかである。感染症の診断や治療，予防に携わる人は，社会における感染症の分布やその影響は，明らかに不均一であることに気付いていた。社会のそれぞれの階層は，多かれ少なかれ様々な感染症に罹るが，実際に感染症が発生した場合には，階層ごとに違う結果がもたらされる。健康状態の不均一の要因は様々であり，遺伝的，地理的，行為的，社会経済的要因などの影響を受ける(**表 10.1**)。

表 10.1　水系感染症に関して健康リスクが不均一になる要因の例

要因	影響
年齢	幼児やお年寄りは，免疫が弱いので感染症に罹りやすく，一度感染すると，症状が悪化しやすい。
持病	エイズや重篤な複合免疫不全症候群に罹っている人は，クリプトスポリジウム症(cryptosporidiosis)や他の感染症に罹ると，通常よりはるかに深刻な症状に陥りやすい。
遺伝	ある遺伝型の人は，胃腸炎感染に伴う併発症などのように，合併症を引き起こしやすい。
性別／妊娠	妊娠時には，妊婦の死亡率を上昇させる[E 型肝炎(hepatitis E)]，あるいは胎児への悪影響を及ぼす[トキソプラズマ症(toxoplasmosis)]といった，通常より深刻になる感染症がある。
行為	煮沸しない水道水を飲む量は，水系感染症に罹るリスクに影響する。 海外旅行者は，未経験の水系感染症へのリスクにさらされる。 遊泳などの行為は，飲料水経路以外での水系感染症に罹るリスクを増す。
社会経済	社会で最も貧しい人々は，栄養不良のため，より重い病気に罹りやすい。 社会で最も貧しい人々は，病気になると，より大きな経済的打撃を受けやすい。なぜなら，病気休暇に対する給与が支払われず，健康保険制度も整っていないような職に就いているからである。 社会で最も貧しい人々は，医療を迅速に受けられないことがある。 多くの水系感染症は，家庭内が過密な方が，家族に伝播しやすい。
地理	様々な水系感染症が地理的分布を示す。E 型肝炎は，たいてい熱帯の国々に限り分布しており，野兎病(tularaemia)は，緯度が北の地方により一般的に存在する。 浄水処理の質と配水システムは，国によって，また同じ国内でも地域によって全く異なる。

水系感染症の健康リスクが不均一になる様々な要因を考えると，これらの多くの共通因子(年齢，性，障害，貧困)が社会的排除に関係するということは，自然に浮かび上がる重要な結論である(Byrne 1999 ; Jordan 1996)。リスクの交渉方法においても，最も危惧されることは，社会の構成員でありながら社会的に排除されている人々に配慮しないことである。交渉過程で影響力が大きいのは，産業界，富裕層，高学歴の人々の集団である。これらの人々は，情報を十分に収集でき，議論に備える資力と自信を持っている。逆に，不都合なリスクを最も被るであろう集団は，討議への影響力は小さいと考えられる。これが，納得によって交渉を解決させる時に，最も懸念される問題である。提示された解決策が，社会的に排除されている人々に許容可能かどうか，誰もわからない。

10.8 結　論

本章では，許容リスクの決定が多くの場合困難であることがわかった。一般的にいえば，許容リスクの設定方法は，おおまかに，確率論，経済学，疾病被害による方法といった正式の解析および専門家の意見を尊重する方法と，政治的交渉の手法を重視して取り入れる方法に分けられる。この設定方法の違いは，「客観的」と「主観的」，または「価値観に根ざした」と「価値観にとらわれない」という，方法の対立を意味すると考えることができる。

専門家の知識と手法による方法は，科学的に正しい。専門家たちは，既存の疫学的および経済学的知識に基づき，適切な基準を設定することができる。しかし不運にも，これまで議論してきたように，専門家たちが拠り所とする多くの手法やモデルには，明らかに不確定要素が残っている。そのうえ，ほとんどの専門家はたいてい，事実に関する不確実性を直接的には言及しない(Morgan *et al.* 1981)。実際，専門家の意見は，しばしば価値観の影響を受けている。専門家の価値観は多くのものに由来する(Fischhoff *et al.* 1981)。社会の一員として，彼らはより広い社会から自分の価値観の多くを得ていることは明らかである。しかし彼らは，専門領域からも価値観を得ている。専門家の意見は，金銭的利益により左右され，彼らを雇用している組織の価値観を反映させることもある。これらの価値観は，専門家の意見と彼らがそれに達する過程に大きな影響を与える。したがって，専門家は，必ずしも他に比べて高い地位を占めるわけではないいくつかの利害関係集団の一つにしかすぎないことを，我々は認めなければならない。

一方で，純粋に交渉手段を用いる際に生じる問題についても，これまで検討してきた。利害関係者が，影響力，知識，資力において異なる場合は特に，交渉手法では最適解を得られない場合が多い。民衆の意見を反映させようと願う社会でさえも，民衆の考え方を正確にとらえることは不可能であろう。リスクに対する民衆の見方は，しばしば矛盾をはらみ，時々不合理だと思われるようなこともある。民衆の意見を主張する代理人として，圧力団体やマスメディアに頼るのは危険である。交渉による手法においてより重要なものは，健康の不均一性と社会的排除の問題である。多くの社会で，一番リスクの大きい集団が，どのような議論においても最も影響力が小さくなる傾向にある。

以上のすべての問題点を読むと，基準設定のために許容リスクを用いる方法には適切なものはないのではないか，と絶望に陥るかもしれない。何ができるのか？我々は，公衆衛生の専門家やWHOのような公衆衛生の組織が，重要な役目を果たしうると言いたい。

多くの社会で，公衆衛生学の役割はここ数年で変わってきた。にもかかわらず，公衆衛生従事者の責任は，病気の予防と健康の増進であると要約できる(Connelly and Worth 1997)。前述の健康の不均一性に関する問題点を前にすると，公衆衛生の専門家と専門機関の主要な役割は，社会で不利な立場にある人々を弁護することだと言いたい。おそらく公衆衛生の最も重要な役目は，直接的または間接的に人々の健康に影響を及ぼすような政策の決定において，社会的に排除されている人々の利益を代表することである。公衆衛生の専門家からみれば，リスク削減による「社会全体の」健康状態の向上の程度が，健康への逆影響やリスク削減の「社会全体」費用を上回る場合には，そのリスクをそのまま受け入れることはできない。このような判断をするために，公衆衛生従事者は，本章で議論したすべてのモデルと手法に頼らなければならないだろう。

この方法を適用するとすると，許容リスクの基準を設定するプロセスはどのようなものになろうか。我々は，以下に示す系統的な手法を提案する。

(1)　専門家集団を集める。理想的には，このグループは，幅広い技術と専門分野の代表であり，そして，グループ利益の関連範囲について，技術と専門的知識を持つ人物を含むべきである。加えて，公衆衛生に関する広い経験を持つ人物も含むべきである。

(2)　グループの活動目的および活動阻害因子があるなら，それを取り除くことについて確認し合う。

(3)　環境因子あるいは検討指標と病気との関係から，証拠の確かさを確認する。データの不確実な部分と設定された仮定について明確化を図る。

(4)　想定した病気について，再度，明確な仮定をし，不確実な部分を明らかにし，地域社会への健康影響を定量する。特にリスクの影響を受けやすい集団の問題に配慮すること。

(5)　広い意味での健康や，社会や経済への影響を考慮して，提案する基準の変化が地域社会に与える影響をモデル化する。

(6)　基準の変更に伴う費用が健康状態の改善に値するかどうかを検討する(費用-効用値分析)。そして，もしそうであっても，必要となる費用が他の健康目的により効果的に使用されうるかどうかを考える(機会費用分析)。再度，仮定と不確実な点を明らかにし，影響を受けやすい集団への影響をはっきりさせる。

(7) 圧力団体，専門家，産業界を含むすべての利害関係者に，基準設定過程における分析段階を公表する。特に，公衆衛生に携わるより広い業界から意見を求める。

(8) 上述の意見を反映させて，提案した基準に修正を加える。

上の提案は，複数の学問分野集団による過程(multi-disciplinary group process)に基づいていることは明らかである。この方法は，このように複雑な問題には，唯一実行可能な選択肢だと思われる。しかし，グループというものは，絶対確実な意思決定をするとはいえない。特に問題なのは「集団思考」である(Janis 1972)。Janisはこれに関して，意思決定における6つの大きな欠点を挙げている。許容リスクの決定に関して，これらは，次のようになる。

・限られた選択肢に対する限られたグループ討議。
・当初に，顕著な欠点がないため，多くのメンバーによって支持された選択肢は，再検討されることがない。
・当初に，明確な利点がないため，不十分と評価された選択肢は，無視される。
・グループ外の専門家から，他の選択肢による便益や損失についての確実な情報を，ほとんどまたは全く得ようとしない。
・グループの選択を支持する根拠については，議論に時間を費やし，逆にこれに反するものは切り捨てるというように，先入観により，実際の情報や専門家らの意見への対応が左右されることがある。
・選択した方法を実行することが，グループ外の人々に妨げられる可能性について，ほとんど議論しない。

グループによる意思決定にはこれらの欠点があり得ることから，決定した許容リスク案について，別の専門家やグループが，その決定に用いられたプロセスが満足のいくものであるかどうかを審査することを提唱する。

最後になるが，もし各個人や集団が，問題について広い見解を持ち，社会のすべての集団を考慮し，情報の不確実性や自分の先入観を認識してこれに対処することができれば，許容リスクの設定は，その困難さにもかかわらず，可能であるということを示し得たと信じたい。

10.9 国際ガイドラインと国内規則に関する意味合い

調和した枠組みの中に小さな事項を入れ込むだけなのに，許容リスクという課題は，重要かつ非常に複雑なものである。許容リスクは地域性が強いので，国際ガイドラインには適さない。しかし，地域の利害関係者の関与が不可欠なところで，国際ガイドラインをそれぞれの国の実情に合わせて適用する際には，許容リスクが重要な役割を果たす。

10.10 参考文献

Adams, J. (1997) Cars, cholera, cows, and contaminated land: virtual risk and the management of uncertainty. In *What Risk? Science, Politics and Public Health* (ed. R. Bate), pp. 285–304, Butterworth Heinemann, Oxford.

Bartley, M., Blane, D. and Smith, G.D. (1998) *The Sociology of Health Inequalities*, Blackwell, Oxford.

Bennett, P. (1999) Understanding responses to risk: some basic findings. In *Risk Communication and Public Health* (eds P. Bennett and K. Calman), pp. 3–19, Oxford University Press, Oxford.

Byrne, D. (1999) *Social Exclusion*, Open University Press, Buckingham.

Cabelli, V.J., Dufour, A.P., Levin, M.A., McCabe, L.J. and Haberman, P.W. (1979) Relationship of microbial indicators to health effects at marine bathing beaches. *American Journal of Public Health* **69**, 690–696.

Cabelli, V.J., Dufour, A.P., McCabe, L.J. and Levin, M.A. (1982) Swimming-associated gastroenteritis and water quality. *American Journal of Epidemiology* **115**, 606–616.

Cabelli, V.J., Dufour, A.P., McCabe, L.J. and Levin, M.A. (1983) Marine recreational water quality criterion consistent with indicator concepts and risk analysis. *Journal of the Water Pollution Control Federation* **55**(10), 1306–1314.

Connelly, J. and Worth, C. (1997) *Making Sense of Public Health Medicine*, Radcliffe Medical Press, Abingdon, Oxon.

Corvello, V.T. (1998) Risk communication. In *Handbook of Environmental Risk Assessment and Management* (ed. P. Callow), pp. 520–541, Blackwell Science, Oxford.

Cotruvo, J.A. (1988) Drinking water standards and risk assessment. *Regulatory Toxicology and Pharmacology* **8**, 288–299.

Dufour, A.P. (1984) Bacterial indicators of recreational water quality. *Canadian Journal of Public Health* **75**, 49–56.

Fairley. C.K., Sinclair, M.I. and Rizak, S. (1999) Monitoring not the answer to *Cryptosporidium* in water. *Lancet* **354**, 967–969.

Farmer, P. (1999) *Infections and Inequalities*, University of California Press, Berkely, CA.

Fischhoff, B., Lichtenstein, S., Slovic, P., Derby, S.L. and Keeney, R.L. (1981) *Acceptable Risk*, Cambridge University Press, Cambridge.

Gerba, C.P., Rose, J.B. and Haas, C.N. (1996) Sensitive populations: who is at greatest risk? *International Journal of Food Microbiology* **30**, 113–123.

Grant, W. (2000) *Pressure Groups and British Politics*, Macmillan, Basingstoke, Hampshire.

Janis, I.L. (1972) *Victims of Groupthink*, Houghton Mifflin, Boston, MA.

Jones, D.R. and Akehurst, R.L. (1980) Risk assessment: an outline. *Bull. Inst. Maths Appl.* **16**, 252–258.

Jordan, B. (1996) *A Theory of Poverty and Social Exclusion*, Polity Press, Cambridge.

Kelly, K.A. and Cardon, N.C. (1994) The myth of 10-6 as a definition of acceptable risk. *EPA Watch* **3**, 17.

Klapp, M.G. (1992) *Bargaining with Uncertainty*, Auburn House, New York.

Langford, I.H., Marris, C. and O'Riordan, T. (1999) Public reactions to risk: social structures, images of science, and the role of trust. In *Risk Communication and Public Health* (eds P. Bennett and K. Calman), pp. 33–50, Oxford University Press, Oxford.

Macler, B.A. and Regli, S. (1993) Use of microbial risk assessment in setting US drinking water standards. *International Journal of Food Microbiology* **18**, 245–256.

McCrone, P.R. (1998) *Understanding Health Economics*, Kogan Page, London.

Moe, T. (1984) The new economics of organizations. *American Journal of Political Science* **28**, 737–777.

Morgan, M. G., Rish, W. R., Morris, S. C. and Meier, A. K. (1978) Sulfur control in coal fired power plants: A probabilistic approach to policy analysis. *Air Pollution Control Association Journal* **28**, 993–997.

National Association of Health Authorities and Trusts (1992) Priority Setting in Purchasing, pp. 14–17, National Association of Health Authorities and Trusts.

Nord, E. (1992) An alternative to QALYs: the saved young life equivalent (SAVE). *British Medical Journal* **305**, 875–877.

O'Riordan, T. (1977) Environmental ideologies. *Environment and Planning* **9**, 3–14.

Pass, C. and Lowes, B. (1993) *Collins Dictionary of Economics*, 2nd edn, Harper Collins, Glasgow.

Pattakos, A.N. (1989) Growth in activist groups: how can business cope? *Long Range Planning* **22**, 98–104.

RCEP (1998) *Setting Environmental Standards. Royal Commission on Environmental Pollution*. 21st report, TSO, London

Royal Society (1983) Risk Assessment. A study group report.

Sloman, J. (1994) *Economics*, 2nd edn, Harvester Wheatsheaf, Hemel Hempstead, UK.

Slovic, P., Fischhoff, B. and Lichtenstein, S. (1979) Rating the risks. *Environment* **21**(3), 14–20.

Sobel, J. and Takahashi, I. (1983) A multi-stage model of bargaining. *Review of Economic Studies* **50**, 411–426.

Sutton J. (1986) Non-cooperative bargaining theory: an introduction. *Review of Economic Studies* **53**, 709–724.

Thompson, M., Ellis, R. and Wildavsky, A. (1990) *Cultural Theory*, Westview Press, Boulder, CO.

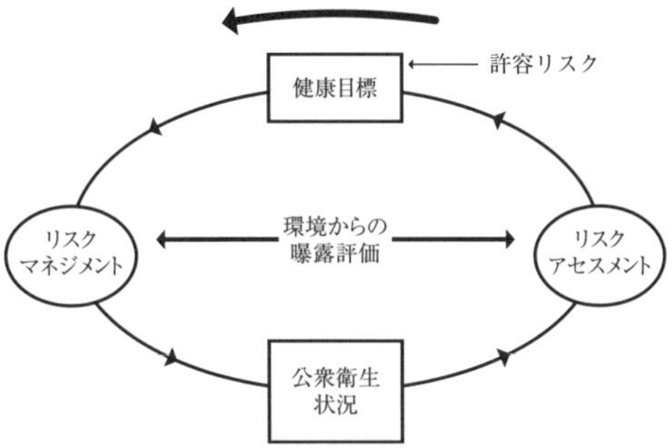

第 11 章

水質ガイドラインおよび水質基準の確立のための公衆衛生的視点

Joseph N.S. Eisenberg, Jamie Bartram and Paul R. Hunter

多くの歴史的な理由から，水質ガイドラインの設定は，異なる機関の間で断片的に行われてきており，一般的な公衆衛生と切り離されたものとなっている。このことは，すべての曝露経路にわたる病原体（水系病原体を含む）の包括的な制御を概観する基本的な公衆衛生的視点とは相容れない。この全体にわたって概観するのに 2 通りの水準がある。一つの水準では，伝播サイクルへの体系的アプローチを通じて描写されるように，水質や衛生設備，衛生状態のような疾病の原因と直接関連する基盤的要素に焦点を合わせている。もう一つの水準では，主因的な要素との関連を通じて，地域社会の健康と個人の健康の双方に影響を与える社会経済学的状況のような遠因的な原因要素に焦点を合わせている。本章の目的は，ガイドライン設定への統合的アプローチの必要性を動機付けるために公衆衛生的視点を提供すること，および公衆衛生の伝統と調和しながら，前章までに提示された多くの道筋をともに描くことである。

本章では，許容リスクに関する**第 10 章**とともに，交渉と同意による健康目標（これは履行可能な規制に変換しうる）に関する国家／地方目標の形成への理解を高めることと，それへの取組みを特に問題とする。

11.1 はじめに

公衆衛生は，「社会の組織的な努力を通じて疾病を予防し，寿命を延ばし，健康を増進する科学と技術」と定義されている。公衆衛生は，基本的に住民の健康と疾病に関わり，例えば個々の患者への医療と看護を補完するものである。その主たる責務は，住民の健康を監視し，健康に係わる様々な要求を識別し，健康を促進する政策を助け，健康サービス（健康介護のみならず，健康を守り増進する基本的目的を持って行われる活動のすべて）を評価することである。

近代の公衆衛生は，19世紀中頃の2人の人間の業績にまでさかのぼることができる。John Snow と Edwin Chadwick である。John Snow は，ロンドンの East End でのコレラの流行を調査するのに初めて疫学的手法を用いたとされている。この調査で彼は，ある一つのポンプが流行発生の原因であることを確認し，また効果的な制御方法，すなわちポンプからハンドルを撤去するという対策を実施した。Edwin Chadwick は，公衆衛生の歴史における最も重要な記録の一つである大英帝国の労働者階級の衛生状態に関する調査報告書「Report on an Inquiry into the Sanitary Condition of the Labouring Population of Great Britain」を記した。この中で彼は，貧困，人口過密，不十分な廃棄物処理，そして栄養状態の悪さゆえの疾病者の社会集団に対する経済的費用は，受け入れられるものではなく，これらの状況を向上させる試みのための費用よりも大きいことを論じた。公衆衛生に関するこれら2つの観点（有効な手だてに導くための疾病の疫学的調査と，健康を増進するための社会的方策の影響）は，疾病の伝播に影響する明らかな環境要素が存在することを強調している。一つには，ある特定の環境中の感染源と疾病との関わりは，対策を指示するに十分であった。二つめの例では，Chadwick は，社会的要素の重要性に焦点を合わせており，したがって（貧弱な法制度の変換のような）社会政策的変換を疾病の減少と健康の増進における主要な対策とみなした。

Chadwick が論じたように，健康に対する特定の病原体の影響を決定する生物学的な（あるいは主因的な）要因と，疾病負担を与える様々な伝播経路の相対的な重要性に加えて，多くの社会的な（あるいは遠因的な）要因が関係する。したがって，疾病の伝播サイクルを説明しうる主因的な要因が疾病の直接的な原因ではあるものの，遠因的な要因がしばしばそこに介在する。こうした遠因的な原因（しばしば社会経済的状況と関連する）と主因的な原因（生物学的要因と関わる）との間の関係を理解し，これらを対策や制御にどのように役立てていくかということは，公衆衛生の役割である。この公衆衛生の役割は一般的にすべての疾病プロセスに通じるものである。

水系感染病原体をユニークにしている基本的性質の一つは，宿主外の環境で生残できることである。この性質は，水系病原体がその生活環を完遂する中で利用しうる複数の伝播経路の存在を可能にする主要な要素であり，水系感染病原体に対する対策や制御に影響を及ぼす。ワクチン接種や化学療法などの臨床的な制御に加えて，数多くの環境的制御が可能である。これらには，水その他の環境媒体の処理，水その他の環境媒体への曝露の制限，衛生設備や衛生対策を通じた汚染の防止がある。これらの戦略のおのおのはそうした経路を通じた疾病被害を軽減するのみならず，汚染の量が減ることによって他の経路からの疾病の伝播も減少する。伝播経路にこうした相互依存があることから，最も効果的な制御方法を決定するためには，伝播サイクルの完全な理解が必要であることが示唆される。しかしながら，遠因的な原因と主因的な原因との関係は以下のような示唆を与える。すなわち，水関連の活動のための統合的な公衆衛生の視点においては，主因的原因に関与する疾病伝播の観点のみならず，そうした主因的原因に影響を及ぼす遠因的原因についても，説明されなければならないということである。

公衆衛生は健康な社会のサーモスタットのようなものであるという巧みな比喩がある。サーモスタットは負のフィードバックループであり，室温調節のためのサーモスタットは3つの部品からなっている。

・室温を測定するセンサー
・事前に設定された望ましい室温と比較するためのコンパレーター
・ラジエーターに流れる熱水を制御するための装置

公衆衛生においてこれらの部品に相当するのは次のものである。

・リスクを測定するためのサーベイランス
・測定されたリスクとあらかじめ設定された許容可能なリスクとの比較とその結果としての制御戦略の策定
・公衆衛生対策

このモデルにおける「サーベイランス」とは，疾病発生を監視するための記述的方法において，ならびに疾病の発生とリスク要因との関わり（**第6章**および**第7章**参照）を評価するための解析的方法において，疫学的手法を応用することを含んでいる。そのような手法は，ある地域の風土病的な疾病や流行発生があった場合の調査などに用いられる。比較とそれに続く対策決定にはモデルが必要である。公衆衛生においては，モデルはしばしば概念的であり，必ずしも明快ではない。しかしながら，サーベイランスによって得られたデータや許容リスク(許容リスクの問題については**第 10 章**において詳述される)を比較するために，過去において疾病伝播システムが数学モデルとして提示されている。これらはまた，公衆衛生対策で実施される最適な制御戦略を与えるために用いられる。サーベイランス活動は，公衆衛生対策によって公衆衛生を向上させ安全性をもたらすものでなければ，その価値はほとんどない。そうした対策は特異的で小規模な(ポンプのハンドルを取り外すというような)ものから，あるいはいくらか一般的な(国家的／国際的な政策と戦略の開発というような)ものまである。そして，公衆衛生対策の影響が評価される時に，サーベイランス活動が再度実施される。

11.2　疾病の性質ならびに決定要因に関する公衆衛生的視点

本節では，最初に公衆衛生的視点からの疾病の性質を議論し，次いで病気の決定要因について議論する。

11.2.1　疾病の性質

11.2.1.1　健康と疾病

WHO(World Health Organization ；世界保健機関)は，健康を肉体的，精神的，社会的に完全に健全な状態であり，ただ単に疾病あるいは病弱でないことではないと定義した。この定義はきわめて有益である。本書の多くの章は，必然的に感染症の問題が中心となっており，健康のより全体的な観点には注意が払われていない。しかしながら，疾病に対するのと同様に，健康に対する我々の努力の効果についての理解がなければ，我々の対策の持つ潜在的な便益を減少させてしまうことにもなりかねない。十分な水の供給が得られる時，人々の生活の質はよりよいものとなる。もし女性たちが水汲みのために毎日毎日数マイルも歩かなくてもよくなれば，彼女たちは自分自身のためや家族のためにその時間を費やすことができる。水の確保はまた多くの社会で象徴的あるいは精神的な意味があり，家の周りで水が手に入ることは生活への安心感を増すことになる。これらのことやこれに類することは，本式な疫学的あるいはリスクアセスメントの枠組みには含めることが困難であるが，しかし人々の健康に強力な影響力がある。

疾病の性質に話題を向けよう。疾病を類別する方式には，下記のようないくつかの分け方がある。

- 内在する病因(例えば，遺伝的，感染，環境由来，栄養，その他)によるもの。
- 主な疾病プロセス(例えば，炎症性，悪性，消耗性，その他)によるもの。
- 影響を受ける主な体機能(例えば，呼吸器系，神経系，その他)によるもの。
- 疾病の進行と結果(例えば，急性に推移し回復，急性に推移し死亡，慢性に推移，その他)によるもの。

こうした分類体系は，分類の目的に応じて使い分けられる。ここでは基本的に水によって伝播する感染症について扱う。水系感染症の結果と影響は，急性，慢性あるいは遅発性である。こうした結果を区別することは，公衆衛生上重要である。急性の疾病の影響は短期間に現れる一方，慢性の疾病ではより長い時間をかけて増えていく。急性および慢性の疾病の健康への影響の比較は，障害調整生存年数(disability adjusted life years ： DALYs)(**第3章**を参照)を用いて行うことができる。

他の疾病と同様，水に関連する疾病も様々な方法で分類される。例えば，病原体(原虫，細菌，ウイルス，その他)による分類や疾病の症状(下痢，赤痢，腸チフス，肝炎，その他)による分類などである。しかしながら，対策と制御に関していえば，より適切な分類は，条件(主に環境条件)の変化がどのように疾病の伝播に影響を及ぼすかということに基づくものである。そうした分類では，環境中の主な伝播経路についての幅広いカテゴリー分けができる。

11.2.1.2　伝播経路

感染因子は，非常に多くの伝播経路を持っており，一般的には以下のようなものである。

- 濃厚接触(性的交渉)を通じたヒトからヒトへの直接伝播(性行為感染症など)。
- 感染者の体液を通じたヒトからヒトへの直接的な広がり(血液感染するウイルスなど)。
- 非濃厚接触を通じたヒトからヒトへの直接的な広がり(流行性感冒，ウイルス性胃腸炎など)。

・非生物的な物品(家庭用品)，水あるいは空気などの環境の汚染による広がり。
・汚染された食品を通じた広がり[*Salmonella*(サルモネラ)など)]。
・媒介昆虫を通じた広がり(マラリアなど)。
・一次宿主の動物からヒトへの直接的あるいは食物や汚染環境を通じた広がり。
・環境微生物によるヒトへの広がり[*Legionella*(レジオネラ)など]。

病原体はしばしばこうした多くの伝播経路で感染する。例えば，ノーウォーク様ウイルスは，直接にヒトからヒトへ，あるいは汚染された食品，飲料水または家庭用品を通じて広まっていく。**表 11.1** は水に関わる疾病を分類したものである。

表 11.1　水に関わる疾病の分類(Bradley 1974)

分類	説明
水原因の疾病 (water-borne diseases)	病原細菌やウイルスを含むヒトや動物のし尿で汚染された水の摂取で発生する疾病(コレラ，腸チフス，アメーバ性および細菌性赤痢ならびにその他の下痢症など)。
水での洗浄に起因する疾病 (water-washed diseases)	個人的な衛生状態の悪さから発生する疾病(この分類にも当てはまる多くの水起因の疾病に加えて，疥癬，トラコーマ，ならびにノミ，シラミ，ダニに起因する疾病など)。
水基点の疾病 (water-based diseases)	寄生虫中間宿主である水中生物によって発生する疾病(メジナ虫症，住血吸虫症およびその他の蠕虫症など)。
水が関係する疾病 (water-related diseases)	水中で繁殖する媒介昆虫によって伝播する疾病(デング熱，フィラリア症，マラリア，オンコケルカ症，トリパノソーマ症および黄熱など)。

この分類に加えて，5 番目のものとして，水の取水に関係する疾病を追加したい。これには，難民キャンプでの髄膜炎球菌症の流行例にみられるような，水を取るために往来することによって広がりが助けられるような疾病である(Santaniello-Newton and Hunter 2000)。加えて，いくつかの病原体は，ヒトの体内には感染しないが，毒性代謝物をヒトが摂取することによって影響を与える。こうした作用機序の水に関係する最も好適な例は，有毒藍藻によるものである(Chorus and Bartram 1999)。有毒藍藻が産生した毒素がその生態系内で果たす役割についてはよくわかっていない。これらは水に関係する疾病の第 6 番目の分類，つまり水との接触による疾病の可能性を持っている。

水系疾病の病原体となる可能性のあるすべての生物は，彼らの生活環の中で少なくとも 1 つのステージで，その能力の大小はあれ，宿主(ヒト)の体外で生残できる能力をともに持っている。こうした生残能力の程度は様々で，非常に短いと思われているもの［例えば，*Helicobacter pylori*（ヘリコバクター・ピロリ）］から，好適な環境の下で数年に及ぶものまである。環境中での生残は，生残のための体制を特に持たないもの（多くのウイルス），環境抵抗性の高いステージを含むもの［*Giardia*（ジアルジア）のシストや *Cryptosporidium*（クリプトスポリジウム）のオーシストなど］，あるいは特別な共存関係にあるもの［*Legionella* がいくつかの自由生活原生動物，あるいは *Vibrio cholerae*（コレラ菌）がある種の藍藻と共存するなど］まで，様々である。この環境中で生残するという能力は，水系病原体を他の伝播様式の病原体と区別する。例えば，呼吸器経路で広がる疾病（例えば，麻疹）の病原体は，感染者から離れたらただちに新たな宿主に感染しなければならない。

非感染性の疾病の場合とは対照的に，感染ならびに発症のリスクは，環境中の病原微生物のレベルと関連している。ヒトの病原体に関してのみ，環境汚染の程度が感染者の数に関連する。集団の中でロタウイルスに感染しているヒトが多ければ多いほど，感染していないヒトが感染する可能性は高くなる。このことが，すべての病原体の感染源は，結局，感染した宿主である理由である。多くの感染症の病原体は，ヒトの体内で増殖し，したがって宿主となったヒトは，感染症を拡大させる役割を担うことになる。病原体が生残するためには，他の宿主に感染できるよう十分な数にまで現在の宿主内で増えなければならない。

宿主から宿主への病原体の特定の移動行程が伝播経路であり，この経路にはヒト以外の宿主も含まれる。動物体内に保持され，時折ヒトに感染する疾病は，家畜風土病（enzootic ；ヒトの endemic に対応する用語）と呼ばれる。環境経由の病原体では，こうした伝播経路がしばしば宿主外でかなり長い期間となることが特徴である。ヒトでは病原体は，摂取，吸入，あるいは病原体との皮膚接触によって感染する。

汚染の程度，したがってリスクの程度には環境中の異なる伝播経路全体が関係する。その病原体がヒト以外の動物も宿主とする場合は，伝播経路は複雑さを増す。その例としては，非チフス性 *Salmonella*，*E.coli*（大腸菌），ウシを宿主とする *Cryptosporidium* などである。

病原体の伝播に関しては患者あるいは有症例の数だけが問題なのではない。感染していても不顕性の患者も問題である。こうした不顕性患者は，通常，症状がないのであちこちを移動し，その地域全体の広い範囲に病原体をばらまく可能性が高い。

病原体を取り巻く環境は広く変化し，その地域の状況によって，疾病原因に対して，ある経路が主たるものになったり，あるいはその経路の寄与が無視できるようになったりする。地域的な特定の環境が重要であるため，WHOガイドラインのような国際的基準を進展させる時，異なる伝播経路の相対的寄与度を適切にあるいは包括的に評価できない。地域的な条件や疾病伝播におけるその影響についての理解が進むことは，国際的なガイドラインを国ごとの基準に適応する際に不可欠な，あるいは非常に望ましいステップである（これはまた包括的なリスク制御システムであるHACCPにおける必須な要素でもある。**第12章参照**）。結論的にいえば，国ごとの基準は，それら自身の施行やその結果に応じて向上的に展開するということである。例えば，病原体への主要な曝露経路が部分的あるいは全面的に制御されるにつれて，他の経路がより重要になってくるだろう。もし，残存する疾病負担が公衆衛生上の行動をとるに値すると判断されるならば，国家および地方行政局はそうした経路に焦点を当てて対策活動をするだろう。

11.2.1.3　風土病と流行病および流行発生

「風土性の（endemic）」，「流行性の（epidemic）」および「流行発生（outbreak）」という用語は，一般的には曖昧に，また互換的に使用されるが，公衆衛生の分野においては厳密な意味がある。

病原体の伝播サイクルがヒト集団の中で平衡状態にある場合，疾病の発生は風土病的レベルにあるといわれ，新たな患者の数はほぼ一定に維持されている。「流行性の」あるいは「流行発生」とは，ある一定期間のうちに，集団の中で相当な患者数の増加があるものと定義される。「流行性の」という用語は，通常，インフルエンザの発生などのように，ある集団内で全般的な患者の増加がある（およびAIDSのように長期間にわたって発生する）場合に用いられる。対照的に，「流行発生」という用語は，短期間（1箇月あるいはそれ以下）のうちに局地的な患者の増加がある場合に用いられる。流行発生にはいくつかの異なるタイプがある。

・点源からの流行発生：すべての患者は，同時に感染を受ける。
・連続的な汚染源からの流行発生：すべての患者は，一定期間にわたって連続的あるいは間欠的に感染源となる汚染源から感染する。
・増幅型の流行発生：疾病は，ヒトからヒトへの伝播によって拡大する。
・混合汚染源および増幅型の流行発生：点源からの感染が初期の患者の原因であ

るものの，その後はヒトからヒトへの伝播によって二次的に拡大する。

風土病的状態にある場合に比べて，流行発生では短期間に多数の患者を生じる。流行発生を制御するための環境保健対策は，バックグラウンドの(風土病的)疾病率を減少させるために意図される対策とは大いに異なるだろう。

第6章においてある程度詳しく概説されているように，多くの水関連の疾病において，流行発生の規模の検出と評価，ならびにそうした流行発生の全体に対する水の寄与の定量という現実的な問題が直面する。

公衆衛生において流行発生という事態は，特別に重大なことであると一般的に受け入れられており，そのことが健康目標や，例えば水質目標を確立する理由となっている。それゆえ，例えば，公衆衛生目標が最大許容疾病負担として示されているのであれば，それがただ1回の流行発生であっても，起こることは受け入れられないと考えられる。ひとたび水質目標とされれば，定常的な状態や管理に加えて，極端な出来事(たとえそれがまれなことであっても)に対する特別な注意を払う必要があるということを意味する。

11.2.2　病気(ill health)の決定要素

疾病は，その地域集団内に常に一様に広がるのではない。公衆衛生の重要な役割の一つは，こうした不均一な蔓延をもたらす要因を見つけ出し，リスクを低下させ，健康を向上させるための戦略を立てることである。病気の決定要素は数多い。本項では水系疾病に大きく関わる4つの要素について概説する。

11.2.2.1　環境からの曝露

水系疾病の疫学における異なる伝播経路(水に関わるものも関わらないものも)の影響については，すでに詳細に論議した。感染が実際に伝播するためには，どのような特定の感染経路においても，感受性のある個体が特定の環境中の感染源と接触することが必要であることは明らかである。こうした曝露の程度は，地域集団内においてリスクの違いを与える主要な要素である。

例えば，人によって水泳時間が違うように，日々の水道水の飲水量は，人によって大いに異なる。こうした曝露の違いは，感染リスクに大きく影響する(Hunter 2001)。最近の流行発生の研究において，常に泳ぎに行っている人々は，飲料水起因のクリプトスポリジウム症の流行中，低いリスクにあり，それはおそらく以前に受けた感染後の免疫によるものと推察される（Hunter and Quigley 1998）。少なくとも先進国において関心が高まっているのは，旅行者がこれまで罹ったことがなかった病原体に曝露される環境に身を置くことになる旅行関連の感染症である（**第 4 章**参照）。

11.2.2.2　健康状態

感染因子に対処する能力に差異をもたらすもう一つの重要な要素は，それぞれの個体の健康状態である。これの古典的な例として AIDS 患者におけるクリプトスポリジウム症の重篤さがある。免疫力の正常な人には比較的穏やかな症状のものであっても，AIDS 患者にとって感染は致死的である。水系病原体への個人の反応に影響するその他の疾病には，真性糖尿病（Trevino-Perez *et al.* 1995），悪性疾患（Gentile *et al.* 1991），および臓器移植（Campos *et al.* 2000）がある。おそらく世界的に水系感染症のリスクに最も大きく影響するのは，栄養失調による健康への影響である（Griffiths 1998）。

11.2.2.3　貧　困

ほとんどの公衆衛生専門家は，人の健康と疾病リスクに対する最も大きな影響を与えるものは特定の環境要因や疾病の伝播経路からではなく，人々が生活している社会の状態からもたらされると考えている。疑うまでもなく貧困は（絶対的な貧困も相対的な貧困も），リスク要因のうちで健康に対する最も大きな脅威である（Bartley *et al.* 1998；Townsend *et al.* 1992；Wilkinson 1996）。貧困を余儀なくされている人々は，不十分な環境対策のために病原体に曝露されやすく，よりいっそう疾病に苦しむことになる。さらに，ひとたび疾病に罹れば，健康管理や社会的支援の不十分さや，栄養欠乏および不健康な行動習慣（喫煙など）による劣悪な健康状態などのため，彼らはますます悲惨な苦しみを受けることになる。

11.2.2.4　獲得免疫

ヒトの健康に関して微生物による被害と化学物質による被害を区別する最も基礎的な特徴の一つは，獲得免疫，すなわち病原体に曝露された後に宿主に授けられる防御機構である。いくつかの病原体（A 型肝炎など）では，ひとたび感染すれば二度とその病気に罹らなくなる(すなわち，防御機構は生涯続く)。ほとんどの水系病原体では，それらに感染した後の防御機構は部分的であり一時的である。例えば，以前の感染で防御免疫を持つ人では，感染が起きたり症状が出たりするまでにはより大量の曝露が必要である。そうした部分的防御は数箇月あるいは数年で消失する。感染症のこの特性は，地域集団内および集団間での疾病の伝播に大きな影響を及ぼす。部分的防御免疫を持つ人が多ければ多いほど，感染リスクを持つ感受性のある人は少なくなる。このことは，その結果として，将来的に新たに感染する人の数がより少なくなることを意味する。将来の感染者数の減少は汚染の減少をもたらし，病原体への曝露リスクの低下を意味する。

複雑さのもう一つの観点は，風土病レベルの低い(したがって免疫レベルが低い)地域の人たちがレベルの高い(したがってリスクが高い)地域へ旅行する状況と関係がある。そうした状況は，国際的な旅行が増加する傾向とともに頻繁に増加しつつある。最も著明な例は，A 型肝炎ウイルスに関わるものである。工業先進国では，A 型肝炎は，主に水道の普及や衛生設備，食品ならびに個人衛生を通じて，ほとんどの人が一生涯 A 型肝炎ウイルスに曝露されないレベルにまで制御されている。それとは対照的に，低い衛生水準にある地域では，A 型肝炎への曝露は，生涯の早期に起こるが，それは比較的良性の感染である。しかしながら，大人が A 型肝炎へ初めて曝露されると，より深刻な疾病に至る結果となる。したがって，この病気の発生率の高い地域へ旅行することは，A 型肝炎ウイルスに感受性がある大人にとってきわめて重大なことである。そうした人たち(旅行者や国際協力関係職員)にはワクチン接種が推奨される。

11.3　公衆衛生専門家が用いる技術と手段

公衆衛生専門家にとって，地域集団における疾病の原因，影響，および制御を調査するための多くの基礎的かつ科学的な方法がある。公衆衛生と最も密接に関わる学問分野は疫学である。他の有用な学問分野は数学モデル，生物学および物理学，社会学(経済学を含む)，実態的人口統計および人口動態統計学である(Detels and Breslow 1997)。主に，ヒトの健康リスクを支配する環境プロセスが複雑であるという事実のために，政策立案に必要な最良の科学的情報を提供する仕事は困難である。科学的に適切な政策決定に必要な情報を与えるのは，1 つの学問分野ではできない。したがって，そうした意思決定には，それぞれの学問分野から与えられる情報やその限界についての慎重な考慮が必要である。本節では，公衆衛生の視点から，第 6 ～ 8 章で取り上げられた問題(サーベイランス，疫学，リスクアセスメントモデル)を総合的に扱うこととする。これらの方法論に関するより詳細な記述は，それぞれの章で論議される。

11.3.1 疫　　学

疫学者は証明の基礎として，すべて統計学的推論に基づく多くの記述法や解析法を用いる。疫学的証明は，様々な研究の結果が一連の知見に一緒に加えられながら長い年月をかけて構築される。疫学的証明の原理の基礎を築いた人々のうちの一人が Bradford-Hill(1965)である。彼は，人の疾病とある特定のリスク要因との関連の証明を導くための 9 つのクラテリアを提案した。

(1)　確率，相対リスクあるいは統計的有意性で測れる関係の強さ。

(2)　他の多くの研究者による研究において同様の関係が一貫して見出されること。

(3)　特定の曝露の型が特定の疾病を招くというような関係の特異性。

(4)　曝露が必ず疾病に先立つという一時性。

(5)　生物学的勾配，すなわちより多く曝露された人々がより多く疾病に罹るということ。

(6)　もっともらしさ，すなわち提案された原因経路がもっともでなければならないこと。

(7)　一貫性，すなわちその仮説は疾病の生物学的知見のどのようなこととも相反してはならないこと。

(8)　実験，すなわち関連性は対策に関する研究などの実験によって支持されるか？

(9)　類似性，すなわち他に同じような関係を有する同様な疾病があるか？

疫学的研究の成果の測定は，リスクを見積もるために用いられる。疫学では，リスクは，病気の可能性という意味を持っている。このことは，地域の中にどれほど疾病が広まっているかということと関連する。疾病の広がりには 2 通りの物差しがある。発生率(incidence)と有病率(prevalence)である。疾病の発生率とは，ある地域集団内での特定の期間における新たな患者の発生数(例えば，年間 10 万人当りの患者数）である。有病率とは，ある地域集団内でのある特定の時点における患者の数（例えば，10 万人当りの患者数）である。

疫学的リスクには 3 つのタイプがある。絶対リスク（absolute risk）とは，事実上，疾病の原因と思われるものについて我々は知らないような疾病の発生のことである。原因を帰しうるリスク（attributable risk）とは，リスク要因と関連付けられる疾病の患者の比率のことであり，通常は百分率で与えられる。相対リスク（relative risk）とは，一つめの集団（特定のリスク要因に曝露されている）と二つめの集団（リスク要因に曝露されていない）の間における疾病リスクの比のことである。

絶対リスク，原因を帰しうるリスクあるいは相対リスクの存在を知るには，疾病の重大さと様々なリスク要因の重要さを判断するための十分な情報を持たなければならない。不幸にして，リスクについての正確な情報を得ることは必ずしもそれほど容易ではない。例えば，サーベイランスシステムから絶対リスクの評価を得たり，詳細な分析的疫学研究から原因を帰しうるリスクや相対リスクの双方の評価を得たりすることには限界があるからである。たとえもし相対リスクに関するこうした情報を得ることができたとしても，特定のリスク要因の排除がヒトの健康へ及ぼす影響についてはその情報はなにも語らないだろう。例えば，ノーウォーク様ウイルス（Norwalk-like virus ： NLV）に汚染された飲料水の飲用による感染の原因を帰しうるリスクが 20 %である場合，感染源である飲料水を排除しても，他の汚染源からの感染を受けるので，必ずしも疾病を 20 %減少できるわけではない。一方，もし水道水の排除によって集団内での二次患者の発生リスクを低下できるとすれば，疾病の減少は 20 %を上回るだろう。

この対策事例は，感染症伝播プロセスの非常に重要な特性を示している。それは，伝播経路は相互依存性であるということである。原因を帰しうるリスクの伝統的な定義は，個人レベルでのリスクは独立したプロセスである（例えば，個人が疾病に罹る蓋然性は，集団内の他の個人の疾病状態とは独立している）との仮定に基づいている。この仮定は，感染症の感染プロセスに反している。なぜなら，一般には他の感染した宿主が病原体の汚染源だからである。例えば，水中に存在する病原体は，その水を飲んだ人に感染する。その人はやがてその家族に直接病原体を感染させ，そのうちの誰かは不顕性保菌者となり，結果として，リクレーション水中に病原体を放出し，感受性のある水泳者を曝露させる。他の感染者は，排水を汚染し，その排水は，その後農業環境で使用され，職業的曝露を起こす結果となる。この典型的な汚染源経路の例示は，これら個々のケースを特定のリスク要因に結び付けることが困難であることを示しており(例えば，こうしたケースでは飲料水のリスクや職業的曝露のリスクなどが考慮されるべきである)，また水関連の領域は，それぞれ単独でではなく，一緒に考えるという，調和のとれたプロセスが必要であることを強調している。

この相互依存の問題を我々に示す伝播プロセスの重大な特質は，こうした病原体が宿主から宿主へと循環するという事実である。この伝播経路の相互依存性が，上で述べた NLV 汚染飲料水への措置のように，ある対策が単純にはリスクの低減には結び付かない理由である。NLV による疾病の広がりに対する飲料水の措置の効果を経験的に評価するために，対策研究の必要がある。この相互依存性を明快に説明する疾病伝播モデルは，これらの問題に取り組むための理論的な枠組みを与え，また対策研究の計画および解析の双方で有効である。

11.3.1.1　サーベイランス

疫学的サーベイランスは，健康に関わる出来事の記述およびモニタリングのプロセスにおける健康データの継続的，体系的な収集，分析，ならびに評価である。この情報は，公衆衛生対策および公衆衛生計画の立案，実行，評価に用いられる。サーベイランスデータは，公衆衛生活動の必要性を決定するためおよび計画の有効性を評価するための双方に用いられる(Klaucke *et al.* 1988)。サーベイランスについては**第 6 章**においてより詳細に論議される。

ここでの議論は，いかにサーベイランスシステムが国家的なあるいは国際的な公衆衛生政策と基準設定に取り入れられるかに限定する。サーベイランスシステムを確立させる理由にはいろいろある。

・可能な制御対策を実行できる程度に早期に流行発生／疾病発生率の悪化を識別するため。
・制御対策を実施できるあるいは基準を設けることができるように，リスク要因を発見する手段として疾病のパターンを識別するため。
・防御および制御計画の影響を評価するため。
・将来の健康管理の必要性(例えば，健康を守り向上させる基本的な目的を持って行われるすべての活動)を映し出すため。

この点に関して，ここでは主に水系疾患に関する基準の設定を問題にしているので，疾病サーベイランスの主要な機能として以下のようなものを挙げることができる。

・対策の優先順位を付けるために疾病の発生率およびその苛酷さをはっきりさせること。
・疾病リスクと環境水への曝露との関連を見出すよう試みること。
・疾病の伝播に対する特定の寄与要因を見出し，リスクマネジメントのための情報として役立つこと(**第12章参照**)。

残念なことに，今あるサーベイランスシステムは，必ずしもこうした情報を提供しているとは限らない。多くのサーベイランスシステムは，地域の集団内で発生した比較的少ない疾病患者をとらえており，したがって疾病が地域集団に与える負担を示す能力は低い。加えて，腸管系の疾病の発見率は病気ごとに極端に差がある。例えば，英国のある研究では，国家的なサーベイランスシステムは，わずかに *Salmonella* 感染の 31.8 %，*Campylobacter*(カンピロバクター)感染の 7.9 %，ロタウイルス感染の 3.0 %，ノーウォーク様ウイルス感染の 0.06 %しか検出していないことを示唆している(Wheeler *et al.* 1999)。

今あるサーベイランスシステムは，起こりうるリスク要因について，往々にして非常に限られた情報しか持っていない。また，制御に関するデータの欠如が利用可能な情報の解釈を困難にする。さらに，サーベイランスシステムによって集められたデータは，地域集団における疾病の一般的レベルを代表するものではないだろう。医者および地域間の報告の差がサーベイランスの結果にバイアス(bias)をもたらす。

日常のサーベイランスが良い情報を提供することが可能な地域では，長い年月の間の変化を見つけることができる(こうした変化が疾病発生率の変化によるのか診断が進んだことによるのか不明なことがしばしばあるが)。この点に関して際だった面は，流行発生の検出である(通常時の疾病発生率に対して明らかにその数が多いのであれば)。流行発生は，考えられるリスク要因(水処理の失敗あるいは点源汚染などのような)についての非常に有効な情報を提供する。したがって，サーベイランスは，基準や法律の改正の陰の推進力となることがしばしばある。しかしながら，流行発生のリスク要因に関する知識を風土病へ外挿する時は，注意を払わなければならない。様々な流行発生は，通常，その地域集団における全疾病負担の比較的小さな部分を占めるだけであり，リスクも異なっている。

11.3.1.2　記述的および分析的疫学

第7章においてもっぱら疫学的技術について議論しているので，それについてはここでは繰り返さない。すべての疫学的手法は，潜在的にいくつかのタイプのバイアスの問題を免れないことに気付いてもらいたい(Greenland 1997 ；Hennekens and Buring 1987)。そして，これは潜在的に政策決定のための疫学の価値を減少させることになる。疫学的研究の有効性に悪影響を与える2つのタイプのバイアスは，選択のバイアスと記憶のバイアスである。程度の差はあるが，計画段階で十分な注意が払われない場合，これらのタイプのバイアスはどのようなタイプの研究にもある。

選択のバイアスは，選択された研究参加者(標本)がその母集団と異なる場合に発生し，以下のような様々な形で起こる。

・例えば，ボランティアや病院の患者だけを用いるような，調査対象がランダムに抽出されていない場合。

・電話を持っていないような，接触が困難な調査対象が排除されている場合。多くの国で，社会の最貧困層の人々は自分の電話を持つ余裕などない。

・調査対象の大部分が協力を断ってしまい，回答率が低い場合。

記憶のバイアスは，また異なる形で起こる。

・多くの調査対象者が潜在的リスク要因への曝露を，対照者と異なって思い出すかもしれない。もし，水系感染が調査されていると思えば，患者は，本当はそれほど差がないにもかかわらず，対照者よりも多く水を飲んだと報告するかもしれない。

・調査対象者は，もし，ある症状の疾病に罹るリスクが高い状況に置かれていると思いこんでいるならば，そうした特有の症状に苦しんだことがあると述べがちである。

この後者の記憶のバイアスの源は，最近，Milwaukeeでのクリプトスポリジウム症流行の大きさに関する新たな討論の中で引き合いに出された。この流行は，40万5 000人が影響を受けた水系感染症の流行として証明されている世界で最大規模なものと報告されている(MacKenzie *et al.* 1994)。しかしながら，この感染者数の見積りは，流行発生が市中で大ニュースとなった後しばらくしてからの電話調査に基づくものであった。最近，Hunter and Syed(2000)は，ある水系感染症流行の最中に同様な調査を行ったが，流行発生地域に十分近いがそこに住む人々には流行発生地区に含まれるかどうか定かではない対照都市を含めて実施した。驚いたことに，下痢を自己申告した割合は，流行発生地域よりも対照地域の方が大きかった。彼らは，これは膨大なメディア報道の後の記憶のバイアスによるものと示唆している。

11.3.1.3 疫学と政策決定

住民レベルの健康リスクデータの収集によって，疫学は基準やガイドラインを策定する政策決定者に重大な情報を提供する。こうしたデータを最もうまく利用するためには，政策決定に関連して，それぞれの研究の妥当性が理解されなければならない。研究の仕組み，リスクアセスメントの信頼区間，起こりうるバイアス，そして普遍化の可能性など，考慮しなければならないいくつかの問題がある(**11.4.2** 参照)。たった1つの研究で完全な情報が得られると期待できるものではないが，収集した研究を解釈することで，既知のリスクアセスメントの信頼性は増加するだろう。前述したBradford-Hill クライテリアは，この点で非常に価値あるチェックリストを提供する。合致するクライテリアの数が多いほど，政策／法律の変更の重要性について信頼が高まる。

11.3.2 数学モデル(定量的リスクアセスメント)

感染症の発生過程の数学モデルが疫学分野で果たす役割は，ますます重要なものとなっている。これらのモデルは，特定の病原体による疾病の伝播を記述し，直接伝播する疾病(麻疹など)，媒介生物経由による疾病(マラリアなど)，性的接触による疾病(AIDS など)を研究するために用いられてきた。しかしながら，水系疾患にはまれにしか応用されてこなかった。定量的リスクアセスメント(quantitative risk assessment ： QRA)は，水系病原体への曝露リスクを評価するために，習慣的に化学的リスクのパラダイムに基づいたモデル構造を用いている。病原体への曝露リスクの評価にこの方法を用いることの限界については**第8章**で議論される。最近，QRA は，こうした限界のいくつかに答えるために，疾病伝播モデルを用いて拡大されてきている(**第8章**でも議論されている)。

使われるモデル構造に関わりなく，モデルによる研究のみに基づく結論は誤ったものとなる可能性がある。それは次のような事実による。

・環境システムにおける莫大なレベルでの不確実性と多様性が，モデルによる予測の正確さを制限すること。

・モデルの評価および補正に利用可能なデータに限りがあるため，数多くの仮定を用いることを余儀なくされる。

QRA の価値に関する一つの特記すべきことは，今まで記述されたすべてのモデルが特定の病原体に関わるリスクに集中しているということである。疾病負担全体についての評価を得るためには，可能性のある病原体すべてに対して個別のモデルが構築されることが必要である。明らかに，これはたやすい仕事ではなく，個々の病原体モデルに関わる不確実性もまた重なり合うことになるだろう。また，疾病数という単純な数値とは結び付かない健康関連要因を QRA に取り込むことは，さらに困難である。疫学的研究は，1 つの研究で QRA より容易にある範囲の疾病(あるいは症状の集合体)を扱うように計画される。さらに，疫学的研究は，より全体的な健康の定義に関する水の影響を調べるために計画される。それゆえ，疫学と共同して用いられた場合に，モデルは最も便利なものとなる。それらは，データを評価し，プロセスを解明するための価値ある枠組みを提供することができる。このようにして，モデルは関連する政策決定のために経験的な成果を一般化するのに役立つ。特に，これらのモデルは，以下のようなことを可能にする理論的な枠組みを提供する。

・データギャップを識別し，研究の到達点を明らかにする。
・意思決定を援助する。
・これらの決定の感度を明らかにする。

11.3.3　生物科学および物理科学

公衆衛生専門家は，自分自身が他の科学に精通していることはまれであるが，しばしば多くの様々な領域の科学者や技術者の専門知識を頼みとする。実験科学，特に微生物学は，パスツールやコッホの時代にさかのぼるほどの長きにわたって公衆衛生と関わってきた。分子生物学の近代技術は，近年の公衆衛生の実務に特に重大な影響を与えている。水系疾病に関しては，そうした最近の発達は，ヒトにおける疾病の診断と環境試料中の病原体の検出を向上させる技術を提供している。類似した系統間を区別する能力はまた，分子技術であるフィンガープリンティング法の使用によって向上した。こうした情報は，ある流行発生の原因微生物が水道から検出された分離株と同じものであるのかどうかを示す場合に不可欠である。クリプトスポリジウム症や *E.coli* 感染の患者のように，種以下のレベルでのタイプ分けは起こり得る水系感染流行についての疫学的解明に役立つ。

水道システムの管理は，現在ではめったに公衆衛生専門家の管轄下には置かれないが，環境工学の原理についての知識が時として不可欠となる。これは特に流行発生の間，公衆衛生専門家と水道技術者が緊密に協調しなければならない場合に重要となる。

11.3.4　社会科学および行動科学

社会科学および行動科学は，健康についてのライフスタイルと社会的地位の重要性に再び関心が向けられていることから，近年の公衆衛生の実務にとって重要性が増大すると想定される。社会科学は，ライフスタイルをもたらす要因とこれらがどのように健康と関連しているかを公衆衛生専門家が説明できるようにする。社会学はまた，社会を分ける要因とそれが健康面での不平等にどのように関係するかについて，より正確に説明することを可能にする（Townsend *et al.* 1992）。

行動科学もまた，健康教育を通じて個人の行動パターンを改善しようとする公衆衛生対策の計画のために非常に重要である。

11.3.5　人口統計学

人口統計学は，主に出生，死亡および移動についての調査を通じて，人口の構造と変化を扱っている。このように，人口統計学は，疾病が発生した状況を特徴付ける公衆衛生上の重要な役割を持っている。工業先進国では飲料水に関連する死亡はまれであるが，人口統計学は，リスクを受ける人口の大きさと構造を特定するために不可欠である。この情報がなければ，水による疾病負担を特定することはできないだろう。人口が急増している国では，人口統計学は，安全な飲料水に対する将来の需要を予測する（あるいはもっと正確にいえば，安全な飲料水を手に入れられない将来の人口を予測する）手法を提供する。

11.4　公衆衛生対策

本章の初めで議論し，またサーモスタットの比喩で表したように，公衆衛生の実際は，ヒトの健康を向上させることができる対策に到達しなければならない。公衆衛生専門家が利用できる対策には数多くのタイプがある（Detels and Breslow 1997）。これらには様々な実施可能な取組みが含まれ，それらはしばしば相補的であり，相助的でもあるだろう。実際，どの一つの取組みもそれ単独で成功することはありそうもない。

11.4.1　公衆衛生対策の分類

11.4.1.1　予防的医療

社会的に実施可能で最も重要な公衆衛生対策の一つは，十分な医療の供給である。多くの社会で，医療の供給は主に公衆衛生専門家の管轄下にあり，彼らの受け持ちの地域集団における健康管理の必要性を決定し，そうした必要性に基づいて計画を立てる。医療は，迅速な診断と疾病への処置を確かにすることで疾病負担を減少させるために不可欠であり，それによって，可能であれば，病気の継続期間，障害の厳しさ，そして死のリスクを低下させる。このように，社会における医療の質は水系感染経路と関係する疾病負担を低下させる重大な役割を果たしている。十分な医療の提供によって地方の村レベルで若い人々を脱水症状から救うことは，実質的にその社会から疾病負担を減らすことになるだろう。

特にいくつかの感染症では，医療は，単純に治療によって直接得られる効果よりも，疾病の発生率をより大きく減少させる効果を持つ。個々の感染患者に対する迅速な診断と治療は，病原体が環境中に排泄される時間的を制限し，新たな感染者を出す原因となる感染因子の総量を減少させるだろう。これは抗生物質の使用［例えば，*Shigella dysenteriae*（赤痢菌）あるいは *Salmonella typhi* 感染の場合］または感染者の隔離によって行われる。

ワクチン接種もまた，世界的な感染症被害負担に大きな効果を持つ医療対策の一つの形である（例えば，ポリオワクチンの接種）。しかしながら，水系疾患の世界的リスクに大きく影響したワクチン接種運動はほとんどなかった。腸チフスや A 型肝炎のワクチンは，これらの疾病が蔓延している地域への旅行者をこれらの感染リスクから保護するのに有効である。残念なことに，これらのワクチンは現在のところ，これらの疾病負担を世界的に減少させるためには費用が高すぎる。

11.4.1.2　衛生教育と生活行動改善

衛生教育は，長い間，公衆衛生専門家の行いうる対策の頼みの綱であった。たぶん，これの最も著明な事例は，多くの先進国で取り組まれている禁煙運動である。衛生教育は，ある特定の，あるいはリスクの多い行動の危険性を人々に警告するため，あるいは一般的により健康な生活様式を奨励するために行われる。水系疾病の減少に衛生教育が効果的に働いた数多くの事例がある。これらには，母乳保育の奨励，塩素消毒された水の日常的な飲用あるいはコレラの流行発生時の水の煮沸，水の保存に細首容器を使用することの奨め，およびその他の水の取扱い方の変更などが含まれる。衛生教育と家庭内での水の処理は，外部の専門家に頼ることなく，一定の時間枠内でかつ少ない費用で，貧しい人々の能力を向上させる機会と，水に起因する疾病負担を減少させる機会を与える。

11.4.1.3　環境の制御

近代的な公衆衛生や疾病の微生物病原説の出現以前から，健康を守るうえでの環境制御の重要性は多くの異なる社会で認識されていた。古代ローマ人は都市に清浄な水を運ぶための水道橋を建設した。より近代においてはまた，最初の近代的公衆衛生対策は，Broad Street ポンプからハンドルをはずすことによって環境を制御することを目的としたということが議論された。環境を制御する目的は，潜在的な感染症因子あるいは有害因子から人々を守ることである。水系疾患に関しては，飲料水とリクレーション水には潜在的な感染因子を含んでいないこと，ならびにヒトの排水およびその他の廃棄物は可能な限り安全な方法で処理することを確実にすることが重要である。最近における国際的ガイドラインの設定と実施は，そうした質の向上とリスク低下の大きな要因となっている。

11.4.1.4　政策的意思の育成

水系疾患低減のために実施可能な多くの対策の費用は莫大なものとなる。例えば，大規模な水処理施設には数千万ポンドかかる。そうした大金を使うことの支持を得るためには，相当な政治的説得手腕を必要とする。さらに，多くの公衆衛生対策には法律を必要とし，法律制定時間を他の立法案件と競わなければならない。Chadwick の時代から，政治手腕は公衆衛生専門家の武器の中心的存在であった。そうした政治的意思がなければ，前世紀における公衆衛生の向上はほとんど不可能であったろう。

11.4.2　公衆衛生対策と水系疾病

一般的に，対策戦略(衛生設備の向上など)は単に目標とする感染経路に関わる疾病負担を低減するだけでなく，汚染量を低下させることで他の感染経路からの疾病被害もまた減少させるだろう。同様に，本書で議論した多くの環境衛生対策とほとんどの水関連対策は，単一の病原体(例えば，ワクチン接種の場合のような)に対してだけでなく，様々な病原体に対してもその効果が及ぶ。このことは，糞-口経路での感染伝播に関与する様々な経路の場合に特に明瞭である。この経路には既知および現在ではまだ確認されていない数多くの病原体が関わっている(**第 5 章**参照)。公衆衛生対策が，異なる伝播経路と複数の病原体に対して横断的に影響するという事実は確かにある意味を持つ。

第一に，用量-反応関係は，ある病原体への曝露とその結果起こる健康への悪影響を定量的に記述することを試みる(**第 8 章**参照)。ある化学物質のリスクアセスメントパラダイムにおいてこうした用量-反応モデルを用いる場合の暗黙の前提は，原因物質への曝露対策の効果を評価できるならば，モデル曲線を逆に使用することによって，対策の結果を予測することが可能となるということである。しかしながらこの方法論は，伝播経路が独立であると仮定しており，これは一般的には正しくない。特に，ある地域における対策は，他の曝露経路へも有益あるいは不利益的に影響するだろう。例えば，衛生的な生活をするために使える水の量を増やすことは，子供に対する感染を減らし，したがってリクレーション水経由の伝播を減らすだろう。その一方，水量の増加は余分な水を生むことになり，他の病原体の感染リスクを増やすことになる。こうした化学物質リスクパラダイムの限界に対しては，リスクアセスメントの定量的な枠組みとして伝播モデルを組み入れることによる取組みがなされている(**第 8 章**参照)。伝播モデルは，疾病プロセスの自然史を表現し，生物学に基礎を置いた変数を持っているため，疫学とともに効果的に用いることができる。

第 8 章で議論したモデルと関連する二つめの問題は，それらが病原体に特有のプロセスを記述するということである。したがって，感染経路あるいは感染経路の組合せをまたがって実施される全般的な対策の効果は，定量的リスクアセスメント

（ここではほとんど個々別々に病原体が取り扱われる）によって過小評価されがちである。しかしその効果は，もし適切な方法が用いられるならば，疫学的調査によって検出されるはずである。微生物学的リスクアセスメントは，疾病の原因に焦点を当てており，それに対して疫学研究は，健康影響それ自身を直接見ることで既知あるいは未知の原因（病原体）を集めることができる（**第 7 章参照**）ということは，論理的な既知の事実である。

第三に，異なる環境条件下にある異なる目標集団に対する疫学研究を一般化することは慎重に考察されなければならない。研究計画で興味ある問題は，感染伝播経路の相互依存性から競合効果が生じる可能性である。例えば，もし効果的な衛生設備が導入されれば，それに続く水道あるいは水質対策の影響は低下してしまうだろう。このことは入手できる証拠によって認められており，1 つの対策が複数の経路を通じて起こりうる曝露を減少させることを示唆する。Esrey による総説（Esrey *et al.* 1991）では，水質は比較的効果のない対策となっている。しかしながら，彼がレビューした研究においては，水質はほとんど例外なく，例えば水道に対しての，付け足しあるいは付属的な対策であった。対照的に，水質が一番の対策として扱われている研究では，より高い寄与率が見出されている（Quick *et al.* 1999）。

感染経路の相互依存性の効果を証明する他の例は，一定の病原体（ノーウォーク様ウイルスのような）への曝露が遍在する状況である。こうした状況の下では，単一の対策では感染リスクは，事実上ある一つの経路から他の経路へ移ってしまうので，公衆衛生への効果は無視し得るほど小さいか，ゼロである。こうしたことは，水関連の疾病で最も起こりやすい。なぜなら水関連の疾病では第二の感染経路が主要な役割を果たし，また病原体の最初の侵入が異なる多くの経路を通じて起こるからである。

したがって，政策決定のために利用可能なデータを最適に使うためには，当該のそれぞれの研究が実施された特定の条件をよく理解することが必要である。ガイドライン設定のために数学モデルを用いることは，それ自身多くの限界を持っており，これにはモデル構造を発展させるためや変数を定義するために必要な仮定が含まれる。しかしながら，数学モデルは疫学研究の結論を他の条件に一般化するプロセスを助ける便利な道具となり得る。とりわけ伝播モデルは異なる環境条件をまたがった一般化に便利である。異なる学問分野からの結果を統合することは，科学的に適切なガイドラインの発展を試みる場合に存在する不可避な限界への対処を助けることができる。

11.4.2.1　原因-結果

原因-結果関係を証明するためにかなりの研究努力が費やされており，原因-結果の確認は，制御対策の正当化(および時には立案)における重要なステップである。しかしながら，ある原因-結果関係が存在することは，その原因が疾病負担全体に対して最も有力に，あるいは著しく，寄与していることを意味するものではない。原因-結果関係の証明は，制御能力の安全性保証に誤った印象を与えるかもしれないし，重要性が同等あるいはより大きい他の原因を追いやってしまうかもしれない。水および健康管理の分野で時に持ち出される「経験法」は，もし疾病負担への原因の寄与が 5 %未満であるならば，より重要な感染経路のために見逃されるべきというものである。これは費用効果の重要性を無視するものである一方，確かに重要な点を表している。

11.4.2.2　環境保健の意思決定

他の多くの分野におけると同様に，環境そして特に水管理の複雑さは責任と関心事ごとの専門領域の分断化をもたらす。水分野においては，もっとはっきりいえば水および保健の分野の狭い領域では，このことは関心領域ごとに別々の専門家グループが発達することを意味する。これらのグループ間での有効なコミュニケーションの欠如は顕著であり，このことは本書の端緒となった会合で明らかになった要因の一つである。結果として，飲料水の水質およびヒトの健康に関わる専門家集団は，リクレーション水利用や下水再利用などの，実際には密接な関連がある分野における発展しつつある思考や取組み，および情報の方向などについて不案内となってしまう。その一つの結果は，非効率な多重の教育研修であり，これらの教育は，ほとんど分離しているそれら関連する専門家集団の間を容易には伝わらない。

この傾向は，「統合された」管理の概念と応用の方向へ進んでいるより新しいそして発展する政策とは反対の方向に向かう。技術者／専門家集団を含む主要なグループ間の連携をつくり出すことに失敗することは，一般的なプロセスおよび利益の達成を妨げるだろう。環境保健の統合とこうした管理への取組みに関わる水と健康の統合はこれまで特に貧弱であった。**第 15 章**は，例えば環境対策と適切な領域への費用と利便の割当てに起因する多くの健康および非健康便益を特定することは困難であるが，費用-便益および費用-効果分析に関係する問題のいくつかを述べている。それでもなお，水管理に関する公衆衛生展望のための経験的基礎は容易に入手できる。すなわち，例えば，リクレーション水の使用による健康リスクを低減するための公衆衛生対策としての下水処理の費用について価値ある論評が存在する。その論評の多くは，高い費用と限定的な効果に注目している。そのような視点は，他の経路を通して得られる便益を無視する水利用型対策よりも，汚染源に関連した対策に重点を置くことになる。例えば，集水域の上流に放流される下水の効果的な処理は，下流での飲料水の水質，下流でのリクレーション水の水質(川とそれが流入する沿岸の双方)に加えて，貝類の養殖場や漁場となっている沿岸水域の水質をも向上させるだろう。このことは領域を越えて統合された公衆衛生管理の重要性を示す。特に公衆衛生を支援する環境基準設定の基礎としての合理的な健康目標の確立を可能にするための統合された公衆衛生政策の必要性を証明する。

11.5　公衆衛生に基づいた基準設定への寄与

読者もすでに推察しているように，基準設定への公衆衛生専門家の寄与にはいくつかの鍵となる特徴がある。それらは以下のようなものである。

- 基準設定過程における広範囲の技術，手法および学問分野の使用。
- 疾病過程および通常は水系と考えられる経路を越えた伝播経路についての広範囲な知識。
- 社会の他の公衆衛生要求に関わる問題が持っている健康への悪影響の重要度から判断して，優先度を決める。
- 比較的恵まれない，そして社会的に排除された社会階層が必要とするものに対する責務および支援。

国際的な基準設定には直接適用できるものではないが，健康および環境影響アセスメント過程はいくつかの有用な視点を提供する(Brtish Medical Association 1998)。健康影響アセスメント(health impact assessments ： HIA)のための７つの指針的原則がある。それらはここで再度述べておく価値があるものであり，基準設定は以下のようでなければならない。

(1)　公衆衛生分野内と他の学問分野の専門家および広範囲な知識を有する人々を含む多専門分野にわたること。

⑵　参加型であって，一般民衆の代表者で当該案件に詳しい者を含む主要な利害関係者が意見を述べる機会がなければならないこと。

⑶　どのような変更も地域集団の健康を向上させつつ，健康上の不公平さを最小化するものでなければならないことから，公正性に焦点を置くものであること。

⑷　公衆衛生および社会的健全性の多くの重要な問題は直接的な計測にはなじまないので，定量的であると同時に定性的であること。

⑸　多様な手法であること。種々の異なるモデルと技術が解析に用いられるので，良いとされるモデルあるいは研究が議論において支配的とならないこと。

⑹　すべての参加者の参加意義と関心が基準設定の過程の初期に明らかにされるべきであるため，意義と政策の双方において明快であること。

⑺　一般に公開されること。

公衆衛生の視点には，環境中の諸過程は複雑であり，また公衆衛生専門家が利用できる手法に限界はあるものの，政策決定はなされなければならないということの理解を得るという問題がある。環境基準のための政策決定過程において考慮するのがよいと考えられる事項として次のようなものがある。

- 疾病負担を明らかにすること（**第 3 章**を参照）。これには，病気の数量やそれらの病気による人々の生命や地域社会の健康影響に対する影響の大きさが含まれなければならない。
- 提示された環境リスク要因（飲料水など）と疾病との間の関係の証拠を評価すること。たとえある疾病が健康に対して非常に大きな影響を持っているとしても，適切な基準設定による環境改善によってその制御が可能となることもあるだろうし，そうでないこともあるだろう。これに対して我々は疫学的方法論をとることができる（**第 7 章**）。
- 疾病のリスクが受け入れられるものであるか，耐えうるものであるかどうかどうか考慮すること（**第 10 章**参照）。
- 種々の地域社会における疾病の主要な決定要因を記述し，それぞれの決定要因がなぜ重要であるのか，またその重要度の順位を詳細に述べること。
- それぞれの地域社会における健康保護および介護のための施設の利用可能性を考慮すること。
- 提案された基準変更がそれに関連した主要な疾病に及ぼす影響をモデル化すること。

・提案された新たな基準がモデル地域社会において達成できるかどうか考察すること。
・提案された新たな基準の経済コストをモデル化すること。
・提案された基準変更が他の公衆衛生問題(感染症，非感染性の疾病，障害，精神衛生その他を含む)に与える影響をモデル化すること。
・基準変更が公衆衛生に及ぼす悪影響(失業者数の増加のようなことを通じた直接あるいは間接的な影響)を考慮すること。
・公衆衛生に関係しない(例えば，環境や野生生物への)利益あるいは損失があるかどうかを考慮すること。
・水と関係しない他の対策(例えば，住宅の向上，教育，就業機会，健康介護の提供など)のどれが望ましい目標の到達に役立つか，そして利用可能な資源がこれらの対策により良く向けられているかどうかを考慮すること。

11.6 国際ガイドラインと国内規制への影響

本章では読者に公衆衛生の現時点での働きのあらましを提示してきた。我々はまた，国際的な環境ガイドライン設定の問題を，より多くの公衆衛生的視点を取り入れて考える時に用いられる，様々な取組みも示唆してきた。我々は，先に公衆衛生の寄与を全体論，関係する領域，およびその方法論についてカテゴリー分けした。公衆衛生の寄与は，対策を施すべき領域の確認と優先度の設定に対してもまた同様である。しかしながら，最も重要なことは公衆衛生の支援的役割，特に地域社会の中で最も弱い立場に置かれた，社会的に排除された部分に対するものである。今日，自らの目的のために各国政府および国際機関に影響力を求める数多くの強力な関心グループや圧力団体がある。我々の考えでは，公衆衛生が社会になし得る基本的な寄与は，彼らの要求や関心事が考慮されることはけっしてないだろうこれら社会の弱い立場の部分のために，力強い声を提供することである。

国内的には，特に基準設定やよりローカルな活動(**第 16 章参照**)に明らかに重要であるにもかかわらず，国内の公衆衛生行政の遂行能力はしばしば非常に限られている。これは，基礎的な機能(サーベイランスや流行発生調査など)を実行するために必要な資源，利用可能な人的資源(人数とその能力の双方で)の制限，および能力の細分化に関係する。国際的ガイドラインとそれを支援する背景となる文献情報は，その役割が非常に重要な国内の公衆衛生行政に役立つものである。それらはあらゆる証拠から丹念に集められたバランスの取れた情報を提供する。重要なことは，因果関係に係わる情報(例えば，飲料水の化学物質汚染と健康への悪影響との関係など)および疾病と環境リスク要因との関係の情報であろう。ともあれ，基準設定のための多くのプロセスは(たとえローカルなものであっても)国家的なものである。これらには，例えば，許容疾病負担の程度，利用可能な体制とその能力などがある。ローカルなものであるとしても，そうした意思決定に対して情報提供できる質の高い研究は限られている。ガイドラインを策定する間に行われるそれらの照合，重要なレビュー，普及宣伝の過程はまた，国内プロセスにとってもたいへん役立つ。おわりに，多くの国内当局はガイドライン／基準策定のプロセスの経験と立法上のレビュー(特に実行の面において)を持っていない。ガイドライン策定の透明なプロセスは国内プロセスに良い例を提供するだろう。反対に，いくつかの面(広く行き渡っている社会的，文化的，経済的および環境的状況に合わせたガイドラインの修正や先進的な導入など)に遺漏があると空白状態を生み出し，これらに対して明快な手引きを準備することは，国内公衆衛生当局にとって将来役立つものとなるだろう。

11.7　参考文献

Bartley, M., Blane, D. and Smith, G.D. (1998) *The Sociology of Health Inequalities*, Blackwell, Oxford.

Bradford-Hill, A. (1965) The environment and disease: association or causation? *Proc. R. Soc. Med.* **58**, 295–300.

Bradley, D.J. (1974) Chapter in *Human Rights in Health*, Ciba Foundation Symposium **23**, 81–98.

British Medical Association (1998) *Health and Environmental Impact Assessment,* Earthscan Publications, London.

Campos, M., Jouzdani, E., Sempoux, C., Buts, J.P., Reding, R., Otte, J.B. and Sokal, E.M. (2000) Sclerosing cholangitis associated to cryptosporidiosis in liver-transplanted children. *Eur. J. Pediatr.* **159**, 113–115.

Chorus, I. and Bartram, J. (1999) *Toxic Cyanobacteria in Water: A Guide to their Public Health Consequences, Monitoring and Management,* E & FN Spon, London.

Detels, R. and Breslow, L. (1997) Current scope and concerns in public health. In *Oxford Textbook of Public Health* (eds R. Detels, W.W. Holland, J. McEwen and G.S. Omenn), pp. 3–18, Oxford University Press, Oxford.

Esrey, S.A., Potash, J.B., Roberts, L. and Shiff, C. (1991) Effects of improved water supply and sanitation on ascaris, diarrhoea, dracunculiasis, hookworm infection, schistosomiasis, and trachoma. *Bull. World Health Organ.* **69**, 609–621.

Gentile G., Venditti, M., Micozzi, A., Caprioli, A., Donelli, G., Tirindelli, C., Meloni, G., Arcese, W. and Martino, P. (1991) Cryptosporidiosis in patients with hematologic malignancies. *Rev. Infect. Dis.* **13**, 842–846.

Greenland, S. (1997) Concepts of validity in epidemiological research. In *Oxford Textbook of Public Health* (eds R. Detels, W.W. Holland, J. McEwen and G.S. Omenn), pp. 597–615, Oxford University Press, Oxford.

Griffiths JK. (1998) Human cryptosporidiosis: epidemiology, transmission, clinical disease, treatment, and diagnosis. *Advances in Parasitology* **40**, 37–85.

Hennekens, C.H. and Buring, J.E. (1987) *Epidemiology in Medicine,* Little, Brown, Boston, MA.

Hunter P.R. (2001) Modelling the impact of prior immunity, case misclassification and bias on case-control studies in the investigation of outbreaks of cryptosporidiosis. *Epidem. Infect.* (in press).

Hunter, P.R. and Quigley, C. (1998) Investigation of an outbreak of cryptosporidiosis associated with treated surface water finds limits to the value of case-control studies. *Comm. Dis. Public Health* **1**, 234–238.

Hunter, P.R. and Syed, Q. (2000) A community-based survey of self-reported gastroenteritis undertaken during an outbreak of cryptosporidiosis, strongly associated with drinking water. In *Conference Proceedings of the 10th Health-related Water Microbiology Symposium*, Paris, IWA Publishing.

Klaucke, D.N, Buehler, J.W., Thacker, S.B., Parrish, R.G., Trowbridge, F.L., Berkelman, R.L. and the Surveillance Co-ordination Group (1988) Guidelines for evaluating surveillance systems. *MMWR* **37** (S5), 1–18.

MacKenzie, W.R., Hoxie, N.J., Proctor, M.E., Gradus, M.S., Blair, K.A., Peterson, D.E., Kazmierczak, J.J., Addiss, D.G., Fox, K.R., Rose, J.B. and Davis, J.P. (1994) A massive outbreak in Milwaukee of cryptosporidium infection transmitted through the public water supply. *N. Engl. J. Med.* **331**, 161–167.

Quick, R.E., Venczel, L.V., Mintz, E.D., Soleto, L., Aparicio, J., Gironaz, M., Hutwagner, L., Greene, K., Bopp, C., Maloney, K., Chavez, D., Sobsey, M. and Tauxe, R.V. (1999) Diarrhoea prevention in Bolivia through point-of-use water treatment and safe storage: a promising new strategy. *Epidemiology and Infection* **122**, 83–90.

Santaniello-Newton, A. and Hunter, P.R. (2000) Management of an outbreak of meningococcal meningitis in a Sudanese refugee camp in Northern Uganda. *Epidemiol. Infect.* **124**, 75–81.

Townsend, P., Davidson, N. and Whitehead, M. (1992) *Inequalities in Health,* Penguin, London.

Trevino-Perez, S., Luna-Castanos, G., Matilla-Matilla, A. and Nieto-Cisneros, L. (1995) Chronic diarrhea and *Cryptosporidium* in diabetic patients with normal lymphocyte subpopulation: Two case reports. *Gaceta Medica de Mexico* **131**, 219–222.

Wheeler, J.G., Sethi, D., Cowden, J.M., Wall, P.G., Rodrigues, L.C., Tomkins, D.S., Hudson, M.J. and Roderick, P.J. (1999) Study of infectious intestinal disease in England: rates in the community, presenting to general practice, and reported in national surveillance. *Brit. Med. J.* **318**, 1046–1050.

Wilkinson, R.G. (1996) *Unhealthy Societies,* Routledge, London.

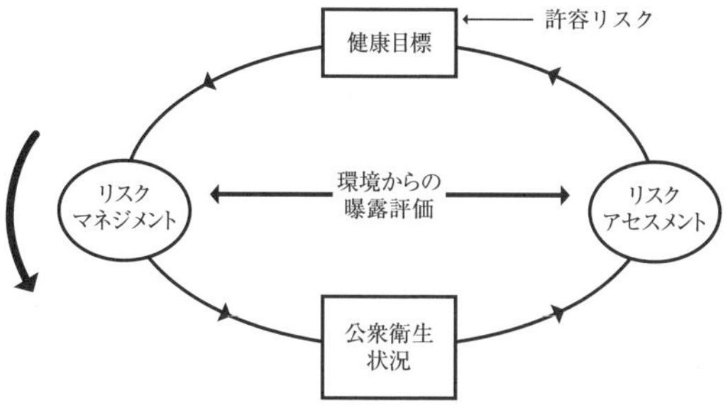

第 12 章

マネジメント戦略

Dan Deere, Melita Stevens, Annette Davison, Greg Helm and Al Dufour

本章では，古典的なリスクアセスメントの枠組みという文脈で論を始め，微生物学的な水質に対するリスクの原因を論じる。予防的多重バリアアプローチの重要性について論じ，汚染源に可能な限り近い場所で汚染をコントロールすることの利点を簡潔に述べる。リスクを特定し，日常レベルでリスク管理を行うために，実務的で簡単に使用できるアプローチが必要とされている。飲料水に関するこのようなプロセスを説明するために，危害分析重要管理点（hazard analysis and critical control points：HACCP）の原則を用いる。HACCP の例は飲料水からとったが，この原則は同様にリクレーション水および下水再利用の分野にも適用できる。最近提案されたリクレーション水のための戦略についても概説する。

12.1 リスクとは何か

リスクは，あらゆる人々の生活の一部である。私たちが関わる活動は，すべてある程度のリスクを抱えている。リスクは，喫煙のように自発的な場合もあれば，車の排気ガスで汚染された空気を吸ったり，発がん物質を含んだ水を飲んだりといった，非自発的な場合もある。リスクには多くの定義がある。「リスクとは，特定の状況における，けが，病気，あるいは死の可能性である」(Raman 1990)といったものから，「リスクとは，特定の量あるいは濃度の有害な要因に曝露した個人あるいは集団に有害な結果が起こる確率である」(Langley and Van Alphen 1993)といったより具体的な定義まで，多岐にわたっている。

「リスクアセスメント」とは，リスクがあるかどうか，そしてもしあるとすればそれがどの程度のものであるかを評価するためにとられるプロセスである。「リスクマネジメント」とは，特定のシステムに対するリスクを理解し，評価し，優先順位を付け，そこから適切なリスク軽減のための戦略を実施することである。飲料水の供給においては，リスクアセスメントとリスクマネジメントは，消費者の公衆衛生を守るために不可欠な構成要素である。一般に，リスクは正確に測定できないため，高，中，低といった定性的な表現を用いて表される。しかしある場合には，リスクはある不確実な範囲や確率分布の範囲内ではあるが，定量的に測定でき，表現できる(第 8 章参照)。

12.1.1　古典的リスクアセスメントの枠組み

古典的リスクアセスメントは，4 つの概念的ステップをとる。これについてはすでに第 8 章で概説されているが，ここではリスクマネジメントの観念からもう一度論じてみる。

12.1.1.1　ハザード(hazard ；危害)の特定

ハザード分析は，定性的あるいは定量的のリスクアセスメントやリスクマネジメントのいずれにおいても主要要素である。ハザードの特定とは，飲料水，リクレーション水，下水再利用，あるいはその他，使用者に害を及ぼす可能性のあるあらゆるものの要素を特定することである。ハザードの原因も決定する。ハザードという語は，通常，害を及ぼす可能性のある因子を指すのに用いられる。微生物ハザードの一例としてはコレラの原因となるバクテリア(*Vibrio cholerae*)があり，この場合のハザード源は，この因子に感染した個人の糞便である。リスクマネジメントの観点からいえば，ハザードは汚染を引き起こす事象(イベント)と合わせて考慮する必要がある。水道水の供給という点からみたこれらのイベント-ハザードには，暴風雨，パイプの破損，処理施設あるいは消毒施設の故障などがある。

12.1.1.2　曝露の評価

曝露評価の構成要素は，次のとおりである。

・ハザードがどこでどのようにシステムに入ったかを特定する。

・誰がハザードに曝露されるのか，ハザードがどのように彼らに到達するか，そのシステムの中で何がハザードに作用するかを決定する。

・消費者にまで到達するハザードの濃度測定。

・ハザードへの曝露の量および期間。

12.1.1.3　用量–反応評価

用量-反応評価は，ある集団に曝露する一定濃度のハザードがその集団に及ぼす影響を決定するものである。用量-反応係数は，多くの化学物質(鉛，ヒ素など)，およびいくつかの微生物について，動物およびヒトへの給餌実験および水系感染症流行の研究に基づいて算出される。これらの研究結果から，あるハザードにいろいろな量で曝露された時の健康影響の程度についての情報が得られる。

12.1.1.4　リスクの判定

リスクの判定とは，曝露評価および用量-反応評価から得られた情報を統合整理することである。リスクを判定することは特定のハザードへの曝露による悪影響の可能性を決定することになる。水道システムについていえば，リスクの判定はこれまで主に化学汚染物質について行われてきた。例えばヒ素についていえば，毒性データをヒ素濃度が測られた水の摂取量の推定値と合わせて皮膚がんの危険性を決定し，飲料水におけるこのハザードの許容「ガイドライン」濃度を決定する(WHO 1993)。

リスクの判定のためには，さらにリスクアセスメントの各ステップにおける不確実性，例えば動物の給餌研究をもとにヒトに対する影響を推定することに関わる不確実性を考慮することが必要である。リスク判定で考慮するその他の問題としては，リスクの重大性，それが許容できるかどうか，そのリスクを軽減あるいは除去するために何らかの措置が必要かどうか，あるいは，リスク軽減を費用効果の高い方法で行うことが可能かどうかを決定することなどがある(**第 10 章参照**)。

定量的リスクアセスメントプログラムは時間もかかり，不確実であることもある。どんな特定のハザードについても，妥当な定量的リスクアセスメントを開発するには何年もかかる可能性がある。したがって，リスクマネジメントは必ずしもそのような評価を待つべきではない。むしろ，詳細なリスク分析を独立して行った，判断に基礎をおいてより単純化したリスク評価が，リスクマネジメントプログラムにおける最初のステップとなるであろう(Bell 1999)。

12.2　リスクの原因

リスクマネジメントの活動は，古典的リスクアセスメントの枠組みのあらゆる面，特に曝露評価をもとにしているが，その曝露評価は 1 人のヒトがどのようにして汚染物に曝露されるようになるかを考察するものである。水道システムやリクレーション水といったシステムの中でリスクを管理することを試みるには，その特定のシステムの中で何がリスクの原因かを問いかけることから始める必要がある。

12.2.1　化学物質リスクと微生物リスク

本書では微生物リスクに焦点を当てているが，化学物質汚染と微生物汚染が発生する経緯には本質的な違いがあり，それぞれ異なったマネジメント戦略をとる必要があることに注意することが肝要である。飲料水を例にとれば，差違は次のとおりである。

(1)　微生物リスク：細菌，ウイルス，原生動物などで汚染された水を供給することと結び付く病気のリスクあるいは可能性。微生物による感染症の症状は，急性であることもあれば慢性であることもあり，遅発性であることもある。しかし，リスクマネジメントの観点からいえば，汚染した水を摂取した時感染が起こったにせよ起こらなかったにせよ，微生物学的リスクは急性の曝露から起こると考えられる。

(2)　化学物質のリスク：飲料水の化学物質汚染を原因とする，あるいは水道における浄水処理の結果として生成する消毒副生成物といった化学物質を原因とする病気のリスク。ここでもまた，飲料水中の化学物質に起因する健康への影響は，急性(一般に高濃度の化学物質への短期の曝露に起因する)のこともあれば，慢性(低レベルの化学物質汚染への長期の曝露に起因する)のこともある。しかし，非常に大きな希釈要因が関係するため，短期の曝露で認識できる健康影響をもたらすような水中濃度に達する化学物質はほとんどないと思われる(一般的には，高濃度になればその水は嫌な味がするため飲めたものではない)。したがって，リスクマネジメントの見地からは化学物質のリスクは，長期，さらに生涯を通しての曝露から発生すると考えられることが多い。

実際には，ことは上記で述べているように簡単ではない。しかし，本章の目的のためには，急性の曝露による微生物リスクに焦点を当てることにする。追って明らかになるように，そうすることはアカデミックなものではなく，リスクマネジメントの観点において重要な意味を持っている。

12.3　微生物リスクの原因

水道水を例にとると，微生物汚染は集水域から蛇口に至るまでの多くの地点で発生する可能性がある。**図 12.1** は，微生物リスクに対する一般的な集水-蛇口のフローダイアグラムを表しており，多くのシステムですでにリスク発生源として確立されているポイントを表している。

ハザード，曝露といった主要用語についてはここまでに論じてきた。ここではあと 2 つの用語および概念を紹介する。一つめは「イベント(events)」である。この語は，曝露のリスクを増大させる出来事を表すのに用いることにする。例としては水道システムの集水域における洪水が挙げることができる。この場合，貯水池に流入する糞便性汚染物が増大する(水浴場に糞便性汚染物が排出される洪水も同様である)。

イベントに関連する二つめの重要な概念は，複数のイベントは，シナリオとして合わせて考慮するべきだという—すなわち，「フォールトツリーの概念(fault-tree concept)」である。**図 12.1** からわかるとおり，洪水のようなイベントは，他のイベ

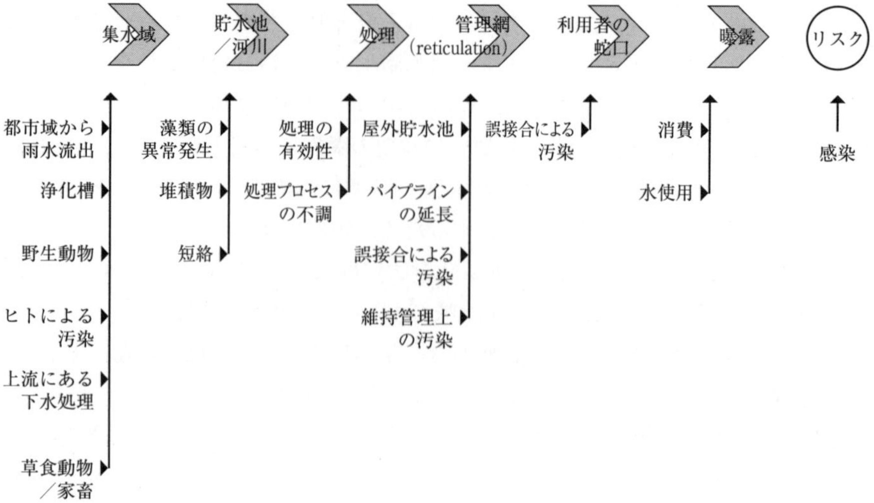

図 12.1　飲料水についての微生物リスクの発生源の一般的フローダイアグラム（Stevens *et al.* 1995 より）

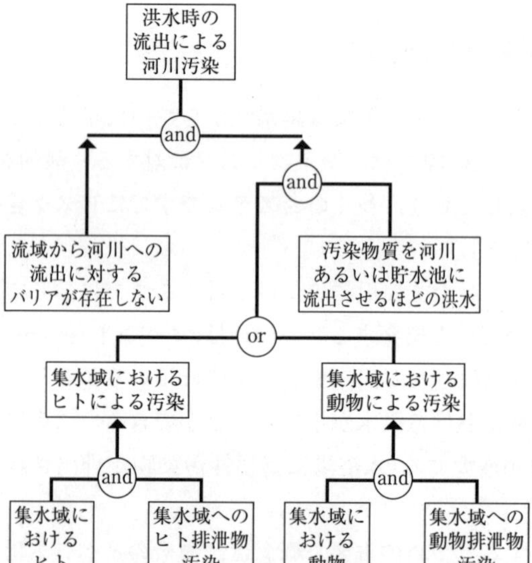

図 12.2　飲料水水源汚染をもたらす洪水時の流出についての一般的なフォールトツリー（Stevens *et al.* 1995 より）

ントが同時に起こった場合にのみ，ある地域社会に健康へのリスクをもたらす可能性が高い。例えば，まず最初に集水域の糞便性汚染物にかなりのレベルの感染性を持つ病原体が存在する必要がある。次に，洪水はかなりのレベルの汚染を水源に流出させるほど激しいものである必要がある。さらに，かなりのレベルの病原体が活性を失うか水塊から沈殿する前に取水される必要がある。最後に，適切な処理というバリアが病原体の多量の流入によって効果がなくなるか役立たなくなる必要がある。こういった例からわかることは，ほとんどの場合，各イベントは別々のものではなく，複数のイベントの連鎖として考えるべきだということである。**図 12.2** (Stevens *et al.* 1995) はこれを簡単なダイアグラムで表している。

12.3.1　多重バリア（multiple varriers）

上記の基本的概念をもとに，単にリスク，事故，あるいはイベントが存在するかしないかを考えるのでなく，影響の程度および発生の可能性を考慮していくことが重要である。例えば，病原体を含む動物の糞便は，かなりの量が存在するか存在しないかで考えるのではなく，時間的にばらつく様々な汚染レベルで存在すると考えた方がよい。同様に，降雨の激しさは様々であり，処理バリアもその処理能力の差や不具合の程度が様々である。したがって，リスクマネジメントの目的は，リスクをもたらすイベントについて考察することであり，軽減化要因，すなわちリスクに対処するバリアに焦点を当てることである。目的は，そのシステム全体を通してのリスクの軽減を最適化し，利用できるバリアを最大限に用いることにより，リスクを許容できるレベルに軽減するか，最小限に抑えることである。

多重バリアの使用には 2 つのレベルがある。第一に，ほとんどの場合，バリアは，リスクを完全に排除するよりはむしろ軽減するために作用する。したがって，各イベントは，相互に関連しているため，多重バリアの使用によりいろいろなレベルで防御でき，それが統合的に働いてどの一つのバリアで達成できるよりも総リスク全体を軽減できる。第二に，万一あるバリアの効力が弱まった場合，その故障 (failure) の間，他のバリアの存在がリスクのレベルを低減しておくのに役立つ。

微生物リスクに関連する曝露期間の急性さが重要である理由はいくつかあるが，このことがそのうち第一の理由である。たとえバリアの不具合が短期間であっても，そのバリアがリスク軽減において主要な要因であるような場合，許容できないレベルのリスク曝露に(おそらくは病気の発生にさえも)つながる可能性がある。しかし，単独でもリスク軽減に大きく貢献できるような複数のバリアからなる多重バリアがあれば，一つのバリアの不具合は大して重要ではなくなる。高度に仮説的な理論上の飲料水の例を挙げて，Teunis *et al.* (1997)は，微生物リスクを詳細に評価する中で，ある一つの非常に効果的な防護バリア(ろ過施設)に依存する，ある集団における微生物リスク曝露について考察した。そのようなシナリオにおいて，処理というバリアがうまく働いていない場合には，どの 1 年をとってみても，消費者に起こるほとんどすべてのリスクは，非常に短い累積期間，おそらくは合計してもその年のうち 1 日に満たないような短時間に起こると彼らは説明している。

もう一つ，多重バリアが必要であるということは，バリアはそれが最も必要とされる時に効果的である必要がある，ということを意味する。例えば，もし暴風雨時に集水域のほとんどの浄化槽が溢れ，さらにこの時ほとんどの処理施設も過負荷のために処理がうまく行われていないとして，ほとんどのリスク曝露が時折の暴風雨時に起こるのであれば，処理施設および浄化槽が普段どれだけうまく機能しているかは比較的重要でなくなる。したがって，微生物リスクに関連する急性の曝露がさらにもう一つ意味していることは，極端なイベントのある期間に短時間曝露する時にバリアが効果的に働くことの必要性である。

12.3.2　感染症流行には原因がある

ここまで著者らは，理論上の話を進めてきた。曝露の経路，汚染源，リスクを増大させるイベント，および多重バリアの利用とそれから得られる多くの便益を予測とし，理解することを考えて，基礎から微生物リスクを検討してきた。ここで実際的な面に目を向け，実際に病気の発生をもたらしたイベントのタイプおよび相互に関連する複数のイベントのシナリオをみてみよう。これらは微生物リスクへの曝露の極端な例である。**表 12.1** (Davison *et al.* 1999)は，米国における水道水によるクリプトスポリジウム症の発生(Rose *et al.* 1999)をもたらしたシステムの運営，管理あるいはリスクの特定における欠陥を表している。

表 12.1　米国におけるクリプトスポリジウム症流行で特定された問題点

欠陥	コメント
原水の急激な変化が起きている間でのろ過を最適化するためのモニタリング装置。	装置の据付けが不十分，維持管理の不備，電源が入っていない，無視，一時的動作不能。
処理施設の職員が故障あるいは動作不能のモニタリング装置に対し措置をとらなかった。	装置の故障に対してモニタリングの種類および頻度を増やすことで対応しなかった。
ろ過逆洗水が処理プロセスの最初に戻された。	このプロセスによりオーシストが濃縮されて，ろ過の不具合の間にシステム中に戻される可能性がある。
高度の汚染源が処理施設の近くで見つかった。	大量流出の間に水域(河川および地下水)へのオーシスト侵入を防御するべき軽減バリアがなかった。
Cryptosporidium の発生源が病気発生以前には集水域では知られていなかった。	*Cryptosporidium* の発生源についての知識があればリスクを軽減できたであろう。
自然現象が高濃度のオーシストを水域に流出させた可能性がある。	洪水によって処理施設の上流の水域にオーシストが流出することがある。
ろ過プロセスが不適切または変更されていた。	濁度が高い時に変更された，あるいは最適とはいえないろ過法が使用されて，浄水中に濁質が混入し，濁度レベルの上昇が認められた。

英国専門家グループ(McCann 1999)により，英国における感染症流行に関して同様の観察がなされた。**表 12.2** は，感染症流行をもたらす可能性のある種々のシナリオを示すため原因別にグループ分けした感染症流行とその原因の例である。

これらのシナリオは，スウェーデンで特定されたシナリオ(**第 6 章**)に似通っている。これらはまた「氷山の一角」でもある。**第 4 章**および**第 6 章**で述べたとおり，感染症流行の発見は非常に困難であるからである。したがって，過小報告や流行発見という問題があるため，発見された流行から微生物リスクの発生源について知る必要がある。これを検出が不可能に近い感染症流行にも外挿することもできる。感染症流行についての研究は，水系感染症のリスク全体の原因に対する有用な知見を与え，バリアの故障やその他異常なイベントに絡むイベントやシナリオ，すなわち一連のイベントが主要なリスクの発生源であり，それゆえリスクマネジメントを行う標的であることを例証してくれる。

表 12.2　感染症流行の原因とみなされる水道水に影響を与えたシナリオ

	原因イベント	原因	水のタイプ	発病者	参考文献
取水前・処理	洪水後の汚染された集水域からの表面流出。濁度上昇のため塩素要求量が増大。	*Campylobacter*	塩素処理をした表流水	3 000	Vogt *et al.* 1982
	雪融け水からの汚染された表面流出および都市の井戸に流出した大雨。	*Campylobacter*	処理をしていない地下水	241	Millson *et al.* 1991
	旱魃後の大雨。農業排水の表面流出。不適切な凝集および混和処理。	*Cryptosporidium*	塩素処理およびパッケージろ過した河川水	34	Leland *et al.* 1993
	不適切な混和および凝集処理。逆洗を行わずにろ過を開始。	*Cryptosporidium*	地表水（標準的処理）	13 000	Rose *et al.* 1997
	濁度の上昇。不適切な凝集処理。逆洗水の再利用。	*Cryptosporidium*	地表水（標準的処理）	403 000	Rose *et al.* 1997
	把握されていた以上の人口により汚染された集水域。過小な塩素量。	*Giardia*	塩素処理をした地表水	350	Shaw *et al.* 1977
取水後・処理	配水管の圧力不足により農場による汚染した河川水が逆流した。	*Campylobacter*	砂ろ過した地下水	2 000	Mentzing 1981
	動物汚染されやすい塩素消毒をしていない，よどんだ貯水槽に切り替えた。	*Campylobacter*	未処理のタンク水	150	
	覆蓋されていない浄水施設への農業排水の流入。	*Cryptosporidium*	地表水（標準的処理）	27	Badenoch 1990
	故意による貯水槽の汚染	*Giardia*	都市水道	9	Ramsay and Marsh 1990
	ポンプ洗浄時に水圧の下がった水道管と汚水ラインのクロスコネクションによる汚染。	*Giardia* および *Entamoeba*	地表水（標準的処理）	304	Kramer *et al.* 1996
	凍結破裂修理後のパイプに後塩素処理されていない下水が流入した。	*E.coli* O157	都市水道	243	Swerdlow *et al.* 1992
	貯水槽に鳥が侵入した。	*Salmonella*	未処理地下水	650	Angulo *et al.* 1997

12.4　リスクマネジメント

最も簡単にいえば，水系感染症のリスクマネジメントには次の 2 点が必要である。

・潜在的汚染源の特定。

・消費者に到達する汚染を防ぐバリアの管理。
理想的なシステムにおいては，次の理由によりこれが満たされている。
・汚染が侵入するすべてのシナリオが理解されている。
・これらの汚染源からリスクを排除するためにバリアが効果的に働いている。
・バリアの不具合が発見され改善措置がとられる。
・リスクマネジメントの権限を持つ人がリスクを主要な関心事ととらえ，適切に対処する。

しかし，現実には以下のとおりである。
・水系感染性の汚染源およびバリアの配置が非常に複雑で，けっして完全には理解されない。
・バリアが完全な防御物であることはほとんどなく，主にリスクを軽減するだけで排除することはない。
・資金に限りがあるため，汚染源をその場で，あるいはバリアを介して抑える能力が制限される。
・リスクマネジメントの権限を持つ人が相矛盾する関心事を持っており，人的管理がうまくできず完全に信頼することができない。

このような細部および複雑さのため，水起因の汚染リスクを完全に理解し管理することは困難であり，リスクマネジメントへの単純なアプローチは効果がない。実際は準備は複雑で，汚染シナリオを特定しバリアを管理するには多くの人員および利害関係者が必要である。この複雑さにより，リスクマネジメントのためのシステムの使用が必要となる。

12.4.1　システム-アプローチ

実際のシステムにおけるリスクマネジメントにはシステム-アプローチが必要である。本項では，上水道におけるリスクマネジメントおよびリスクマネジメント計画の作成で用いられるステップのチェックリストを提示する。使用される用語は，危害分析重要管理点(HACCP)の用語に一致させている。HACCP は，上水道におけるリスクマネジメントのプロセスの指針として認められている(Barry *et al.* 1998 ; Deere and Davison 1998 ; Grayn and Morain 2000 ; Havelaar 1994)。他にも HACCP に関する実際的な経験および HACCP についての広範な知識とい

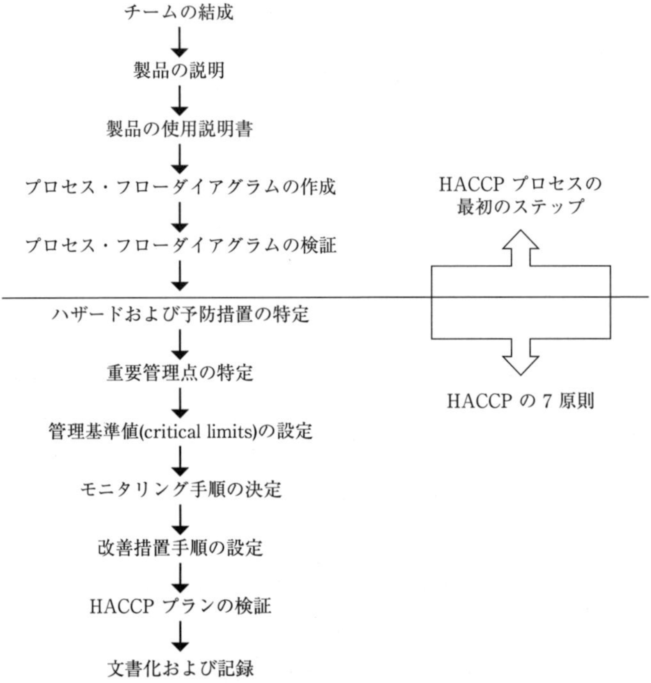

図 12.3　HACCP の原則

った，HACCP を潜在的な最適モデルとするような同様の枠組みや多くの要素がある (Davison *et al.* 1999)。HACCP の原則を**図 12.3** に示す。

HACCP はその基本原理としてできる限りハザードの発生源に近い所でハザードをコントロールすることに焦点を当てている。それは，1960 年代の米国のスペースプログラムの際，宇宙飛行士を危険な食品や飲み物から守るために開発された食品安全確保のための「宇宙時代」システムと呼ばれている。これらの原則に焦点を当てた効果的な品質保証システムが FAO (United Nations Food and Agricultural Organizaion ；国連食糧農業機関) と WHO (World Health Organization ；世界保健機関) の国際食品規格委員会により 1993 年に成文化されて以来，食品および飲料の安全確保のために必ず検討すべき手段となっている。

12.4.1.1　チームの結成および資源の収集

複雑なシステムは１人の人間では理解し管理することはできない。汚染源から曝露点までに存在するリスクおよびバリアを特定することに共同責任を持つ人々からなるチームを結成する必要がある。このチームは，リスクおよびバリアを特定できる技術，およびバリア管理の開発を確実に進める権威を持つ人々で構成される必要がある。何か起こった時には，問題となるシステムとは普通なら関係のない専門家がチームに参加する必要があるかもしれない。

このチームには，動物およびヒトの感染症専門家，科学者，技術者，あるいは独立したチームのまとめ役が参加することもある。例えば，Barry *et al.*(1998)によって述べられている集水 HACCP プランにはそういった多分野チームが関わっている。チームはこの仕事を遂行するために時間および設備の面で資金を持っている必要がある。

12.4.1.2　フローチャートおよびフローチャートの検証

複雑なシステムは，簡単には視覚化できない。階層的な一連のフローチャートのような実用的な表現を提示する必要がある。これは考えられる汚染源，汚染が末端消費者に到達する伝達経路，およびバリアを表すものである。システムの表現は，不正確な場合もある。このような表現が妥当なものかの検証には，現地調査や，特定のシステム知識を持った外部の者による照合が必要になる場合もある。

12.4.1.3　水およびその使用の説明

リスクを完全に除去することは不可能である。曝露集団の健康状態，およびその集団が曝露を許容できるリスクのレベルを理解する必要がある。これにより最も重要な汚染物質が明らかになり，いくつかの場合にはその物質の許容濃度が決定できる。これは曝露点における水の状態を表す場合でも同じである。地域社会の水使用の様相について現実的になることが重要である。つまり，もし水道水が健康な成人による消費のみを対象としていて，その他の人はこれを煮沸する必要があるとしたら，そんなことがこれらの末端消費者に理解されるだろうか。こんなことが本当にあり得るだろうか。もしあり得ないとすれば，これら他の集団が煮沸していない水を消費することは，末端消費としてあり得ると考慮する必要がある。こういった基礎的ステップを踏んだ後，リスクおよびバリアを特定する論理的プロセスをとるべきである。

12.4.1.4　ハザード分析

系統的な表現(フローチャートなど)を指針として，ハザード，ハザード源，およびそれらのハザードが水を汚染する可能性のあるシナリオを特定する必要がある。理想的には，これらのハザードおよびイベントのそれぞれについてリスクをある程度査定する必要がある。それぞれの潜在的リスクに対して優先付けが可能となるため，これは有用である。いくつかのリスクは単純に無視することができ，リスクマネジメントの作業全体が容易になる。またいくつかのリスクは，美観および質という点からみれば重要であるが，公衆衛生上の重要性は必ずしも高くないと評価される。最後に公衆衛生上重要なリスクに最優先事項として焦点を当てることができる。ハザードにリスクを割り当てるのに用いられるアプローチの例が 2 つ，**表 12.3** および**図 12.4** に示されている。

表 12.3　South East Water(オーストラリア，メルボルン市)の HACCP プランで用いられた一般的，単純なリスクアセスメントの枠組みの例(リスク係数＝確率×結果の重大度。リスク係数が 6 以上なら，そのハザードは HACCP の中でさらに検討され，モニタリングおよび是正措置が必要となる)

	結果の重大度				
リスク係数	きわめて軽度	軽度	中等度	重度	破局的
マトリックス / **確率**	影響なし，あるいは検出不能	重大な影響	ターゲットレベルへの影響	フランチャイズレベルへの影響	公衆衛生へのリスク
ほとんど確実(毎日)	5	10	15	20	25
可能性が高い(週 1 回)	4	8	12	16	20
中度の可能性(月 1 回)	3	6	9	12	15
可能性が低い(年 1 回)	2	4	6	8	10
まれ(5 年に 1 回)	1	2	3	4	5

12.4.1.5　重要管理点

汚染に対するバリアおよび予防措置の特定は，リスクマネジメントの最初のステップである。一般に，微生物リスクは可能な限り汚染源に近い所で制御するのが最適である。汚染源での制御からは，いったんシステムが汚染されてからの制御(パ

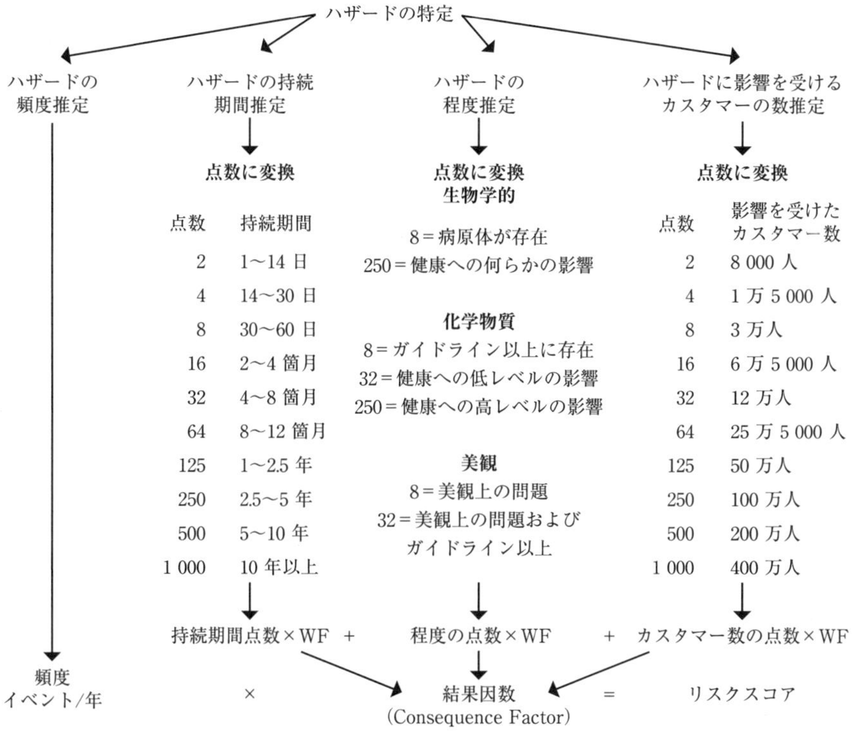

図 12.4 Sydney Water のハザード分析で用いられた Parametrix/AWT が開発したリスク採点法
（オーストラリア Parametrix，Carl Stivers 氏提供）

イプ末端での処理)からは得られない多くの利点が得られるからである。これらは次のとおりである。

・増幅：汚染微生物は，いったん水環境に入ると感染を引き起こし，増殖する可能性がある。こうなるとパイプ末端での処理というバリアへの病原体負荷を増大させ，環境に病原体を蔓延させるという悪影響が出る恐れがある。この汚染はまたパイプ末端での処理地点より上流水域の価値も下げる。

・多重バリアによる防護：パイプ末端での処理に依存することは，1 つのバリアに防御をほとんど完全に依存することにつながる。このバリアが非常に信頼に足りるものであり効果的なものでない限り，バリアに不具合があった場合，末端消費者をリスクにさらすことになる。

・汚染者が負担する：汚染源での汚染制御に重きをおけば，汚染者から末端消費者への費用転嫁が軽減される。それどころか，汚染者は汚染予防あるいは汚染軽減の費用のうち，より大きな部分を負担することになる可能性が高い。汚染源での汚染予防および処理は倫理的に魅力的であるばかりでなく，実は地域社会が負担する経費が最も安い汚染対策なのである。

バリアとは管理点(control point ： CP)，つまり病原体の末端消費者への伝播を減少あるいは遮断することによりリスクを制御するポイントである。適切な優先順位付けを保証するために，これらの管理点のうちあるものを最重要として特定し，重要管理点(critical control point ： CCP)と呼んでいる。これらはバリアの有効性が安全な水利用にとって不可欠であるようなポイントである。美観のコントロールに関連するバリアもあり，質的管理点(quality control point ： QCP)と呼んでもよい。この管理点は許容できる質として重要であり決定的でさえあるが，安全のためには必ずしもそうではない。

最近作成された HACCP プランで特定された重要管理点は，消費者の所有物(逆流防止機具のフィッティングなど)から浄水施設での消毒および原料管理や集水地の動物の管理まで多岐にわたっている(Barry *et al.* 1998 ； Gray and Morain 2000)。重要管理点として指定されてはいないが支援プログラムの状況に委ねられている活動もあるということに注意されたい。例としては，集水域における最善管理慣行(Ashendorff *et al.* 1997)や配水管破裂の修理に用いられる手法がある。これについては以下でさらに論じることにする。

12.4.1.6　管理基準(許容限界)

リスクマネジメント活動は，管理点に焦点を当てるべきである。方法および目標は，制御活動が適切な仕様に従って行われることができるように決定される必要がある。この仕様は，濁度など測定可能な水の物理的性質，あるいは集水域で観察される水の特性に言及することもある。これらの測定，観察可能な要素には限界を設けることが可能で，管理点が所定の限界内で機能している限りハザードは管理できていると考えられる。これは重要な概念である。ハザード自体は，通常，測定可能な要素ではない。むしろ，観察あるいは測定可能なバリアの特徴のうちあるものが選択されて，ハザード管理のための代用物(surrogate)として機能するのである。このことは，次のような理由で重要である。

・ハザードは，許容リスクとなる濃度では実際上測定不可能であることが多い。このため，代用物を使用する方が防御効果が高い。
・ハザードは，一般にリアルタイムあるいは連続的には測定できない。理想は，水の観察あるいは測定可能な特性についての上限値が検査時および検査地点で得られることであろう。これにより，さらに防御，予防効果の高い迅速な審問や対応が可能になる。
・時間，空間の両方において急速に変化する可能性のある数多くの考えられるハザードが存在する。このようなハザードは，特定の複数のイベントからなるシナリオの結果である可能性が高い。これらのハザードは，比較的定常状態の状況では存在しないかもしれない。その結果，ある地点で検知できる濃度のハザードがないからといって，必ずしもその後そのようなハザードがないという保証にはならない。そのため，代用物を使用しておくのが堅実である。

限界値の設定は，通常，2つのレベルにグループ分けできる。運用上の限界値(operational limits)は，例えば初期警告として，対応が必要であるが水質の著しい低下は起こりそうもないというポイントに設定する。許容限界値(critical limits)は，水質および安全性が許容できるレベルを超えないように緊急の措置が要求されるポイントである。

12.4.1.7 モニタリングおよび改善措置

管理点でのリスク管理では，管理点の不具合を検知する必要がある。運用上の限界値および許容限界値を超えたことを確認するためモニタリングが必要である。このモニタリングの方法および頻度は何をモニターするかによって決まる。したがって，操作上の限界値および許容限界値を選択し設定する際，これらをモニターすることの実用性を考慮することが大切である。バリアの不具合を迅速に発見するに十分な頻度でかつ実際的にモニターできなければ，管理点を設定する意味がない。観察と測定を組み合わせたものが限界として設定できることもあるであろう［例えば，消毒についての許容範囲は，pH，塩素濃度，温度および時間の組合せからなっており，適切なアルゴリズムを用いて決定できる(Smith *et al.* 1995)］。モニタリングの頻度は，バリアの不具合が発生しうる速さ，および不具合の後で汚染が起こる比率によって決まる。例えば，水源となる水の濁度が変化して許容できるレベルを超えるにはほんの数時間しかかからないとすれば，このパラメータは数分おきに確認する必要があるであろう。これとは対照的に，集水域に住む野生の哺乳動物の密度が大きく変化するのに 5 年かかるとすれば，この密度は数年ごとに確認すればよいであろう。

モニタリングによって限界値を超えたことが確認された場合，管理点を仕様に従ったものに戻すために何らかの措置が必要となる。理想的にはこの措置は前もって決めておくべきであり，その有効性を確かめておくべきである。

12.4.1.8　記録確認および検証

プランの主要な点について文書化しておくことは，それ自体，透明性と完全性を確実にするために有用な作業である。他の人が使用でき改訂の基礎となるプランの記録にもなる。モニタリングおよび重要なイベントの記録は，長期のトレンド分析および監査のための重要な情報となる。

完成したプラン(ハザード，管理点，限界値，モニタリング，および改善措置)は，特定の水道システムを安全で高品質の水を供給するためにいかに運用すべきかという指針となる。このプランを信頼に足るものにするには，このプランが正確な技術情報によって支えられている必要がある。汚染源およびバリアに関する推定にはこの正確性を検証する必要がある。検証には当該システムに固有の情報に出版されている科学情報を組み合わせる。多くの場合，一般的あるいはシステム固有の未知の事柄があり，専門的な判断を適用する必要がある。もっと長期的には，これらのデータギャップを埋めるためにリサーチが必要な場合もある。プランの有効性を確認できるようになったら，新しい情報を集め，組み入れる必要がある。これらの情報の照合，統合，普及は，WHO のような国際機関ができる重要な役割であろう。

いったんプランが導入されれば，何らかの検証，次に実践が必要となる。さらに，消費者に到達する水あるいは水浴水(など)が本当に適切な質を持っているかどうかについて，何らかの検証が必要となる。

12.4.2　人的管理およびプロセス管理

いかに運用すべきかを提示したプランの作成は，リスクマネジメントにおける最初のステップにすぎない。プランが機能するためには，実際にそれを実行しなければならない。運用の方法についての支援プログラムが必要となる。さらに，リスクマネジメントを担う人々およびプロセスは，そのプランの意図どおりにプランを運用する必要がある。このためには自然科学という範疇および HACCP 理論を離れて，質的管理システム(すなわち，望ましい結果を確かにするために人およびプロセスを管理するシステム)の世界に入る必要がある。この日常的活動の管理の重要性は，強調してもしすぎることはない。また，HACCP プランを導入した組織は，食品業者であれ飲料業者であれ，また水道事業者であれ，品質管理アプローチを重視したプロセス運用の重要性を認識していることに留意する必要がある。これを支援する品質管理プログラムの主要要素は次のとおりである。

・組織のすべてのレベルでの強いコミットメント
・修理，保守，実施のための標準実施要領に記載されている模範業務の実施
・模範業務の実施について従業員の教育および訓練の継続
・製品および原料の追跡可能性
・主要な書類，チェックリスト，データ記録の管理および使用
・手順を確実に守るための強力な監査を伴う遵守体制

ヨーロッパおよびオーストラリアでは飲料水の水質管理のための標準的アプローチである ISO 9000 が適切であり，これまでのところこれが最も普通に用いられているモデルである。米国では ISO システムがまだ広く採用されておらず，「安全な水のためのパートナーシップ(Partnerships for Safe Water)」(Pizzi *et al.* 1997)と呼ばれる浄水施設管理システムをもとにした別のシステムが開発中である。小規模の食品および飲料業者のためには，簡略化された HACCP/ISO 9000 ベースの品質保証システムが開発されている。このようなシステムがより小規模の水道事業体にも適用されることが予想されている。このような組織では ISO 9000 および HACCP システムを完全に実施する資金は持たないかもしれないが，これらのシステムを実行すれば有益であろうと思われる。

12.5 水道水ケーススタディ

1996 年，オーストラリア飲料水ガイドライン(NHMRC/ARMCANZ 1996)は，品質システムおよび多重バリアアプローチ採用の必要性を説いた。水道事業者がシステムをそれぞれの組織のやり方に合わせて採用できるように，このガイドラインはどれか一つのシステムを特定することはしなかった。オーストラリアの水道業者

は，プロセス管理および人的管理のためにHACCP型のリスクアセスメント-プロセスを実施し，品質管理システムを導入することによって，これらのガイドラインに対応している。ケーススタディ例は，オーストラリアの主要都市のほとんど[Brisbane Water(ブリスベン水道局)(Gray and Morain 2000)，Sydney Water(シドニー水道局)，Melbourne Water(メルボルン水道局)，メルボルン市South East Water(サウス-イースト水道局)など]，および多数の地方水道事業者(DLWC 1999)からとることができる。

12.5.1　Sydney Water，オーストラリア　ニューサウスウェールズ州シドニー市

Sydney Waterは約1年にわたり，ハザード評価-管理ワークショップを開催し，その14の水道システムのそれぞれについてリスク評価を行った。各方面からの利害関係者(州保健機関の関係者を含む)およびSydney Waterの職員をこのワークショップに招き，シドニー市の水に対してそれまでに発生した，あるいは発生する可能性のあるハザード（集水域から顧客に至るまでの)確認についてそれぞれの知識を提示することを求めた。チームはいくつかのグループに分けられ，それぞれ取水，貯水，浄水，および給配水を含む水道システムの様々な側面に焦点を合わせて活動した。**図12.4**は，Sydney Waterのためのリスクアセスメントおよび水質専門家からなるコンサルタントチームによって(Sydney Waterからのインプットを得て)作成されたものであるが，特定されたハザードはこの図に示されている方法に基づいて採点された。この方法は非常に柔軟であり，特定のシステムに適応(例えば，顧客の人数に基づいて)させることが可能で，HACCPの方法でよく引用されるリスクアセスメント-マトリックスと比較すると，ハザードの評価へのより高度なアプローチとなる。一般的なハザードのタイプおよび採点を**表12.4**に示す。

累積リスクの約80％を占めると特定されたハザードがハザード管理のために選ばれた。**表12.4**のハザードは単なるハザード例であって，すべてを網羅するものではないことに注意する必要がある。さらに，多重バリアという概念に基づき，一つのバリアあるいはマネジメント-オプションが存在しないことも，それ自体で水質へのハザードになることにも注意する必要がある。

次に上記のワークショップ参加者たちには，選択するハザードを修正して，重要

表 12.4　Sydney Water 水道局のハザード評価法に基づくハザード例および格付けスキーム
重み係数(weighting factors)については**図 12.4** 参照

ハザード	期間	程度	影響を受けた人数	結果係数(consequence factor)	頻度[イベント/年]	リスクスコア	総合リスク
	重み係数(weighting factors)						
	0.24	0.47	0.29				
ろ過の破過	2	250	16	122.6	3.50	429	11.5
配管破損部からの病原体の侵入	2	8	2	4.8	60.0	289	19.2
ダムの不適切なスクリーンフィルター	2	250	16	122.6	2.00	245	25.7
パイプ内の沈殿物の再懸濁	2	32	4	16.7	12.0	200	31.1
逆洗浮遊物の浄水システムへの戻り	2	250	16	122.6	1.50	184	36.0
重度の病原体汚染に対する不適切な処理手順	8	250	16	124.1	1.20	149	40.0

なハザードが見逃されていないことを確認するよう求めた。このプロセスは非常に重要である。ここでもまた，単に「数値によるアプローチ」のみに頼るのでなく，日々，給水システムを運営している人々の知識と直感を利用することになるからである。参加者たちにはまた，現行の，あるいは必要な，マネジメント-オプションについての情報提供を求めた。

12.5.2　South East Water，オーストラリア　ヴィクトリア州メルボルン市

約 9 箇月にわたって，South East Water は，ISO 9000 品質管理システムを全事業を通して実施した。これは水質に影響する操作業務のすべての側面を含んでいた。このシステムを立ち上げた後，South East Water は 4 箇月にわたって HACCP システムを実施した。2 つのシステムは両方とも外部の監査を受け，国際規格として認められている[HACCP の場合，これは National Sanitation Foundation(国立衛生財団)の規格である]。

HACCP チームには内部業務分野や保健機関，他の水道業者からの代表およびコンサルタントが含まれていた。合計 6 つの比較的小さなチームが，「逆流防止」ある

いは「消毒」といったそれぞれの専門分野に関する計画を作成した。最も普通に用いられているリスクアセスメント-マトリックスの一つが適用された。これは**表 12.3** に掲げてある。このアプローチは比較的単純な水供給システムを反映して，Sydney Water が用いたものより単純なものになっている。HACCP 計画で採用した詳細のレベルを表したワークシート例を**表 12.5** に掲げる。基本的に，公衆衛生に影響を持つと考えられる運営面すべてが重要であると考えられ，HACCP のプロセスを経ている。

特定の業務が安全な水の維持のために効果的であることを検証するために数多くの研究が行われた。この中には非常に具体的なものもあった。例えば，South East Water は，1 年間に 1 500 の配水管の破裂を修理した。これら多数の配水管破裂のあと，破裂修理の処置を検証するために水質の詳しいフォローアップが行われた。より総合的な検証では，Payment (1997) が書いた疫学的研究に類似の研究が Monash University Medical School の疫学研究者を使って行われた。South East Water から水の供給を受けている約 600 世帯を選び，その半数にろ過／UV ユニットを取り付け，残りの半数には偽装ユニットを取り付けた。

この二重盲検法による無作為化臨床試験という調査計画は，通常の水供給プロセスを検証する手段としてろ過および消毒された水の効果を探る目的で，これら 600 世帯の健康状態を 18 箇月にわたって観察するためのものである (Hellard *et al.*により提出)。

表 12.5　ハザード-イベント関係についての HACCP

ステップ	ハザード	予防措置	リスク	重要管理点 (CCP)／質的管理点 (QCP)／管理点 (CP)	ターゲットのレベル
貯水	密閉貯水施設の病原体汚染	定期保守プログラム。貯水施設の清掃。防鳥。屋外貯水施設の覆蓋化。	可能性が薄い／破局的 10	重要管理点 (CCP)	損傷していない防鳥網

12.6 リクレーション水の水質モニタリングとアセスメントのための新しいアプローチ

海水浴場の水の安全性維持のための従来の管理手法は，日常的に水試料を採取して微生物学的にみた水質が，前もって決められた限界値を超えていないかをみるものであった。このアプローチにはいくつかの欠点があるが，そのうちあるものは水質測定に用いられる分析方法に直接関係している。現在用いられている方法は，通常，温血動物の腸管から出る排泄物に関連する微生物の測定を伴っている（**第 13 章**参照）。汚染指標細菌を測定することにより水質の遡及的（retrospective）評価ができる。通常，水試料の指標細菌の濃度判定には 24 時間かかる。このような状況では，排泄物で汚染された水に関係するハザードは，指標細菌が検知される頃にはもう存在しない可能性がある。水中のハザード検知におけるこのような時間的遅れは，海水浴場の水に関連するリスクマネジメントには効果的ではない。指標細菌の二番目の欠点は，水質測定に用いられる指標細菌の中には腸管外に原因するものがあるということである。産業廃棄物によって大腸菌群および糞便性大腸菌群を発生させる環境ができることが知られている。こういった欠点が意味するのは，そのような微生物は腸管内の病原体による潜在的リスクについて適切な警告を与えず，事態を混乱させることもあるということである。

ワークシートに基づいた例（South East Water HACCP プラン）

対策のレベル	モニタリング手順	改善措置
防鳥施設の不備	水道業務フィールド技術者が現地査察時に検査を行う。これらの検査は，平均 2 週間おきに行い，報告はただちに個人の日誌に記録するか通知する。	いかなる欠陥も水道業務課のエンジニアに通知され，エンジニアは防鳥の修理および次の措置のいずれかあるいはすべてをとる。 汚染された水を調査する。 貯水施設を水抜きし空にする。 影響を受けた箇所を洗い流す。 消毒剤の使用量を増やす。 貯水施設をバイパスする。 代替水源からの給水。 実施措置の記録。

こういった欠点は破滅的というほどでもないが，水浴客への健康リスクを最小限にとどめることに関して生じうる利益と比較した場合，日常的に頻繁に試料採取することが経済的に有効でないという場合もあることを示している。日々の頻繁なモニタリングにかかる経費は小規模な自治体にとっては負担な場合もあるが，現在この従来からの手法に代わる良い方法はない。

1998 年，現在用いられている試験方法に代わる暫定的アプローチが WHO と USEPA が共同主催する専門家会議において提案された(Bartram and Rees 2000 ；WHO 1999)。このアプローチ(実地試験およびおそらくさらなる改良が必要であるが)は，特定の地方状況に合わせて修正して用いるのに理想的であり，健康リスクに基づいた分類スキームにつながる。このアプローチは次の 2 つの重要な要素を提示している。

- 種々の糞便汚染源の検査(つまり衛生検査)を基礎にした分類スキーム。これは糞便による水浴場水の汚染の程度，および水浴場水の試料中の糞便指標細菌の濃度を調べるものである。
- 効果的な管理が実施されて曝露が低減され，その結果水泳に関連する病気のリスクが低くなれば，その水浴場をより高い等級に再分類する可能性。

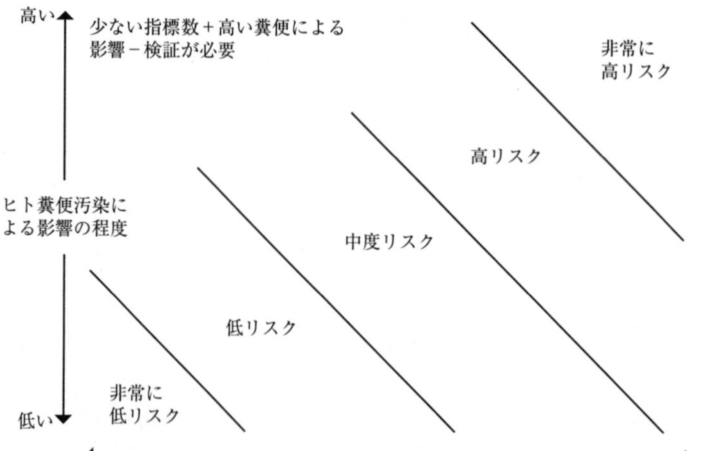

図 12.5　健康リスクの分類概念図(WHO 1999 の許可を得て再掲)

このスキーム案の要素を**図 12.5** に示す。通常の合格-不合格式アプローチと比べ，この分類スキームの優れた点はその柔軟性にある。多数の要因が海水浴場の状態に影響を与えうるが，この分類システムはそれを反映しており，管理者が海水浴場管理のために軽減措置をとることができるようになっている。

図の横軸は，指標細菌の測定による糞便汚染の程度を表している。縦軸は，ヒト糞便汚染の影響の程度を表す。糞便汚染の程度は，リスクの分類に直接影響し，指標の濃度測定は，分類の変更を決定するための水浴場水モニタリングの手段となる。

12.6.1　ヒト糞便汚染の主要汚染源

水浴場に影響を与えるヒト糞便汚染の最も重要な汚染源は，以下のとおりである。

・合流式下水道の越流水を含む下水処理施設からの放流。

・河川の汚染源。河川に下水が放流され，その河川が直接水浴に使用される場合，あるいは水浴に使用される沿岸域あるいは湖沼域に流入する場合。

・水浴客自身からの汚染。

これらの汚染源からの糞便汚染は，放流管からビーチまでの距離，河川系におけるビーチまでの輸送距離あるいは輸送時間，あるいはビーチの水浴客の密度のいずれかに基づいて格付けすることができる。

12.6.1.1　下水の放流

下水の放流に関連するリスクの可能性は，放流管の長さや下水処理の程度に関する情報があれば推定できる。例えば，ビーチに直接放出される未処理下水は，非常に高いリスクポテンシャルを持っていると思われる。もし放流が長い放流管を通してビーチから遠くの地点で行われるなら，リスクポテンシャルは無視できるほど小さくなるであろう。そのようなリスクと傾向と全く逆の場合として，下水が三次処理に加えて消毒もほどこされていれば，たとえその処理水が直接ビーチに放流されたとしても非常に低いリスクポテンシャルしかないであろう。下水処理の程度および放流管のビーチからの距離のマトリックスは，リスクの分類と関連しており，糞便汚染の影響を判定する主要な要素である。このリスクポテンシャルを**表 12.6** に示す。

表 12.6　下水への曝露によるヒト健康へのリスク可能性(WHO 1999 から許可を得て再掲)

処理	放流のタイプ		
	海岸に直接	短い放流管*1	効果的な放流管*2
なし*3	非常に高い	高い	適用なし
前処理	非常に高い	高い	低い
一次処理(浄化槽を含む)	非常に高い	高い	低い
二次処理	高い	高い	低い
二次処理および消毒	中等度	中等度	非常に低い
三次処理	中等度	中等度	非常に低い
三次処理および消毒	非常に低い	非常に低い	非常に低い
ラグーン法	高い	高い	低い

*1　相対的リスクは人口により修正される。人口が多ければ放流による相対的リスクは大きくなり，少なければ小さくなる。

*2　これは，設計容量を超えず，極端な気候条件および海況が設計目標において考慮されている(ビーチに下水がないなど)と仮定している。

*3　合流式下水道の越流水を含む。

12.6.1.2　河川への放流

河川ビーチ，河口ビーチ，および河口近くのビーチは，河川に放流される下水処理施設といった点源からの糞便汚染の影響を受ける恐れがある。河川への汚水の放出に関連するリスクポテンシャルは，排出人口の大きさおよび下水が流入する河川の流量を判定することによって推定できる。河川流量は，河川に汚水が流出する際，下水の希釈度に影響を与える。希釈効果は，晴天時および雨天時の流量に関連している。晴天時の流量は，低い希釈度と結び付いており，これは通常，水浴シーズンに起こる。流量が少ない河川では希釈効果が非常に小さく，それゆえ大量の排水が出るため，排出人口の大きさの重要性が増す。すべての状況下で，拡散のない押出流れを仮定する。リスクポテンシャル推定の基礎となるデータセットの作成のためには，流入下水に適用する処理のタイプに合わせて，人口および河川流量の様々な組合せを用いる。これらの推定は，河川が運ぶ糞便汚染に影響される河川ビーチあるいは沿岸域の分類にも用いられる。

河川系のためのリスクポテンシャル分類システムは，海洋放流に用いられる分類システムに似ている。希釈効果の変化は，人口密度が高く河川流量が少ないものから，人口密度も河川流量も中程度のもの，人口密度が低く河川流量が多いものまでにわたっている。リスクポテンシャルは，人口密度が高く河川流量が少ない場合に最も高い。反対に，人口が少なく河川流量が多い場合に最も低くなっている。このリスクパターンは，どのような種類の処理であってもその放流水にあてはまる。処理の種類は，リスクポテンシャルに大きく影響する。処理プロセスが複雑になるにつれ，それぞれの希釈結果に対するリスクポテンシャルは低くなる。実際には，1本の河川にいくつかの下水放流がある可能性が高く，排出量が多いほど，より高レベルの処理がなされるため，より小さい排出源(浄化槽からの排出を含む)や合流式下水道の越流水が主要な関心事となる。

この分類システムは，淡水河川ビーチや河口域のビーチに直接用いることができる。この方法はまた，排泄物で汚染された河川の河口近くのビーチにも適しているであろう。

12.6.1.3 水浴者による排出

管理された状況下での全身浴を行うという水槽での研究から，高濃度の *E.coli*(大腸菌)，腸球菌，および *Pseudomonas aeruginosa*(緑膿菌)を排出することがわかっている(Breittmayer and Gauthier 1978 ； Smith and Dufour 1993)。別の研究では，人の多いビーチで1日のうちに糞便指標細菌の蓄積が認められた(Cheng *et al.* 1991)。水浴者の密度とほとんど水の動きのない水塊という2つの要素が，水浴者から水浴者への病気の感染を助長している。これら2つの要素は，リスクポテンシャルマトリックスの作成に利用できる。このマトリックスでは，水浴者が多く希釈度が高い場合にリスクが低く，水浴者が少なく希釈度が高い場合にはリスクが非常に低いことを示すようにする。中等度のリスクは，水浴者が多く希釈度が低い場合であり，水浴者が少なく希釈度が低ければ低リスクとなる。これらのリスクは，もしビーチの水浴者に幼児が多かったり衛生施設がなかったりすれば，もっと高くなるであろう。

12.6.2 微生物学的水質の評価

下水および糞便には，腸球菌や何種類かの *E.coli* などの無害な細菌類，および水中の糞便を検出する際に用いられるコプロスタノールなどの化学物質が多数含まれている(**第13章参照**)。これらの指標細菌あるいは化学物質はビーチの糞便量の測定に用いることができる。これらは水浴水と水浴に関連する病気との間の関係を表すのに用いられてきた(WHO 1998)。*E.coli*，糞便性連鎖球菌，腸球菌といった一次指標細菌が糞便汚染の測定のためにこれまで何年も使用されてきた。クロストリジウム類や大腸菌ファージなど他の微生物もまた糞便汚染と関連があるが，伝統的な指標細菌として広く受け入れられてはこなかった。このような微生物は二次指標として称されており，主にフォローアップ分析に用いられるか，その説明的な価値のために用いられる。

糞便性連鎖球菌あるいは腸球菌は，温帯気候での海水水質指標として使用される。これらの微生物は，健康への影響に関連する水質濃度のパーセンタイルを表すというカテゴリーに入れることができる。これらの細菌は一次指標とみなされており，何年もの間日常的に使用されてきた。これらの指標は，熱帯の環境における土壌や植物など，温血動物の消化器以外の発生源を持つことが示唆されている。このような状況においては亜硫酸を低減するクロストリジウム類や *Clostridium perfringens*(ウェルシュ菌)が二次指標として提案されている。

温帯の淡水環境においては，糞便性連鎖球菌と腸球菌に加えて，*E.coli* も糞便汚染の効果的な指標である。熱帯気候の淡水においてはクロストリジウム類などの二次指標を用いることが示唆されている。水浴者の健康への影響に関連するパーセンタイル値は，海水と淡水では必ずしも同じではないであろう。

パーセンタイル値は，病気への関連に基づいて分類することができる。例えば，糞便性連鎖球菌および腸球菌については，上位 95 %の値が＜ 10，11 ～ 50，51 ～ 200，201 ～ 1 000，＞ 1 000，に基づいて 5 つのカテゴリー(A ～ E)に分類することができる。この場合，50 を超えるカテゴリーは，すべて水浴関連の病気に関連している。このようなカテゴリーを使用することは，糞便汚染に関連するリスクの分類および再分類に有用である。

12.6.3　ビーチの一次分類

ビーチの格付けには，糞便汚染を受けやすいかを判定するために汚染源となるような所の衛生検査，および一次指標を用いた海水の微生物学的評価を行う必要がある。衛生検査と微生物学的評価によって適切なカテゴリーが決定したら，**表 12.7** のような表にあてはめて，ビーチの一次分類を決定する。例えば，糞便性連鎖球菌あるいは腸球菌によって示される水浴水の微生物学的水質が 11 ～ 50 の指標濃度の範囲(カテゴリー B)にあり，糞便による影響カテゴリーが中等度であるとすれば，そのビーチは「良」と分類される。

表 12.7　一次分類マトリックス(WHO 1999 から許可を得て再掲)

衛生検査カテゴリー*1	微生物学的評価(指標数)				
	A	B	C	D	E
非常に低い	優	優	良	良*2	可*2
低い	優	良	良	可	可*2
中等度	良*3	良	可	可	不良
高い	良*3	可*3	可	不良	非常に不良
非常に高い	可*3	可*3	不良*3	非常に不良	非常に不良

*1　糞便の影響の受けやすさ。
*2　糞便指標微生物の発生源が下水以外(例えば，家畜)の可能性があり，検証が必要。
*3　予期せぬ結果であり検証が必要。

あるビーチをより高い，あるいはより低いレベルに再分類するというようなことは，放流管の大きな破損あるいは処理プロセスの大幅な変更といった多くのイベントによって起こるであろう。こういったイベントのうちどれか 1 つが発生しても，ビーチの糞便汚染に関して水浴水の水質に劇的に影響を与える可能性がある。放流管の破損は，ずっと高レベルの糞便汚染をビーチにもたらし，水浴関連の病気のリスクを増大させる可能性がある。このような状況は，必然的に微生物学的評価カテゴリーおよび衛生検査カテゴリーを変化させ，その結果，低いランクに再分類されることになるであろう。同様に，処理プロセスの改善，つまり一次処理プロセスしか行っていなかった所が二次処理プロセスまで行うようになったというようなことは，ビーチに到達する水の水質を向上させるであろう。これは衛生検査カテゴリーばかりでなく微生物学的カテゴリーにも影響を及ぼす。長期的には，これら 2 つのカテゴリーが変われば，ビーチの格付けはより高い，より望ましいレベルに変わることになるであろう。

イベントの中には介入措置やシステムの故障よりもずっと変わりやすいものがある。降雨というイベントは，衛生検査カテゴリーおよび微生物学的評価カテゴリーを大きく変える可能性がある。下水管はしばしば雨水排除にも使用されるため，下水処理場からの放流水処理システムをバイパスする可能性がある。大雨という条件下では合流式システムの処理能力を超えてしまい，下水が処理されることなく放流される。河川環境への合流式下水道の越流水は，処理カテゴリーに関連する潜在的リスクの分類に影響を与える。越流水はこのカテゴリーを処理水から未処理下水に変えてしまい，リスクポテンシャルの増大につながる。降雨というイベントは予測できないが，それらのイベントによるビーチへの影響は予測できる。例えば，1/2 インチの降雨によって微生物学的評価カテゴリーは 51 ～ 100 の指標濃度範囲から 101 ～ 200 の範囲に増大するかもしれないと予測できる。この変化は，糞便による影響カテゴリーの変化とともに，ビーチの格付けを「良」から「不良」に下げるかもしれない。この変化は降雨量に基づいて予測できるため，ビーチにおいて一時的な管理措置をとるとよい。

12.6.4　管理活動

日常のモニタリングは，水浴場水域の安全性維持の重要な要素であろう。それはビーチの微生物学的水質の直接的測定であり，ビーチの格付けに密接に関係している。モニタリングはまたビーチの状態の変化を測る手段でもある。もしビーチが適切に格付けされており，糞便の影響がおおむね一定していれば，モニタリングを行う必要をかなり減らすことができるはずである。

直接行動が主たるマネジメント-アプローチであるべきである。処理プロセスの改善や，長距離放流管をつくってビーチから下水を迂回させるなどの改善措置は，ヒト排泄物に関連する潜在リスクを大幅に低減するであろう。未処理のまま放流先水域に排出するのでなく，後で処理できるように雨水の混ざった下水を貯留することもまた，水浴場におけるリスクを大幅に減らすはずである。

雨水の流出といった時々起こるイベントの管理は，通常，短期的な健康への危険があることを，メディアを通じてまたはビーチに掲示して，一般の人々に知らせることで対処できる。汚染された水への曝露から人々を遠ざけるための他の方法として，近辺の駐車場を閉鎖したり海水浴場への公共交通機関を止めたりすることもある。

この分類スキーム案のもとでは，日常のモニタリングには常に何らかの年間の衛生検査を行うことが要求される。モニタリング-スキームは変化しやすく，「優」あるいは「非常に不良」と格付けされたビーチはあまりモニタリングを必要としないが，「良」，「可」あるいは「不良」と格付けされたビーチはより頻繁に試料採取する必要があるであろう。それは糞便による影響が少し変化しても水質が変わる可能性が非常に高いからである。

こういった管理用の選択肢の多くがある程度実施されているが，ビーチの格付けのためのこのスキーム案とともに使用することはまだ始められていない。ビーチの水浴水格付けのためのこのスキーム案の価値は，糞便に汚染された水浴場の水への曝露のリスクを減らすであろう多くの活動につながると考えられることである。それは人々に自分の個人的リスクについてのインフォームド-チョイス(知らされたうえでの選択)を可能にすると考えられる。それは地域のリスクマネジメントを助長するであろう。システムが単純で経済的に実行可能だからである。それはモニタリングの努力を最小限にし，そのため経費を最小限にするであろう。それは公衆衛生活動に関する地域の意思決定を助長する。最後に，それは地域の水質管理の改善を促進するであろう。なぜなら，公衆衛生の改善のためのカテゴリーおよび優先付けが明確だからである。

このリスク分類スキーム案の妥当性と価値は，このアプローチが科学的にしっかりしたものかどうかを実証するための広範な実地試験を通して，評価するのがよい。

12.7　国際的ガイドラインおよび国内法規への関わり

本章で概説したような管理体制は一般化することが可能であり，それを国際的ガイドラインに組み入れることができる。最終製品の基準だけを通じての管理は重要ではあるが，限られているということがますます認識されている。最終製品の基準に本章で概説したような安全プロセスと実践の方策と指標を合わせて完成させることは，健康を保護するうえで強力な道具となる。多くのマネジメント戦略は，常識と優れた運営を示してくれる。それらは比較的実施しやすく，費用効率が高い。そして，国内的観点からみると特に貴重である。水質試験の経費が地域の基準を採用することへの大きな障害となっているからである。

12.8 参考文献

Angulo, F.J., Tippen, S., Sharp, D.J., Payne, B.J., Collier, C., Hill, J.E., Barrett, T.J., Clark, R.M., Gelreich, E.E., Donnell, H.D. and Swerlow, D.L. (1997) A community waterborne outbreak of salmonellosis and the effectiveness of a boil water order. *American Journal of Public Health* **87**(4), 580–584.

Ashendorff, A., Principe, M.A., Seeley, A., LaDuca, J., Beckhardt, L., Faber Jr, W. and Mantus, J. (1997) Watershed protection for New York City's supply. *Journal of the American Water Works Association* **89**, 75–88.

Badenoch, J. (1990) *Cryptosporidium* in water supplies. Report of the Group of Experts. Department of the Environment, Department of Health. HMSO.

Barry, S.J., Atwill, E.R., Tate, K.W., Koopman, T.S., Cullor, J. and Huff, T. (1998) Developing and Implementing a HACCP-Based Programme to Control *Cryptosporidium* and Other Waterborne Pathogens in the Alameda Creek Watershed: Case Study. American Water Works Association Annual Conference, 21–25 June 1998, Dallas, Texas.

Bartram, J. and Rees, G. (2000) *Monitoring Bathing Waters,* E & FN Spon, London.

Bell, G. (1999) Managing food safety: HACCP and risk analysis. *The New Zealand Food Journal* **29**(4), 133–136.

Breittmayer, J.P. and Gauthier, M.J. (1978) Contamination, bacterium d'une zone balneaire liee a sa frequentation. *Water Research* **12**, 193–197. (In French.)

Cheng, W.H.S., Chang, K.C.K. and Hung, R.P.S. (1991) Variations in microbial indicator densities in beach waters and health-related assessment. *Epidemiology and Infection* **106**, 329–344.

Davison A, Davis, S. and Deere, D. (1999) Quality assurance and due diligence for water – Can HACCP deliver?. Paper presented AWWA/WMAA Cleaner Production in the Food and Beverage Industries Conference, Hobart, 1–3 September.

Deere, D.A. and Davison, A.D. (1998) Safe drinking water. Are food guidelines the answer? *Water* November/December: 21–24.

DLWC (1999) The management of *Giardia* and *Cryptosporidium* in town water supplies: Protocols for local government councils. NSW Department of Land and Water Conservation, Australia.

Gray, R. and Morain, M. (2000) HACCP application to Brisbane water. *Water* **27**, January/February, 41–42.

Havelaar, A.H. (1994) Application of HACCP to drinking water supply. *Food Control* **5**, 145–152.

Hellard, E., Sinclair, M., Forbes, A. and Fairley, C. (submitted) A randomized controlled trial investigating the gastrointestinal effects of drinking water. *American Journal of Public Health.*

Kramer, M.H., Herwaldt, B.L., Craun, G.F., Calderon, R.L. and Juranek, D.D. (1996) Waterborne disease – 1993 and 1994. *Journal American Water Works Association* **88**(3), 66–80.

Langley, A. and van Alphen, M. (eds) (1993) *Proc. 2nd National Workshop on the Health Risk Assessment and Management of Contaminated Sites*, South Australian Health Commission, Adelaide.

Leland. D., Mcanulty. J., Keene. W., and Stevens. G. (1993) A cryptosporidiosis outbreak in a filtered-water supply. *Journal American Water Works Association* **85**(6), 34–42.

McCann, B. (1999) UK counts cost of Crypto protection. *Water Quality International* May/June: 4.

Mentzing, L.O. (1981) Waterborne outbreaks of *Campylobacter* enteritis in central Sweden. *Lancet* **ii**, 352–354.

Millson, M., Bokhout, M., Carlson, J., Speilberg, L., Aldis, R., Borczyk, AZ. and Lior, H. (1991) An outbreak of *Campylobacter jejuni* gastroenteritis linked to meltwater contamination of a municipal well. *Canadian Journal of Public Health* **82**, 27–31.

NHMRC/ARMCANZ (1996) Australian Drinking Water Guidelines. National Health and Medical Research Council and Agriculture and Resource Management Council of Australia and New Zealand.

Payment, P. (1997) Epidemiology of endemic gastrointestinal and respiratory diseases – incidence, fraction attributable to tap water and costs to society. *Water Science & Technology* **35**, 7–10.

Pizzi, N., Rexing, D., Visintainer, D., Paris, D. and Pickel, M. (1997) Results and Observations from the Partnership Self Assessment. Proceedings 1997 Water Quality Technology Conference, Denver, Colorado, 9–12 November.

Raman, R. (1990) Risk perceptions and problems in interpreting risk results. Paper presented at the 18th Australasian Chemical Engineering Conference CHEMECA '90. Auckland, New Zealand, August.

Ramsay, C.N. and Marsh, J. (1990) Giardiasis due to deliberate contamination of water supply. *Lancet* **336**, 880–881.

Rose, J.B., Lisle, J.T. and LeChevallier, M. (1997) Waterborne Cryptosporidiosis: Incidence, outbreaks and treatment strategies. In *Cryptosporidium* and Cryptosporidiosis (ed. R. Fayer), CRC Press, Boca Raton, FL.

Shaw, P.K., Brodsky, R.E., Lyman, D.O., Wood, B.T., Hibler, C.P., Healy, G.R., Macleod, K.I., Stahl, W., and Schultz, M.G. (1977) A community-wide outbreak of giardiasis with evidence of transmission by a municipal water supply. *Annals of Internal Medicine* **87**, 426–432.

Smith, B.G. and Dufour, A.P. (1993) *Effects of Human Shedding on the Quality of Recreational Water,* American Society of Microbiology, Atlanta, Georgia.

Smith, D. B., Clark, R. M., Pierce, B. K. and Regli, S. (1995) An empirical model for interpolating C*t* values for chlorine inactivation of *Giardia lamblia*. *Aqua* **44**, 203–211.

Stevens, M., McConnell, S., Nadebaum, P. R., Chapman, M., Ananthakumar, S. and McNeil, J. (1995) Drinking water quality and treatment requirements: A risk-based approach. *Water* **22**, November/December 12–16.

Swerdlow, D.L., Mintz, E.D., Rodriguez, M. *et al.* (1992) Severe life-threatening cholera in Peru: predisposition for persons with blood group O. Abstract 941. Program, 32nd Interscience Antimicrobial Agents Chemotherapy conference, 267.

Teunis, P.F.M., Medema, G.H. and Havelaar, A.H. (1997) Assessment of the risk of infection by *Cryptosporidium* or *Giardia* in drinking water from a surface water source. *Water Research* **31**, 1333–1346.

Vogt, R.L., Sours, H.E., Barrett, T., Feldman, R.A., Dickinson, R.J. and Witherell. L. (1982) *Campylobacter* enteritis associated with contaminated water. *Annals of Internal Medicine* **96**, 292–296.

WHO (1993) Guidelines for drinking-water quality. Volume 1. Recommendations. World Health Organization, Geneva.
WHO (1998) Guidelines for safe recreational-water environments: coastal and freshwaters. Consultation Draft, World Health Organization, Geneva.
WHO (1999) Health-based monitoring of recreational water: the feasibility of a new approach (the 'Annapolis protocol'). Protection of the Human Environment. Water, Sanitation and Health Series, World Health Organization, Geneva.

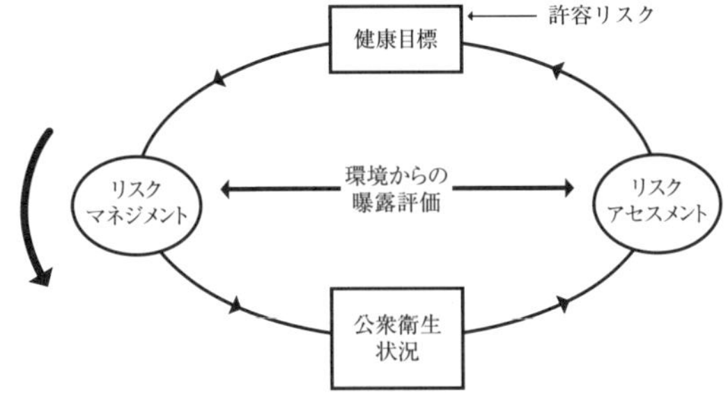

第 13 章

微生物学的水質の指標

Nicholas J. Ashbolt, Willie O.K. Grabow and Mario Snozzi

水の 3 領域(飲料水，下水およびリクレーション水)の現行のガイドラインでは，微生物学的な水質は，指標微生物を測定して評価している。本章では，その歴史について述べるとともに，微生物的水質の評価に用いられる各種の方法を考察し，現行の方法の問題点と今後の展開の可能性について述べる。

13.1 はじめに

指標微生物は，病原微生物の存在を示唆するものとして伝統的に用いられてきた(Berg 1978)。しかしながら，今日では，指標が検出されても病原微生物が存在しない，あるいはその反対の事象が起こりうるきわめて多数の理由が明らかになっている。要するに，どの指標も腸管系病原微生物の存在量と直接的な相関関係はない(Grabow 1996)。微生物指標という用語の意味を明確にするために，以下の 3 つのグループを挙げる(**表 13.1** の概略)。

・一般的(処理の)微生物指標[general (process) microbial indicators]
・糞便汚染指標(*E.coli* のような)(faecal indicators)
・病原微生物の存在指標および挙動モデル微生物(index organisms and model organisms)

表 13.1　公衆衛生関連の微生物指標の定義(それぞれの微生物の定義は **Box 13.1** 参照)

グループ	定義
処理指標(process indicator)	処理の効果を示す微生物のグループ，塩素消毒における従属栄養細菌または大腸菌群など
糞便汚染指標(faecal indicator)	糞便汚染を示す微生物のグループ，高温耐性大腸菌群(thermotolerant coliforms)または *E.coli*，これらのグループの微生物は，病原微生物が存在する可能性を単に推定する
病原微生物の存在指標およびモデル微生物(index and model organisms)	病原微生物の存在または挙動を示唆する微生物のグループ／種，例えば *Salmonella* の存在の指標としての *E.coli* やヒト腸管系ウイルス(human enteric virus)のモデルとしての F-RNA 大腸菌ファージ

指標微生物の使用に対する代替あるいは補助として，直接，疫学的なアプローチを用いることが可能である。疫学的な手法は，今のところ一般に感度が低すぎて，水系感染症の流行の大部分を見逃してしまい(Frost *et al.* 1996)，明らかに予防的ではない。しかし，指標微生物が妥当かどうかは，疫学的研究によって検証されるのが理想である。その好例がリクレーション水域ガイドラインで新たに腸球菌(enterococci)を使用するようになったことである(WHO 1998；**第 2 章**)。疫学研究では，調査計画のまずさ(Fleisher 1990，1991)，糞便汚染指標に対する病原微生物の比の変動が大きいこと，病原微生物の病原性(virulence)の変化などが原因で，指標と病原微生物との相関が示せないことがよくある。

指標と対象とする危害因子の間で除去や不活化が相対的に異なるということも，指標システムの有効性に影響を及ぼす。そのため，環境耐性や環境中での増殖能力の差などがすべて指標の有効性に影響する。それゆえ，ウイルス，細菌，寄生性原虫および蠕虫などの病原微生物が単一の指標グループと同じ挙動をすることなど，どのような場合にもありそうにない。さらに，ウイルスやその他の病原微生物は，通常の糞便の微生物叢ではなく，感染した個体のみから排出される。したがって，下水や糞便汚染に寄与する人間の数が多いほど病原微生物が存在する可能性は高くなる。特定の病原微生物の分布状況は，季節によっても変動する（Berg and Metcalf 1978）。

要約すれば，万能の指標はないが，おのおのの指標は，一定の特性を持っている。そこで本章では，水の微生物リスク管理における指標微生物の役割の観点から，微生物指標の適正な利用法に焦点を当てる。現在使用されている指標について理解するには，その発展の歴史をまず知る必要がある。

13.2　指標の発展

13.2.1　大腸菌群

衛生学的な水質指標として細菌を使用するようになったのは，Von Fritsch が *Klebsiella pneumoniae* と *K.rhinoscleromatis* をヒト糞便に特異的な微生物であるとした 1880 年にまでさかのぼる（Geldreich 1978）。1885 年には，ロンドンで Percy Frankland and Grace Frankland が，Robert Koch の固形ゼラチン培地を用いて細菌数を測定する初めての水のルーチン検査を始めた（Hutchinson and Ridgway 1977）。同じ 1885 年，Escherich が母乳で育てられている乳児の便から *Bacillus coli*（Escherich 1885）（1919 年に Castellani and Chalmers が *Escherichia coli* に改名）を発見した。

1891 年，両 Frankland は，下水が危険な汚染源であることを明らかにするために，下水の微生物特性を解明すべきであると提案した（Hutchinson and Ridgway 1977）。そして 1893 年までに，乳糖の分解による酸生成を同定基準として利用して，リトマス-乳糖寒天培地の直接塗末法で水試料中の *B.coli* を計数する「Wurtz method が衛生細菌学者によって使われるようになった。後にダーラム管（Durham tube)の導入によって，ガス産生が付け加えられた(Durham 1893)。大腸菌群(coliform)，すなわち *B.coli* 様の細菌という概念は，1901 年に英国で用いられた(Horrocks 1901)。しかしながら，水中の細菌のコロニーカウントは，1934 年の Reports 71(HMSO 1934)までは正式に導入されなかった。

それゆえ，20 世紀初頭までには，連鎖球菌(streptococci)と *Clostridium perfringens*(ウェルシュ菌)(**Box 13.1** 参照)に加えて，各種の大腸菌群の検出に衛生学的意義があることが細菌学者間ではすでに認識されていた(Hutchinson and Ridgway 1977)。しかしながら，乳糖分解細菌の胆汁酸塩耐性を鑑別する，現在では有名なあのマッコンキー培地を MacConkey(1905)が考案したのは，1905 年であった。それにもかかわらず，その後も大腸菌群は，その多くが糞便由来でない 1 つの外来性細菌集団とみなされた。*B.coli* の大部分が糞便由来であるが，他の大腸菌群はそうでないことを決定的に明らかにしたのは，Winslow and Walker の報告(1907)が最初である。

13.2.1.1　大腸菌群の同定法

様々な大腸菌群の分類法が提案された。最も古い分類法は，MacConkey(1909)によるもので，この方法では 128 タイプが認知されている。一方，Bergey and Deehan(1908)は，256 タイプを同定している。1920 年代の初めには，一連の性状の相関関係に基づいて大腸菌群が鑑別されるようになり，糞便汚染を調べるには，インドール産生能，ゼラチン融解性，スクロース発酵および Voges-Proskauer 反応(VP 反応)が重要な試験項目とされた(Hendricks 1978)。これらは発展して，いわゆる糞便性大腸菌群，土壌由来の大腸菌群(soil coliforms)およびその中間型に判別するための IMViC 試験[インドール(indole)試験，メチルレッド(methyl red)試験，Voges-Proskauer 反応およびクエン酸(citrate)試験]として完成した(Parr 1938)。この方法は，今日でも用いられている。

しかしながら，水の衛生技術者には，簡便で迅速な糞便汚染指標細菌の検出法が必要であった。それゆえ，糞便特異性が低く，種の範囲も広い(*Escherichia, Klebsiella, Enterobacter* および *Citrobacter* が最も優占的な属であるとされる)にもかかわらず，同定が容易な大腸菌群のグループを対象とした。最初に一般的に用いられるようになった大腸菌群の試験方法は，多管醗酵管法(multiple-tube fermentation)と呼ばれる方法である。

Box 13.1　主要な糞便汚染指標微生物の定義

大腸菌群(coliforms)：グラム陰性，無芽胞，オキシターゼ陰性，通性嫌気性の桿菌で，36 ± 2 ℃，24 ～ 48 時間以内の培養で乳糖を分解(β-ガラクトシダーゼによる)，酸とガスを発生する。糞便汚染の特異的な指標ではない。

高温耐性大腸菌群(thermotolerant coliforms)：44.5 ± 0.2 ℃，24 ± 2 時間以内の培養で，乳糖を分解し，酸とガスを発生する大腸菌群。糞便汚染指標としての役割から糞便性大腸菌群(faecal coliforms)として知られる。

***Escherichia coli*(*E.coli*)**：トリプトファンからインドールを産生する好熱性の大腸菌群であるが，現在はβ-グルクロニダーゼを産生(分類学的には環境分離株の 10 %は産生しない可能性があるが)する大腸菌群とも定義されている。大腸菌群の中で，温血動物由来の糞便汚染を示す最も適したグループである。

糞便性連鎖球菌(faecal streptococci ： FS)：グラム陽性，カタラーゼ陰性の球菌で選択培地(アザイドクエン酸培地や m -エンテロコッカス寒天培地)より分離される。胆汁エスクリン寒天培地，45 ℃で発育し，*Enterococcus* 属およびランスフィールド D 群の抗原を有する *Streptocuccus* 属に属する。

腸球菌(enterococci)：6.5 % NaCl 存在下，pH9.6，10 ℃および 45 ℃で発育するすべての糞便性連鎖球菌。ほとんどが *Enterococcus* 属であり，60 ℃で 30 分の加熱に耐性，0.1 %メチレンブルーを還元する。腸球菌は上述の条件で生育する糞便性連鎖球菌の一部である。代替的には酢酸タリウム，ナリジクス酸および塩化 2,3,5 -トリフェニルテトラゾリウム(TTC，赤色ホルマザンを還元)を含む特定基質培地で 44 ± 0.5 ℃の好気状態で発育し，4 -メチルウンベリフェリル- β - D -グルコサイド(MUD，β-グルコシダーゼ活性を 366 nm の紫外光による青色蛍光で検出)を加水分解する細菌として直接的に同定できる(ISO/FDIS 7899-1 1998)。

亜硫酸還元クロストリジウム(sulphite-reducing clostridia ： SRC)：H_2S を還元するグラム陽性，芽胞形成，非運動性の偏性嫌気性の桿菌。

Clostridium perfringens：乳糖，スクロースおよびイノシトールを分解してガスを産生し，牛乳であらし状凝固発酵(stormy clot fermentation)が見られ，硝酸還元性，ゼラチンの加水分解およびレシチナーゼと酸性ホスファターゼを産生する SRC。Bonde(1963)は，排出水域の SRC のすべてが糞便汚染の指標となるのではなく，*Clostridium perfringens* が適した指標であるとしている。

ビフィドバクテリア(bifidobacteria)：偏性嫌気性菌，非抗酸性，無芽胞，非運動性のグラム陽性桿菌で，多態性であり，球根状の枝分かれ(bifids)，棍棒状，球菌状，コリネバクテリア状，Y および V 字型の形態を示す。本属はすべてカタラーゼ陰性および乳糖を発酵的に分解し(昆虫由来の 3 種，*B.asteroids*，*B.indicum* および *B.coryneforme* を除く)，温血動物糞便中に数多く存在するグループの一つである。

バクテリオファージ(ファージ)[bacteriophages(phages)]：細菌に感染するウイルスであり，環境中に遍在する。水質試験やヒト腸管系ウイルスのモデルとして最も注目されるものには体細胞大腸菌ファージ(somatic coliphage)，雄性特異 RNA 大腸菌ファージ(F-RNA 大腸菌ファージ)[male-specific RNA coliphage(F-RNA coliphage)]および *Bacteroides fragils* ファージがある。

大腸菌ファージ(coliphages)：*E.coli* の細胞壁を介して感染する体細胞大腸菌ファージには，ミクロウイルス科(*Microviridae*)の球形ファージと 3 科の様々な尾部を持つファージを含む。*E.coli* の性繊毛(F 繊毛)を介して感染する F-RNA 大腸菌ファージには，4 グループの尾部のない一本鎖 RNA のファージがある(**表 13.3** 参照)。

***Bacteroides fragils* ファージ**：これらは腸管内で最も豊富に存在する細菌の一つに感染する。サイフォウイルス科(*Siphoviridae*)に属し，フレキシブルな尾部(dsDNA，長い非対称の尾部，カプシドは 60 nm に達する)を有する。*B.fragils* HSP40 を宿主とするファージは，ヒトに特異的な種であるとされている。しかしながら *B.fragils* RYC2056 を宿主とするファージは，多数存在し，ヒト固有ではないとされている(Puig *et al.* 1999)。

13.2.1.2　最確数法

1914 年，最初の米国公衆衛生局飲料水水質基準（US Public Health Service Drinking Water Standard）で微生物基準が導入され，2 つ以上の州にまたがって供給するすべての水道に対して適用できるようになった（Wolf 1972）。この基準には，多管醗酵管法［現在の最確数法（most probable number ： MPN 法）］で 1 試料について 10 mL を 5 本検査し，*B.coli* グループが 2 本以上検出されないことが明示されている。

本法は，操作が簡便ではあるが，推定試験結果を得るのに 48 時間もの長時間を要する。組成の異なる多くの分離培地があるが，それぞれの培地で増菌する細菌は，厳密には，分類学上の同一グループのものではない。それゆえ，大腸菌群は，腸内細菌科（*Enterobacteriaceae*）に属する細菌集団であるが，その構成は，培地の組成によって変わるという表現が最も適している。

推定的に分離した後，大腸菌群のタイプを確定するためにさらに追加の試験が必要である。1940 年代の後半，高温耐性大腸菌群（thermotolerant coliforms）またはいわゆる糞便性大腸菌群の同定方法について，英米間で見解の相違があった。英国では Mackenzie *et al.*（1948）は，44 ℃で乳糖を発酵的に分解する非典型的な細菌がインドール陰性であるのに対し，*E.coli* がインドール陽性であることを示した。英国ではインドール試験で *E.coli* を確定する方法が採用されたが，米国では 44 ℃での乳糖分解のみで確定する方法が採用された（Geldreich 1966）。そのため，水の細菌学者は，糞便汚染指標として *B.coli*（のちの *E.coli*）を用いるという考え方を発展させはしたものの，50 年以上もの間，coli-aerogenens グループ，*Escerichia-Aerobactor* グループ，colon グループまたは一般的によくいわれるような「全大腸菌群（total coliforms）」と呼ぶグループなど，様々なグループで知られる全乳糖発酵細菌（total lactose fermenters）を重要視してきた。

大腸菌群に占める非糞便性細菌の程度と，高温耐性（糞便性）大腸菌群である *Klebsiella* spp.と *E.coli* の環境中での増殖（Ashbolt *et al.* 1997 ； Camper *et al.* 1991）が 1930 年代から細菌学者や衛生技術者の関心を集めるようになった（Committee on Water Supply 1930）。また極端な例として，近年，100 mL の試験で大腸菌群が検出されない水でクリプトスポリジウム感染症（cryptosporidiosis）の集団感染が生じていることは，よく知られている（Smith and Rose 1998）。さらに，古くから，水系感染の原因菌を大腸菌群によって検出しようとすることの数々の欠点が指摘されている。

全大腸菌群のグループは，病原細菌による健康リスクの指標とはならないことが明らかであるが，健康の保護に重要な処理の効果に関しては価値ある情報を提供してくれる。

13.2.1.3 メンブランフィルター法

1950 年代までは，実際の水の細菌学的試験は，指標の目的では，液体培地で乳糖からのガス産生を調べて，McCrady(1915)が初めて提唱した統計学的手法による最確数推定法に基づいて大腸菌群および *E.coli* の数を求める方法に限られていた。しかしながら，ロシアとドイツでは，細菌をメンブランフィルター上で培養する試みがなされ，1943 年にはドイツの Mueller が飲料水の大腸菌群試験にメンブランフィルターとエンドウ培地(遠藤培地；Endo-broth)を組み合わせた方法を用いた(Waite 1985)。1950 年代にはメンブランフィルター法が MPN 法の実用的な代替法となったが，ガス産生を証明できないことが大きな短所とされていた(Waite 1985)。

E.coli および関連する大腸菌群にもっぱら適用されていた定義は，乳糖の発酵的分解によるガス産生能も含めてすべて培養特性に基づくものであった(HMSO 1969)。そのため，高温耐性大腸菌群には *Klebsiella* 属および *Escherichia* 属(Dufour 1977)が含まれるばかりでなく，高温耐性大腸菌群と定義される培養条件下で，ある種の *Enterobacter* 属や *Citrobacter* 属も発育できた(Figureras *et al.* 1994；Gleeson and Gray 1996)。この表現型に基づいた方法でもまた，単に，44.5 ℃で乳糖を発酵的に分解しない，乳糖からガス産生しない，あるいはインドール陰性との理由で，*E.coli* やそれに近い大腸菌群が無視されることになった。この方法には，再三にわたって疑問が投げかけられた(Waite 1997)が，その問題を解決したのは英国だけで，それも 1990 年代であった(HMSO 1994)。

人工培地では，生きている細菌のごく一部(0.01 ～ 1 %)しか検出できないことは，ずっと以前からわかっている(Watkins and Xiangrong 1997)。20 世紀初頭の MacConkey による *E.coli* および大腸菌群用の選択培地の開発(MacConkey 1908)以降，複数の研究者によって，選択物質が環境によるストレスや酸化によるストレスを受けた大腸菌群の生育を阻害することが示されている。

13.2.1.4　特定酵素基質法

選択性の高い選択物質は含まないが，特異的な酵素基質を含む培地は，目的とする細菌の回収と同定を有意に高めることができる。大腸菌群と *E.coli* では，特定酵素基質法（defined substrate methods）と呼ばれる方法が Edberg *et al.*（1988，1990，1991）によって導入された。コリラート® 法（Colilert® technique）は，海水および淡水のどちらに用いた場合でも，従来のメンブランフィルター法や MPN 法と非常に良い相関がある（Clark *et al.* 1991；Eckner 1998；Fricker *et al.* 1997；Palmer *et al.* 1993）。さらに，コリラート® 法に導入されている検出方法で，在来の方法では培養不能な大腸菌群も検出できるようである（George *et al.* 2000）。

これらの発展で，全大腸菌群と *E.coli* の定義がさらにまた変わることになった。例えば英国では，全大腸菌群を，腸内細菌科の属あるいは種であって，37 ℃で発育可能な β-グルクロニダーゼを産生するものと定義した（HMSO 1989，1994）。国際試験法標準較正機関（international calibration of methods）では，*E.coli* は，酵素学的にウレアーゼの欠如と β-グルクロニダーゼの存在によって鑑別される（Gauthier *et al.* 1991）。さらに，最近，国際標準化機構（International Organization for Standardization：ISO）が特定酵素基質法をベースとした大腸菌群／*E.coli* および腸球菌用の小規模化した MPN 法を公表した（ISO/FDIS 1998，1999）。

13.2.2　糞便性連鎖球菌および腸球菌

大腸菌群と並行して，グラム陽性球菌の 1 グループである，いわゆる糞便性連鎖球菌（faecal streptococci：FS）が，重要な汚染指標細菌として検討されてきた（Houston 1900；Winslow and Hunnewell 1902）。しかしながら，糞便由来と非糞便由来の連鎖球菌の判別上の問題から，初期にはその利用が進まなかった（Kenner 1978）。糞便性連鎖球菌の 4 つの長所的なキーポイントを以下に示す。

(1)　ヒトあるいはその他の温血動物の排泄物に比較的多数存在する。
(2)　下水および糞便に汚染されていることが明らかな水に存在する。
(3)　清澄な水，未開墾地およびヒトや動物の生活活動と接点のない環境には存在しない。
(4)　環境中で増殖することなしに生残する。

しかしながら，糞便性連鎖球菌試験が一般に使用されるようになったのは，

Slanetz and Bartley(1957)の選択培地が利用できるようになった1957年からである。それ以降，糞便性連鎖球菌または腸球菌あるいはその両者に対する特異性を改良したいくつかの培地が開発された。

糞便性連鎖球菌は分類学的には，複数の*Enterococcus*属と*Streptococcus bovis*および*S.equinus*から構成される(WHO 1997)。糞便性連鎖球菌の中で，腸球菌は最も良好な糞便汚染の指標である。腸球菌のうち腸管内の優占種は，*E.faecalis*, *E.faecium*, *E.durans*および*E.hirae*である。そのほか，*Enterococcus*属の他の種と，*Streptococcus*属のいくつかの種(*S.bovis*および*S.equinus*)が時々検出される。しかしながら，これらの連鎖球菌は，水中で長期間生残できず，おそらく定量的に検出されることはない。したがって，他の生物に由来するものも時にはあるものの，水の試験の目的では，腸球菌を糞便汚染の良い指標と考えることができる。

13.2.2.1 高温耐性大腸菌群：糞便性連鎖球菌比の意義

Geldreich and Kenner(1969)は，高温耐性大腸菌群数と糞便性連鎖球菌数の比が4またはそれ以上の場合は，ヒト由来の糞便汚染であり，2またはそれ以下の時は，ヒト以外の動物由来の汚染であろうという考え方を提唱した。しかしながら，この比の有用性を危うくする数々の要因が存在する。その主要なものとして，環境中で大腸菌群が比較的速やかに死滅することと，試験に用いる培地によって値が異なることが挙げられる(Geldreich 1976)。したがって今日では，FS比の使用は，直近の糞便汚染がモニターされている場合以外には，推奨されない(Howell *et al.* 1995)。

13.2.3 亜硫酸還元クロストリジウムおよび他の嫌気性菌

ビフィドバクテリア(bifidobacteria)が糞便汚染の指標となることを示される(Mossel 1958)までは，*C.perfringens*は，水の衛生的水質の非常に重要な指標とみなされる，唯一の偏性嫌気性腸管系微生物であった(Cabelli 1978)。Tissier *et al.* (1889)がビフィドバクテリアを初めて分離したのが1800年代後半であり，ヒトの糞便にきわめて多数存在する(培養できる細菌の11 %)にもかかわらず，酸素への感受性が高い(他の多くの偏性嫌気性菌と同様，Loesche 1969)ために，水の有用な糞便汚染の指標としての役割が限定された(Cabelli 1978 ; Rhodes and Kator 1999)。

嫌気性亜硫酸還元クロストリジウム(sulphite-reducing clostridia ： SRC, **Box 13.1** 参照)は，ヒトの糞便中での出現がビフィドバクテリアよりも少ないものの，芽胞を形成することから，環境中での生残性は高い(Cabelli 1978)。クロストリジウムの一種の *C.perfringens* は，温血動物の糞便と最も関連が強いものではあるが(Rosebury 1962)，ヒトの糞便の 13 ～ 35 %にしか存在しない(**表 13.2**)。

表 13.2　指標細菌の温血動物糞便への排出量(湿重量 1g 当りの平均値) (Geldreich 1978 を改変)

動物種		高温耐性大腸菌群	糞便性連鎖球菌	*C.perfringens*	F-RNA 大腸菌ファージ*2	排泄量[g/日]
家畜	鶏	1 300 000	3 400 000	250	1 867	182(71.6)*3
	牛	230 000	1 300 000	200	84	23 600(83.3)
	アヒル	33 000 000	54 000 000	—	13.1	336(61.0)
	馬	12 600	6 300 000	＜1	950	20 000(77.0)
	豚	3 300 000	84 000 000	3 980	4 136	2 700(66.7)
	羊	16 000 000	38 000 000	199 000	1.5	1 130(74.4)
	七面鳥	290 000	2 800 000	—	—	448(62.0)
愛玩動物	猫	7 900 000	27 000 000	25 100 000		
	犬	23 000 000	980 000 000	251 000 000	2.1	413
ヒト		13 000 000	3 000 000	1 580 *1	＜ 1.0 ～ 6.25	150(77.0)
生下水での比		50	5	0.3	1	—

*1　ヒト排泄物中の 13 ～ 35 %のみから検出。
*2　F-RNA 大腸菌ファージのデータは，Calci *et al.* (1998)による。ヒトの糞便ではきわめて少数しか存在せず，ヒトでは 26 %，家畜･愛玩動物(牛，羊，馬，豚，犬および猫)では 60 %，鳥(ガチョウおよび海鳥)では 36 %からしか検出されない(Grabow *et al.* 1995)。
*3　湿重量

100 年以上もの間，*C.perfringens* は，有用な指標細菌であるとされてきた(Klein and Houston 1899)が，その使用はほとんどヨーロッパに限られ，その際にも他の SRC と一緒にまとめられて，第二の指標扱いであった(Bonde 1963 ； HMSO 1969 ； ISO 1975)。また，*C.perfringens* を糞便汚染指標として使用することに対する主たる批判の論拠は，環境における生残性の高さにあって，腸管系病原体に比べてはるかに長く生残すると考えられている(Cabelli 1978)。Bonde(1963)は，排出水域の全 SRC は糞便汚染の指標とはならず，*C.perfringens* が適切な指標であるとしている。

13.2.4　バクテリオファージ

バクテリオファージ(bacteriophages)あるいは単にファージ(phages)として知られる細菌に感染するウイルスは，1900年代の初めにヒトの腸管から発見された(D'Herelle 1926；Pelczar *et al.* 1988)。1930年代に初めて腸管系病原細菌の存在を示す可能性のあるモデルとして使用され，あるバクテリオファージの存在と糞便汚染の強度との間に，直接的な相関が報告されている(Scarpino 1978にいくつかの引用あり)。

しかしながら，大腸菌ファージ(coliphages)として知られる大腸菌群に感染するファージの発展が大きな役割を果たしたのは，ヒト腸管系ウイルスのモデルとしてであった(**Box13.1**；**表13.3**)。尾部を有するDNA型大腸菌ファージ(T型)とF繊毛(性因子)を介して感染するRNA型大腸菌ファージが最もよく用いられている。

表13.3　主要な指標大腸菌ファージ(Leclerc *et al.* 2000より改変)

グループ 科	核酸	尾部の形態	感染部位	ファージの例	大きさ[nm]
A　マイオウイルス科(*Myoviridae*)	dsDNA	収縮性	細胞壁	T2，T4，T6(他偶数のもの)	95 × 65
B　サイフォウイルス科(*Siphoviridae*)	dsDNA	長く非収縮性	細胞壁	λ，T5	54
C　ポドウイルス科(*Podoviridae*)	dsDNA	短く非収縮性	細胞壁	T7，T3	47
D　ミクロウイルス科(*Microviridae*)	ssDNA	尾部なし，大きなカプソイド	細胞壁	φ X174，S13	30
E　レビウイルス科(*Leviviridae*)	ssRNA	尾部なし，小さなカプソイド	F繊毛	**グループ1**：MS-2，f2，R-17，JP501 **グループ2**：GA，DS，TH1，BZ13 **グループ3**：Qβ，VK，ST，TW18 **グループ4**：SP，F1，TW19，TW28	20～30
F　イノウイルス科(*Inoviridae*)	ssDNA	頭部なし，フレキシブルなひも状	F繊毛	SJ2，fd，AF-2，M13	810 × 6

ds＝二本鎖，ss＝一本鎖

13.2.4.1　水環境中のファージ

この数十年の間に，水環境からのファージ検出に関する報告が世界各地からなされている。しかしながら，あいにくデータに一貫性がなく，それぞれの比較は一般に意味がない。この理由の一つは，宿主細菌とファージの濃度，温度，pH など様々な水環境におけるファージの出現，生残，挙動に影響を及ぼす多数の要因があることである。

もう一つの重要な理由は，水環境からのファージの回収法，最終的な検出法および定量法が統一されていないことである。ファージも含めて，ウイルス学は歴史が浅く，現在，急速に発展しつつある学問なので，驚くようなことではない。ファージは，多くの方法や手段で回収，検出することができるが，これらの方法の多くは，まだ研究開発の段階にある。試験結果が一致しないことの主な原因は，様々なファージの検出に使用されている宿主細菌にある。それでもなお，現在，水環境からのファージの回収と検出について，世界的に容認されうるガイドラインの確立に向けて国際協力がなされている(ISO の制作するガイドラインのような)。

13.2.5　バイオマーカーとしての糞便性ステロール

糞便指標細菌が検出されても，その汚染源については何も示されないが，ヒトの糞便には他の動物の糞便に比べて，ヒトに病原性を有する微生物が含まれている可能性が高いとの考え方は，広く受け入れられている。ヒト腸管系ウイルスの検出法は，特異的であるが，試験が難しく，高価で，定量が容易でない。Vivian(1986)は，下水のトレーサーについての報告の中で，下水による汚染の程度を 1 つの方法で決めるのではなく，複数の測定方法によって決めるのが賢明かつ優れた方法であろうと述べている。代替指標の使用，ここでは現存の細菌指標と合わせて糞便性ステロールをバイオマーカーとして使用すれば，糞便汚染の汚染源の判別につながり，河川の「健康状態」を監視できる新しい方法である(Leeming *et al.* 1998)。

コプロスタノール(coprostanol)は，1960 年代の後期から，ヒト糞便による汚染の尺度になるとして多数の研究者が提案している。しかしながら，コプロスタノールの存在が健康リスクの指標になるとは考えられなかったことから，実際に取り入れられることは一度もなかった。ところが，Leeming *et al.*(1996)は，草食動物の主たるコプロスタロールは，ヒトのコプロスタロールと異なる 24 -エチルコプロスタノールであることを発見した。後に彼らは，この相違点がヒトと草食動物の糞便汚染への寄与度の決定に利用できることを示している(Leeming *et al.* 1998)。

13.3　病原微生物モデルと病原微生物の存在指標微生物

F-RNA 大腸菌ファージのみならず，その他のファージは，ヒト腸管系ウイルスと形態，構造ならびに挙動が類似しており，ヒト腸管系ウイルスが病原因子と考えられる場合は，糞便指標細菌よりも適切なモデルとなろう。同様なことが，水処理による除去や消毒プロセスでの生残特性などについてもいえる。

一方，ファージが下水に常在するのに対し，病原微生物数は，ヒトの感染率によって大きく変動するので，ファージ数とヒト腸管系ウイルス汚染レベルとの間の相関は低いと予想されるが，モデル微生物としてファージが重要なのは，多くのファージが(ヒト)腸管系ウイルスと同等の耐性を示すという点にある。実験室レベルの検証では，各種大腸菌ファージの自然の水環境での生残は腸管系ウイルスと同レベルであり，いくつかのファージは，水環境中あるいは塩素のような一般に用いられる消毒剤に対して少なくともある腸管系ウイルスと同レベルの耐性を有することが確証されている(Grabow 1986 ; Kott *et al.* 1974 ; Simkova and Cervenka

Box13.2　ファージ利用の制限となる要因

- ファージは，一定の割合で，常時，ヒトあるいは動物より排出される。一方，腸管系ウイルスは，感染した個体からのみ短期間排出される。ウイルスの排出量は，個々のウイルスの疫学的特性，ウイルス性感染症の流行状況およびワクチンの接種状況などの要因に強く左右される(Grabow *et al.* 1999a)。その結果として，ヒトから排出されるファージとウイルスの数についての直接的な相関はない(Borrego *et al.* 1990 ; Grabow *et al.* 1993 ; Vaughn and Metcalf 1975)。
- 体細胞大腸菌ファージの検出法は，異なる特性を有するファージも広く検出してしまう(Gerba 1987 ; Yates *et al.* 1985)。
- 少なくともいくつかの体細胞大腸菌ファージは，水環境中で増殖する(Borrego *et al.* 1990 ; Grabow *et al.* 1984 ; Seeley and Primrose 1982)。
- 大腸菌ファージが存在しない水環境から腸管系ウイルスが検出されている(Deetz *et al.* 1984 ; Montgomery 1982 ; Morinigo *et al.* 1992)。
- 水系感染症に関連するヒト腸管系ウイルスは，もっぱらヒトからのみ排出される(Grabow 1996)。一方，水質評価のモデルあるいは代替指標として用いられるファージは，ヒトおよび動物から排出される。実際にウシ，ブタなどの動物の排泄物は，ヒトの排泄物よりも一般に大腸菌ファージの存在量は大きく(Furuse *et al.* 1983 ; Osawa *et al.* 1981)，ファージの排出率も多くの動物ではヒトよりも高い傾向が見られる(Grabow *et al.* 1993, 1995)。
- 動物各個体の腸管の細菌叢，食餌や生理学的な状態は糞便中の大腸菌ファージの量に影響するようである。Osawa *et al.* (1981)は，動物園で飼育されている動物の糞便のファージ陽性率は農場で飼育されている家畜よりも高いことを報告している。
- ヒトから排出されるファージの数および構成は，変動する。抗生物質による治療を受けている患者のファージの排出量は，抗生物質の投与を受けていない同様の疾患の患者や健康な人よりも少ない(Furuse *et al.* 1983)。
- ファージと腸管系ウイルスの相違は，吸着-誘出テクニックによる回収率の違いにも影響する。この違いは，水環境中や少なくともある水処理プロセスでの挙動に密接に関係する吸着特性の違いによる。

1981 ； Stetler 1984 ； Yates *et al.* 1985)。

ファージのウイルスモデル／代替指標としての有用性は，浄水場の原水および浄水のルーチンモニタリング(Grabow *et al.* 2000)や家庭用現場設置型浄水処理装置の評価などに応用されている(Grabow *et al.* 1999b)。ファージは有用であり，腸管系ウイルスの代替指標としての基本的な要件を数多く満たしているものの，**Box 13.2** に示したように，欠点も多い。

ファージには **Box 13.2** に示した欠点があり，水環境の腸管系ウイルスに対する確実な指標，モデルあるいは代替指標とすることはできない。この点は検水 500 mL の試験で，ファージが検出されなかった処理済みの飲料水から腸管系ウイルスが検出された例からも強くいえる(Grabow *et al.* 2000)。おそらく，制御した系でファージとウイルスの生残や挙動を直接比較するような実験系の場合には，ファージがモデル／代替指標として最適であろう(EPA 1986 ； Grabow *et al.* 1983, 1999b ； Naranjo *et al.* 1997)。腸管系ウイルスに加えて，寄生性原虫も重要な消毒剤耐性の病原微生物である。下水が汚染源である場合は，嫌気性の芽胞形成細菌である *C.perfringens* が腸管系ウイルスや原虫に適切な指標である(Payment and Franco 1993)。*C.perfringens* の芽胞は，その大部分が糞便由来であり(Sorensen *et al.* 1989)，下水に常在する(およそ 10^4 ～ 10^5 cfu/100 mL)。これらの芽胞は，環境中できわめて高い耐性を有し，栄養型の菌体も従来の指標細菌で問題となっているような水中での増殖はみられないようである(Davies *et al.* 1995)。

C.perfringens の芽胞と同様に，*Bacillus* spp.の芽胞も原虫のオーシストあるいはシストの水処理による除去のモデルとして用いることができる(Rice *et al.* 1996)。さらに，消毒のモデルとしては，栄養型の菌体では不十分であり，ファージやクロストリジウム属の芽胞が有用なモデルとなるであろう(Tyrrell *et al.* 1995 ； Venczel *et al.* 1997)。

13.4　新しい微生物試験法

13.4.1　発色物質を用いた迅速な検出法

指標微生物の検出に時間がかかることから，より迅速で，より確実な検出方法の研究が進められた。それらの成果の一つに，指標細菌の分離に用いられる従来の培地や新しく考案された培地に発色物質を加える方法がある。これらの発色物質は酵素(それぞれの細菌に典型的な酵素)や特定の細菌の代謝産物によって変性する。変性すると，発色物質の色調や蛍光が変化し，特定の代謝機能を示すコロニーの検出が容易になる。この方法では，分離培養や確定試験をしなくて済み，種々の指標細菌の試験時間を 14 ～ 18 時間に短縮できる。

13.4.2　モノクローナル抗体およびポリクローナル抗体の応用

抗体[antibodies：異物に対する防御システムの一部として哺乳類が産生するグリコプロテイン(glycoproteines)]は，病原微生物[抗原(antigen)]の表面構造を標的とするきわめて特異的な認識・結合部位を有する。抗体を用いた免疫学的手法は，臨床，農学および環境試料から病原微生物を検出するのに広く用いられている。免疫試薬の起源となる抗血清またはポリクローナル抗体(polyclonal antibodies)は，免疫化された動物(一般的にはウサギやヒツジ)の血清から得られる。培養下で継続的に増殖するセルラインと融合させた免疫化された動物(通常はマウスかラット)の形質細胞(plasma cell)[融合した細胞は増殖を続け，単一の抗体分子を分泌する(Goding 1986)]から *in vitro* で調整されるモノクローナル抗体(monoclonal antibodies)は，よりいっそう特異化することができる(Torrance 1999)。

このモノクローナル抗体は，水試料からの指標細菌の検出に活用されている(Hübner *et al.* 1992；Obst *et al.* 1994)。これらの研究では，水試料の選択培地による前培養が行われる。前培養を行うことにより，死滅している菌体の検出という問題は回避される。「生きている」指標を検出するためのもう一つのオプションとして，免疫蛍光法と呼吸活性試薬を組み合わせる方法がある。この方法は，水中の *E.coli* O157:H7, *S.typhimurium* および *K.pneumoniae* の検出法として報告された(Pyle *et al.* 1995)。水からの *Legionella* の検出もまた抗体によって可能になった(Obst *et al.* 1994；Steinmetz *et al.* 1992)。一般に免疫学的な手法は，多数の試料を測定するための自動化が容易である。

医学の分野では，目視による抗原シグナル判読法の開発に抗体技術を酵素増幅法(例えば，enzyme linked immunosorbent assay：ELISA)と組み合わせた方法がよく用いられる。このような手法による大腸菌群の小コロニーの迅速同定法が現在開発されつつある(Sartory and Watkins 1999)。免疫学的手法では常に試薬の特異性と使用方法の最適化が最も重要である。大腸菌群は広範な細菌集団であり，水環境からの免疫学的な検出の対象としては不向きなようであるが，大腸菌群の中からの *E.coli* の識別ができる可能性がある。

寄生性原虫である *Cryptosporidium* および *Giardia* に対する信頼性の高い指標微生物が明らかになるまでは，原虫検査も糞便性微生物の検査法として重要である。現行の原虫検出法では，顕微鏡下で他の粒子との識別に抗体が補助的に用いられている（Graczyk *et al.* 1996）。さらに，オーシストやシストの濃縮，分離に抗体をコートした磁性体ビーズが，次項に述べる免疫磁性体分離法（immunomagnetic separation ： IMS）として使用されている（Rochelle *et al.* 1999）。

13.4.3　IMS ／培養法および他の迅速培養法

免疫磁性体分離法が開発されたことによって，培養可能な微生物も，培養できない微生物も，迅速に同定できるようになった（Safarik *et al.* 1995）。IMS 法の原理と適用方法は簡単であるが，それぞれの使用条件に見合った抗体の特異性が重要である。一般的には，精製した抗体をビオチン化し，ストレプトアビジンでコートした常磁性体粒子（例えば，Dynal^{TM} beads）に結合させてある。未処理のサンプルを免疫磁性体ビーズとともに静かに混合し，特製の磁石でビーズと結合した目的の微生物をビーズとともに回収用バイアルの管壁に保持した状態で，ビーズと結合していない夾雑物を排除する。必要ならこの操作を繰り返した後，単なるボルテックスでビーズを除去する。その後，目的の微生物を培養あるいは直接同定することができる。

IMS 法を水試料からの指標微生物の回収に応用することは可能であるが，それよりも，非常に手間のかかる特定の病原微生物の代替検出法に適している。この一例として，水試料からの *E.coli* O157 の回収が挙げられる（Anon 1996a）。さらに，IMS 法で分離した *E.coli* O157 を電気化学発光（electrochemiluminescence）で検出すれば，よりいっそうの改良になる（Yu and Bruno 1996）。

13.4.4　遺伝子配列に基づく方法

ここ 20 年来の分子生物学の進歩により，特定の遺伝子配列の識別を基礎とした数々の新しい検査法が登場した。このような方法は，一般的に迅速で，特定の種の検出用に，あるいは特定のグループの検出用に調製することができる。また，これらの方法は，飲料水の衛生分野への将来的な応用にきわめて多くの可能性を有している(Havelaar 1993)。Interlaken で開催された国際専門家会議は，分子生物学的手法の応用を，飲料水の水質管理のための枠組みの中で立ち上げるべきであると結論付けた(OECD 1999)。これらの新しい手法は，浄水の日常検査だけでなく，疫学調査や流行調査にも影響を与えるであろう。

13.4.4.1 PCR(polymerase chain reaction)法

ポリメラーゼの連鎖反応と 2 つの適合したプライマー配列(目的とする生物の特徴的な塩基配列と結合する核酸のフラグメント)によって，少量の DNA を選択的に増幅することができる。原理的には，一対のそれぞれの塩基配列から 100 万倍を超える同一のコピーを得ることができ，様々な方法での検出やさらなる解析が可能になる。

PCR 法の問題点の一つとして，PCR 法のサンプル量がμL オーダーであるのに対して，水の試験水量が 100 ～ 1 000 mL であることが挙げられる。Bej *et al.* (1991)は，水試料をろ過して濃縮する方法を報告したが，自然界の水には反応の阻害物質(フミン酸や鉄のような)が含まれていることがよくあり，これらも核酸とともに濃縮されてしまうということが新たな問題として生じた。それゆえ，反応阻害と特異性を確認するため，環境試料の PCR では陽性(および陰性)コントロールを設定することが重要である。

PCR 法の陽性のシグナルが裸の核酸分子によるものか，生存あるいは死滅している菌体に含まれた核酸によるものなのかを見定めることも重要であろう(Toze 1999)。この問題に対する一つの解決法として，選択培地による 3 時間の前培養を行って，増殖できる菌体のみを検出する方法が確立されている(Frahm *et al.* 1998)。他に，mRNA や rRNA のような残存時間の短い核酸を標的とする方法も開発段階にある(Sheridan *et al.* 1998)。

PCR 法の最も重要な利点は，対象とした微生物が培養できる必要がないことである。その好例としてヒトと他の動物由来の糞便汚染を判別するためのヒト由来 *Bacteroides* spp.の特異的検出(Kreader 1995)がある。

13.4.4.2　FISH（fluorescence *in situ* hybridisation）法

本法では，一般的には 16S rRNA を検出する蛍光標識された遺伝子プローブを用いる（Amann *et al.* 1995）。濃縮，固定した細胞の浸透性を高め，プローブと混合する。培養温度と試薬の添加がプローブと標的配列との結合の厳密性に大きく影響する。細胞内の 1 分子の蛍光シグナルのみでは検出することができないため，細胞内に多数のコピーがある部位を標的として選ばなければならない（活性のある細胞には 10^2 ～ 10^4 の 16S rRNA のコピーが存在する）。大腸菌群や腸球菌を検出するための数々の FISH 法が開発されている（Fuchs *et al.* 1998 ； Meier *et al.* 1997 ； Patel *et al.* 1998）。

多くの病原微生物で論争の的となっているが，低栄養な環境では，細菌は生きているが，培養できない状態（viable but non-culturable ： VBNC）になることがある（Bogosian *et al.* 1998）。このような状態は，培養に依存した検出法では誤った安全側の判断を与えるばかりでなく，その微生物の生残をさらに保護することになる可能性がある（Caro *et al.* 1999 ； Lisle *et al.* 1998）。*Legionella pneumophila* の菌体が VBNC の状態にあることの兆候は，コロニー形成単位，アクリジンオレンジ染色による直接計数や 16S rRNA を標的とするオリゴヌクレオチドプローブによるハイブリダイゼーションでの菌数の減少によって示される（Steinert *et al.* 1997）。結論として FISH 法をベースとする検出法は，感染性のある病原微生物および生存している指標細菌の検出に適しているといえよう。

13.4.5　今後の発展

指標微生物または病原微生物の存在指標の検出には，数多くの可能性が残されている。このうち，当面の大きな課題は，マイクロアレイとバイオセンサーを用いた方法である。医学分野ではバイオセンサーは抗体の技術を基礎として，トランスデューサー（transducer）を抗原とともに起動する，あるいは酵素の増幅システムと連動させた方法としてすでに幅広く用いられている。しかしながら，遺伝子の識別に基づくバイオセンサーは，マイクロアレイ形式での微生物検出法としてきわめて有望であろう。

DNA または RNA プローブを使用するマイクロアレイでは，標的の rRNA は，隣接して並べられた検出部位と結合する（Guschin *et al.* 1997）。Eggers *et al.*（1997）

は，1 ウェル（1 cm^2）に何百ものプローブを付けた通常のマイクロタイタープレート（96 ウェル）のマイクロアレイを用いて *E.coli* と *Vibrio proteolyticus* の検出を実証した。この定量を伴ったすべての試験は 1 分も要しなかった。

様々な様式の核酸の相互作用に基づく DNA センシング手法は，環境のモニタリングへの適用に大きな可能性を有している。DNA 認識層を支持するカーボンストリップまたはペースト電極トランスデューサーは，DNA を分析し認識する時の高感度な時間的電位差の変換に用いられている。現在までに，*Mycobacterium tuberculosis, Cryptosporidium parvum* および HIV-1 などの病原微生物が対象とされている（Vahey *et al.* 1999 ； Wang *et al.* 1997a,b）。

13.5 糞便汚染指標の現在の適用可能性

多くの大腸菌群のグループや何種かのいわゆる糞便性大腸菌群（例えば，*Klebsiella* と *Enterobacter* に属する種）は，糞便に特異的ではなく，*E.coli* でさえ，ある種の自然の水環境中で増殖する（Ashbolt *et al.* 1997 ； Bermudez and Hazen 1988 ； Hardina and Fujioka 1991 ； Niemi *et al.* 1997 ； Solo-Gabriele *et al.* 2000 ； Zhao *et al.* 1997）。それゆえ，現在，温帯地方の水環境における糞便汚染の主要な指標は，*E.coli* と腸球菌であるとされている。一方，*E.coli* や腸球菌が増殖する可能性のある熱帯地方の水や土壌では，*C.perfringens* のような代替指標が望ましいであろう。

先進国で行われた数多くの水系感染症についての疫学研究によると，病因は，細菌よりもウイルスや原虫によるものが一般的である（Levy *et al.* 1998）。ウイルスや原虫と比較して，多くの場合，栄養型の糞便細菌の生残性は低く，さほど驚くべきことではないが，水系感染するヒト腸管系ウイルスや原虫と高温耐性大腸菌群との相関は低い（Kramer *et al.* 1996）。近年の大腸菌群の基準に適合した飲料水による水系集団感染事例から明白なように，このような状況は重く受け止めるべきである（Craun *et al.* 1997 ； Marshall *et al.* 1997）。それにもかかわらず，飲料水の監督官庁は，まだ，現行の糞便指標細菌に頼る方法自体の持っている問題を解決するに至っていない。

幸いにも，新しい指標微生物は，いくつかの病原微生物の新しい指標として HACCP 型の管理手法に有望らしい（**第 12 章参照**）。このような指標微生物の例と

して *C.perfringens* やファージが挙げられる。もし，ヒトの糞便汚染にのみ由来するのであれば，*C.perfringens* が原虫の指標となる(Ferguson *et al.* 1996 ；Payment and Franco 1993)。*C.perfringens* の消毒剤耐性は，消毒剤耐性の病原微生物の指標としての利点ともなるだろう。ヨーロッパでは EU が飲料水に求められる補助的な水質として 100 mL 中に *C.perfringens* が存在しないことを推奨しており(EU 1998)，ハワイでは海水および淡水の水域に基準を設けた(Anon 1996b)。F-RNA 大腸菌ファージと *Bacteraoides fragilis* ファージもまた腸管系ウイルスの水処理による除去や生残の評価に適している(Calci *et al.* 1998 ；Puig *et al.* 1999 ；Shin and Sobsey 1998 ；Sinton *et al.* 1999)。これらの指標微生物は，世界的には試験されていないため，微生物学的なリスクアセスメントとして一般的に容認する前に広範な試行が必要である。ここで，ある指標微生物があるシステムで有効であるからといって，必ずしも別の環境でも有効とは限らないということに留意すべきである。

いくつかの指標微生物は病原微生物でもある，という事実が指標微生物の使用をいっそう混乱させる。これは毒素原性大腸菌(toxigenic *E.coli*)に最もよく表れているだろう(Ohno *et al.* 1997)。*E.coli* O157 : H7 は，遊泳者の疾患の原因となっており(Ackman *et al.* 1997 ；Keene *et al.* 1994 ；Voelker 1996)，食中毒や水系感染の集団発生で幾人もの死亡者が報告されている(HMSO 1996 ；Jones and Roworth 1996)。このような毒素原性大腸菌も水中で生きているが，培養できない状態となる可能性があることが検出するうえでの問題である(Kogure and Ikemoto 1997 ；Pommepuy *et al.* 1996)。

13.6　国際ガイドラインと国内基準の関係

指標は，これまでガイドラインや国内基準などの中で非常に重要な役割を担ってきた。しかしながら，これらの指標は，ますます衛生管理のような運営管理に密接なものとみなされるようになってきており，そのうえ，最終製品の特定の指標レベルを明示するという方向から離れようとする動きがみられる。言い換えると，指標は，重要管理点(critical control point)でのオンライン分析(残留塩素や粒子サイズのような)に置き換えられるようになってきている(**第 12 章**)。

おそらく，単一の指標はもちろん，複数の指標群でさえ，すべての場合に適切なものなどない。それゆえ，国際ガイドラインを国内基準に適用する際には，その場の状況に適合した指標を選択することが有益である。さらに，運営規範の変更にあわせて，「旧来型」の糞便指標に頼る方法よりも，もっと信頼性のある処理効率の指標の導入が求められる。

13.7 参考文献

Ackman, D., Marks, S., Mack, P., Caldwell, M., Root, T. and Birkhead, G. (1997) Swimming-associated haemorrhagic colitis due to *Escherichia coli* O157:H7 infection: evidence of prolonged contamination of a freshwater lake. *Epidemiol. Infect.* **119**, 1–8.

Amann, R.I., Ludwig, W. and Schleifer, K.-H. (1995) Phylogenetic identification and *in situ* detection of individual microbial cells without cultivation. *Microbiol. Rev.* **59**, 143–169.

Anon (1996a) Outbreaks of *Escherichia coli* O157:H7 infection and cryptosporidiosis associated with drinking unpasteurized apple cider – Connecticut and New York, October 1996. *Morbid. Mortal. Weekly Rep*. **46**, 4–8.

Anon (1996b) Proposed amendments to the Hawaii Administrative Rules Chapter 11-54-08, Recreational Waters. In *Water Quality Standards,* pp. 54–86, Department of Health, State of Hawaii.

Ashbolt, N.J., Dorsch, M.R., Cox, P.T. and Banens, B. (1997) Blooming *E. coli*, what do they mean? In *Coliforms and E. coli, Problem or Solution?* (eds D. Kay and C. Fricker), pp. 78–85, The Royal Society of Chemistry, Cambridge.

Bej, A.K. and McCarthy, S. (1991) Detection of coliform bacteria and *Escherichia coli* by multiplex PCR: comparison with defined substrate and plating methods for monitoring water quality. *Appl. Environ. Microbiol.* **57**, 2429–2432.

Berg, G. (1978) The indicator system. In *Indictors of Viruses in Water and Food* (ed. G. Berg), pp. 1–13, Ann Arbor Science Publishers, Ann Arbor, MI.

Berg, G. and Metcalf, T.G. (1978) Indicators of viruses in waters. In *Indicators of Viruses in Water and Food* (ed. G. Berg), pp. 267–296, Ann Arbor Science Publishers, Ann Arbor, MI.

Bergey, D.H. and Deehan, S.J. (1908) The colon-aerogenes group of bacteria. *J. Med. Res.* **19**, 175.

Bermudez, M. and Hazen, T.C. (1988) Phenotypic and genotypic comparison of *Escherichia coli* from pristine tropical waters. *Appl. Environ. Microbiol.* **54**, 979–983.

Bogosian, G., Morris, P.J.L. and O'Neil, J.P. (1998) A mixed culture recovery method indicates that enteric bacteria do not enter the viable but nonculturable state. *Appl. Environ. Microbiol*. **64**, 1736–1742.

Bonde, G.J. (1963) *Bacterial Indicators of Water Pollution,* Teknisk Forlag, Copenhagen.

Borrego, J.J., Cornax, R., Morinigo, M.A., Martinez-Manzares, E. and Romero, P. (1990) Coliphages as an indicator of faecal pollution in water. Their survival and productive infectivity in natural aquatic environment. *Wat. Res.* **24**, 111–116.

Cabelli, V.J. (1978) Obligate anaerobic bacterial indicators. In *Indicators of Viruses in Water and Food* (ed. G. Berg), pp. 171–200, Ann Arbor Science, Ann Arbor, MI.

Calci, K.R., Burkhardt, W., III, Watkins, W.D. and Rippey, S.R. (1998) Occurrence of male-specific bacteriophage in feral and domestic animal wastes, human feces, and human-associated wastewaters. *Appl. Environ. Microbiol*. **64**, 5027–5029.

Camper, A.K., McFeters, G.A., Characklis, W.G. and Jones, W.L. (1991) Growth kinetics of coliform bacteria under conditions relevant to drinking water distribution systems. *Appl. Environ. Microbiol.* **57**, 2233–2239.

Caro, A., Got, P., Lesne, J., Binard, S. and Baleux, B. (1999) Viability and virulence of experimentally stressed nonculturable *Salmonella typhimurium*. *Appl. Environ. Microbiol.* **65**, 3229–3232.

Castellani, A. and Chalmers, A.J. (1919) *Manual Tropical Medicine*, 3rd edn, Bailliere, Tyndall and Cox, London.

Clark, D.L., Milner, B.B., Stewart, M.H., Wolfe, R.L. and Olson, B.H. (1991) Comparative study of commercial 4-methylumbelliferyl-,-D-glucuronide preparations with the *standard methods* membrane filtration fecal coliform test for the detection of *Escherichia coli* in water samples. *Appl. Environ. Microbiol.* **57**, 1528–1534.

Committee on Water Supply (1930) Bacterial aftergrowths in distribution systems. *Am. J. Public Health* **20**, 485–491.

Craun, G.F., Berger, P.S. and Calderon, R.L. (1997) Coliform bacteria and waterborne disease outbreaks. *J. AWWA* **89**, 96–104.

Davies, C.M., Long, J.A., Donald, M. and Ashbolt, N.J. (1995) Survival of fecal microorganisms in aquatic sediments of Sydney, Australia. *Appl. Environ. Microbiol.* **61**, 1888–1896.

Deetz, T.R., Smith, E.R., Goyal, S.M., Gerba, C.P., Vallet, J.V., Tsai, H.L., Dupont, H.L. and Keswick, B.H. (1984) Occurrence of rota and enteroviruses in drinking and environmental waters in a developing nation. *Wat. Res.* **18**, 572–577.

D'Herelle, F. (1926) *The Bacteriophage and Its Behavior* (English translation by G.H. Smith), Williams and Wilkins, Baltimore, MD.

Dufour, A.P. (1977) *Escherichia coli* : the fecal coliform. In *Bacterial Indicators/health Hazards Associated with Water* (eds A.W. Hoadley and B.J. Dutka), pp. 48–58, American Society for Testing and Materials, PA.

Durham, H.E. (1893) A simple method for demonstrating the production of gas by bacteria. *Brit. Med. J.* **1**, 1387 (cited by Hendricks (1978) p. 100).

Eckner, K.F. (1998) Comparison of membrane filtration and multiple-tube fermentation by the Colilert and Enterolert methods for detection of waterborne coliform bacteria, *Escherichia coli*, and enterococci used in drinking and bathing water quality monitoring in Southern Sweden. *Appl. Environ. Microbiol.* **64**, 3079–3083.

Edberg, S.C., Allen, M.J. and Smith, D.B. (1991) Defined substrate technology method for rapid and specific simultaneous enumeration of total coliforms and *Escherichia coli* from water: collaborative study. J. *Assoc. Off. Analy. Chem.* **74**, 526–529.

Edberg, S.C., Allen, M.J., Smith, D.B. and The National Collaborative Study (1988) National field evaluation of a defined substrate method for the simultaneous enumeration of total coliforms and *Escherichia coli* from drinking water: comparison with the standard multiple tube fermentation method. *Appl. Environ. Microbiol.* **54**, 1003–1008.

Edberg, S.C., Allen, M.J., Smith, D.B. and Kriz, N.J. (1990) Enumeration of total coliforms and *Escherichia coli* from source water by the defined substrate technology. *Appl. Environ. Microbiol.* **56**, 366–369.

Eggers, M.D., Balch, W.J., Mendoza, L.G., Gangadharan, R., Mallik, A.K., McMahon, M.G., Hogan, M.E., Xaio, D., Powdrill, T.R., Iverson, B., Fox, G.E., Willson, R.C., Maillard, K.I., Siefert, J.L. and Singh, N. (1997) Advanced approach to simultaneous monitoring of multiple bacteria in space. Chap. SAE Technical Series 972422. In *27th International Conference on Environmental Systems, Lake Tahoe, Nevada, 14–17 July*, pp. 1–8, The Engineering Society for Advancing Mobility Land Sea Air and Space, SAE International, Warrendale, PA.

EPA (1986) *Report of Task Force on Guide Standard and Protocol for Testing Microbiological Water Purifiers*. United States Environmental Protection Agency, CI, pp. 1–29.

Escherich, T. (1885) Die Darmbakterien des Neugeborenen und Säuglings. *Fortschr. Med.* **3**, 515–522, 547–554. (In German.)

EU (1998) Council Directive 98/83/EC of 3/11/98 on the quality of water intended for human consumption. *Off. J. Eur. Communit.* **L330**, 32–54.

Ferguson, C.M., Coote, B.G., Ashbolt, N.J. and Stevenson, I.M. (1996) Relationships between indicators, pathogens and water quality in an estuarine system. *Wat. Res.* **30**, 2045–2054.

Figureras, M.J., Polo, F., Inza, I. and Guarro, J. (1994) Poor specificity on m-Endo and m-FC culture media for the enumeration of coliform bacteria in sea water. *Lett. Appl. Microbiol.* **19**, 446–450.

Fleisher, J.M. (1990) The effects of measurement error on previously reported mathematical relationships between indicator organism density and swimming-associated illness: a quantitative estimate of the resulting bias. *Int. J. Epidemiol.* **19**, 1100–1106.

Fleisher, J.M. (1991) A re-analysis of data supporting US federal bacteriological water quality criteria governing marine recreational waters. *Res. J. Wat. Pollut. Contr. Fed.* **63**, 259–265.

Frahm, E., Heiber, I., Hoffmann, S., Koob, C., Meier, H., Ludwig, W., Amann, R., Schleifer, K.H. and Obst, U. (1998) Application of 23S rDNA-targeted oligonucleotide probes specific for enterococci to water hygiene control. *System. Appl. Microbiol.* **21**, 16–20.

Fricker, E.J., Illingworth, K.S. and Fricker, C.R. (1997) Use of two formulations of colilert and quantitray (TM) for assessment of the bacteriological quality of water. *Wat. Res.* **31**, 2495–2499.

Frost, F.J., Craun, G.F. and Calderon, R.L. (1996) Waterborne disease surveillance. *J. AWWA* **88,** 66–75.

Fuchs, B.M., Wallner, G., Beisker, W., Schwippl, I., Ludwig, W. and Amann, R. (1998) Flow-cytometric analysis of the *in situ* accessibility of *Escherichia coli* 16S rRNA for fluorescently labelled oligonucleotide probes. *Appl. Environ. Microbiol.* **64**, 4973–4982.

Furuse, K., Osawa, S., Kawashiro, J., Tanaka, R., Ozawa, Z., Sawamura, S., Yanagawa, Y., Nagao, T. and Watanabe, I. (1983) Bacteriophage distribution in human faeces: continuous survey of healthy subjects and patients with internal and leukemic diseases. *Journal of General Virology* **64**, 2039–2043.

Gauthier, M.J., Torregrossa, V.M., Balebona, M.C., Cornax, R. and Borrego, J.J. (1991) An intercalibration study of the use of 4-methylumbelliferyl-,-D-glucuronide for the specific enumeration of *Escherichia coli* in seawater and marine sediments. *System. Appl. Microbiol.* **14**, 183–189.

Geldreich, E.E. (1966) Sanitary Significance of Fecal Coliforms in the Environment. (Water Pollution Control Research Series, Publ. WP-20-3.) FWPCA, USDI, Cincinnati, OH.

Geldreich, E.E. (1976) Faecal coliform and faecal streptococcus density relationships in waste discharges and receiving waters. *Critical Rev. Environ. Contr.* **6**, 349–369.

Geldreich, E.E. (1978) Bacterial populations and indicator concepts in feces, sewage, stormwater and solid wastes. In *Indicators of Viruses in Water and Food* (ed. G. Berg), pp. 51–97, Ann Arbor Science, Ann Arbor, MI.

Geldreich, E.E. and Kenner, B.A. (1969) Concepts of faecal streptococci in stream pollution. *J. Wat. Pollut. Contr. Fed.* **41**, R336–R352.

George, I., Petit, M. and Servais, P. (2000) Use of enzymatic methods for rapid enumeration of coliforms in freshwaters. *J. Appl. Microbiol.* **88**, 404–413.

Gerba, C.P. (1987) Phage as indicators of faecal pollution. In *Phage Ecology* (eds S.M. Goyal, C.P. Gerba and G. Bitton), pp. 197–209, Wiley, New York.

Gleeson, C. and Gray, N. (1996) *The Coliform Index and Waterborne Disease*, E & FN Spon, London.

Goding, J.W. (1986). *Monoclonal Antibodies: Principles and Practice*, 2nd edn, Academic Press, London.

Grabow, W.O.K. (1986) Indicator systems for assessment of the virological safety of treated drinking water. *Wat. Sci. Technol.* **18**, 159–165.

Grabow, W.O.K. (1996) Waterborne diseases: Update on water quality assessment and control. *Water SA* **22**, 193–202.

Grabow, W.O.K., Gauss-Mller, V., Prozesky, O.W. and Deinhardt, F. (1983) Inactivation of Hepatitis A virus and indicator organisms in water by free chlorine residuals. *Applied and Environmental Microbiology* **46**, 619–624.

Grabow, W.O.K, Coubrough, P., Nupen, E.M. and Bateman, B.W. (1984) Evaluation of coliphages as indicators of the virological quality of sewage-polluted water. *Water SA* **10**, 7–14.

Grabow W.O.K., Holtzhausen C.S. and de Villiers J.C. (1993) *Research on Bacteriophages as Indicators of Water Quality*. WRC Report No 321/1/93, Water Research Commission, Pretoria.

Grabow, W.O.K., Neubrech, T.E., Holtzhausen, C.S. and Jofre, J. (1995) *Bacteroides fragilis* and *Escherichia coli* bacteriophages: excretion by humans and animals. *Wat. Sci. Technol.* **31**, 223–230.

Grabow, W.O.K., Botma, K.L., de Villiers, J.C., Clay, C.G. and Erasmus, B. (1999a) Assessment of cell culture and polymerase chain reaction procedures for the detection of polioviruses in wastewater. *Bulletin of the World Health Organization* **77**, 973–980.

Grabow, W.O.K., Clay, C.G., Dhaliwal, W., Vrey, M.A. and Müller, E.E. (1999b) Elimination of viruses, phages, bacteria and *Cryptosporidium* by a new generation *Aquaguard* point-of-use water treatment unit. *Zentralblatt für Hygiene und Umweltmedizin* **202**, 399–410.

Grabow, W.O.K., Taylor, M.B., Clay, C.G. and de Villiers, J.C. (2000) Molecular detection of viruses in drinking water: implications for safety and disinfection. Proceedings: Second Conference of the International Life Sciences Institute: *The Safety of Water Disinfection: Balancing Chemical and Microbial Risks.* Radisson Deauville Resort, Miami Beach, FL, 15–17 November.

Graczyk, T.K., M.R. Cranfield and R. Fayer (1996) Evaluation of commercial enzyme immunoassay (EIA) and immunofluorescent antibody (IFA) test kits for detection of *Cryptosporidium* oocysts of species other than *Cryptosporidium parvum. Am. J. Trop. Med. Hyg.* **54**, 274–279.

Guschin, D.Y., Mobarry, B.K., Proudnikov, D., Stahl, D.A., Rittmann, B.E. and Mirzabekov, A.D. (1997) Oligonucleotide microchips as genosensors for determinative and environmental studies in microbiology. *Appl. Environ. Microbiol.* **63**, 2397–2402.

Hardina, C.M. and Fujioka, R.S. (1991) Soil: The environmental source of *Escherichia coli* and enterococci in Hawaii's streams. *Environ. Toxicol. Wat. Qual.* **6**, 185–195.

Havelaar, A.H. (1993) The place of microbiological monitoring in the production of safe drinking water. In *Safety of Water Disinfection: Balancing Chemical and Microbial Risks* (ed. G.F. Craun), ILSI Press, Washington DC.

Hendricks, C.W. (1978) Exceptions to the coliform and the fecal coliform tests. In *Indicators of Viruses in Water and Food* (ed. G. Berg), pp. 99–145, Ann Arbor Science, Ann Arbor, MI.

HMSO (1934) *The Bacteriological Examination of Water Supplies.* Reports on Public Health and Medical Subjects, 1st edn, No. 71, HMSO, London.

HMSO (1969) *The Bacteriological Examination of Water Supplies.* Reports on Public Health and Medical Subjects, 4th edn, No. 71, HMSO, London.

HMSO (1989) Guidance on Safeguarding the Quality of Public Water Supplies. HMSO, London.

HMSO (1994) *The Microbiology of Water 1994: Part 1-Drinking Water. Reports on Public Health and Medical Subjects*, No. 71. Methods for the Examination of Water and Associated Materials. HMSO, London.

HMSO (1996) Method for the isolation and identification of *Escherichia coli* O157:H7 from waters. Methods for the Examination of Water and Associated Materials. HMSO, London.

Horrocks, W.H. (1901) *An Introduction to the Bacteriological Examination of Water*, J and C. Churchill, London.

Houston, A.C. (1900) On the value of examination of water for Streptococci and Staphylococci with a view to detection of its recent contamination with animal organic matter. In *Sup. 29th Ann. Report of the Local Government Board containing the Report of the Medical Officer for 1899–1900*, p. 548, London City Council, London.

Howell, J.M., Coyne, M.S. and Cornelius, P.L. (1995) Faecal bacteria in agricultural waters of the blue grass region of Kentucky. *J. Environ. Qual.* **24**, 411–419.

Hübner, I., Steinmetz, I., Obst, U., Giebel, D. and Bitter-Suermann, D. (1992) Rapid determination of members of the family *Enterobacteriaceae* in drinking water by an immunological assay using a monoclonal antibody against enterobacterial common antigen. *Appl. Environ. Microbiol.* **58**, 3187–3191.

Hutchinson, M. and Ridgway, J.W. (1977) *Microbiological Aspects of Drinking Water Supplies, p. 180,* Academic Press, London.

ISO (1975) Draft Report of SC4/WGS Meeting on Sulfite-Reducing Spore-Forming Anaerobes (Clostridia), 16 Januar.) International Standards Organization, Berlin.

ISO/FDIS (1998) 7899-1. Water Quality – Detection and enumeration of intestinal enterococci in surface and waste water – Part 1. Miniaturised method (Most Probable Number) by inoculation in liquid medium. International Standards Organization, Geneva.

ISO/FDIS (1999) 9308-3. Water Quality – Detection and enumeration of *Escherichia coli* and coliform bacteria in surface and waste water – Part 3. Miniaturised method (Most Probable Number) by inoculation in liquid medium. International Standards Organization, Geneva.

Jones, I.G. and Roworth, M. (1996) An outbreak of *Escherichia coli* O157 and campylobacteriosis associated with contamination of a drinking water supply. *Pub. Health* **110**, 277–282.

Keene, W.E., McAnulty, J.M., Hoesly, F.C., Williams, L.P., Hedber, K., Oxman, G.L., Barrett, T.J., Pfaller, M.A. and Fleming, D.W. (1994) A swimming-associated outbreak of hemorrhagic colitis caused by *Escherichia coli* 0157:H7 and *Shigella sonnei*. *New Engl. J. Med.* **331**, 579–584.

Kenner, B.A. (1978) Fecal streptococcal indicators. In *Indicators of Viruses in Water and Food* (ed. G. Berg), pp. 147–169, Ann Arbor Science, Ann Arbor, MI.

Klein, E. and Houston, A.C. (1899) Further report on bacteriological evidence of recent and therefore dangerous sewage pollution of elsewise potable waters. In *Supp. 28th Ann. Rept. of the Local Government Board Containing the Report of the Medical Officer for 1898–1899*, London City Council, London.

Kogure, K. and Ikemoto, E. (1997) Wide occurrence of enterohemorragic *Escherichia coli* O157 in natural freshwater environment. *Jap. J. Bacteriol.* **52**, 601–607. (In Japanese.)

Kott, Y., Roze, N., Sperber, S. and Betzer, N. (1974) Bacteriophages as viral pollution indicators. *Wat. Res.* **8**, 165–171.

Kramer, M.H., Herwaldt, B.L., Craun, G.F., Calderon, R.L. and Juranek, D.D. (1996) Surveillance for waterborne-disease outbreaks: United States, 1993–4. *Morbid. Mortal. Weekly Rep.* **45**, 1–33.

Kreader, C.A. (1995) Design and evaluation of *Bacteroides* DNA probes for the specific detection of human fecal pollution. *Appl. Environ. Microbiol.* **61**, 1171–1179.

Leclerc, H., Edberg, S., Pierzo, V. and Delattre, J.M. (2000) Bacteriophages as indicators of enteric viruses and public health risk in groundwaters. *J. Appl. Microbiol.* **88**, 5–21.

Leeming, R., Nichols, P.D. and Ashbolt, N.J. (1998) *Distinguishing Sources of Faecal Pollution in Australian Inland and Coastal Waters using Sterol Biomarkers and Microbial Faecal Indicators*. Research Report No. 204, Water Services Association of Australia, Melbourne.

Leeming, R., Ball, A., Ashbolt, N. and Nichols, P. (1996) Using faecal sterols from humans and animals to distinguish faecal pollution in receiving waters. *Wat. Res.* **30**, 2893–2900.

Levy, D.A., Bens, M.S., Craun, G.F., Calderon, R.L. and Herwaldt, B.L. (1998) Surveillance for waterborne-disease outbreaks: United States, 1995–6. *Morbid. Mortal. Weekly Rep.* **47**, 1–34.

Lisle, J.T., Broadway, S.C., Presscott, A.M., Pyle, B., Fricker, C. and McFeters, G.A. (1998) Effects of starvation on physiological activity and chlorine disinfection resistance in *Escherichia coli* O157:H7. *Appl. Environ. Microbiol.* **64**, 4658–4662.

Loesche, W.J. (1969) Oxygen sensitivity of various anaerobic bacteria. *Appl. Microbiol.* **18**, 723.

MacConkey, A.T. (1905) Lactose-fermenting bacteria in faeces. *J. Hyg.* **5**, 333.

MacConkey, A.T. (1908) Bile salt media and their advantages in some bacteriological examinations. *J. Hyg.* **8**, 322–334.

MacConkey, A.T. (1909) Further observations on the differentiation of lactose-fermenting bacilli with special reference to those of intestinal origin. *J. Hyg*. **9**, 86.

Mackenzie, E.F.W., Windle-Taylor, E. and Gilbert, W.E. (1948) Recent experiences in the rapid identification of *Bacterium coli* type 1. *J. Gen. Microbiol.* **2**, 197–204.

Marshall, M.M., Naumovitz, D., Ortega, Y. and Sterling, C.R. (1997) Waterborne protozoan pathogens. *Clin. Micro. Reviews* **10**(1), 67–85.

McCrady, H.M. (1915) The numerical interpretation of fermentation-tube results. *J. Inf. Diseases* **17**, 183–212.

Meier, H., Koob, C., Ludwig, W., Amann, R., Frahm, E., Hoffmann, S., Obst, U. and Schleifer, K.H. (1997) Detection of enterococci with rRNA targeted DNA probes and their use for hygienic drinking water control. *Wat. Sci. Tech.* **35**(11–12), 437–444.

Montgomery, J.M. (1982) Evaluation of treatment effectiveness for reducing trihalomethanes in drinking water. Final Report, US EPA, EPA-68-01-6292, Cincinnati, OH.

Morinigo, M.A., Wheeler, D., Berry, C., Jones, C., Munoz, M.A., Cornax, R. and Borrego, J.J. (1992) Evaluation of different bacteriophage groups as faecal indicators in contaminated natural waters in Southern England. *Wat. Res.* **26**, 267–271.

Mossel, D.A.A. (1958) The suitability of bifidobacteria as part of a more extended bacterial association, indicating faecal contamination of foods. In *Proc. 7th Internat. Congr. Microbiol.* Abstract of Papers, p. 440.

Naranjo, J.E., Chaidez, C.L., Quinonez, M., Gerba, C.P., Olson, J. and Dekko, J. (1997) Evaluation of a portable water purification system for the removal of enteric pathogens. *Wat. Sci. Technol.* **35**, 55–58.

Niemi, R.M., Niemelä, S.I., Lahti, K. and Niemi, J.S. (1997) Coliforms and *E. coli* in Finnish surface waters. In *Coliforms and E. coli. Problems or Solution?* (eds D. Kay and C. Fricker), pp. 112–119, The Royal Society of Chemistry, Cambridge.

Obst, U., Hübner, I., Steinmetz, I., Bitter-Suermann, D., Frahm, E. and Palmer, C. (1994) Experiences with immunological methods to detect Enterobacteriaceae and *Legionellaceae* in drinking water. AWWA-Proceedings 1993 WQTC, **Part I**, 879–897.

OECD (1999) Molecular Technologies for safe drinking water: The Interlaken workshop, OECD, Paris.

Ohno, A., Marui, A., Castrol, E.S., Reyes, A.A., Elio-Calvo, D., Kasitani, H., Ishii, Y. and Yamaguchi, K. (1997) Enteropathogenic bacteria in the La Paz River of Bolivia. *Amer. J. Trop. Med. Hyg*. **57**, 438–444.

Osawa, S., Furuse, K. and Watanabe, I. (1981) Distribution of ribonucleic acid coliphages in animals. *Appl. Environ. Microbiol.* **41**, 164–168.

Palmer, C.J., Tsai, Y.-L. and Lang, A.L. (1993) Evaluation of Colilert-marine water for detection of total coliforms and *Escherichia coli* in the marine environment. *Appl. Environ. Microbiol.* **59**, 786–790.

Parr, L.W. (1938) The occurrence and succession of coliform organisms in human feces. *Amer. J. Hyg*. **27**, 67.

Patel, R., Piper, K.E., Rouse, M.S., Steckelberg, J.M., Uhl, J.R., Kohner, P., Hopkins, M.K., Cockerill, F.R., III and Kline, B.C. (1998) Determination of 16S rRNA sequences of enterococci and application to species identification of nonmotile *Enterococcus gallinarum* isolates. *J. Clin. Microbiol*. **36**, 3399–3407.

Payment, P. and Franco, E. (1993) *Clostridium perfringens* and somatic coliphages as indicators of the efficiency of drinking water treatment for viruses and protozoan cysts. *Appl. Environ. Microbiol.* **59**, 2418–2424.

Pelczar, Jr M.J, Chan, E.C.S and Krieg, N.R. (1988) In *Microbiology*, 5th edn, p. 416, McGraw-Hill, Singapore.

Pommepuy, M., Butin, M., Derrien, A., Gourmelon, M., Colwell, R.R. and Cormier, M. (1996) Retention of enteropathogenicity by viable but nonculturable *Escherichia coli* exposed to seawater and sunlight. *Appl. Environ. Microbiol.* **62**, 4621–4626.

Puig, A., Queralt, N., Jofre, J. and Araujo, R. (1999) Diversity of *Bacteroides fragilis* strains in their capacity to recover phages from human and animal wastes and from fecally polluted wastewater. *Appl. Environ. Microbiol.* **65**, 1772–1776.

Pyle, B.H., Broadaway, S.C. and McFeters, G.A. (1995) A rapid, direct method for enumerating respiring enterohemorrhagic *Escherichia coli* 0157:H7 in water. *Appl. Environ. Microbiol.* **61**, 2614–2619.

Rhodes, M.W. and Kator, H. (1999) Sorbitol-fermenting bifidobacteria as indicators of diffuse human faecal pollution in estuarine watersheds. *J. Appl. Microbiol.* **87**, 528–535.

Rice, E.W., Fox, K.R., Miltner, R.J., Lytle, D.A. and Johnson, C.H. (1996) Evaluating plant performance with endospores. *J. AWWA* **88**, 122–130.

Rochelle, P.A., De Leon, R., Johnson, A., Stewart, M.H. and Wolfe, R.L. (1999) Evaluation of immunomagnetic separation for recovery of infectious *Cryptosporidium parvum* oocysts from environmental samples. *Appl. Environ. Microbiol.* **65**, 841–845.

Rosebury, T. (1962) *Microorganisms Indigenous to Man*, pp. 87–90 and 332–335, McGraw-Hill, New York.

Safarik, I., Safariková, M. and Forsythe, S.J. (1995) The application of magnetic separations in applied microbiology. *J. Appl. Bacteriol.* **78**, 575–585.

Sartory, D. and Watkins, J. (1999) Conventional culture for water quality assessment: is there a future? *J. Appl. Bact. Symp. Supp.* **85**, 225S–233S.

Scarpino, P.V. (1978) Bacteriophage indicators. In *Indicators of Viruses in Water and Food* (ed. G. Berg), pp. 201–227, Ann Arbor Science Publishers, Ann Arbor, MI.

Seeley, N.D. and Primrose, S.B. (1982) The isolation of bacteriophages from the environment. *Journal of Applied Bacteriology* **53**, 1–17.

Sheridan, G.E.C., Masters, C.I., Shallcross, J.A. and Mackey, B.M. (1998) Detection of mRNA by reverse transcription-PCR as an indicator of viability in *Escherichia coli* cells. *Appl. Environ. Microbiol.* **64**, 1313–1318.

Shin, G.A. and Sobsey, M.D. (1998) Reduction of Norwalk virus, poliovirus 1 and coliphage MS2 by monochloramine disinfection of water. *Wat. Sci. Tech.* **38**(12), 151–154.

Simkova, A. and Cervenka, J. (1981) Coliphages as ecological indicators of enteroviruses in various water systems. *Bulletin of the World Health Organization* **59**, 611–618.

Sinton, L.W., Finlay, R.K. and Lynch, P.A. (1999) Sunlight inactivation of fecal bacteriophages and bacteria in sewage-polluted seawater. *Appl. Environ. Microbiol.* **65**, 3605–3613.

Slanetz, L.W. and Bartley, C.H. (1957) Numbers of enterococci in water, sewage and feces determined by the membrane filter technique with an improved medium. *J. Bacteriol.* **74**, 591–595.

Smith, H.V. and Rose, J.B. (1998) Waterborne cryptosporidiosis – current status [review]. *Parasitology Today* **14**, 14–22.

Solo-Gabriele, H.M., Wolfert, M.A., Desmarais, T.R. and Palmer, C.J. (2000) Sources of *Escherichia coli* in a coastal subtropical environment. *Appl. Environ. Microbiol.* **66**, 230–237.

Sorensen, D.L., Eberl, S.G. and Diksa, R.A. (1989) *Clostridium perfringens* as a point source indicator in non-point-polluted streams. *Wat. Res.* **23**, 191–197.

Steinert, M., Emody, L., Amann, R. and Hacker, J. (1997) Resuscitation of viable but non-culturable *Legionella pneumophila* Philadelphia JR32 by *Acanthamoeba castellanii. Appl. Environ. Microbiol.* **63**, 2047–2053.

Steinmetz, I., Reinheimer, C. and Bitter-Suermann, D. (1992) Rapid identification of Legionellae by a colony blot assay based on a genus-specific monoclonal antibody. *J. Clin. Microbiol.* **30**, 1016–1018.

Stetler, R E. (1984) Coliphages as indicators of enteroviruses. *Applied and Environmental Microbiology* **48**, 668–670.

Tissier, M.H. (1889) La reaction chromophile d'Escherich et le *Bacterium coli. Comptes Rendus de l Academie des Sciences Serie III–Sciences de la Vie-Life Sciences* **51**, 943. (In French.)

Torrance, L. (1999) Immunological Detection and Quantification Methods. In *Proceedings of the OECD Workshop Interlaken.* (see http://www.eawag.ch/ publications e/proceedings/oecd/proceedings/Torrance.pdf)

Toze, S (1999) PCR and the detection of microbial pathogens in water and wastewater. *Wat. Res.* **33**, 3545–3556.

Tyrrell, S.A., Rippey, S.R., Watkins, W.D. and Marcotte Chief, A.L. (1995) Inactivation of bacterial and viral indicators in secondary sewage effluents, using chlorine and ozone. *Wat. Res.* **29**, 2483–2490.

Vahey, M., Nau, M.E., Barrick, S., Cooley, J.D., Sawyer, R., Sleeker, A.A., Vickerman, P., Bloor, S., Larder, B., Michael, N.L. and Wegner, S.A. (1999) Performance of the Affymetrix GeneChip HIV PRT 440 platform for antiretroviral drug resistance genotyping of human immunodeficiency virus type 1 clades and viral isolates with length polymorphisms. *J. Clin. Microbiol.* **37**, 2533–2537.

Vaughn, J.M. and Metcalf, T.G. (1975) Coliphages as indicators of enteric viruses in shellfish and shellfish raising estuarine waters. *Wat. Res.* **9**, 613–616.

Venczel, L.V., Arrowood, M., Hurd, M. and Sobsey, M.D. (1997) Inactivation of *Cryptosporidium parvum* oocysts and *Clostridium perfringens* spores by a mixed-oxidant disinfectant and by free chlorine. *Appl. Environ. Microbiol.* **63**, 1598–1601 with erratum **63**(11), 4625.

Vivian, C.M.G. (1986) Tracers of sewage sludge in the marine environment: A review. *The Science of the Total Environment* **53**(1), 5–40.

Voelker, R. (1996) Lake-associated outbreak of *Escherichia coli* O157:H7 in Illinois, 1995. *J. Am. Med. Assoc.* **275**, 1872–1873.

Waite, W.M. (1985) A critical appraisal of the coliform test. *JIWSDI* **39**, 341–357.

Waite, W.M. (1997) Drinking water quality regulation – a European perspective. In *Coliforms and E. coli. Problem or solution?* (eds D. Kay and C. Fricker), pp. 208–217, The Royal Society of Chemistry, Cambridge.

Wang, J., Cai, X.H., Rivas, G., Shiraishi, H. and Dontha, N. (1997a) Nucleic-acid immobilization, recognition and detection at chronopotentiometric DNA chips. *Biosensors Bioelectron.* **12**, 587–599.

Wang, J., Rivas, G., Parrado, C., *et al.* (1997b) Electrochemical biosensor for detecting DNA sequences from the pathogenic protozoan *Cryptosporidium parvum*. *Talanta* **44**, 2003–2010.

Watkins, J. and Xiangrong, J. (1997) Cultural methods of detection for microorganisms: recent advances and successes. In *The Microbiological Quality of Water* (ed. D.W. Sutcliffe), pp. 19–27, Freshwater Biological Association, Ambleside, UK.

WHO (1997) Guidelines for Drinking-Water Quality Vol **3**: Surveillance and control of community supplies (Second Edition). World Health Organization, Geneva.

WHO (1998) Guidelines for Safe Recreational-Water Environments. Vol. 1. Coastal and Fresh-Waters. (Draft for consultation. WHO/EOS/98.14.) World Health Organization, Geneva.

Winslow, C.E.A. and Hunnewell, M.P. (1902) Streptococci characteristic of sewage and sewage-polluted waters. *Science* **15**, 827.

Winslow, C.E.A. and Walker, L.T. (1907) *Science* **26**, 797.

Wolf, H.W. (1972) The coliform count as a measure of water quality. In *Water Pollution Microbiology* (ed. R. Mitchell), pp. 333–345, Wiley-Interscience, New York.

Yates, M.V., Gerba, C.P. and Kelley, L.M. (1985) Virus persistence in groundwater. *Appl. Environ. Microbiol.* **49**, 778–781.

Yu, H. and Bruno, J.G. (1996) Immunomagnetic-electrochemiluminescent detection of *Escherichia coli* O157 and *Salmonella typhimurium* in foods and environmental water samples. *Appl. Environ. Microbiol.* **62**, 587–592.

Zhao, T., Clavero, M.R.S., Doyle, M.P. and Beuchat, L.R. (1997) Health relevance of the presence of fecal coliforms in iced tea and leaf tea. *J. Food Prot.* **60**, 215–218.

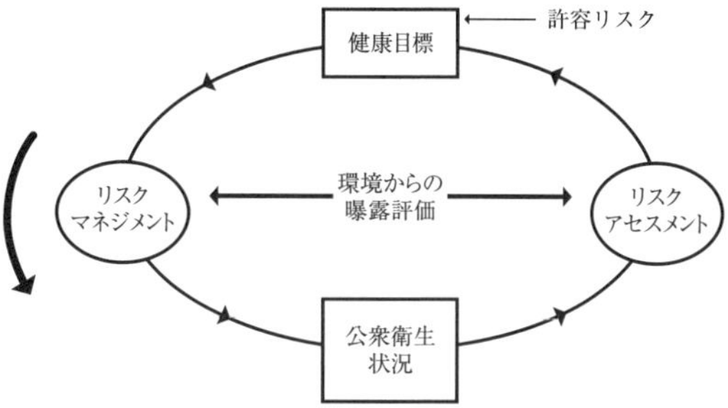

第 14 章 リスクコミュニケーション

Sue Lang, Lorna Fewtrell and Jamie Bartram

水の供給に影響を与える要因に，責任ある機関によってリスクコミュニケーションプログラムが実施されるべきものが増加している。これらの要因には，化学的なリスクだけでなく微生物的なリスクも含まれているかもしれない。さらに，リスクコミュニケーションを効果的に実施するためには，単に危機管理のプロセスの一つにとどめるのではなく，継続し発展させる必要があるという認識が高まっている。

本章では，効果的なリスクコミュニケーションを行うために必要な要素を検討する。対象とする分野は，飲料水(ほとんどの例はこれである)に加えて，リクレーション水と下水の再利用である。

14.1 リスクコミュニケーション

リスクコミュニケーションとは，あるリスクに関心を持つグループ間で行われる目的を持ったあらゆる情報交換のことをいう。本書の内容に沿ってより具体的にいうなら，リスクコミュニケーションとは，グループ間で次の事柄を中心とした情報を伝えるか知らせることである。

・健康リスクあるいは環境リスクのレベル
・健康リスクあるいは環境リスクの重要性や意味
・健康リスクあるいは環境リスクの管理あるいは制御を目的とした諸々の意思決定，措置，政策

関心を持つグループに含まれるのは，政府，関係機関，企業と産業界，労働組合，メディア，科学者，専門家組織，関心を持つ団体，個々の市民などである（Covello 1991）。

政策決定の場において，リスクに対する評価が一般の人々と専門家とで隔たりがあった場合に，かつては「一般人は誤解」するものと決めつけることが多く，誤解の原因を一般の人々の無視または無知のせいにする傾向があった（Bennett 1999）。これでは意味のあるコミュニケーションは到底成り立たない。幸いにこの姿勢は徐々に変化しつつある。人々のリスクに対する反応には理性に基づくものが多いこと，「専門家」と「素人」の視点を，双方向過程としてお互いに伝え合うべきであるということが，認識されるようになってきた（Bennett 1999）。

双方向過程が必要であることは，FAO/WHO も次のように強調している。

> 「リスクマネジメントプロセスには，関心を持つすべてのグループ間での継続的な相互コミュニケーションが不可欠である。リスクコミュニケーションは単に情報を流布するためだけの手段ではない。効果的なリスクマネジメントの必須条件であるリスク情報と人々の意見がコミュニケーションのプロセスを通じて決定された政策に組み入れられる。そのプロセスそのものがリスクコミュニケーションの一番重要な機能である」（Bennett and Calman 1999）。

一般の人々に対し，単にリスクの存在を確認した事実のみを提供し，心配には及ばないことを伝え，今後の対策を発表するという，「専門家におまかせ」型のアプロ

ーチが通用したのは，ずいぶん昔の話である（Coles 1999）。今日の公衆は，もはや頭から権威者のいいなりにはならず，意思決定に自分たちがより大きな役割を果たすことを求める（McKechnie and Davies 1999）。その結果，意思決定がより良い方法でなされ，利害関係者が十分に関与できるようにはなるものの，これは簡単なことではなく，解決しておかなければならない難題がいくつもある（McCallum and Anderson 1991）。例えば，次のようなものである。

・科学的な解明がなされていない時の情報提供
・リスクアセスメント方法の説明
・リスクコミュニケーションを行うにあたって，科学的結果の解釈に対するグループごとの差違の整合
・「許容」リスクレベルについての様々な概念の説明
・個人の意思決定に役立つ情報の提供と，政策決定の場への人々の意見の伝達
・危機管理という観点から，公衆の反応のうち適切なものを最大限に引き出し，不適切なものを最小限に抑える方策

直線的に順を追うプロセスとして伝統的に描かれてきたリスクマネジメントが，

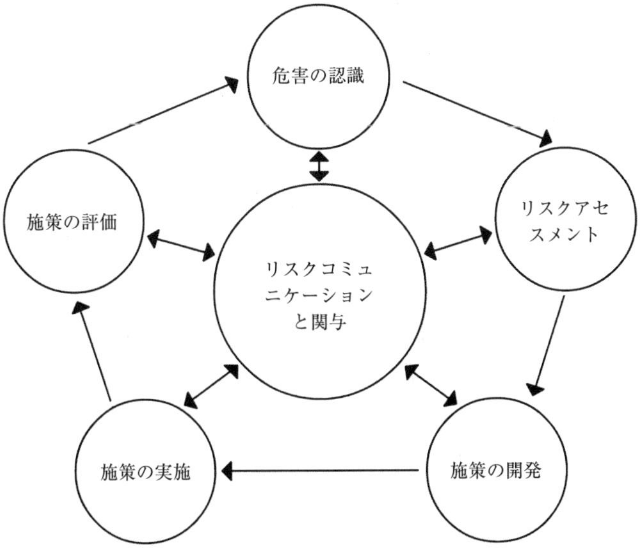

図 14.1 リスクマネジメント回路（Chorus and Bartram 1999 を改変）

今日ではリスクコミュニケーションを中心に据えた循環プロセスとみなされるようになったことは偶然ではない(**図 14.1**)。

水管理に責任を持たなければならない機関は，健康リスクもしくは環境リスクが生じた場合に，株主の利益，評判と信頼，それに(妥当な場合には)市場占有率を保持することを可能とするリスクマネジメント哲学を取り入れるべきである。この哲学の中で不可欠の要素は，リスクを監査するプロセスである。リスクの監査は，リスクコミュニケーションを必要とする同様な問題の存在を明らかにするのにも役立つ。その際には，**図 14.1** の中心の円が様々な背景を持つ多数の人々で構成されているのが望ましい。

リスクコミュニケーションプログラムが果たそうとするであろう役割は，数多くある(Renn and Levine 1991)。

- 啓発の役割(対象とされるグループにおいて，リスクへの理解を深める)
- 知る権利を満たす役割(危険にさらされる可能性がある人々に危害に関する情報を開示する)
- 態度を変えさせる役割(リスクに関係する決定を是認する，特定のリスク源を容認する，あるいは，その決定に反対する，特定のリスク源を拒否する)
- 正当化する役割(リスク管理業務の内容を説明し公正化し，業務に対する権限と正当さに対する信頼を高める)
- リスクを軽減する役割(各自が実行できるリスク軽減策を知らせて，公衆の保護を強化する)
- 言動などを変えさせる役割(コミュニケーションを実施している機関を保護し，支援する言動を引き出す)
- 危機に備える役割(緊急事態に備えて，ガイドラインまたは行動指針を与える)
- 公衆の関与を進める役割(政策決定を行う者に人々の懸念と認識を教える)
- 参加させる役割(リスクに関係する論争によって生じた軋轢を調停する)

リスクコミュニケーションにはこのような様々な役割が考えられる以上，先に進む前に目的(このリスクコミュニケーションは何をめざしているか)を明確にしておくことが明らかに重要である。といっても，Corvello(1998)が指摘しているように，リスクコミュニケーションが最終的にめざすものは，公衆の心配をそらすことではなく，自ら参加し，関心を持ち，理性的で，思慮深く，前向きで，協力的な公衆を生み出すことであるべきである。

リスクコミュニケーションで念頭に置いておかなくてはならないのは，相手が1人であることはまずないという点である。たいていは様々な相手を対象に，それぞれに異なる興味，価値観，知的水準，教育水準，理解力に応じて，情報の表現を工夫しなければならない。情報の受け手としては，以下のような者が想定されるだろう。水の消費者(老人，若年者，母親なども含む)，ウォータースポーツの熱狂者，株主，環境保護団体，水を利用する企業，特別な配慮が必要な消費者，病院や療養施設，政治家，政策立案者などである。

リスクコミュニケーションでは，否定的な情報や警告に終始するべきではない。むしろ，前向きな「教育的情報」を含ませるべきである。その場合には，どんな話題かにはかかわらず，事前の準備が肝心である。例えば，開発途上国で個人衛生の向上がもたらす便益について前向きな情報提供をする場合は，次のような事項をもとに，その地域社会の特徴をあらかじめ調べておかなければならない(WHO 1997)。

・水，衛生，健康に関するその地域社会の通念と意識
・伝統的な水利用方法と，排便の習慣と排泄物の処分方法
・病気の伝播に関して，特に地域社会のリーダーや有力者が有する知識レベル
・その地域社会で必要としている事業のうち，水供給と衛生環境の改善に与えられる優先順位
・書籍，新聞，雑誌，ラジオまたはテレビ，伝統劇，歌，口承話など，その地域社会で機能している情報伝達手段
・衛生教育活動に参画できる，地域社会のメンバーや他機関の現地調査員

これらの点を調べて準備を整えておけば，十分に情報提供を受けた適切な様態に現地の人々を導くことができ，コミュニケーションの成功率をはるかに高めることができる。

14.2　状況の管理

情報開示・公開に関する法律が多くの国で当たり前のものとなるのに従って，責任を有する機関は，リスクをどうやって公開するかという点に力を入れるようになってきた。問題の存在を公衆に知らせるという決定は，どの時点でなされるのだろうか？

責任を有する機関のリスクマネジメント哲学によって，問題をいつ取り上げるか

が，ある程度は決まる。その決定にはリスクが生じる可能性の大小が関係する。科学的証拠がない場合には，科学的ではない証拠や現場の経験が参考にされる。線引きがはっきりしない時は，保健部局(主席保健官)や科学的専門家にアドバイスを求めることになる。健康リスクや環境リスクは消滅させることができないので，価値判断が必要となる。

よくできたリスクコミュニケーションプログラムでは，アクセスが容易で信頼できる情報媒体を通じて，事実に基づいた情報が明瞭で理解しやすい形で速やかに提供される。リスクコミュニケーションを行う組織が主だった関係者と深い関係を持っていれば，危機的な状況下ではそれが役に立つことが研究によって明らかにされている。関係が薄いとか全くない場合には，危機的な状況になると，それが特に不利に作用するので，危機的状況に至る前にコミュニケーションを構築しておくことが，危機時の組織のダメージを最小限にする費用効果の高い戦略の一つである。Marra(1998)は，利害関係者と当局の関係の評価に関して，リスクマネジメントとリスクコミュニケーションの文献に一貫して現れる特質が 6 つあると述べている。それらは，以下のものである。

(1)　信　頼
(2)　理　解
(3)　信　用
(4)　充　足
(5)　協　力
(6)　合　意

どんな組織でも，リスクコミュニケーションプログラムの一部として危機コミュニケーションのプランを用意しておくことが重要である。そうすることによって，万が一問題が発生した場合でも，時宜を得た正確な情報を提供することが可能になる。情報不足は，憶測を生み，信頼度が低い情報源からでも情報を得ようとさせる。間違った情報は，ニュースへと生まれ変わる。さらに，危機的状況下では，効果的な意思決定がなされる可能性が間違いなく減少する。あらかじめ適切な手順を決めておくことによってこの問題は緩和される(少なくともある程度には)。事前の準備によって，外部に対する信頼を傷付けるような組織内部の連携上の問題や混乱させる矛盾したメッセージの発信を減少あるいは防止できる。

メディアによる報道よりもはるかに充実した情報の公開と説明を速やかに行え

ば，隠し立てせずに事態の解決に向けて取り組んでいると受け取られる。健康関連分野にとって最も重要な信頼と信用を組織が維持するためには，この充実した情報の速やかな公開と説明が必須である。水に関連した問題には，以下のものがある。

・飲料水による疾病の集団発生
・水浴場水の微生物汚染
・海浜の都市型汚染(汚濁雨水，下水)
・下水の灌漑で汚染した野菜

客観的にみれば水質は向上しているか，少なくとも劣化していないにもかかわらず，専門的な問題を報道が取り上げる際の論調が，この20年間だんだん否定的な方向に進んでいる徴候がみられる国がいくつかある。否定的になっている原因には，新技術(例えば，食料品の遺伝子操作)が健康危害や環境危害をもたらすのでは，との懸念が増加していることに加えて，これらの新技術によって問題が派生する恐れを圧力団体が積極的に訴えるようになったことが挙げられるだろう。例えば，英国国内でも責任を有する機関が，そのうち国民を闇に閉ざす恐れや，早急なあまりに根拠なく安心だけを与えようとしてかえって信用と信頼を失い「最悪の結果しか訪れない」とのあきらめを，公衆に抱かせてしまったようである。

メディアの取上げ方によって人々の姿勢が大きく左右されるので，メディアを情報の受け手とするのではなく，コミュニケーションの協力者にするのは，理にかなったことである。メディアを協力者にするには，警告や指示の伝達を一緒に行えるようにするとよい。メディアの協力によって公衆を安心させ，不適切な噂を沈静化し，人々に回答する時には助けを借り，必要な時には人々に協力を求めてもらうこ

表 14.1　メディアを引き付けるもの(Bennett 1999 を改変)

引き付けるもの
次に挙げる事項が目につきやすいか，容易に目立たせることができるようであれば，公衆の健康リスクについての可能性が大ニュースへと化ける。
1　責任問題
2　暴かれた秘密と意図的な隠匿
3　実在の英雄，悪漢，被害者など個人への関心(犠牲者も同様)
4　現行の注目されている事件や著名人との関連性
5　紛争
6　前兆：悪化する病気の兆しのような話題(「次は何？」)
7　低レベルではあっても，多くの人々がリスクに曝されている(「次はあなたかもしれない」)
8　強烈な視覚的衝撃(例えば，苦しんでいる人の写真)
9　セックスや犯罪との関連

とができる。しかしながら，いつもメディアを協力者にできる保証はない。協力者にできない場合には，メディアを「引き付けるもの」が状況の中に隠されていないか目を光らせておくとよい(**表 14.1**)。

セックスとの関連は除外できるにしても，ここに挙げた事柄を含んでおりメディアを引き付けてしまうような水関連の事件の筋書きを想像するのは，あまり難しいことではない！

14.2.1　対象を絞ったコミュニケーション

ある水質の問題に関してコミュニケーションが必要であるといったん判断されたならば，人々とのコミュニケーションを成立させるための取組みが不可欠である。Maibach and Parrot(1995)によれば，個人のリスクに関する経験や認識が，リスクに対する懸念や詳しい情報を求める気持ちに影響を与えることがある。

特別に加工されたメッセージを必要とする対象をあらかじめ割り出しておくことが，非常に役に立つ場合がある。情報が役に立つためには，責任機関側の都合ではなく，受け手側のニーズと状況に合致していることが必要である。対象になりそうなグループ(例えば，小さな子のいる家族，食品加工業者，人工透析患者，病院や療養施設，ウォータースポーツの熱狂者)を想定して，その人たちにとって好ましい情報抽出を行うのがよい。特定の対象者のニーズに応えることのできる情報資料をあらかじめ準備しておけば，速やかな対応ができ，有益である。

しかし，リスクコミュニケーションは，選択的にしか機能しないことがあり，十分な情報をすでに得ている者がコミュニケーションの対象となってしまうことがしばしばある点に注意しておかなくてはならない(Langford *et al.* 1999)。きれいな水浴水に対価を支払う意思があるかどうかの調査によって，このことは例証されている(Georgiou *et al.* 1998)。その研究では，東イングランドのLowestoftとGreat Yarmouthの2箇所で，地元住民，日帰り客，泊まり客を対象にきれいな水浴水に対する意識について聞き取り調査を行った。Lowestoftの海岸は，ECの水浴水指令をいつも満たしているが，Great Yarmouthの海岸はそうではない。Lowestoftでは，調査した人の61％が「海岸がきれい」なことを知っていた。すなわち，人々には情報が行き渡っており，日帰り客の多くは，海岸がきれいなことを理由にそのリゾート地を選んでいた。逆に，Great Yarmouthでは，回答者のうち，その海岸が EC 基準を満たしていないことを知っていたのは，わずか 12 %にすぎなかった。興味深いのは，Great Yarmouth で実際に遊泳した客には，水質改善のために対価を支払ってもよいという回答が，水浴しなかった客に比べて有意に少なかった。このことが示しているのは，Great Yarmouth の遊泳客は，健康被害の可能性が存在することを認めようとせず，単に休日を楽しむことしか頭にはなかったという事実である。それゆえ，この研究は，「楽観主義バイアス」または「非現実的楽観主義」(Weinstein 1980)の問題をも示している。つまり，ある危害に対して社会の「平均」的な人よりも自分のリスクが低いと思い込む傾向があるというのである。

14.2.2　マイナスのフィードバックと憤慨の扱い方

リスクの認識と評価を明らかにする際に，米国とヨーロッパのリスクコミュニケーション専門家らは，リスク比較というアプローチをとる。Sandman *et al.*(1993)は，「憤慨(outrage)」の有無(当局と住民との関係)が問題の重大さの認識度に「実際」の 5 倍の影響を与えると指摘している。結論として，人々が憤慨している時は，危害を深刻に考える傾向があると述べている。そこで，リスクの認識や評価，ひいては人々の懸念の強弱にまで影響を与える因子に目を向けることが重要である(**表 14.2**)。

表 14.2　リスクの認識(Covello 1998 を改変)

因子	公衆の懸念の増加	公衆の懸念の減少
大惨事の可能性	死者や負傷者の分布の時間や場所が集中	死傷者がランダムに分散
制御の可能性(個人として)	制御不可	制御可能
病徴の出現	遅れて発現	即時に発現
子供への影響	特に子供が高リスク	子供が高リスクでない
精通度	耳慣れない	なじみがある
報道メディアの注目度	メディアの注目度は高い	メディアの注目度は低い
原因	人為的もしくは失敗が原因	天災が原因
復元性	不可逆的な影響	可逆的な影響
関係機関への信用度	責任機関に信用がない	責任機関に信用がある
不確実性	未知のリスク	既知のリスク
理解度	機構や経過がわからない	機構や経過がわかっている
曝露の随意性	不随意的	随意的

水質に関係する因子の多くが「公衆の懸念を増加させる」カテゴリーに分類されるのであれば，信頼されるようになるための努力や，情報をわかりやすく伝えようとする努力は歓迎されよう。肝心なのは，情報をコントロールすることであり，情報伝達者をコントロールすることではない。先に述べたように，関係のある単純な事実や類似した事例を他のあらゆる情報伝達者に提供することが有用である。一般人を諮問委員会や協議委員会の委員として迎えることも好ましい印象を与え，情報を公開しようとする姿勢をはっきりと示すことになる。

14.2.3　人々の懸念の予測

リスクコミュニケーションを行う準備の一つで明らかに有用であるのは，人々が懸念する事柄をあらかじめ予想しておくことである。ある状況を想定して，人々がどのような反応をするかを調べる方法は数多くある。

・同じような状況が生じたことがあったなら，人々が抱いた懸念を対象国で調べる(異なる文化を持ち，異なる社会であれば，異なった懸念を抱く)。
・特定の集団に属す人々の懸念を明らかにするために，特定集団を対象に調査を行う。
・現在生じている問題を徹頭徹尾研究して，ニーズを完全に調べ上げる。思いがけない人が情報を必要としていないか？　調査対象者に別の問題が生じていないか？

14.2.4　メッセンジャーの選び方 —人々は誰を信用しているか

リスクや危害に関する情報を得るのは，一般的に，かかりつけの医者，友人，親戚よりも，メディアを通じてであるという調査結果がある(Shaw 1994)。米国で行われた様々な世論調査によれば，国民が水道と健康リスクに対する姿勢を決める際に参考とする情報源は，圧倒的にマスメディアが多い(Geldreich 1996)。これを真実ととるならば，メディアを情報の受け手として扱うのではなく，協力者として利用することの重要性はさらに明白である。

Consumers' Association (英国消費者協会) によって英国で行われた研究(McKechnie and Davies1999)では，公正な意見を持ち信用できると思うのは誰かと，2 000 人以上の成人を対象に質問した(**表 14.3**)。

この調査は，食品を対象とした調査ではあるが，その結果はたいへん興味深い。この数値は，固定されたものではなく，たぶんその時々のニュース記事やその他の要因によって上下するものなのであろう。

表 14.3　英国で公正な意見の持ち主として信用されている者(McKechnie and Davies 1999 を改変)

対象者	最も信用できる[%]	最も信用できない[%]
保健の専門家(例えば一般開業医，巡回保健婦)	36	3
消費者団体[例えば，全国消費者協議会 (National Consumer Council)，消費者協会(Consumers' Association)]	27	4
食品の安全性を専門とする科学者	20	5
政府の担当部署	5	49
食品業界	5	30

14.3 長期にわたる信用

本章では，状況管理の際のリスクコミュニケーションに主な話題を絞って述べてきたが，現状変化に対処する場合でも，危機的状況に対処する場合でも，リスクコミュニケーションの内容に大きな違いがあるわけではない。長期にわたる信用は，状況管理の最中にその場で生み出すことができるようなものでないことは明白である。だが，危機的状況下では，長期間かけて培われた信用が重要な役割を果たす。そのため「誠意を蓄積」しておく方が，必要となった時に「借りをつくる」よりも賢明である。信頼と信用には誠意が不可欠である。信頼と信用は，しばしば交換可能な言葉として用いられるが，信用に足るものであり続けた情報源だけが信頼を勝ちとることができる。信用は，相手が感じることができる能力，客観性，公正さ，一貫性，自信から構成される。信頼は，信用を築き上げた過去のコミュニケーションに基づいている(Kasperson and Stallen 1991)。

もし情報源を信用していないのならば，リスクが存在するという情報を受け取ったとしても，人々は対応や態度を変えることはないだろう。信頼を欠く原因は，無能力，手際の悪さ，不完全または不正直な情報，情報の留保，意思決定過程の不明瞭性や隠匿，明白な問題の否認，既得権益の否定であることが多い。

また一方，信頼を高めることも可能である。そのためには，手際のよさ，公衆からの情報提供要請に対する迅速な対応，尊重されている社会的評価との調和，部外者とのコミュニケーションの機会，明確でよく焦点を絞った情報伝達，危機的状況または新しい要求への柔軟な対応，対応業務や予算配分への公衆関与の明示が必要である。公衆による情報への要求に対する反応が，過剰であって困るということはけっしてない。

14.4 コミュニケーションの技法

伝達された情報を処理するために人々が費やす労力は，人々が何を記憶し，どのように行動し，いかに情報に従うかという点に影響を与えるので，ないがしろにできない。否定的表現の情報提供は，入念な，細部にわたる，分析的な情報処理を促進し，問題を抱えていることを公衆に伝えると Monahan (1995) は結論している。肯定的な言い回しの情報は，現状に脅威的な問題がなく，今以上に注意する必要もないことを公衆に告げることになる。Holtgrave *et al.* (1995) によると，言葉を気ままに選んでいると，受取り手の判断や行動に深刻な影響を与えることがある。

情報を提供する際に考慮すべき点を 7 つ挙げることができる (Cutlip *et al.* 1985)。

(1)　信憑性：情報の受け手は，当局を信頼していなければならず，その主題に対する当局の力量に高い敬意を払っていなければならない。

(2)　状況：コミュニケーションのプログラムは，現実に即したものでなければならない。発した情報が実際の状況に合致していて，矛盾のないものでなければならない。効果的なコミュニケーションには，社会環境の支えが必要である。その大きな存在としてニュースメディアがある。したがって，コミュニケーションの協力者としてメディアを利用することが重要なこととなる。

(3)　内容：情報は，受け手にとって意味があるものでなければならない。そして情報の受け手の価値観に受け入れられる必要がある。受け手の状況と関係のある情報を提供するべきである。通常，人々は，報酬が最も多く期待できる要素を情報の中から選択する。情報の内容が受け手を決定する。

(4)　明瞭性：簡単な言葉使いが最も適切といえる。また，情報を受ける側と発信する側とで言葉の意味が一致していることが保証されてなくてはならない。複雑な問題は，いくつかの明瞭で単純な主題，たとえ話，観念などに要約するべきである。より遠くまで情報を届けようとするならば，情報はより単純でなくてはならない。

(5)　継続性と一貫性：情報が浸透するためには，コミュニケーションの繰返しが必要である。変化をもたせた情報の反復は，事実を学ぶのと同時に，とるべき態度の学習に役立つ。内容には一貫性が必要である。

(6)　伝達経路：情報の受け手がすでに利用していて大切にしている伝達経路を活用するべきである。異なる受け手には，異なる経路が必要である。人々が特定のコミュニケーション方法にそれぞれ特定の価値を見出すものであることにも留意しておくべきである。

(7)　相手の能力：情報を受ける相手の能力にも注意を払うべきである。情報を受ける側の労力が最も少ないコミュニケーションが最も効果的なコミュニケーションといえる。そのためには，情報の入手しやすさ，受け手の習慣，読解力，知識といった点に配慮が必要である。

14.4.1　共　　感

懸念される事柄を述べて，責任をとる意思のあることを表明することは，事態の処理や改善を行ううえでじゃまにはならない。実際これらは効果的なリスクコミュニケーションに不可欠の条件である。憤慨している者とコミュニケーションをする場合は，特に留意が必要である。

もう一つ配慮が必要なのは，科学的な色合いが強すぎる情報を提供してしまうと，一般人が理解し関与するうえで障害になることがある点である。加えて，乾いた無感情な表現になりがちな科学的データを提供してしまったばかりに，一般人は出くわした科学者を他人行儀で冷淡な者として遠ざけてしまう(Burke 1999)。

14.4.2　不確実性

不確実性の話題は，以前の章で大きな難題として取り上げた(**第 9 章**参照)。不確実性を認知するのは困難かも知れない(そして公衆と為政者から同様に要求される確実性とは反するものである)が，不確実性を認知できないと，長い目ではより大きな問題を引き起こす(bennett *et al.* 1999)。多くの国では，虚偽の安全の保証や解決に至っていない状態での結論めいた決定に人々がうんざりしている(McKechnie and Davies 1999)。そのような宣言のせいで，現状が当初発表されたように月並みな状況ではないことが明らかになるにつれ，信用は流し去られてしまう。関連することとして，証拠の使い方の問題がある。科学者は，肯定的な証拠がない場合，原因と結果の関係がないものとする。しかし，一般の人々は，直感的にもっともらしい関係を認めるのが先で，続いて証拠を求めるという順番である(Bennett *et al.* 1999)。「X がリスク Y の原因である証拠はない」という言い回しは追放して，以下に示すより建設的なアプローチを採用することが提案されている。

(1)　もっともらしい関係の存在を認める。

(2)　因果関係があるとすれば，どのような証拠が期待できるかを説明する。

(3)　本格的で正当な研究を行った結果，そのような証拠を見つけることができなかったことを示す。

Bennett *et al.* (1999)が指摘しているように，もし(2)や(3)が与えられないならば，「証拠がない」は心許ない気休めでしかない。

14.4.3　沈　　黙

もし組織がリスクを生じる問題についてコミュニケーションを行わなかった(すなわち沈黙した)ならば，組織(または組織を代表する個人)が必要な知識または情報を持っていないのか，犯罪的な「包み隠し」をしようとしているのか，単に傲慢なだけなのか，あるいはそのすべてであるのかを公衆は素早く判断する。もし，情報がほとんどないのであれば，現時点で持っている情報は何かということと，追加情報が手に入るのはいつの予定であるかを示すことが好ましい。

14.5　評　　価

リスクコミュニケーションのどのようなアプローチにおいても，人々の評価を受けることは，双方向過程の一部としても，また情報の受け手に関して想定していた事柄の真偽をチェックするうえでも，特に危機管理という立場からは重要である。O'Donnell *et al.* (2000)は，飲料水汚染に際して出された「水を沸騰させよという通知」の効果を最近調べた。この通知は，上水道が下水で汚染された可能性を受けて，878 世帯に配布されたものである。この通知には，明るい配色で，相談電話番号と以下の簡単なアドバイス(裏面の複数の外国語の翻訳文とともに)が記されていた。

・水を使用する前に沸騰させること。
・水道水は，沸騰させてつくった湯冷まし以外飲まないこと。
・炊事，歯磨き，傷の洗浄には，沸騰させていない水は使わないこと。
・ペットもお忘れなく―ペットにも沸騰させていない水は飲ませない。
・洗濯と入浴には，水道水を沸騰させる必要がなく，そのまま使用できる。
・一般的な日常用途と水洗便所には，水道水を沸騰させる必要がなく，そのまま使用できる。

O'Donnell らは，ランダムに抽出した 350 世帯にアンケートを郵送し，通知を受けてどのような対応をリスクに際してとったかを調査した。通知は時宜を得て配られ，内容も理解しやすいと考えるのが妥当であったにもかかわらず，調査した世帯の 81 %では水系感染リスクを増加させかねない行動をとっていた。回答者のほとんどは，その事件の本質についての情報や予期される健康影響についての記述があった方がよかったと答えた。修復状況や通知内容解除の見込みについての情報が毎日提供されるのも望ましいと考えられた。

14.6 リスクコミュニケーションとガイドライン

ガイドライン作成の際に，リスクコミュニケーションは重要な役割を果たす。WHO(World Health Organization ；世界保健機関)は，水関係の標準化業務として，各国(あるいは地方や地域の場合もありうるが)が基準の制定を含むリスクマネジメント戦略を発展させるのを支援するために，科学的な原則となるガイドラインを提供しようとしている。提供されるガイドラインが世界共通の科学的な土台を与えようとしていることを強調するためには，特に健康危害に向けてつくられていることと，国や地域ごとに大きく異なる事柄には直接言及していないことが必要である。このような理由で，できあがったものは基準ではなくガイドラインと称し，それぞれの国の社会・文化的状況，経済状況，環境の状況を反映させて修正することを前提としていることを示している。そこで，飲料水水質ガイドライン(WHO 1993)を例にとると，全体的な対策を構築する際にリスク-便益アプローチを採用せよという点を強調している。

図 14.1 は，リスクコミュニケーションが各ステージで双方向のコミュニケーシ

ョンを必要とする循環プロセスであることを示している。したがって，「科学的」かつ「合理的」要素（それらは環境衛生行政の典型的な守備範囲である）は，他の要素と切り離すことができない。それゆえ，WHOガイドラインは，例えば社会的価値のような因子は，文化圏ごとに幅広く異なるので，具体的なアプローチや基準そのものも国や文化圏ごとに当然異なるかも知れないとの認識の上に立っている。このことは，かつてはWHOが「飲料水水質国際基準」としていた名称を「飲料水水質ガイドライン」へと変更したことの背景にある理由の一つである。

しかし，ガイドラインの内容は，異なる目的ごとに水のどの成分が安全かという記述にとどまっているわけではない。あるガイドライン（例えば，農業および水耕栽培における下水と排泄物の安全利用ガイドライン）では，作業方法にかなりの重点を置いている。すなわち，ヒトの健康に被害を与える可能性のある下水やし尿への曝露を防ぐために役立つ作業方法を強調したものとなっている。ほとんどのガイドラインでは，暗示的あるいは明示的に，リスクの回避には個人の行動が重要だとの認識がある。それゆえ，時宜を得て適切な情報を与えた時に（情報源が何であれ）その情報を理解し，それに基づいた行動がとれるように公衆を教育することの必要性が認められている。

リスクコミュニケーションの分野は，急速に発達している。しかし，現状では考え方や手法に国ごとや地域ごとの大きな隔たりがある。国家レベルでいうと，リスクコミュニケーションが発達する際は，並行して発達する人権の分野の影響を受け，国際貿易とも関係する。前者については，水と衛生に対する認識が「人間として必要なもの」と少しずつだが進歩し，今日では，多くの法律文書で「人権」として絶対的な扱いを受けるようになってきた。後者については，各種サービスの提供における国際企業の関与を通じて，標準化の圧力が高まるかもしれない。

リスクコミュニケーション戦略は，国際的なガイドラインを国内政策に適合させる際に非常に重要である。監督機関は防御的になる傾向があり，そのため，公衆を排除する傾向がある。これは，必要とされていることの逆であり，目的達成の妨げになりがちである。リスクコミュニケーションを実施することによって，制定される規制に対して正当な意見を言うことのできる見識のある公衆が育ってくる。

14.7 参考文献

Bennett, P. (1999) Understanding responses to risk: some basic findings. In *Risk Communication and Public Health* (eds P. Bennett and K. Calman), pp. 3–19, Oxford University Press, Oxford.

Bennett, P., Coles, D. and McDonald, A. (1999) Risk communication as a decision process. In *Risk Communication and Public Health* (eds P. Bennett and K. Calman), pp. 207–221, Oxford University Press, Oxford.

Burke, D. (1999) The recent excitement over genetically modified foods. In *Risk Communication and Public Health* (eds P. Bennett and K. Calman), pp. 140–151, Oxford University Press, Oxford.

Chorus, I. and Bartram, J. (eds) (1999) *Toxic Cyanobacteria in Water. A Guide to Their Public Health Consequences, Monitoring and Management*, E & FN Spon, London.

Coles, D. (1999) The identification and management of risk: opening up the process. In *Risk Communication and Public Health*, (eds P. Bennett and K. Calman), pp. 195–204, Oxford University Press, Oxford.

Corvello, V.T. (1991) Risk comparison and risk communication: issues and problems in comparing health and environmental risk. In *Communicating Risks to the Public* (eds R.E. Kasperson and P.J.M. Stallen), pp. 79–118, Kluwer, Dordrecht.

Corvello, V.T. (1998) Risk communication. In *Handbook of Environmental Risk Assessment and Management* (ed. P. Callow), pp. 520–541, Blackwell Science, Oxford.

Cutlip, S.M., Center, A.H. and Broom, G.M. (1985) *Effective Public Relations*, Prentice-Hall, Englewood Cliffs, New Jersey.

Bennett, P. and Calman, K. (1999) Pulling the threads together. In *Risk Communication and Public Health* (eds P. Bennett and K. Calman), pp 205–206, Oxford University Press, Oxford.

Geldreich, E. (1996) *Microbial Quality of Water Supply in Distribution Systems*, CRC Press, Boca Raton, FL.

Georgiou, S., Langford, I.H., Bateman, I.J. and Turner, R.K. (1998) Determinants of willingness to pay for reductions in environmental health risks: a case study of bathing water quality. *Environment and Planning* **A**30, 577–594.

Holtgrave, Tinsley and Kay (1995) Encouraging risk reduction: A decision-making approach to message design. In *Designing Health Messages: Approaches from Communication, Theory and Public Health Practice* (eds E. Maibach and R.L. Parrott), pp. 24–40, Sage Publications, Thousand Oaks, CA.

Kasperson, R.E. and Stallen, P.J.M (1991) Chapter in *Communicating Risks to the Public*, (eds R.E. Kasperson and P.J.M. Stallen), Kluwer, Dordrecht.

Langford, I.H., Marris, C. and O'Riordan, T. (1999) Public reactions to risk: social structures, images of science, and the role of trust. In *Risk Communication and Public Health* (eds P. Bennett and K. Calman), pp. 33–50, Oxford University Press, Oxford.

Maibach, E. and Parrott, R.L. (1995) *Designing Health Messages: Approaches from Communication, Theory and Public Health Practice*, Sage Publications, Thousand Oaks, CA.

Marra, F.J. (1998) The importance of communication in excellent crisis management. *Australian Journal of Emergency Management* **13**(3), 7.

McCallum, D.B. and Anderson, L. (1991) Communicating about pesticides in the water. In *Communicating Risks to the Public* (eds R.E. Kasperson and P.J.M. Stallen), pp. 237–285, Kluwer, Dordrecht.

McKechnie, S. and Davies, S. (1999) Consumers and risk. In *Risk Communication and Public Health* (eds P. Bennett and K. Calman), pp. 170–182, Oxford University Press, Oxford.

Monahan, J. (1995) Thinking positively: Using positive affect when designing health messages. In *Designing Health Messages: Approaches from Communication, Theory and Public Health Practice* (eds E. Maibach and R.L. Parrott), pp. 81–98, Sage Publications, Thousand Oaks, CA.

O'Donnell, M., Platt, C. and Aston, R. (2000) Effect of a boil water notice on behaviour in the management of a water contamination incident. *Communicable Disease and Public Health* **3**(1), 56–59.

Renn, O. and Levine, D. (1991) Credibility and trust in risk communication. In *Communicating Risks to the Public* (eds R.E. Kasperson and P.J.M. Stallen) pp. 175–214, Kluwer, Dordrecht.

Sandman, P.M., Miller, P.M., Johnson, B.B. and Weinstein, N.D. (1993) Agency communication, community outrage and perception of risk: three simulation experiments. *Risk Analysis* **13**(6), 585–598.

Shaw, D. (1994) Cry Wolf Stories Permeate Coverage of Health Stories. *Los Angeles Times*, 12 September.

Weinstein, N.D. (1980) Unrealistic optimism about future life events. *Journal of Personality and Social Psychology* **39**, 806–820.

WHO (1993) Guidelines for drinking water quality. Volume 1. Recommendations. World Health Organization, Geneva.

WHO (1997) Guidelines for drinking-water quality. Volume 3. Surveillance and control of community supplies. World Health Organization, Geneva.

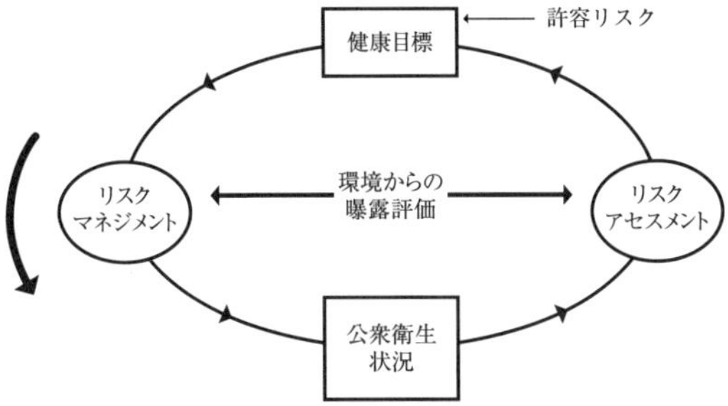

第 15 章

水道・衛生事業における経済評価と優先順位決定方法

Guy Hutton

あらゆる施策を実施するうえで，費用効果を算定することは必要なことであるが，その際の最も困難な問題の一つが，異なる便益を通貨価値により計量する方法である。本章は，優先順位決定のために有用ないくつかの手法について検討し，さらにそれらの水道・衛生事業の評価における応用について考察する。

15.1 はじめに

経済学とは，基本的にいくつかの対立する施策の中で希少な財源をいかにうまく利用して目的とする価値(例えば，利潤，健康，社会福祉など)を最大にするか，という問題を取り扱うものといえる。健康・保健の分野で政策決定者や事業実施に携わる者は，常に経済的な問題，すなわち限られた予算をいかに効率良く使って健康増進に対して最大の効果を得るかという問題に直面している。本章で取り上げる経済評価の手法は，費用-効果および費用-便益の比率に関する情報を要約することによっていくつかの代替案の費用と便益の評価を行い，政策決定のため有用な手段となり得るものである。また，経済的な評価を行うということは，政策立案の透明性や公平性を担保するという別の効果もあることにも注目する必要がある。

水道・衛生事業において経済学原理を応用するということは，財源配分という問題において興味深いものであるが，同時にまた，たいへん困難を伴うと予想されることでもある。というのは，健康・保健に関する施策の経済評価となると，健康・保健部門のみに限った費用と効用を中心にしてそのガイドラインが策定されることになるからである。他の多くの健康保持および増進を目的とした環境政策がそうであるように，水道・衛生事業は，以下の点で特殊性があるといえる。

- その性格上，規制的である(水質基準の達成などのように)。
- 部門間をまたがる協力を含み，健康・保健部門以外の部局により支出がなされることが多い(Varley *et al.* 1998)。
- 健康・保健のカテゴリーに含まれないが，しかし考慮する必要のある重要な効用(例えば，時間の節約，快適さの向上など)がある(Hutton 2000)。
- 定められた指針に沿うような形で効用評価をしにくい(複雑な要素の存在のため。例えば，Blum and Feachem 1983)。
- 効用についていろいろな研究がなされているが，それらが報告している効用は幅が広く(Esrey *et al.* 1985)，ケースごとの結果を一般化することが困難である。

以上のことより，水道・衛生事業を評価する適切な手法は，いまだに確定されていないことがおのずと理解できるであろう。実際に，水道・衛生事業の経済学を包括的にかつ十分満足できるレベルにおいて取り扱った研究は，これまでにほとんど発表されていない(Hutton 2000)。

さらに，開発途上国において水道・衛生事業を実施するうえで直面するとりわけ大きな問題は，現行のガイドラインや基準を達成するために必要となる支出額は，多くの国において非現実的であるということである（WHO 1997）。その結果，資金不足に悩む多くの途上国では，リスク-効用評価あるいは経済評価の手法により達成されるべきと決定された水質基準を満足する施策ではなく，費用がかからないから，あるいはより健康増進の効果が高いからという理由で他の対策が要求されることもある。しかしながら繰り返すが，水道・衛生事業の決定における費用効果解析の有効性の証明はきわめて限られたものでしかないといってよいだろう（Hutton 2000）。

本章では以上の背景をもとに，最近開発され，また多くの分野で支持されている経済評価手法によって水道・衛生事業における複数の代替案の評価が可能であるかについて議論を行い，さらに実際に経済評価を実施することを考えている方への参考となることをめざすものである。

15.2　経済評価の枠組み

15.2.1　経済評価の枠組みの概要

医学雑誌における経済評価に関する論文数は，この 20 年間，急増してきた。これは，医療政策の経済評価が財源配分の決定においてますます重要になってきたことを反映している（Elixhauser *et al.* 1993, 1998 ; HEED 2000 ; Walker and Fox-Rushby 2000）。Drummond *et al.*（1997）により提唱されてきた経済評価のガイドラインなどは，たとえ徐々にではあっても，これらの評価の質を向上するうえで大きな役割を果たしてきた（Adams *et al.* 1992 ; Baladi *et al.* 1998）。最近では，これらのガイドラインにより推奨された経済評価の枠組みは，投稿論文の査読過程において公式，非公式を問わず用いられてきており，さらに健康管理に関する研究助成機関の助成金配分においても用いられている。例えば，*British Medical Journal*（英国医学雑誌，BMJ）は，投稿論文の査読者や編集者が経済評価に関する論文を掲載するか否かを決定する際に参照すべき基準を取りまとめるために，経済評価ワーキンググループを組織している（Drummond and Jefferson 1996）。また，*New England Journal of Medicine*（ニューイングランド医学雑誌）は，United States Panel on Cost-

Efectiveness in Health and Medicine（米国保健医療費用効果審議会）が推薦した一連の論文を掲載している（Gold *et al.* 1996 ; Weinstein *et al.* 1996）。最近では，WHO（World Health Organization ；世界保健機関）が独自の費用効果評価ガイドラインの策定作業を進めている（Murray *et al.* 2000）。

これらの経済評価ガイドラインの主な目的は，経済評価手法になじみのない者に対しても，評価の様々な段階における手法選択の方法論を明らかにするとともに，複数の研究結果を統一的に比較できるようにすることにある。BMJ により推奨されている経済評価手法の構成の概要を **Box 15.1**（Drummond and Jefferson 1996）に示す。主たる 3 段階，すなわち，研究の構成，データ収集，データ解析と結果の考察，より構成されている。

Box 15.1　BMJ 経済評価ガイドラインの概要（Drummond and Jefferson 1996 より転載）

研究の構成

(1)　研究対象
- 研究対象となる問題の経済的視点からの重要性が示されなければならない。
- 経済評価において検討するべき仮説あるいは設定問題は，明確に記述されなければならない。
- 解析の視点（例えば，健康管理システム，社会など）は，明確に記述され，また妥当なものでなければならない。

(2)　代替案の選定
- 比較のために設定する代替プログラムあるいは代替施策の選定根拠が示されなければならない。
- 代替施策は，誰が，何を，誰に対して，どこで，どの程度の頻度で，などの項目について十分詳細に記述され，読者が自身の置かれている問題との対応関係を理解できるようでなければならない。

(3)　評価の方法
- 評価の方法，例えば，費用最小化分析，費用効果分析などが記述されなければならない。
- 設定された問題に対して，選択した評価方法が妥当なものであることが明確に示されなければならない。

データ収集

(4)　有効性に関するデータ
- 単独の事例について（例えば，単独の医療事業など）経済評価がなされる場合，事業計画や検討結果について詳細に記述する必要がある。例えば，対象とする人口規模，対象者の選定方法，個々人の医療行為を受けようとする意思により解析するかあるいは評価可能な対象者の数によるか，信頼性区間を考慮したサンプル数は妥当化か，などである。
- 数例の事例をまとめることにより包括的に経済評価が行われる場合，研究戦略や包括研究に加える際の基準など，事例の統合方法あるいは検証の相互解析方法などについての詳細を記述する必要がある。

(5)　便益の計測方法と数値手法について
- 経済評価における基礎的な指標，例えば，症状が確認された患者数，生存年数，質調整生存年数（QALY），支払意思などを明確に記述する必要がある。

・健康の価値を数値化する場合，その手法について詳しく記述する必要がある。例えば，time trade off，standard gamble，contingent valution（いずれも効用評価方法）などである。また，価値化する対象が誰であるか，例えば，患者であるか，一般大衆か，健康管理事業管理者であるか，についても記述する必要がある。
・生産性（間接的な便益）に対する影響を考慮する場合，それらは分離して解析し，全体の問題との関連性を中心に議論すべきである。

(6) 費用データ
・資金量は，それらの価格（単位費用）と分離して記述するべきである。
・資金量および価格（単位費用）両方の測定方法を示す必要がある。
・通貨および価格データが記録され，インフレ率あるいは通貨間の為替比率について詳細に記述する必要がある。

(7) モデル化
・経済評価に用いるモデル化手法，例えば，決定樹モデル（decision tree model），疫学モデル（epidemiology model），回帰モデル（regression model）などは詳細に記述する必要がある。
・モデルおよびモデル中のパラメータの選定については，その根拠を示す必要がある。

データ解析および結果の考察

(8) 費用および便益の発生の時間差に伴う修正
・費用および便益が考慮されている時点を示すこと。
・用いたインフレ率およびその選定根拠について示すこと。
・費用および便益の数値がインフレ率により修正されない場合は，その理由を説明すること。

(9) 許容可能な不確実性
・確率的データを用いる場合は，用いた確率モデルおよびモデル中の主な変数の信頼性区間を記述すること。
・感度解析を行う場合は，例えば，多変量解析，単変量解析，閾値分析など，用いた手法についてその詳細を記述すること。また，感度解析に用いた変数を選んだ理由および変数の変動範囲の設定根拠を示すこと。

(10) 結果の表示
・他の代替手段と比較しながら，増分分析，例えば生存年数の増分に対する費用の増分の計算などを行い，その結果を示すこと。
・生活水準の向上の効果など，得られた主な結果については，総体としてだけではなく細分した形でも示すこと。
・他の健康管理対策と費用効果などの比較をする場合は，対策の検討手法や対策を取り巻く状況においてある程度の同一性が証明される場合にのみ行うこと。
・当初に設定した問題に対して解答を示すこと。すべての結論は，示されたデータにのみに基づいたものでなければならず，条件の制限や留保事項などがある場合はそれらを明確にする必要がある。

現在の経済評価ガイドラインでは，費用効果の増加分（現状に対して，最善の代替案をとった場合の増分）を示すことを推奨しているが，最近ではそれに加え，何もしない（無対策）状況に対して各代替案の費用と結果を比較し，各案の費用効果の平均値を求めて提示することが受け入れられつつある（Murray *et al.* 2000）。多くの経済評価ガイドラインでは，事業実行者の決定に関する検討と，全国レベルの政策に関するものとを区別している。前者では，限界費用（費用の増加分）が，後者では平均費用がそれぞれ指標として用いられるのである（Drummond and Jefferson 1996）。

15.2.2　水道・衛生事業における経済評価の枠組みの特徴

すでに述べてきたように，現在の経済評価手法では，特に治療的行為など中核的健康・保健関連事業により実施されるような政策のみが考慮されることになるので，水道・衛生事業には適用範囲が狭くなってしまう恐れがある。環境・保健対策は，中核的保健・健康対策とは大きく異なっている。このことは，有名な Walsh and Warren（1980）の報告において記述されている重要な第一次予防対策群の中にごく限られた環境・保健対策しか含まれておらず，含まれていたとしてもほとんどの治療的な事業よりも費用効果がはるかに小さいことからも伺える。近年，開発途上国において多くの重要な国家的プロジェクトが策定されているが，環境・保健分野の事業はきわめて少ない。例外は，Jha *et al.*（1998）により提案されたギニアにおけるプロジェクトで，40 の健康・保健事業の中に汲取り便所の設置および安全な飲料水の供給が含まれている。しかしながら，このプロジェクトは，下痢症状の治療プロジェクトに比較して甚だしく費用効果が小さかったことが判明してしまった。これに対し，Varley *et al.*（1998）は，下痢症防止をするための環境・保健プロジェクトは，健康以外の便益を考慮するならば，経口再水化療法（oral rehydration therapy）など他の下痢対策に匹敵できるとしている。

したがって，環境・保健施策全般にいえることであるが，とりわけ水道・衛生事業に対して現状の経済評価ガイドラインを適用して費用効果の評価を行う際は，これら施策の特殊性を考慮する必要がある。これらの問題について掘り下げて議論する前に，水道・衛生事業の経済評価に関する既存の研究をレビューし，この問題の背景を整理してみよう。

15.3　水道・衛生事業における経済学

まず手始めに，キーワードと関連分野の研究者名を使って電子化されたデータベースにアクセスして検索を行い，水道と衛生の経済学に関する記事を調べた。この検索とレビューの目的は，実際に行われている水道・衛生事業について，費用効果を相互に比較することではなく，現在までに行われている研究の範囲をまず概観し，その後で研究手法および研究のレベルについて考察することである。検索の結果，水道・衛生事業の経済学として 24 の研究がリストアップされたが，それらの概要を**表 15.1** に示す。

表 15.1 は，水道・衛生事業に関する費用効果および疾病に起因する損害の評価に関する検討，水道・衛生事業に対する支払意思の数値化に関する検討，および水質改善に対する支払意思，費用，費用効果に関する検討の 3 つの種別に従って分類している。

単一条件下における一次データを用いて水道・衛生事業の費用効果を算定した研究は 1 つもなく，少なくとも 2 つの代替案について費用と結果を評価して「経済評価」に要求される基準(**Box 15.1**)を満足している研究は，たかだか 4 つしかない。Varley *et al.*(1998)は，様々な分野からの二次データを用いながら，多くの仮定をすることにより，開発途上国の仮想的な都市において水道・衛生事業の費用効果のモデル化を行っているが，この研究が最も総合的な研究であるといえる。Phillips (1993)は，手洗い行為による下痢防止の潜在的な費用効果について検討しており，その効果に関する既存の研究結果を用いて，施策の手続きの妥当性および財源の使

表 15.1 水道・衛生事業に関わる費用効果，罹病による損害，および支払意思についての研究

費用効果および疾病による損害に関する研究

研究の目的および実施国	考慮された費用	考慮された便益	文献
水道事業に関わる費用効果のレビュー	健康管理事業(レビュー)	罹病率および死亡率(レビュー)	Briscoe 1984
水系由来の疾病の発生による被害(米国)	健康管理および汚濁防止事業(一次データ)	罹病による損害(一次データ)	Harrington *et al.* 1989
罹病による損害算定の方法論	なし	罹病による損害(一次データ)	Paul and Mauskopf 1991
下痢対策のレビュー(開発途上国)	健康管理事業(二次データ)	避けることのできた罹病および死亡(二次データ)	Philips 1993
コレラの流行による損害(ペルー)	なし	罹病による損害(一次データ)	WASH 1993
水道・衛生事業の費用効果(開発途上国)	ソフトウェアおよびハードウェア(二次データ)	避けることのできた罹病および死亡，障害の期間を考慮して修正した寿命(二次データ)	Varley *et al.* 1998

水道・衛生事業に対する支払意思に関する研究

研究の目的および実施国	考慮された費用	考慮された便益	文献
各戸への水道管の接続に対する支払意思(ガーナ)	なし	支払意思(一次データ)	Boadu 1992
集落の共同水栓からの水供給(ハイチ)	なし	支払意思(一次データ)	Whittington *et al.* 1990a
各戸への水道管の接続に対する支払意思(ナイジェリア)	PIP(二次データ)	支払意思(一次データ)	Whittington *et al.* 1990b
水に対する支払意思－行商人，キオスク，井戸(ケニア)	なし	支払意思(一次データ)	Whittington *et al.* 1990c
水道管による水供給の改良に対する支払意思(ナイジェリア)	民間の行商人，ハードウェア(一次データ)	支払意思(一次データ)	Whittington *et al.* 1991
下水道施設に対する支払意思(カリブ海諸国)	なし	支払意思(一次データ)	Darling *et al.* 1992
支払意思の算定について考慮する時間(ナイジェリア)	なし	支払意思(一次データ)	Whittington *et al.* 1993
飲料水中の硝酸濃度の低減に対する支払意思(英国)	なし	支払意思(一次データ)	Hanley 1989
水供給と家屋の価格(フィリピン)	なし	支払意思(一次データ)	North and Griffin 1993
水道および衛生事業の改善に対する支払意思(ガーナ)	ハードウェア(一次データ)	支払意思(一次データ)	Whittington *et al.* 1993

水質の改善に対する支払意思，費用，および費用効果に関する研究

研究の目的および実施国	考慮された費用	考慮された便益	文献
工場排水の放流(フィリピン)	工場(二次データ)	なし	Dixon *et al.* 1986
硝酸汚染の軽減に関わる費用(英国)	工場(一次データ)	なし	Hanley 1989
硝酸汚染対策の費用効果に関するレビュー	汚染対策(レビュー)	支払意思，損害の回避(レビュー)	Hanley and Spash 1993
河川水の汚濁の防止に対する支払意思(韓国)	なし	支払意思(一次データ)	Kwak and Russell 1994
水道および衛生事業における費用回収のアプローチに関するレビュー	政府(二次データ)	支払意思(一次データ)	WHO 1994
水浴場の水質改善に対する支払意思(英国)	なし	支払意思(一次データ)	Giorgiou *et al.* 1996
河川水質改善に対する支払意思(中国)	なし	支払意思(一次データ)	Day and Mourato 1998
水浴場の水質改善に対する支払意思(ポルトガル)	なし	支払意思(一次データ)	Machado and Mourato 1999

用方法としての妥当性を示して，費用効果の算定を行っている。Briscoe (1984) は，水道・衛生事業における費用効果の評価手法について検討しており，その中で，下痢症状を引き起こす疾病の発生を減少させるための施策として，水道・衛生事業には経口治療と十分対抗できるだけの費用効果があるという仮説を支持するデータを示している。実際の水道・衛生事業において必要な費用を算定した研究はほとんどなく，算定を行っている研究も他の国からのデータを流用して用いているものがほとんどである (Varley *et al.* 1998)。

水供給システムの評価を行っている研究の多くは，供給側を中心に考えており，現実の，あるいは潜在的な水利用者の支払意思額を数値化して，費用回収の方法について検討を行っている。支払意思額の数値化に関する研究のほとんどは，(a) 使用者に対する飲料水の入手可能性や水質の向上の価値，あるいは (b) 親水利用を考慮した時の表流水 (河川，湖沼，沿岸域) の水質改善の価値，のいずれかを数値化している。支払意思額に関する研究のほとんどは，水道水の供給量と水質の向上に対する潜在的な需要曲線を得るために仮想市場法 (contingent valuation method：CVM) を用いており，またそれらの多くは，実際の水道の市場価格を求め，それを支払意思額と比較している (Whittington *et al.* 1990a,b)。また，民間企業による水道・衛生事業への参入に関するいくつかの選択肢について，先進国および開発途上国において実施されたケーススタディを用いて考察を行っている研究もある (Franceys 1997)。

今回レビューした文献では，水道，水質対策および衛生事業に関し，費用，費用効果，支払意思額，罹患による損害などをはじめとするいくつかの経済的視点が網羅されていた。しかし，複数の代替案について費用と便益を数量化し，社会あるいは健康・保健部門の視点からみた最も効果的な政策を選択するための情報を政策立案者に対して与えるような研究はほとんどみられなかった。全体として，水道・衛生事業における経済性に対してはあまり注意が払われてなかったように思われる。

以上より，水道・衛生事業の特殊性を考慮し，しかも他の健康・保健政策と経済性を比較できるような経済評価の枠組みの開発が必要であることがわかるであろう。後節では，これらの十分な説明と理解が求められるいくつかの論点についての述べることにする。

15.4 水道・衛生事業において経済評価の枠組みを適用する際の論点

本節では，水道・衛生事業における経済評価ガイドラインを適用する際に発生する問題点について検討する。

15.4.1　検討の視点：考慮すべき便益

Berman(1982)は，費用効果による対策の比較は，解析において考慮される効果以外の重要な効用が得られるような対策を過小評価することになり，とりわけ，広範な種々の効用を生み出すような事業に対しては不適切であることを指摘している。健康・保健事業の中で広範な種々の効用を生み出すものの良い例が水道・衛生事業である。例えば，WASH(1993)は以下のように指摘している。

> 「水道・衛生事業における効用を数量化する際は，水を手に入れる場所が身近になることによる自由時間の増加などの直接的経済効果，商業的効用(社会基盤の整備による投資やその他の機会の増加など)，および医療費の節約という直接的効果と罹病率の減少による生産性の向上という間接的効果の両方を含む健康上の効用を考慮すべきである」。

水道・衛生事業により獲得できる基本的な効用についての分類を**表 15.2** に示す(Postle 1997)。

水道・衛生事業による受益者として考慮すべき対象を決定した後に 2 つの大きな問題が発生する。第一は，経済評価において考慮すべき便益は何かという問題である。第二は，どのように事業の受益者を決定し，さらに彼らが事業の費用回収に応じる意思があるかどうかをどのようにして見極めるかという問題である。

15.4.1.1　考慮すべき便益の決定

第一の問題に対しては，単独の省庁であるか政府全体であるか，消費者であるか，産業界であるか，あるいは社会全体であるかにかかわらず，政策決定者(または研究の実施者)の視点が関係する。経済評価ガイドラインは，社会的視点を用いるこ

表 15.2　水道・衛生事業の社会的便益の分類

便益の対象	便益の種類	分類
厚生部局	厚生事業の効果としての支出削減：脱水症状の経口療法用物品，抗生物質，人件費	医療費の削減
	毒物管理センターの支出削減	医療費の削減
	将来の支出削減(あまり多くないが，それほど深刻でない病状に対する事業など)	医療費の削減
第三当事者の患者＊1	健康管理業務に対する支払の削減	医療費の削減
	罹病率および死亡率の減少	健康の便益
	平均余命の増加	健康の便益
	健康に関連した生活水準の増大	健康の便益
	往診に対する直接費用の削減(現金支払費用)	医療費の削減
	将来の医療および社会福祉費用の削減	医療費の削減
	労働や勉学を休む時間の減少，勤務中や学業中の効率の向上など生産性や資本形成活動の向上	生産性の損失の回避
	リスク回避に関わる金銭(投資または一時的費用)および時間などの消費の削減	防止的費用の削減
患者の家族や世話人	介護時間の減少(仕事へ復帰)	生産性の損失の回避
	医療への現金支払費用の削減	医療費の削減
	リスク回避に関わる消費の削減(上を参考のこと)	防止的費用の削減
産業	農作物用灌漑用水の水質向上，水産業水揚げ量の増加，海洋における生態系の保持など，水質浄化がもたらす直接的経済効用	健康以外の便益
	従業員の病気休暇の減少(有給の病気休暇は，生産力を落とすことになる)	余計な支出の回避
	医療費の削減	医療費の削減
	予防的支出の削減	防止的費用の削減
他の政府省庁	運営および管理に関わる費用の削減	余計な支出の回避
	予防的支出の削減	防止的費用の削減
消費者	運営および管理に関わる費用の削減	余計な支出の回避
	水道水供給の利便性の向上，快適性の向上(洗濯やリクレーション用途)，非利用価値(オプション価値，存在価値，遺産価値)	健康以外の便益

＊1　仮に環境・衛生事業がなければ罹患したであろう患者。

と[水道・衛生事業に関して，Philips(1993)によって支持されている考えである]を推奨しているが，政府内の省庁や部局ごとに予算が分割されている状況を考慮すると，政府内の各部局が共同して水道・衛生事業の計画立案や予算措置の実行に取り組むというのでなければ，包括的な「社会的」視点に立って費用効果を評価することの動機はなかなか見出せない。例えば，純粋に健康・保健部局内部での解析をする場合，健康を得ることの効用と医療費への影響のみが考慮されることになるであろう。水道事業がいろいろな効用を生み出すことができることは経験的に明らかである(例えば，Briscoe 1984 ； Whittington 1990a,b,c,1991)が，厚生省にとっては，健康以外の多くの便益にはあまり関心がないであろう。

また，水道・衛生事業の評価をするうえで，どのような健康関連の便益を考慮するべきかという問題に関しては，これまでに議論がなされてきた。Feachem(1986)は，Berman(1982)と Briscoe(1984)の例を引用して次のように述べる。

「複合的な効用をもたらすような事業に対して費用効果解析を適用しようとすると，きわめて大きな困難にぶつかることになり，それは避けることができない。水道・衛生事業はその極端な例である。水道・衛生事業は乳児集団における下痢の罹患率に対して大きく影響するが，同時に他の年齢集団においても下痢を防止し，他の感染症の発症を低減し，さらに健康以外の多様な便益をもたらすかもしれない」。

このような見解に立つと，多くの研究(例えば，5 歳以下の子供集団における下痢の発症率低下への影響を考慮して，水道・衛生事業の費用効果をモデル化した研究(Varley *et al.* 1998 など)は，総括的な健康上の便益を過小評価し，さらに水道・衛生事業の真の費用効果をも過小に評価する結果となるであろう。

考慮すべき便益の決定に影響を与えるもう一つの要素は，データが入手可能であるか，あるいは容易に入手可能であるかという問題，つまり便益を数量化が可能であるかという問題である(詳細は後述する)。解析方法を計画している段階では，最も重要なデータの欠落あるいはデータの不確実性が生じるのはどこかという問題について考え，それをまず最初に解決すべきである。**表 15.2** に示されているデータの多くは，政府機関の記録などから簡単に入手可能なものとなっているであろう。しかしながら，他のデータ，例えば個人の生産性，危険回避のための支出や時間の減少量，リクレーション用途や水利用によらない便益などに関する情報は，特別な努力をしないと入手できないであろう。**表 15.2** に示した便益に関しては，必ずしもすべてのデータが入手可能ではないことは認識する必要があるが，データがないからといって，費用効果解析において考慮されるべき重要な便益を排除することをけっして正当化してはならない。

15.4.1.2　費用回収目的のための受益者の特定

第二の問題，すなわち費用回収方法の特定の問題，を解決するためには，きわめて多くの研究が行われてきており，この分野での方法論は進歩してきた。例えば，Whittington らは，貧困な人々でさえも水道供給の改善に対しては多大な出費をする意思があることを指摘してきた。また，Franceys(1997)は，どのようにして民間企業が水道・衛生事業に参入することが可能となるかについて，例を示しながら説明している。

表 15.2 は，実態的な損失(健康上の損失や経済的損失)または実態的でない損失(非利用価値)のどちらかを回避させることできる健康・保健事業に対して，支出する意思がある様々な部局が存在することを示している。「疾病の損害」(cost of illness：COI)という概念を用いる手法は，罹病を防ぐための総括的な支払意思額を見積もるためのものであるが，「実態的な損害の大きさ」を決定するために役立つものであると考えられてきた。Mills(1991)が指摘しているように，疾病の損害を考慮することにより，費用-効果解析(cost-effectiveness analysis)と費用-便益解析(cost-benefit analysis)の違いを曖昧してきたと考えられる。しかし，もし費用効果の数量化において健康以外の便益を考慮することが技術論的に誤りであったとすると，支払意思額の決定の妥当性に関して疑問が生じてくる。その一方で，もし便益が測定可能であり，費用回収が可能であることの証拠として用いられるのであれば，部門間を越えた協力は容易になるであろう。というのは，財源が不足するプロジェクトに対しては，利害関係者は関心がないからである。

不十分な水道および衛生施設によりもたらされる間接的な経済損害を回避することの重要性は，Paul and Mauskopf(1991)により行われたペルーにおけるコレラの流行の影響に関する研究において示されている。同研究では，コレラの流行による経済的損害の 4 分の 3 は間接的な生産力の損失によるものと見積もられ，罹病に起因するものが 260 万 US ドル，死亡に起因するものが 9 390 万 US ドルとしている。その他の損害は，専門家の損失というマクロ経済的影響が 810 万 US ドル，観光業における損害が 1 540 万 US ドル，国内生産への損害が 2 690 万 US ドルとしている。全損害額は 2 億 US ドルであるが，そのうち，健康・保健部局の事業により回避可能なのは，コレラ患者への治療および大衆への教育キャンペーンを通した 5 300 万 US ドルのみであると推定している。以上の試算より，消費者，産業，他の政府部局など，他の受益者も，そのような集団感染が再び発生することを防止するために，資金を支出する意思があるであろうことが伺える。

WASH(1993)は，水道・衛生事業の影響としては，以上のような疾病に起因する短期的な損害に加えて，死亡率の減少に起因する人口増加率の変化や，貯蓄率や登校率の変化に伴う実物資本形成の変化などの長期的な影響があることを示している。

費用回収に関する問題の一つは，支出額の大部分が短期間で回収される必要があると考えられるにもかかわらず，すべての便益がただちに認識可能ではないことが多いということである。このような財政上の制限から，仮想的な調査では多くの部局が水道・衛生事業への支払意思を持っているにもかかわらず，発生する前の便益のために支出する意思を実際に持っている部局はほとんどないと考えられる。

15.4.2　検討の視点：考慮すべき費用

本項では，経済評価をするうえで，どのような環境・保健事業の費用を考慮すべきかという点について，様々な視点から検討する。**表 15.3** は，水道・衛生事業に関連して費用を負担するであろう部局の範囲をリストアップしたものである。考慮すべき費用については，以下のようにいくつかの問題があるが，ここではこれらのすべてについて議論することはできない。

- 状況が異なると，水道・衛生事業関連の施設の費用はどのようになるか。
- 経済評価ガイドラインは，どの費用を考慮するよう推奨しているのか。
- 全体の費用のどの程度の割合が健康・保健部局が支出すべきものであるか。
- 健康・保健部局以外の費用を加えること，あるいは除外することは，費用効果に対してどのような影響を与え得るか。
- 健康・保健部局は，非健康・保健関連部局の費用の肩代わりについてどの程度まで関心を持つべきか。また逆に，他の部局は，健康・保健部局への資金的援助についてどの程度まで関心を持つべきか。
- 水道・衛生事業へ支出している部局の範囲を考慮した時，どの費用までが費用効果の計算に考慮されるべきか。

表 15.3　水道・衛生事業における費用の分類

費用の負担者	費用の種類*[1]
健康・保健部局	保健教育のアウトリーチとメディア
	疫学的調査や経済評価などの研究のための費用
	モニタリングおよび検査
産業	排出基準の遵守*[2]
農業	水道事業に伴う土地利用の変化
地方自治体	排水処理事業
	浄水事業
他の政府・公共部局	基準の遵守状況の検査
	清浄な水道水の供給と水質の保持(新たな水源の探索)
	水道および下水道管きょの敷設(管きょ，汲取り便所，掘削設備，労働力)
	ハードウェアの修理
	浄水事業
	教育活動
消費者	排水基準の遵守
	産業界により転嫁された価格増加分

*[1]　水道·衛生事業と関連のない費用(初期および寿命の延長の)を含む。費用の中には，実際は別の費用負担者(第一列に示したもの)により支出されるものもあることに注意されたい。

*[2]　基準には 2 種類の基本的な効果がある。第一は，基準が特定の地方のみに適用される場合であり，生産者に対しては負担を課することになって，利潤が少なくなるか，支払う賃金が少なくなるか，あるいは操業を中止するかのどれかの結果となる。第二は，基準が産業界全体に対して課せられる場合で，費用は価格に転嫁される形で消費者に移行するか，企業努力により費用を削減をして価格を維持するかのどちらかになる。

医療分野の文献(**表 15.1**)には，費用に関するデータが不足しており，WHO の小冊子で水道・衛生事業における資金運用に関する記述がみられるが(WHO 1994)，一次データを入手しない限り，1 番目の問に答えることはきわめて困難である。Varley *et al.* (1998)は，「ハードウェアコスト」が 72 US ドル/戸/年であり，「ソフトウェアコスト」が 3 US ドル/戸/年であると見積もっているが，施設の規模，場所，および性能によりこの値がどのように変わるかについては記述がない。しかしながら，これらの数字から，水道・衛生事業に関わる費用のかなりの部分は，伝統的に健康・保健部局によって支出されるものではないとされているハードウェアコストであることがわかる。

第二の問題に関してであるが，純粋に健康・保健部局のみにおける費用効果を算定する時には，考慮すべき費用は健康・保健部局により支払われる費用のみであるべきである。この見解は，Varley *et al.*(1998)により支持されており，水道・衛生事業の費用は，健康・保険事業予算に含まれるべきであるとしている。このことは，水道・衛生事業の成果は，健康・保健事業予算の獲得の助けになるようなものであることからも正当化される。一方，Briscoe(1984)は，水道・衛生事業の費用はすべて考慮すべきであるが，利用者の支払意思額を差し引くべきとしている(サービス提供部局の正味の費用を求めるため)。

現在の経済評価ガイドラインにより推奨されている方法の抱えている問題は，水道・衛生事業に対して支出される非健康・保健事業関連予算はゼロであることが暗黙のうちに仮定されているということである。したがって，これらの事業に対して社会全体から財源が割り当てられたとしても，それを最適に利用することはないであろう。WASH(1993)は，以下のように述べている。

「水道・衛生事業による経済的効果を総括的に解析する際には，建設費用，地域コミュニティ組織と参加に関連する費用，研修費用，運転および保守管理の継続費用などを考慮するべきである」。

15.4.3　便益の貨幣価値化

経済評価ガイドラインでは，可能であれば経済的価値を用いて評価することを推奨している。通常の場合，市場価格は，経済的価値の良い指標である。しかしながら，経済評価においては，以下の 2 つの問題に直面する。

- 市場価格は，経済的価値を表さない。というのは，市場には，独占，補助金あるいは税金などの影響によりひずみが存在するからである。それらの要因の存在により，価格は，「真の」市場価格を表すものではなくなる。もし，市場価格と経済的価値の乖離が大きいと疑われる場合は，修正をすることが望まれる。例えば，医療費に含まれる利潤分がわかっている場合は，それを差し引くのがよい。
- 市場価格は，経済的価値を表すのに有効ではない。これはより深刻な問題である。というのは，支払意思額の算定に他の手段を使うほかなく，最適な数量化方法について深刻な議論が残されることになるからである。

以上の背景より本節では，支払意思(WTP)法を用いて異なる種類の便益を数量化することに関して，数種類の方法を取り上げて，それらの長所と短所をまとめることを目的とする。経済学分野の文献より，以下の 4 種類の支払意思額の数量化手法が確認できる(Hanley and Spash 1993；Postle 1997)。

・市場価格
・家計内生産関数(household production function)
・顕示選好法(revealed preference)
・仮想市場法(contingent valuation)

以下ではこれらの手法について概要を簡単に説明して，それらの長所と短所について考察する。**表 15.4** は，いくつかの便益の数量化に対する 4 つの手法の適用についてまとめたものである。

表 15.4　環境・保健事業の便益の数量化方法の選択

便益の種類		支払意思額の数量化方法＊1			
		市場価格	家計内生産関数	顕示選好法	仮想市場法
健康関連の便益	生活水準の向上				◎
	寿命の増大				◎
	医療費の削減	◎			○
	介護に使う時間の削減	◎			○
	介護に必要な旅行費用の削減	◎			○
	予防的支出の削減		◎	○	○
	生産性の向上	◎			○
	病気休暇の減少	◎			○
健康に関連しない便益	競争力の増大	◎			○
	ランニングコストの削減	◎			○
	緊急時サービスの削減	◎			○
	利便性の向上	◎		○	◎
	快適性の向上	○	○	○	◎
	非利用オプション価値＊2			○	◎
	非利用存在価値＊2			○	◎
	非利用遺産価値＊2			○	◎

◎：最適な方法，○：次善の方法
＊1　方法については本文を参照のこと。
＊2　説明については本文を参照のこと。

15.4.3.1　商品および活動の市場価格

環境の質の変化に伴う費用および便益の数量化には，市場価格が用いられる。先に説明した疾病損害法や，取替原価法市場価格により財産に対する損害を数量化している取替原価法の場合もそうである。これらの方法では，市場価格が経済的価値を表し，補助金や税金は含まれていないことを仮定している。

基本的には，市場の存在するところで価値の変化を数量化する場合，市場価格を用いることは可能である。例えば医療費の変化分は，削減された治療行為の数に，治療行為当りの費用を乗じて総和を計算することで求められる。市場価格は，「人的資源法」においても用いられ，そこでは，人の生命，病気であった期間，病気からの回復などは，将来獲得するであろう所得を用いて数量化される。計算は，労働から離れる日数や十分に働くことができない日数が少なくなることにより個人の生産性が向上するとし，その価値を見積もることにより行われる。もしある人が成人する前に死亡した場合は，同人が死亡しなかったとして将来獲得するであろう所得の総額が喪失生産性として見積もられることが多い。人的資源法は，生活用水の運搬に要する時間が削減されることによる経済価値など，健康関連でない時間節約の価値化にも用いられる。

人的資源法は，おそらく健康への影響の価値化に対しては最も適用困難であり，またその適用については，最も議論の分かれる手法でもある（Freeman Ⅲ 1993）。人的資源法の最大の欠点は，ある一定の死亡確率の減少を獲得するために個々人がどれだけの金額を支払う意思があるかという点について情報が与えられないことである（Fisher 1981）。また，社会への貢献は，考慮されず，個人にとって重要である非市場的な活動や余暇時間や余暇活動の喪失は，無視している。また，個人が実際に仕事を休む日数や年数は，不確実性が高いことも問題である（Hanley and Spash 1993）。したがって，人的資源法は，注意して用いるとともに，その結果は，適切に解釈しなければならない。

15.4.3.2　家計内生産関数

生産関数法は，商品の生産やサービスを提供する民間企業，およびプラスの効用を生み出すサービスを提供する家庭のどちらに対しても適用できる。例えば，家庭では水道水が汚染された場合，水処理機器を購入するか水を煮沸するかの対応をとることになり，家計の支出と時間の使い方に変化が起こるであろう。これらの行為は，緩和的行為または予防的支出と呼ばれる。水質向上の価値は，予防的支出の減少から直接推定することができる(Courant and Porter 1981)。しかしながら予防的支出は，便益のすべての側面を反映しない可能性や，便益を過大に評価する可能性もある。また，適用範囲が広いわけではなく，個人がある結果を防止するために行動を変えるような場合にのみ適用が可能である。適用にあたっては，個人の行動を調査することが必要であり，人間の行動に影響を与える多くの複雑な要素(行動様式，所得，リスクに対する感覚など)のために，結果は場合により全く異なってくることも予想される。

もう一つの方法である「トラベルコスト法」は，健康価値の数量化に用いられることはなかったが，水辺の持つリクレーション価値など，環境価値を数量化する方法としては有用であるとされている。トラベルコスト法は，旅行が単なる環境価値以外の理由により実行されることもあるのではないかという弱点も抱えている。

15.4.3.3　顕示選好法

顕示選好法(ヘドニック法とも呼ばれる)は，環境サービス(水道事業など)の水準と，市場で流通している物品の価格(家屋)の関係を探るものである。文献でみられるほとんどの研究は，この関係を決定する際に回帰法を用いている。本法には，多くの標本数が必要であり，変数のバイアスの無視，複数本の回帰線，関数の形の選択の誤り，市場区分を考慮しないこと，市場の環境商品の影響の無視，モデルが仮定している制限に適合しないケースの存在，などの問題が起こりうる(Hanley and Spash 1993)。

その他に顕示選好法は，職業間のリスクの大きさの違いに起因する賃金の差により，罹病率や死亡率のリスクの差の価値化をする場面でも用いられている。理論的根拠は，労働者が本質的に危険な仕事(あるいは忌み嫌われる仕事)を引き受ける時は，特別な報償を受けるはずであるということで，その金額に関する情報が各個人が業務に付随するであろう病気や若年期の死に対して考える黙示的な価値を推定するために利用される。そして，この方法により，たとえ多少不正確であったとしても，死のリスクが減少することに対する黙示的な支払意思額や死のリスクの増大に対する受け入れ意思を数量化することができる。しかしながら，本法は，水道・衛生事業へ適応することには限界があり，また弱点もいくつかある(Hanley and Spash 1993)。

15.4.3.4　仮想市場評価法

本法は，人々に対し，仮想的な市場において非市場的な商品を価値化するよう依頼するものである。仮想市場評価法により，健康や公共物(例えば，清浄な大気や景観)など，市場において取引されない広範囲な商品に対して経済価値を数量化することが可能になる。本法は，1970 年代および 1980 年代において実施された膨大な実験的あるいは理論的検討による改良を経て，財政経済学者に広く受け入れられているものである(Hanley and Spash 1993)。仮想市場評価法は，消費者集団から選ばれた標本を注意深く構成された仮想的な市場内に置き，環境サービスの水準の向上に対する支払意思額(あるいは受け入れ補償意思額)を直接聞き取ることにより行われる。その後，消費者より得られた掛け値のデータは集計され，仮想市場における需要曲線が決定される。

仮想市場評価法は，他の方法に比べていくつかの長所がある。

- 非利用価値を考慮することができる。例えば，ある環境物に対して，たとえ各個人がこれを利用しなくてもその存在のみのから認識することのできる便益などがこれに相当する。非利用価値は，オプション価値(各個人が将来それを利用しようとするかもしれないという可能性の価値)，存在価値(環境物が存在するという事実に対して，それを利用するしないにかかわらず個人が抱く価値)，遺産価値(個人が将来の世代において享受して欲しいと願う価値)の 3 つに分けられる。
- 研究の目的に適合した市場の変数や特性を考慮するように自分で方法を設計することができる。例えば，健康上の効果に対して，支払意思額のみを考慮するようにすることもできるし，また，生産性効果や回避支出を考慮することもできる。
- 各個人が，けがや病気が自分自身に対して及ぼすであろう真の損害を考慮することを可能とする。適応する場が異なっても結果には同一性が認められ，また，繰返し試験の結果も良好であり，本法の結果に再現性があることが示されている。Whittington *et al.*(1990a)は，仮想市場評価法がハイチの極貧の文字の読めない集団において価値を明らかにするために適切な手法であることを示しており，そこで妥当でかつ一貫性のある解答を示している。

しかしながら本法には，バイアス，反抗的さし値，検証手段の欠如，研究に費用がかかるなど根本的な問題点もある。

15.4.3.5 結　論

(もし市場が存在すれば)市場評価法は，現在の価格と行動様式を利用するために多くの場合に有効であり，最良な方法である。しかしながら，市場が存在しない場合，代替の市場あるいはアンケート結果から，市場の行動パターンを推定しなければならない。一般に，仮想市場法は，その信頼性やアンケートを当初の目的に合致するように変更できることなどから，顕示選好法よりも優れていると考えられている。家計内生産関数法は，予防的支出や健康便益に関連した活動しか価値化できないため，最も適用性が低い。

支払意思額の一般的な考え方は，経済学者の間で広く受け入れられているのであるが，どのような価値化手法を用いたとしても，以下のような方法論的な問題が依然として存在している。

- 理性的な個人集団を仮定している。
- 人々は，選択肢について十分に情報を与えられていると仮定している。
- 市場が有効に機能すると仮定している。
- 価値を集計すると，多数派の選択は，少数派の選択を圧倒してしまうということ。多数派の集団が十分に情報を与えられていない場合は特に問題である。
- 費用-便益解析では，本質的な価値は人類のみに存在しているとし，動物，植物，その他の自然資源は考慮されない。したがって，費用-便益解析は人間中心であり，人類自身が価値があると認めた非人間物に関してのみ価値が考慮される。別の言い方をすると，少なくとも 1 人の人間の効用関数あるいは 1 つの民間企業の生産性関数に入ってこない環境物は，経済的な価値がないということになる(Hanley and Spash 1993)。Field(1997)は，すべての生きるものが将来にわたって継続して利用することが可能な環境を保持しなければならないという「社会的宗教的責務に基づく価値」を用いることを提案している。

15.4.4 将来の費用と便益の割引

経済評価ガイドラインによると，経済評価の時間軸は，十分に長く，代替手段のすべての効果を考慮できるようでなければならないとされ，将来発生する費用と便益は，割り引いて評価し，現在価値に修正することを推奨している。割引を実施することの根拠は，各個人は，将来の価値を割り引いて考えるという観察結果に基づいている。

・将来は，現在より裕福になっていると予想する。
・将来への投資にはリスクが付き物である。
・人々は，将来の消費よりも現在の消費を好む。

経済評価ガイドラインはまた，貨幣価値と健康上の結果は同じ率で割り引くべきであるとしている。Weinstein *et al.*（1996）は，人々はその人生を通して，貨幣価値を健康上の価値と取り替える，あるいはその逆のことを行う機会があるので，将来の健康上の価値は，将来の費用と同じ率で割り引くべきであるとしている。したがって，健康上の価値の割引をうまくしないと，将来にわたって取るべき選択を誤ることになってしまう。

表 15.5 は，割引率が高いと，将来の所得を正味の現在価値に直すといかに減少してしまうかを示している。

表 15.5　異なる年齢グループに対する将来所得の総計（通貨単位は任意）の正味の現在価値
(Landefield and Seskin 1982)

年齢グループ	割引率		
	2.5 %	6 %	10 %
1 ～ 4 歳	405 802	109 368	31 918
20 ～ 24 歳	515 741	285 165	170 707
40 ～ 44 歳	333 533	242 600	180 352
65 ～ 69 歳	25 331	21 807	18 825

では，どのようにして割引率を決定するのであろうか。また，すべての健康・保健事業の費用および便益に対して，同一の割引の値を用いるべきなのであろうか。Weinstein *et al.*（1996）は，異なる解析の間に統一性を確保するため，割引率の決定には，ある種の決まりが必要であると指摘しており，理論的な考察によると，真の割引率は，時間先取り，すなわち現在および将来に発生する事柄に対してそれぞれ考える価値の差に依存するはずであるとしている。このことは，例えば国債などのリスクのない長期債券の利率においても反映されている。ちなみに国債の利率は実績によると年間 3 %前後であり，感度解析に際しては，0 ～ 7 %の間の率が推奨されている。

割引率とその経済評価における役割に関わる議論に対して，環境プロジェクトの分野の研究者は，大きな関心を払ってきており，この問題は，健康関連であるか健康関連でないかにかかわらず，プロジェクト一般における中核的な関心事である。Baldwin（1983）は，農村部における水道事業について以下のように問題を投げかけている。「割引を行うことで，将来において発生する便益のますます多くの部分が考慮されなくなってしまう」。したがって，水道・衛生事業と治療的事業について費用効果を比較すると，治療的な事業の効果は即効的であるために，水道・衛生事業は不利になってしまう。また，水道・衛生事業に関わる費用の多くの部分は，プロジェクトの初期段階で投資されるため，割引率がプラスであると，ローテクノロジーによる治療的事業の費用は相対的に小さくなる。

これに対し多くの解決方法が提案されてきたが，割引率の決定に関して，厳しい批判を集めることのないような他の方法はただの一つもない。短期的な費用が大きく，長期的な効果が大きい水道・保健事業は，その逆の傾向を持つ他の健康・保健事業と比較すると，割引をすることにより費用効果の値が相対的に小さくなってしまうが，研究者あるいは政策決定者は，割引率の値がそれらの傾向に与える影響について認識しておく必要がある。

15.4.5　不確実性の取扱い

不確実性の問題，およびどのようにして不確実性を取り扱うかという問題は，費用効果解析，とりわけ水道・衛生事業において重要な役割を果たす。不確実性は，ある実行の結果に関する情報不足(データの不確実性)，手法における同意の欠如(モデルの不確実性)，またはデータが事例をまたいで流用される際の不確実性(一般性)に起因する(Briggs *et al.* 1994)。データの不確実性には，測定における不確実性，将来の価値の推定に関わる不確実性，科学的不確実性(因果関係など)，または費用や便益が発生する時点の不確実性などからなる(Postle 1997)。モデルの不確実性は，経済価値の数量化モデル，割引率，考慮すべき費用と便益の選択，などに起因するが，詳細はすでに述べた。一般性に関わる不確実性は，ある事例(村レベル，町レベル，国レベルなどにかかわらず)における費用効果の値が，他の事例でも当てはまるかどうか，そしてもし当てはまらない場合は，修正を加えることによって，より良い予測が可能であるかどうかという問題でもある。

15.4.5.1　水道・衛生事業の効果

Briscoe(1984)は，「水道・衛生事業が人々の健康へもたらすであろう影響の評価は，病状に対してより直接的に対応する他の基本的な健康管理事業の評価に比べてはるかに問題が多い」と発言している。水道・衛生事業の効果における不確実性が多くの他種類の健康・保健事業に比べて多いであろうことの理由はいくつかある。第一に，自然環境あるいは人間環境の変化による健康影響について，無作為化比較試験(randomised controlled trial)のような比較実験を行うことは難しく(Luken 1985)，したがって，健康影響を推定するためには，通常，多くの仮定が必要となるということである。Blum and Feachem(1983)は，水道・衛生事業への投資による下痢性疾病の対策としての効果について，その数量化を試みてきた過去の疫学的調査における方法論的な問題点を示している。その中には，対照が不十分であること，ランダム化における 1 つのクラスタのサンプル数が不足していること，比較されていない交絡した変数があること，健康に関する指標にはバイアスがあること，健康に関する指標の定義が曖昧であること，年齢の影響の解析がうまくできていないこと，施設利用の記録がないこと，季節的影響の解析が不十分であることなどが含まれている。したがって，水道・衛生事業による健康への影響を数量化すると，治療的対策に比較して信頼性区間が広くなってしまう。というのは，治療的対策の効果に関する研究ははるかに詳細な検討がなされているからである(コクラン共同計画により収集された疫学的な情報により証明されている)。

第二に，用量-反応関係において根本的な不確定性があり，水道・衛生事業の効果についても不確実性が免れないということである。Machado and Mourato(1999)は，大腸菌や連鎖球菌の濃度による健康リスクを評価する場合に用いる用量-反応関係を決定する際に発生する，場所ごとの濃度の相異，気象条件や時期の違い，個人的特徴(性別，年齢，健康状態，衛生状態)などに起因する問題点について考察し，これらの要因はすべて，水道水の汚染の程度に影響を与えることを指摘している。以上より，ある特定の条件における用量-反応関係の適切な理解のためには，サブグループ解析が必要であることが理解できる。

第三に，用量-反応関係の不確実性の原因について，はっきりしたことがわかっていないため，事例ごとの効果のデータの一般化作業がきわめて不確実な過程となってしまうことである。例えば，Hanley and Spash(1993)は，硝酸性窒素汚染対策の効果は地下水の浸透率に依存するが，これは場所による特性がきわめて大きいことを指摘している。このことにより，文献レビューにより効果に関するデータを集めることが適切であるかどうかについて，深刻な問題が生じることになる。例えば Varley *et al.*(1998)は 65 の研究をレビューし，仮想的な開発途上国の都市で実施した水道・衛生事業による効果について，あり得る最小値の範囲を求めている。実際の事業の効果も，その範囲の中に納まると考えられるが，そのような場合，考慮している状況と類似した条件において実施された検討の中で最も上質なものを選んで，その結果を用いる方が効果の不確定性の範囲が狭まり，費用効果の不確実性も減少するので，好ましい方法なのではないかと思われる。

15.4.5.2　水道・衛生事業に関わる費用

前に述べたように，水道・衛生事業に関わる費用に関しては，既存の医学分野の文献中にはごく限られた一次データしか存在していない。検索して得られた費用効果の研究は，二次データを多く使用しており，そのため費用効果の値の不確実性が大きくなっている。ということは，これら既存の費用効果の研究を用いて事業計画の評価を行おうとする研究者や政策決定者は，時代遅れの，あるいは不適切な費用データを用いてしまうということになりかねない。

したがって，この問題に対応するために２つの方法が推奨される。第一は，感度解析を行い，費用における不確実性が全体の費用効果の値に与える影響について定量化を行うことである。そのことにより，費用効果の値は，点推定値としてではなく，ある範囲を持った値として表現されることになる。例えば Luken (1985) は，基準を遵守するために必要な費用の算定において，最悪のシナリオと最善のシナリオの２つを用いることを提案している。しかし，政策決定者がいくつかの選択肢を考慮する時は，それらに伴うリスクを比較考量すると考えられるが，この方法では，予想されるいくつかの結果に対してそれらの発生確率を示すことができない。

第二の方法は，研究者や政策決定者がインターネットや地方および国際的機関，医学雑誌において発表されている費用データなどを通じて，費用に関する情報にアクセスしやすくすることである。これらの費用データは，総合的で（水道・衛生事業のすべての側面を含み）かつ詳細でなければならず，そのことにより，必要な資材や施設について多様なタイプや仕様についての費用データを得ることが可能となる。

15.5　結　論

本章で示した経済評価ガイドライン (Drummond and Jefferson 1996) は，主流の医療経済学者たちのコンセンサスを反映していること，広範囲の健康・保健事業について費用効果の値の一貫性や比較可能性を改善していることなどから，重要なものであると位置付けられる。しかしながら，これらのガイドラインを水道・衛生事業へ適用する際には限界や短所がいくつかあり，これらのことについては本章で述べてきたとおりである。その中には，費用効果の算定に際してどのような費用や効用を考慮すべきかという問題や，将来発生する費用や便益を評価するための割引率の選定に起因する不確実性が含まれている。また，このような検討をする研究者は，便益の数量化手法に依り，それぞれ長所と短所があることを認識する必要があるが，本章ではこの問題についても簡単な考察をした。水道・衛生事業はその性質上，費用効果の数量化を困難にする要因を多く持っている。費用や効果に関する明確な根拠は現在のところ欠如あるいはきわめて乏しく，事例ごとの費用効果を一般化する際には不確実性が伴う。

本章では，水道・衛生事業に対して経済評価を行う際に発生する問題点を浮き彫りにした。しかしながら，国際的なガイドラインと国内の法制度との適合性を問題にするのであれば，これらの経済評価手法は，事業の費用効果と地元への適合性を評価する際に重要な役割を果たすことはいうまでもない。将来のガイドラインの役割は，このような経済評価の標準化方法と指針を与えることであろう。

15.6 参考文献

Adams, M.E., McGall, N.T. *et al.* (1992) Economic analysis in randomized control trials. *Medical Care* **30**(3), 231–243.

Baladi, J., Menon, D. *et al.* (1998) Use of economic evaluation guidelines: Two years' experience in Canada. *Health Economics* **7**(3), 221–227.

Baldwin, G. (1983) Why present value calculations should not be used in choosing rural water supply technology. *World Development* **11**, 12.

Berman, P.A. (1982) Selective primary health care: Is efficient sufficient? *Social Science and Medicine* **16**, 1054–1059.

Blum, D. and Feachem, R. (1983) Measuring the impact of water supply and sanitation investments on diarrhoeal diseases: problems of methodology. *International Journal of Epidemiology* **12**, 357–365.

Boadu, F. (1992) Contingent valuation for household water in rural Ghana. *Journal of Agricultural Economics* **43**, 458–465.

Briggs, A., Sculpher, M. and Buxton, M. (1994) Uncertainty in the economic evaluation of health care technologies: The role of sensitivity analysis. *Health Economics* **3**, 95–104.

Briscoe, J. (1984) Water supply and health in developing countries: Selective primary health care revisited. *American Journal of Public Health* **74**(9), 1009–1013.

Courant, P. and Porter, R. (1981) Averting expenditures and the costs of pollution. *Journal of Environmental Economics and Management* **8**, 321–329.

Darling, A.H., Gomez, C., *et al.* (1993) The question of a public sewerage system in a Caribbean country: A case study. Environmental economics and natural resource management in developing countries. World Bank, Washington DC.

Day, B. and Mourato, S. (1998) Willingness to pay for water quality maintenance in Chinese rivers. CSERGE Working Paper WM 98-02.

Dixon, J.A., Scura, L F. *et al.* (1986) *Economic Analysis of Environmental Impacts*, Earthscan, London.

Drummond, M.F. and Jefferson, T.O. (1996) Guidelines for authors and peer reviewers of economic submissions to the BMJ. *British Medical Journal* **313**, 275–283.

Drummond, M.F., O'Brien, B., Stoddart, G.L. and Torrance, G.W. (1997) *Methods for the Economic Evaluation of Health Care Programmes*, 2nd edn, Oxford University Press, Oxford.

Elixhauser, A., Luce, B.R., Taylor, W.R. and Reblando, J. (1993). Health care CBA/CEA: an update on the growth and composition of the literature. *Medical Care* **31**(7 suppl), JS1-11, JS18–149.

Elixhauser, A., Halpern, M., Schmier, J. and Luce, B.R. (1998) Health care CBA and CEA from 1991 to 1996: an updated bibliography. *Medical Care* **36**(5 suppl), MS1-9, MS18–147.

Esrey, S., Feachem, R. and Hughes, J.M. (1985) Interventions for the control of diarrhoeal diseases among young children: Improving water supplies and excreta disposal facilities. *Bulletin of the World Health Organization* **63**, 757–772.

Feachem, R. (1986) Preventing diarrhoea: What are the policy options? *Health Policy and Planning* **1**(2), 109–117.

Field, B.C. (1997) *Environmental Economics*, McGraw-Hill, UK.

Fisher, A.C. (1981) *Resource and Environmental Economics*, Cambridge University Press, Cambridge.

Franceys, R. (1997) Private sector participation in the water and sanitation sector. UK Department for International Development Occasional Paper No. 3, London.

Freeman III, M. (1993) The measurement of environmental and resource values. Theory and methods. Resources for the Future, Washington DC.

Georgiou, S., Langford, I. *et al.* (1996) Determinants of individuals' willingness to pay for reduction in environmental health risks: A case study of bathing water quality. CSERGE Working Paper GEC 96-14.

Gold, M.R., Siegel, J.E., Russell, L.B. and Weinstein, M.C. (1996) *Cost-effectiveness in Health and Medicine*, Oxford University Press, Oxford.

Hanley N. (1989) Problems in valuing environmental improvements resulting from agricultural policy changes: The case of nitrate pollution. Discussion paper no. 89/1, Economics Dept, University of Stirling, UK.

Hanley, N. and Spash, C.L. (1993) *Cost-benefit Analysis and the Environment*, Edward Elgar, Cheltenham, UK.

Harrington, W., Krupnick, A.J. *et al.* (1989) The economic losses of a waterborne disease outbreak. *Journal of Urban Economics* **25**, 116–137.

HEED (2000) Health Economic Evaluations Database. Office of Health Economics, UK. See www.ohe/org/HEED.htm

Hutton, G. (2000) Contribution to WHO guidelines on cost-effectiveness analysis: considerations in evaluating environmental health interventions. Unpublished working document, Cluster of Sustainable Development and Healthy Environments, WHO.

Jha, P., Bangoura, O. and Ranson, K. (1998) The cost-effectiveness of 40 health interventions in Guinea. *Health Policy and Planning* **13**(3), 249–262.

Kwak, S.J. and Russell, C.S. (1994) Contingent valuation in Korean environmental planning: A pilot application for the protection of drinking water in Seoul. *Environmental and Resource Economics* **4**, 511–526.

Landefield, S. and Seskin, E. (1982) The economic value of life: Linking theory to practice. *American Journal of Public Health* **72**, 6, 555–566.

Luken, R.A. (1985) The emerging role of benefit-cost analysis in the regulatory process at EPA. *Environmental Health Perspectives* **62**, 373–379.

Machado, F. and Mourato, S. (1999) Improving the assessment of water-related health impacts: Evidence from coastal waters in Portugal. CSERGE Working Paper GEC 99-09.

Mills, A. (1991) The economics of malaria control. Waiting for the vaccine, Wiley, Chichester.

Murray, C.J., Evans, D.B., *et al.* (2000) Development of WHO guidelines on generalised cost-effectiveness analysis. *Health Economics* **9**(3), 235–252.

North, J. and Griffin, C. (1993) Water source as a housing characteristic: Hedonic property valuation and willingness to pay for water. *Water Resources Research* **29**(7), 1923–1929.

Paul, M. and Mauskopf, J. (1991) Cost-of-illness methodologies for water-related diseases in developing countries. Water and Sanitation Health Project, US AID.

Phillips, M. (1993) Setting global priorities for strategies to control diarrhoeal disease: the contribution of cost-effectiveness analysis. In *Health Economics Research in Developing Countries* (eds A. Mills and K. Lee), Oxford University Press, Oxford.

Postle, M. (1997) Cost-benefit analysis in chemical risk management. Risk and Policy Analysts Ltd, International Council for Metals and the Environment, Ottawa, Canada.

Varley, R., Tarvid, J. *et al.* (1998) A reassessment of the cost effectiveness of water and sanitation interventions in programmes for controlling childhood diarrhoea. *Bulletin of the World Health Organization* **76**(6), 617–631.

Walker, D. and Fox-Rushby, J. (2000) Economic evaluation and parasitic diseases: A critique of the internal and external validity of published studies. *Tropical Medicine and International Health* **5**, 4, 237–249.

Walsh, J.A. and Warren, K.S. (1980) Selective primary health-care: An interim strategy for disease control in developing countries. *Social Science and Medicine* **14C**, 145–163.

WASH (1993) The economic impact of the cholera epidemic in Peru: An application of the cost-of-illness methodology. Water and Sanitation for Health Project, Field Report 415.

Weinstein, M.C., Siegel, J.E. *et al.* (1996) Recommendations of the panel on cost-effectiveness in health and medicine. *Journal of the American Medical Association* **276**(15), 1253–1258.

Whittington, D., Mu, X. *et al.* (1990a) Calculating the value of time spent collecting water: Some estimates for Ukunda, Kenya. *World Development* **18**, 2.

Whittington, D., Briscoe, J. *et al.* (1990b) Estimating the willingness to pay for water services in developing countries: A case study of the use of contingent valuation surveys in Southern Haiti. *Economic Development and Cultural Change*, 293–311.

Whittington, D., Okorafor, A. *et al.* (1990c) Strategy for cost recovery in the rural water sector: A case study of Nsukka district, Anambra state, Nigeria. *Water Resources Research* **26**(9), 1899–1913.

Whittington, D., Lauria, D.T. *et al.* (1991) A study of water vending and willingness to pay for water in Onitsha, Nigeria. *World Development* **19**(2/3), 179–198.

Whittington, D., Smith, V.K. *et al.* (1992) Giving respondents time to think in contingent valuation studies: A developing country application. *Journal of Environmental Economics and Management* **22**, 205–225.
Whittington, D., Lauria, D.T. *et al.* (1993) Household demand for improved sanitation services in Camas, Ghana: A contingent valuation study. *Water Resources Research* **29**(6), 1539–1560.
WHO (1994) Financial management of water supply and sanitation. A handbook. World Health Organization, Geneva.
WHO (1997) Health and environment in sustainable development. Five years after the summit. World Health Organization (WHO/EHG/97.8), Geneva.

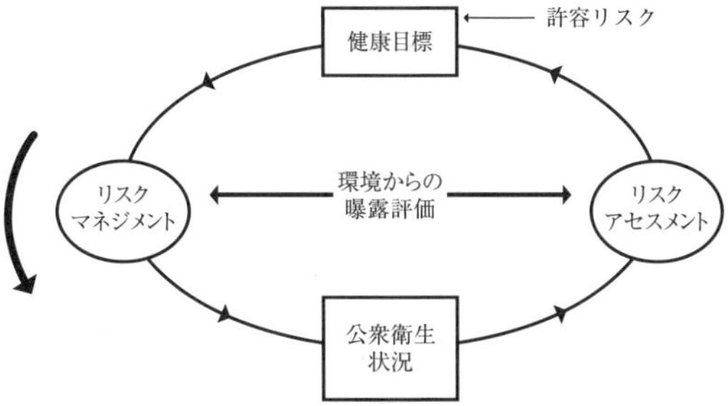

第 16 章

ガイドラインの設定：いくつかの実務的観点から

Marcos von Sperling and Badri Fattal

水資源の質を保全するために適切な法律を制定することは，世界各国の環境開発において不可欠である。ガイドラインを，単なる強制のためではなく，公衆衛生と環境保全政策を統合した政策として実行可能な基準にするための努力が，多くの国で行われてきた。本章では，特に開発途上国の状況に力点を置いて，そのプロセスを検討する。

16.1 はじめに

ガイドラインを設定する際に重要なプロセスの一つは，WHO（World Health Organization ；世界保健機関）が定めたような一般的なガイドラインの概念や指針，あるいは数値を，各国がそれぞれ自国に定める品質基準に修正あるいは適合させることである。WHO ガイドラインは，本来，包括的な性質を有し，世界全体の公衆衛生の保護が目的である。各国の基準は各国が自ら定めるものであり，法律的性格を持ち，それぞれの国の実情に合わせて設定される。国の政治構造に依存して地域レベルでの基準が設定される場合もある。経済・社会・文化的側面，疾病の蔓延状況，環境条件，許容リスク，技術レベルなどはすべて，国あるいは地域によって異なるので，WHO ガイドラインを国／地域の基準に変換する際には，各国あるいは各地域がこれらの相違について十分配慮する必要がある。この適合がきわめて重要である。基準として設定する前の段階で，ガイドラインについて適切な検討がなされた場合は，健康の保護と環境開発にきわめて有用な手段となりうる。一方，ガイドラインについて事前の検討が不十分な場合，不信，挫折，不要な財政支出，持続性のない制度化など，種々の問題が生じることになる。基準に関しては，正当で論理的かつ科学的な根拠に基づくべきであり，計測あるいは予測した便益の達成か，コストリスクの最小化を意図して設定すべきである（Johnstone and Horan 1994）。

16.2 先進国と開発途上国間の比較

先進国と開発途上国について，両者を比較することや，これらについて一般論を述べることは非常に難しい。両グループ間に隔たりがあるだけでなく，同じグループ内の国の間にも大きな隔たりがある。本章では，開発途上国においてガイドラインを設定する際に重要となるいくつかの事項を明確にし，開発途上国に適したアプローチの必要性を例証する。

先進国の場合，依然として多数の問題が存在していて完全に解消されたわけではないものの，初歩的な段階の水質汚染問題はかなり解決してきた。しかし，開発途上国の現状は対立する 2 つの圧力下にある。すなわち，一方では基準濃度レベルを低下させようとする国際的な傾向に従うための努力を払いながら，他方では環境破壊の進行を食い止めることができない状態にある。多くの国々の現状を考慮した場合，衛生管理を目的とするインフラストラクチャーを整備しても人口増加に追いつかない。水と衛生の管理を目的とする法律が履行されるかどうかは，政治的な思惑に大きく依存する。しかしながら，たとえ政治的な思惑が存在している場合であっても，逼迫した財政が最終的な障害となって法律の履行が困難となり，環境の復元および公衆衛生の維持に不可欠な対策を講じることができないのが実情である。時間の経過とともに，目標値と達成可能値の格差，法律と現実の格差が拡大していく。

図 16.1 は，先進国と開発途上国の飲料水の現状について，微生物学的観点から両者を比較したものである。この例では，先進国も開発途上国も同一の微生物基準を採用している。先進国の場合，ほとんどの期間で基準を満たしていて，突発的に生じる基準超過が主要な関心事である。しかしながら，開発途上国の場合，汚染レベルがまだ一貫して非常に高く，実際の濃度と基準値とのギャップを減少させようとする，まさに基準達成のための努力が払われる。

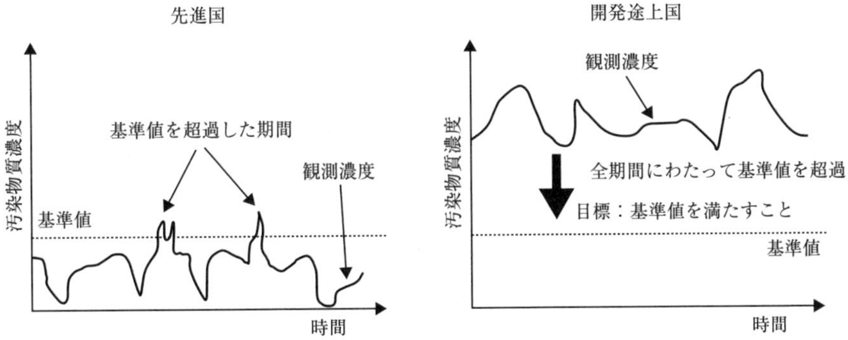

図 16.1　基準値に対する準拠状況：先進国と開発途上国の比較

国の水質基準を設定することは，適正な水処理技術の導入につながる。現在，排水処理に利用可能な多数の様々なシステムがある。多様な排水処理システムが存在し，そのうえ水質基準が各国で異なることが処理技術の選択に影響する。先進諸国でも重要な問題であるが，開発途上国では費用と運転要件が非常に決定的である。開発途上国にとってさらに重大なことは，都市部，都市周辺部，未開発地域間に著しい格差が存在していることである。これらの要因を考慮して，所期の目的を達成できる最適なシステムを選択しなければならない。開発途上国におけるもう一つの要因は，他国の専門家の知識かもしれない。外国のコンサルタント会社は，開発途上国に適切か，あるいは当国に有効かという視点からというよりは，むしろ彼らが熟知しているデータおよび情報に基づいて助言することがある。

図 16.2 は，上水および排水処理システムを選択する際に考慮しなければならない要点を先進国と開発途上国間で比較したものである。

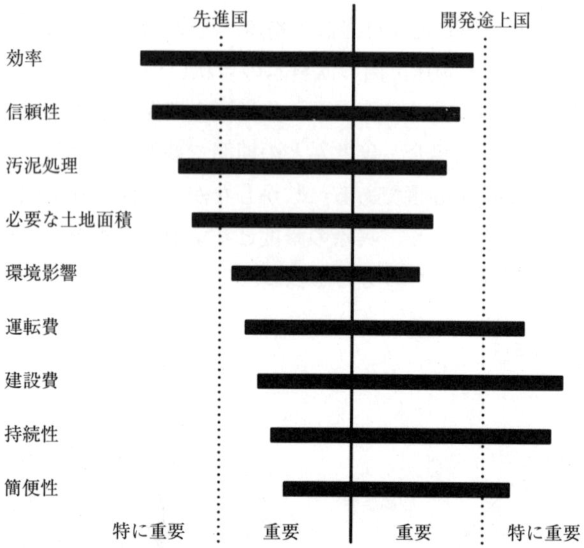

図 16.2　上水および排水処理システムを選択する際の重要事項：先進国と開発途上国との比較

個々の国にそれぞれ特殊性があり，また開発途上国間で著しい相違があるので，比較は必然的に一般的なものになっている。項目は，先進諸国において重要性の高いものから順に並べてある。先進諸国では，一般に，処理効率，処理の信頼性，汚泥処理，必要な土地面積が重要項目である。これらの項目は，開発途上国においても同様の順位であるが，先進国よりも重要度が低い。先進国に比べて開発途上国での重要度が高いのは次の項目である（von Sperling 1996）。

・建設費
・持続性
・簡便性
・運転費

16.3 開発途上国における基準設定および履行に関する典型的な問題

複数の研究者は，開発途上国において排水基準を設定することが適当でなく，また困難であると論じている。Johnstone and Horan(1994，1996)は，興味深い論文を発表している。その中で，基準の法的側面と河川の水質について分析し，英国，他の先進国，開発途上国におけるいろいろなシナリオを比較検討した。Von Sperling と Nascimento は，ブラジルの法的規制について詳細な研究を行い(von Sperling 1998)，様々な水利用に関する水質基準の許容最大濃度(Nascimento and von Sperling 1998)，大腸菌群の基準値，分析技術の感度(Nascimento and von Sperling 1999)，水と排水の基準を調整するための希釈率(河川流量／排水流量)について比較した(von Sperling 2000)。

表 16.1 は，ことに開発途上国において基準を設定して履行する場合に発生する一般的な問題と，さらに，国際貿易やサービスのグローバライゼーションも関係する問題を抽出したものである。開発途上国と先進国の両方において企業による排水処理が増加しているが，(異なった基準に基づいて)異なったレベルのサービスを提供していることが容認されている現状は問題である。

表からも明らかなように，実状に基づくガイドラインの十分な検討および現実的な予測に基づく基準の適用以外に有効な方法は存在しないのである。

16.4 基準の段階的実施

一般に給排水システムの段階的な充実は，ユニットの規模と数を物理的に拡張することによって行われる。1つのプラントを例に挙げると，第一段階では2基のタンクを建設し，(例えば，人口増加のために)流入負荷の増加が確認された後に第二段階として他のタンクを増設する。この段階的な実施は，初期の建設費を削減するのに不可欠である。

しかしながら，こと開発途上国においては，これとは異なった意味での段階的実施も考慮しなければならない。それは，上水や排水の水質を段階的に向上させることである。通常，初期の段階では最高の効果を発揮しているとはいえない(または，初期のプロセスではすべての汚染物質を除去することはできない)がその後，(財政

表 16.1　基準値の設定と実施に伴う一般的な問題：開発途上国の場合

問題点	理想的状況	通常の結果
ガイドラインをそのまま国家レベルの基準値としてみなす。	ガイドラインは，世界共通の一般的基準である。各国は，固有の状況に応じてガイドラインを適宜修正し，国家レベルの基準値を設定しなければならない。	通常，開発途上国では，基準の適正化が実施されていない。このため，各国固有の事情が配慮されないまま世界レベルのガイドラインが国内基準として直接的に適用されている。
ガイドラインを目標値ではなく絶対的な数値として取り扱う。	ガイドラインの数値は，目標値として取り扱わなければならず，達成するまでの期間は各国の技術，組織，経済などの実情に応じる。	ガイドライン値が厳格な絶対的数値として取り扱われるため，単に「達成」あるいは「違反」と判定されてしまい，多くの国々が基準を満たすことができない現状が認識されない。
基準値をただちに達成しない保護策については，認可の取得あるいは財源の確保が困難である。	たとえ基準値の即時達成が困難な場合であっても，監督官庁が認可を，また，財源支援組織が資金を提供することにより，水質を段階的に改善する（例：排水処理プラント）。	当局の計画に基づいてただちに基準値が達成されない水質改善策については，管轄機関あるいは財源支援機関から支援が提供されない。認可の取得あるいは財源の確保が困難な場合，ただちに対策を実行することは不可能である。たとえ認可されても，財源が確保されなければ理想的な方法で解決することはできない。その結果，改善対策が実行されることはない。
極度に厳格な基準値あるいは過度に寛大な基準値が設定されている場合がある。	基準は，水質のクライテリアと用途を反映すべきである。	通常，基準値は，水の安全使用を保証できるレベルよりもきわめて厳しい。このようなケースでは達成されないのが普通である。設計者が安全係数を追加することを求めるためにコストが上昇する。一方，基準値が過度に寛容である場合，水を所期の目的で使用する際の安全性が保証されない。
排水基準値が水質基準値に対応するように設定されていない。	汚染を管理するという観点から，目標は，水質を維持することである。しかし，排水基準に関しては，希釈作用あるいは水本体が有する自浄作用を考慮して，水質基準に適合するように設定しなければならない。	たとえ水質基準が水質の目標に基づいて適正に設定されても，排水基準が水質基準に対応していない場合がある。したがって，水を保護するという目的は保証されない。
基準値を満たすための技術力が欠如している。	管理技術は，各国の財政状況に依存する。適正な技術の導入を常に追求しなければならない。	既存の対策技術は，多くの場合，開発途上国にとって財政負担が大きすぎる。技術上の問題，政治的な意思の欠如，国内における優先順位の相違などのいずれかの理由により，水質管理策が実施されない。
監視規定が定められていないかあるいは不適切である。	監視規定とサンプリングの頻度を定め，結果を統計的に正確な方法で分析しなければならない。監視に伴うコストについては，総合的な管理構造の中で考慮する必要がある。	通常，監視規定が定められることはないため，検査結果を評価することは困難である。
達成率に関する規定が定められていない。	監視結果および基準値の準拠状況をどのように解釈するか明らかにすべきである（例：平均値，最大値，絶対値，パーセンタイル，その他の基準値）。	検査結果の取扱いに関する詳細な規定が定められていないため，異なる解釈が導かれることがある。結果的に基準値が満たされたか否かについても見解が分かれてしまう。
制度上，支援開発および基準実施の監督がなされない。	基準値を効率的に運用するためには，適切なインフラストラクチャーと，認可，指導，汚染行為の防止，基準の徹底を管理する法律上の立場が必要である。	多数の国々において，適切な法律の構築が不十分であるか準備不足であるため，基準の実施に伴う各種の作業を管理できない。

面での支援によって)より効果的なシステムへ段階的に移行し，汚染物質がより目標レベルに近いところまで除去されるというように，多くの状況で段階的に改善することが可能である。計画が綿密に立てられ，かつスケジュールが明確になっているのであれば，初期段階で一時的に基準レベルを超える数値が記録されたとしても，それは許容されうる。ただし，一時的な状況が慢性化しないように最善の努力を払わなければならないのは当然のことである(開発途上国では，一時的な状態が慢性化する場合が多い)。このように，段階的に対策を講じて上水や排水の水質を向上させることは，基準値を大幅に超過し，それがいつ解消されるか予測できない状況と比べれば，確実ではるかに望ましい。

排水処理を実行する場合の 2 つの案を**図 16.3** に示した。ある国が基準値を即座に達成できる処理プラントの導入を決定した場合，多大で集中的な努力を強いられる可能性がある。なぜなら，本来の水質がおそらく非常に劣悪であるからである(特に開発途上国では)。当然ながら，この努力には多大な費用負担を伴うため，大多数の開発途上国においては実現が不可能となり，結果的に計画の実現が延期されたり，最終的にはプラントが建設されないということになりかねない。他方，ある国が部分的な処理のみを実施する場合は，資金面での問題は発生しないだろう。そして，たとえ基準値が満たされないとしても，ある程度水質は改善され，健康および環境面でのリスクは軽減される。この場合，基準値は目標値として取り扱われ，可能となった時点で達成されればよいのである。環境関連の官庁機関の役割は，問題解決のパートナーであり，将来的な視点に立って計画を立案することである。そ

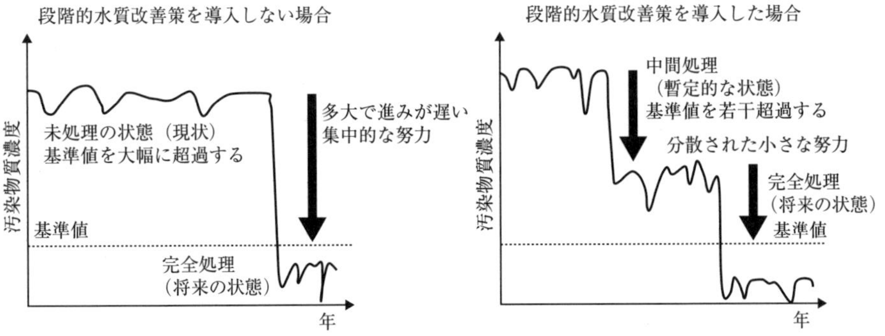

図 16.3　水質の段階的改善の概念

の後，適時追加財源が確保され，最終的には水質基準値を満たすことができるようになる。この場合，基準値の達成は，段階的実施なしに行う場合よりも早期になろう。

開発途上国においては，段階的に発展させなければならないのは，上水および排水システムだけでなく，国家レベルの水質基準についても同様である。次のような状況が想定される。

・開発途上国の法律で基準値を目標値とみなすことが明言されている場合，国の基準値はガイドラインと同一値となる。しかしながら，段階的実施の場合は複雑で，目標値が達成されたならば以前の数値レベルに戻ってはならないというただし書きが必要となる。

・法律で目標値の概念が明確に規定されていない場合，規制濃度の数値は段階的に厳しくしなければならない。基準値を定期的に修正し，最終的にはガイドラインの数値と同一になるようにしなければならない。理想的には，段階的な実

表 16.2　基準と公衆衛生管理のためのインフラストラクチャーを段階的に整備する場合の利点

利点	コメント
汚染発生源の側にとって，段階的な投資によって水質改善対策を実行することが可能である。	汚染源の側および，または水質管理当局は，多くの場合にみられる適切な範囲を超えた多額の資本投下よりも，各段階に資本を分散して投下することの方がより実現しやすいことを認識する。
当面の建設費を削減することが可能である。	初期時点で多額の建設費を一度に支払うよりも，建設費を各段階に分散する方が現在の価値が軽減される。(インフレによって)利率が高くなっている国では，この方法が特に有効である。
第一段階の費用-便益性は，その後の段階よりも高い。	初期段階においては，環境条件が劣悪であるため，通常比較的低コストで大きな便益をあげることができる。その後の段階では，利益の増加が低下する一方で，関連コストが上昇する(利益の減少)。
実際の水あるいは排水の性質を判定することができる。	システムの運営には監視も含まれ，その結果として水あるいは排水の性質について熟知するようになる。したがって，第二段階以降の設計は，文献から採用した一般的な数値ではなく，実際の経験に基づくデータによって可能となる。
現在のシステム運営を最大限度活用することにより，物理的な拡張は必ずしも必要とはされない。	実際にシステムを運営することにより，システムの機能について十分理解できるようになる。このような経験を通して，いくつかのケースでは，設備を必ずしも物理的に拡張しなくてもプロセスを最適化(システム効率／性能の向上)することができる。第一段階は，パイロットプラントと類似したプロセスとみなされる。
第二段階で新しい技術あるいはさらに進歩したプロセスを導入するための時間および機会がある。	時間の経過に伴い，水および排水処理を行うための新しいプロセスあるいはより効率的なプロセスの有効性が増加する。第二段階以降のプロセスでは，これらの高性能技術あるいは安価な技術を利用することができる。このような利益を単一プロセスで得ることは不可能である。
自国に適した基準を設定するための時間的余裕がある。	長期的なシステム運営から得られた経験，さらには水質管理，健康管理，環境問題の観点から長所・短所を評価することにより，個々の地域の状況に最適な基準を確立することができる。
適当な規制の枠組みや法律を構築するための十分な時間および環境が整う。	第二段階以降のプロセスでは，システムが拡大し，これに伴ってシステムの管理，必要なインフラストラクチャーの構築，規制と執行のための法律は，実際の経験に基づいていっそう改善される。

施スケジュールを明確に規定し，十分かつ適正な導入期間を設定しなければならない。
・ある国において特殊な条件が存在する場合，それに関連した基準値は，ガイドラインの数値と必ずしも一致させる必要はない。

基準値と衛生上のインフラストラクチャーの整備を段階的に実施する場合の利点を**表 16.2** で詳述する。

段階的アプローチを実行する場合の重要な課題は，どのようにしたら第一段階に続く第二段階の改善プロセスを中断することなく確実に実行させることができるかである。財政的な制限により，第二段階は無期延期となる危険性が高いが，この場合，第一段階で実行されていなかったシステムを考えることを第二段階の実施よりも優先させなければならない事態に至ったと考えることがある。たとえそれが正当な理由であっても，単なる言い訳に変わりはない。監督官庁あるいは責任機関は，規定の改善に直接の責任を有する機関と協力し，一連の審査項目を設定しなければならない。これらの項目には，第一段階に関連する最小の干渉とそれに引き続く必要な対策，利益，コスト，スケジュールなどの仕様が含まれるべきである。責任の所在を明確にしておくこともまた水質改善を継続させるために有効である。

16.5 公平の原理

公平の原理は，WHO の根本的精神に由来するものであり，人種，文化，宗教，居住地域，経済状態の如何にかかわらず，あらゆる人々に等しい生存期間と生活の質が与えられるというものである。概して，生活の質が低い理由は環境の状態に関係がある。生活の質の改善は，つまり環境の質の向上である。この原理に基づくならば，先進国と開発途上国で異なる環境基準値が適用されることは，正当化できない。

ガイドライン値を絶対的な数値として取り扱う場合，それを達成できるのは先進諸国に限定され，開発途上国には必要な投資を行う余裕すらないだろう。しかしながら，ガイドライン値を目標値として取り扱う場合，達成するまでの期間は国ごとに異なり，短期間であったり中期間であったり，また長期間を要する国もあるだろうが，すべての国が最終的に目標値を達成することが可能である。

16.6 コストの概念

ガイドラインや基準についてのどのような分析も，コストの概念を含めなければ不完全で，単なる研究にすぎない。基準のシステムあるいは衛生上のインフラストラクチャーを導入する場合，費用-便益分析を行うことが理想的である。ただし，健康とは関係のない利益も存在し，これらについては説明が困難であることも理解しておかなければならない(**第 15 章**参照)。しかしながら，費用-便益分析で良好な結果が得られた場合であっても，開発途上国には必要な費用を負担するための財源がなく，システムが導入されない場合が多い。このような理由から，段階的なシステムの導入とガイドラインを目標値と考えるのが妥当であるといえる。

16.7 ケーススタディ

水質基準の保護レベルと費用-便益性を考慮し，維持することが可能な基準値を設定することが世界的に必要とされており，特に財政難に直面している開発途上国においては，このような基準値が求められている。間違ったアプローチをとった場合，開発途上国の数百に及ぶ都市において基準値を満たすことができなくなる。過去に，これらの都市は盲目的に他の地域を真似た結果，何も改善されなかった経緯がある。これは，最善策の達成を主張するあまりに発生した過去の悲劇である。このケーススタディでは，コストに基づいて基準値を定めた場合に生じる許容可能なリスクとコメントについて考慮しつつ，農業における下水の再利用のための既存の微生物ガイドラインによって保護されるレベルについて検討する。本書では，Shuval *et al.* (1997)の報告から引用した手法をもとに，著者の許可を得て修正を加えた。

16.7.1 背　景

1982 年，世界銀行と WHO は，下水灌漑のための微生物ガイドライン(revaluation of microbial guidelines for wastewater irrigation)の改訂を基本とした合理的な健康基準を策定することを目的として，大規模な多機関共同研究を開始した。この研究には独立した研究者らによる 3 チームが参加し，下水灌漑に伴う健康上のリスクについて疫学的および技術的根拠の両側面から再検討した(Feachem *et al.* 1983 ; Shuval *et al.* 1986 ; Strauss and Blumenthal 1989)。これらの研究結果に基づき，農業と水耕栽培における下水の利用に関するWHO健康ガイドライン(WHO 1989 ;詳細は**第2章**を参照)が策定された。同ガイドラインでは，生食野菜の灌漑に使用される下水の糞便性大腸菌群(FC)を平均1 000個/100 mLとし，蠕虫卵を1個/L未満とすることが推奨された。これらの新しいガイドラインは，国連食糧農業機関(FAO)，国連開発計画(UNDP)，国連環境計画(UNEP)，世界銀行などの多数の国際機関によって広く受け入れられており，また，フランス健康局(French health authority)をはじめとし，多数の開発途上国および先進国政府によっても採用されている。

1992年には，米国環境保護庁(US Environmental Protection Agency : USEPA)と米国国際開発局(US Agency for International Development : USAID)が水の再利用に関するガイドラインを独自に発表した。同ガイドラインは，米国内に適用されるばかりでなく，USAIDが開発途上国において支援活動を展開する際にも適用される(USEPA/USAID 1992)。一連の新しいガイドラインは，調理しないで摂取する農作物の灌漑に使用する下水を対象とするものであり，非常に厳格な基準を設定している。特に，微生物基準に関しては，下水100 mLからFCが検出されてはならないと規定しており，本質的には飲料水の基準と同じである。

16.7.2 方法論

今回のケーススタディ(USAIDの投資による)の目的上，飲料水中の微生物を摂取した場合の感染と疾患のリスクを推定するリスクアセスメントモデルとしてHaas *et al.*(1993)が開発したモデルを使用し(**第8章**参照)，微生物的水質が異なる様々な下水で灌漑した野菜を摂取した場合の感染リスクの推定に適用した。

下水で灌漑した野菜を摂取した場合の病原体レベルは，実験結果から推定した。すなわち，下水で灌漑した野菜に付着していると思われる水分量を定量し，野菜に残存していると考えられる指標微生物と病原体の濃度を推定した。最悪のシナリオとしては，野菜に付着している下水中に存在するすべての微生物が水分の蒸発後も野菜に残留しているという仮定を選択した。

研究室での測定値に基づき，下水で灌漑したキュウリの表面に付着している水分量は，キュウリ 100 g(大きいキュウリ 1 本分)当り 0.36 mL，長葉レタス 100 g(約 3 枚分)当り 10.8 mL と推定した。処理した下水で灌漑した野菜を摂取した場合の感染および疾病の発生リスクを算出するためにいくつかの仮定を立てた。

- 生下水中の FC 濃度は，10^7/100 mL である。
- 下水中の腸管系ウイルスと糞便性大腸菌群の割合は，1 ： 10^5 である (Schwartzbrod 1995)。
- 灌漑時から摂取時までの間における病原体の減少率は，3 log(1/1 000)である。
- 腸管系ウイルスは，すべて同じの病原体であり，肝炎ウイルスまたはポリオウイルスである(感染用量の中央値および感染対発病率を推定することができる)。
- 感染対発病率は，50 %($P_{D:I}$ = 0.5)である。
- N_{50} の値の範囲は，5.6 ～ 10^4 である(**表 16.3** 参照)。
- α = 0.2(α = 0.5 とすると，リスクは約 1 log 減少する)
- ヒトは 1 日当り(無洗浄の)キュウリまたはレタスを 100 g 摂取する。年間リスクを算出する場合，同レベルの日消費が年間 150 日ある。

表 16.3　未処理の下水および WHO ガイドラインに準拠した下水で灌漑したレタスの葉 100 g (レタスの葉 3 枚分)を摂取した場合の感染および発症リスク

	病原体	N_{50}	レタスを 1 回摂取した場合のリスク(100 g)		レタスを摂取した場合の年間リスク(1 日当り 100 g を 150 日間摂取した場合)	
			P_I	P_D	P_I	P_D
未処理の下水	ロタウイルス*	5.6	2.7×10^{-3}	1.3×10^{-3}	4.0×10^{-1}	1.0×10^{-1}
	A 型肝炎ウイルス**	30	1.3×10^{-3}	6.5×10^{-4}	1.7×10^{-1}	4.4×10^{-2}
	V.cholerae **	10^3	6.2×10^{-3}	3.1×10^{-3}	6.0×10^{-1}	1.5×10^{-1}
	S.typhi **	10^4	6.2×10^{-3}	3.1×10^{-3}	6.0×10^{-1}	1.5×10^{-1}
WHO ガイドラインを満たす下水	ロタウイルス*	5.6	2.7×10^{-7}	1.3×10^{-7}	4.0×10^{-5}	1.0×10^{-5}
	A 型肝炎ウイルス**	30	1.3×10^{-7}	6.5×10^{-8}	1.7×10^{-5}	4.7×10^{-6}
	V.cholerae **	10^3	6.2×10^{-7}	3.1×10^{-7}	9.2×10^{-5}	2.3×10^{-5}
	S.typhi **	10^4	6.2×10^{-7}	3.1×10^{-7}	9.2×10^{-5}	2.3×10^{-5}

P_I ：感染リスク
P_D ：臨床症状発症リスク
N_{50} ：曝露集団の 50 %を感染させるために必要とされる病原体の個数
*　α = 0.265，**　α = 0.20，α ：勾配パラメータ（N_{50} と P_I の比）

16.7.3　結　　果

2 種類の腸管系ウイルス(ロタウイルスと A 型肝炎ウイルス)と 2 種類の腸内細

菌[*V.cholerae*(コレラ菌)と *S.typhi*(チフス菌)]の計 4 種類の病原体について検討した。これらはすべて，環境および水系伝播が疫学的に証明されている(Schwartzbrod 1995)。**表 16.3** は，未処理の排水や WHO のガイドラインを遵守した下水で灌漑したレタス(キュウリよりもリスクが高い)を摂取した場合の感染および発症リスクを推定したものである。

いくつかの仮説に基づいた結果を 1970 年にエルサレムでコレラが流行した際に得られたデータと比較することによって，**表 16.3** に使用したいくつかの仮定を確認できた(Fattal *et al.* 1986)。

16.7.4 ケーススタディに関する結論

USEPA が規定した飲料水微生物ガイドラインは，ヒトが 10^{-4}(年間発生率が 1 万人当り 1 例以下の割合)を超える腸管系疾患リスクに曝されることがないことを担保するようにデザインされている(Regli *et al.* 1991)。

したがって，USEPA が定めた許容リスクは，WHO が定めた下水再利用ガイドラインよりも，消費者保護の観点から概算値で比較した場合，1 ～ 2 桁厳しい数値であるといえる。

よりいっそう厳重な基準(USEPA/USAID が提案しているような 1 000 倍も厳しい基準)を満たすためにさらなる処理を施して追加支出が生じさせることが，消費者保護の観点から正当化されるかどうかは，疑問である。今回のリスクアセスメントにおいては，下水を利用している農業労働者が受けるリスクには触れていないし，インフラストラクチャーを追加整備した場合に得られる他の利益についても考慮していない。

16.8 国際ガイドラインと国内の法律の関係

本章においては，ガイドラインに基づく基準値を国家レベルで導入する場合に発生する複雑な問題点と，これに伴って考慮しなければならない一連の要因の詳細について検討した。通常，先進国では，法律が強化されるに従って，基準を段階的に実施することが当然のプロセスとして進行している。多数の開発途上国においても，厳格な基準を満たすために懸命な努力が続けられているが，それを満たすにはほど遠い状態にある。このような理由から，段階的実施という概念を明示する必要がある。今後策定されるガイドラインに，基準の段階的な実施に向けた具体的な指針を含めることが重要である。

16.9 参考文献

Fattal, B., Yekutiel, P. and Shuval, H.I. (1986) Cholera outbreak in Jerusalem 1970 revisited: The case for transmission by wastewater irrigated vegetables. In *Environmental Epidemiology,* CRC Press, Boca Raton, FL.

Feachem, R.G., Bradley, D.H., Garelick, H. and Mara, D.D. (1983) *Sanitation and Disease: Health Aspects of Excreta and Wastewater Management*, Wiley, New York.

Haas, C.N., Rose, J.B., Gerba, C. and Regli, S. (1993) Risk assessment of virus in drinking water. *Risk Analysis* **13**, 545–552.

Johnstone, D.W.M. and Horan, N.J. (1994) Standards, costs and benefits: an international perspective. *J. IWEM* **8**, 450–458.

Johnstone, D.W.M. and Horan, N.J. (1996) Institutional developments, standards and river quality: A UK history and some lessons for industrialising countries. *Wat. Sci. Tech.* **33**(3), 211–222.

Nascimento, L.V. and von Sperling, M. (1998) Comparação entre padrões de qualidade das águas e critérios para proteção da vida aquática e da saúde humana e animal. In *Anais, XXVI Congreso Interamericano de Ingenieria Sanitaria y Ambiental*, AIDIS, Lima, 1–6 November. (In Portuguese.)

Nascimento, L.V. and von Sperling, M. (1999) Comparação entre os limites de detecção dos métodos analíticos e os padrões de qualidade das águas e de lançamento de efluentes da Resolução CONAMA 20/86. In *Congresso Brasileiro de Engenharia Sanitária e Ambiental*, **20**, Rio de Janeiro, 10–14 May, pp. 2407–2412. (In Portuguese.)

Regli S., Rose, J.B., Haas, C.N. and Gerba, C.P. (1991) Modelling risk for pathogens in drinking water. *Jour. Am. Water Works Assoc.* **83**(11), 76–84.

Schwartzbrod, L. (1995). *Effect of Human Viruses on Public Health Associated with the Use of Wastewater and Sewage Sludge in Agriculture and Aquaculture.* World Health Organization-WHO/EOs/95/.19, Geneva.

Shuval, H.I, Lampert, Y. and Fattal, B. (1997) Development of a risk assessment approach for evaluating wastewater reuse standards for agriculture. *Wat. Sci. Tech.* **25**,15–20.

Shuval, H.I., Adin, A., Fattal, B., Rawitz, E. and Yekutiel, P. (1986) *Wastewater Irrigation in Developing Countries: Health Effects and Technical Solutions.* World Bank Technical Paper Number 51, World Bank, Washington, DC.

Strauss, M. and Blumenthal, U.J. (1989) *Health aspects of human waste use in agriculture and aquaculture-utilization practices and health perspectives.* Report No. 08/88, International Reference Center For Waste Disposal, Dubendorf.

US EPA/USAID (1992) *Guidelines for Water Reuse.* United States Environmental Protection Agency, Washington (Wash Technical Report No. 81, September 1992).

von Sperling, M. (1996) Comparison among the most frequently used systems for wastewater treatment in developing countries. *Wat. Sci. Tech.* **33**(3), 59–72.

von Sperling, M. (1998) Análise dos padrões brasileiros de qualidade de corpos d'água e de lançamento de efluentes líquidos. *Revista Brasileira de Recursos Hídricos* **3**(1), 111–132. (In Portuguese.)
von Sperling, M. (2000) Wastewater discharges and water quality standards in Brazil – Implications on the selection of wastewater treatment technologies. In *Water, Sanitation and Health* (eds I. Chorus, U. Ringelband, G. Schlag and O. Schmoll), pp. 141–146, IWA Publishing, WHO Series, London.
WHO (1989) Health guidelines for the use of wastewater in agriculture and aquaculture – Report of a WHO Scientific Group. Technical Report Series 778, WHO, Geneva.

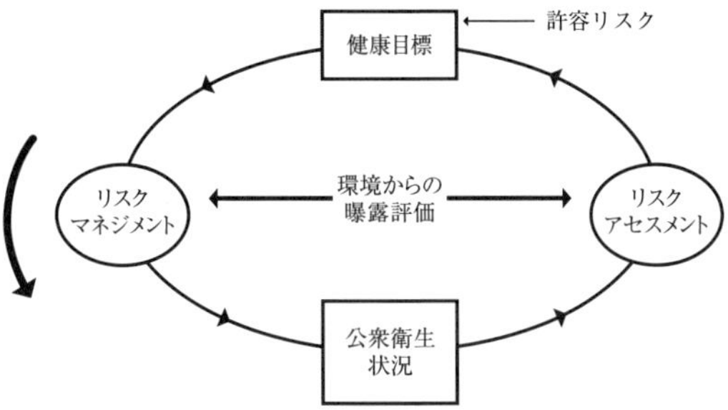

第 17 章

水サイクルにおける微生物規制

Guy Howard, Jamie Bartram, Stephen Schaub, Dan Deere and Mike Waite

微生物危害の制御に焦点を当てた規制は，感染症発生率低減のために重要な意義を持っている。微生物汚染の制御は，上−下水道サイクル(water and waste cycle)を通じて要求されるものであり，またサイクルの中で多くの段階が相互に関連を持っている。したがって，規制当局は，微生物リスクの全システムを視野に入れ，規制による制限を最小限でかつ費用効果を考慮したものにしなければならない。本章では，これまでに提案された調和のとれた枠組み(harmonized framework ： HF)に関連した規制の課題について概括する。

17.1 はじめに

規制的措置は，以下の2つの重要な目的のために運用される。

(1)　健康障害のリスクを増大させるような，標準に達していない水道施設に対し，人々の利益を保護するため。

(2)　役割と責任と義務を明確に定めた透明性のある管理システムを設けるため。

歴史的にみると，上-下水道サイクルの微生物に関連した基準や規制は，飲料水を中心に定められてきた。最初の規制は，19世紀のヨーロッパと北米において，感染症の流行に対する取組みが必要となり導入された。基準設定の初期の段階において水の糞便汚染の重要性が認識され，ろ過プロセスや後には消毒プロセスが飲料水質のコントロールに重要な役割を持つことが強調された。また，水源および水道施設の衛生的扱い，水道水の衛生学的モニタリングが必要とされた。同時に，病原微生物が存在する可能性を予測する手段として，糞便汚染指標細菌の概念やその簡易な試験方法が発展した(**第13章**および Helmer *et al.* 1999)。

WHOは，水部門を通じ，飲料水質(WHO 1993)，リクレーション水質(Bartram and Rees 2000)および農業および養殖業における下水再利用水質(Mara and Cairncross 1989)などの管理に関してこうしたアプローチを提唱し続けている。監視，保護，処理を重視して対策が進められている。許容水質の指標として，飲料水には，糞便性細菌指標，濁度，pH，遊離残留塩素が，また下水再利用水には，腸管系寄生虫数，吸虫卵などが含まれる。後者については，健康リスクについての疫学的知見を考慮した改定数値が最近提案された(Blumental *et al.* 1999)。

他方，各国における水質基準では，指標細菌(indicator bacteria)が最も重要視され，システムの健全性を示す他の多数の指標や上記の水質については，あまり重要視されていない傾向にある。最近になっていくつかの国では，*Cryptosporidium*(クリプトスポリジウム)感染リスクに対応した浄水基準として濁度の値が目標にされている。リスクアセスメントを用い，関連した病原微生物汚染リスクに基づいて，浄水の要求レベルを決定しはじめている国もみられる(Regli *et al.* 1991, 1993)。

近年の規制範囲拡大の動きにもかかわらず，ほとんどの対象区域では，規制的強制力(違反の際のアクション)は，主として指標細菌を用いて定められる給水性能に基づいたものにとどまっている。指標細菌への信頼は，ほとんど排他的であり，そのために，リスクに基づいた費用-便益手法の導入が困難となり，また許容可能な健康リスクの決定が阻害されている。また，疾病負担を低減させるのに必要となる介入作業も拡がらない状況にある。例えば，総合的な健康便益のためには，水道への信頼性の向上あるいはし尿処理の改善への投資が必要であるにもかかわらず，給水栓の水質管理が過度に信頼されしまっているかもしれない。指標細菌だけの数値基準値を用いるため，しばしば必要な水道の拡張や改善プロセスの対策が不十分な内容となっている(Briscoe 1996；Kalbermatten and Middleton 1999；**第16章**参照)。

指標細菌の基準に常に適合した水道が公衆衛生へのリスクを低減していることは疑いない。指標細菌の検出と管理は，細菌による感染症の流行頻度の低減に効果があることは証明されている。しかしながら，これらの指標値が細菌以外の病原体の存在を予測するには限界がある(**第13章**参照)。また，水質基準に適合した水道を使用している人々の感染事例が増加している(Payment *et al.* 1991；**第4章**および**第7章**参照)。

指標細菌検査の結果をそのまま直接的に解釈してはならない。わかりやすい例を挙げると，指標細菌は，水中に不連続的に分散しており，ランダムには分布していない(Lightfoot *et al.* 1994)。浄水処理後には，水中に一様に広がっているのではなく，固まりとして存在する傾向にある(Gale *et al.* 1997)。大規模な水道で検査される通常100 mL程度の水量は，浄水量の1％の100万分の1よりも少ないことが多い。したがって，こうした少量の試料に指標細菌が存在しないことは，水中の本当の濃度を反映していないかもしれない(Gale 1996)。指標細菌に厚い信頼をおいた今日の方法は，単純すぎ，曝露により引き起こされる実際の健康リスクの全体的な理解に基づいたものではない。しかしながら，指標細菌基準値の超過は，罰則につながるから，公衆衛生を守るのに適した水質の水を得ることよりも指標の基準の達成の方に必然的に重きが置かれてしまう。そこで，モニタリングや規制のツールであったはずのものが浄水の目的になってしまった事例は多い。さらに指標の役割や適用に対しての混同によって生じうる問題もある。大腸菌群数と糞便性大腸菌群数との重要な違いが微生物学の専門家以外には理解されていないことがしばしばある。このため，糞便汚染がないことが明らかであるのに，大腸菌群数を低減するために過剰な消毒が行われる(これによって消毒副生成物が生成する)。

こうした観点から，健康保護手法の見直しを進めなければならない(一例として，提案されているHFの適用がある)し，よりプロセスを重視した手法を考えなければならない。将来の規制では，微生物指標への信頼度を低くして，プロセス管理やシステム管理指標への信頼度を高くするような方向への変化が想定される。また，これらの指標によって，どれだけ健康の確保に結び付くのかという効果について，事実に基づいたアセスメントがなされるべきである。リスクアセスメント，プロセス制御およびシステム管理をすることは，規制当局にとってメリットがある。これにより，現実的な基準値を提案するシステムをつくることができ，また条件の変化に伴って基準を修正することができる。

17.2 有害微生物とリスク許容レベルの決定

提案されている HF は，規制当局がとるべき一連の行動を，以下のように示している。

- 危害(ここでは有害微生物)および地域環境におけるそれらの意義の特定：病原体の型，健康影響(疾病および重大性)流行型，弱点および検出標識グループの特定のための努力
- 健康インパクトの特定：個体レベルのコスト，社会レベルのコスト
- 住民協議：許容リスク，認容できる疾病負担，改善のための支払意思などの決定
- 対象有害微生物に関連する水質把握

はじめの2つの行動は，安全科学や衛生学の事実に基づき，疾病の流行および全地域住民と感受性が高い住民グループへの健康影響を特定するものである。感受性が高い住民グループを区別して考慮することは重要である。例えば，南アフリカ共和国における妊婦のE型肝炎のリスクは，男性や子供と比較してはるかに高い(Grabow 1997)。個人や社会に対するコスト計算は，簡単でなく，金銭的でないコストや上下水道の改善による便益についても考慮すべきである。

ガイドライン文書(**第2章参照**)のような国際的な文献情報によって必要な情報の多くを得て，住民協議の基礎を形成することができる。住民協議は，それが主な課題について(すべての関係者による)完全な理解に根ざしたものであり，バランスのとれた議論の継続が可能な場合にのみ有益な結果をもたらす(**第14章参照**)。許容リスクや受認疾病負担を確定することは，認容できる非健康なレベルを決めるように住人に依頼することであるから，このような協議は特に重要である(**第10章参照**)。

このためには，異なったレベルの保護対策や浄水方法の消費者コストへの影響を明らかにして，一般住民に理解させなければならない。

このプロセスでは，対象となる住民の協議に加えて，もっと広く検討することがある。例えば，直接的料金ではない形で水道事業体に徴収されるコスト比率などが検討される。さらに，個人やコミュニティではなく，社会全体に対して生じるコストの見積りを加えて検討する。これには例えば，流行発生時の医学的措置に対する財政的コストが含まれる。またさらに，上下水処理や再利用計画においては，広範な技術的選択肢がある。例としては，使用現場での浄水(point-of-use treatment)や，特に疾病に罹りやすい集団(例えば，免疫が抑制された人々)のために特別に処理した少量の飲料水供給などがあり，これらによって水道水の必要量が削減されたり，ある場合にはコスト的に有利な方法となり得る。

地域的な協定や付随書のようなことも検討に入れなければならず，主要な考慮事項となる場合もある。主要輸出品(貝，生鮮果実や野菜)における有害微生物の存在による収益の損失や，国際的な安全性理解の不足に原因する観光旅行の減少による収入減の可能性も検討対象となる。観光部門が急増している低所得国においては，観光客から衛生面への要望が高く，次第に重要な問題となっている。

これらのすべての局面において，通常，規制当局が先頭に立ち，基準や規範が今日の能力と要求の釣り合ったものとなることを保証しなければならない。そのためには，異なった関係者間の意見の一致が要求され，また部局間の協力が必須である。多くの場合は，基準を制定する組織は，積極的に複数の部門を構成し，技術面および経済面の考慮に加えて，特に保健と福祉関係部局の意見を十分に取り入れようとしている。

まず，使用目的と要求される水質に従って水源を特徴付ける。例えば，飲用水とされる水源は，立入制限距離，保護区域，排水許容レベルなどによって保護されるのが普通である。こうした特徴付けによって，詳細な有害微生物評価を行う必要が生じる頻度を減少させ，衛生学的な調査や検査に基づいたアプローチの中で，簡易技術を用いて有害微生物評価が可能となる点に価値がある。この特徴付けは，定期的に更新される必要があるが，個々の上下水処理の必要条件や，使用目的に基づいた水域の保護の必要度などについて判断する基礎を形成することができる。また，様々な目的の異なる水源の配置に関して，意思決定のための情報を与えよう。

17.3 リスクマネジメント

規制当局の観点からみると，リスクマネジメントへの 3 つの広範なアプローチがある。それらは完全には相互に排他的ではないが，それぞれが以下のように異なった焦点を持っている。

(1)　要求水質の指定

これまでに述べたように，水質指標を主たる規制要件として用いる伝統的なアプローチである。初期の段階から，モニタリングの目標が処理の目的となる問題点があった。このアプローチが用いられる場合には，「水質管理」を担当する水道当局と「監視」担当当局との間で，通常は何らかのモニタリングの分担がなされる。大半の検査が規制当局によってなされる場合には，運転管理者から規制当局にコストが支払われることが考えられる。

(2)　処理プロセスの指導規制

浄水場および下水処理場の双方において，様々な水質に適用される処理プロセスの設計仕様などが水質関連法令で定められていることは一般的である。このアプローチでは，規制事項の妥当性について責任を持つことになる点で，規制当局の負担が増すことになる(すなわち，水道当局には公衆衛生上の責任はなく，規制により決められた処理プロセス上の要件を満たすだけである)。プロセスの構造や運転状況は，容易に評価できるので，監視による適合判断は比較的簡単である。規制当局が監査のために維持管理記録を得るような補足的な手段は，本アプローチをさらに有効なものとする。

(3)　安全性の実証要請

いくつかの事例においては，また上下水関連外の部門ではより頻繁にみられることであるが，運転管理者にリスクアセスメントを行わせ，公衆衛生上適切な対策を講ずることを要求するアプローチがとられる。このリスク評価は，第三者機関(公衆衛生に対する責任を持ち得る)によって是認される必要があり，重要管理点(critical control point ： CCP)の特定や，その確認と検証の要件などについて規定する(以下を参照)。このアプローチでは，運転管理者が適切な評価をし，安全性を証明するといった負担を負うことになる。運転管理者が小規模の場合には，援助システム(例えば，種々のタイプの施設に対する運転管理モデルの提供)がなければ，こうしたことの達成は困難であろう。本アプローチは，規制当局においては，シンプルな枠組みといえるが，監査の実施によって効果的なものとなり，また，多くの場合コスト削減が可能となろう。

この(3)のアプローチが，HFのもととなったストックホルム会議で提案されたものである。これには多くの理由があるが，最も重要なものの一つは，このアプローチの持つ適応性であり，異なった地域環境への適用が可能な点である。さらにこのアプローチでは，他の2アプローチ中の適切な要素を含めて適用することができる。例えば処理プロセスの仕様についても，何らかの形式が要求される。本アプローチは地域的に示すこともでき，また現場に特異的であったり，包括的な手法が採択されたりする。また，自明の検証のプログラムには，指標の測定が含まれるであろう。

このタイプのアプローチを適用する場合には，運転管理者が有害微生物の解析とリスクマネジメント計画を用意しなければならないが，それには最低限，以下の内容が求められる。

- ・原水の基本的な水質とその変動特性
- ・システムとプロセスの性能の証明
- ・水利用目的に適合した水質目標
- ・リスクの種類と程度の評価を含む有害微生物解析
- ・有害微生物の管理が必要な管理点の特定[ここで管理点とは，CCP，要注意点(point of attention)，衛生的な施設運転，予防対策などを含む専門用語で，地域の事情によって選択される]
- ・管理点におけるプロセスの潜在的な問題点を把握するための処理性能指標のモニタリング
- ・モニタリング項目に対する限界値の設定
- ・限界値を満足しなかった場合にとるべきアクションの修正の計画(ただし微細な事象と，公衆衛生上重大となる事象とは，通常区別して扱う)
- ・施設が明らかに適切な水質目標または他の規制要求項目を満たすことの検証(証明)
- ・水質的要求が満たされており公衆衛生目標が達成されていることを明らかにする証拠(記録の保管を含む)に関わる検証活動

このプロセスについては，**第12章**でより詳細に概説されている。ここではそれらのいくつかについて，規制の観点からのレビューを下記する。

17.3.1　重要管理点(CCP)の決定

上水道または下水道を通じてのリスクアセスメントおよびリスクマネジメントでは，以下のいずれかの対策が重要である。

・病原体の存在量を減少させる。

・病原体を除くか不活化させる。

・病原体への曝露を防止する。

これらはしばしば重点管理点(CCP)と呼ばれ，これらを含む処置によってリスクが変化し(多くの場合定量可能である)，許容できない微生物的水質に対する防御ができる。様々な規制当局において，CCP はその重要性のレベル(「要制御」なのか「要注意」なのか)，あるいはプロセスの性質(「予防対策」なのか「衛生的な標準運転方法」なのか)によって種々の用語が用いられている。簡単のために，ここでは CCP という用語を用いる。

CCP が規制体制に適合するためには(また特に強制力をもたせるためには)，CCP は，特定のアクションがとりうるものでなければならない。例えば，集水域の農業由来汚染は，「概念的」には CCP であるが，規制当局には実務上の価値はほとんどない。特定のアクションで代替させる必要がある。例えば，肥料使用の季節的な制限，病原体の移動性に基づいた一定の距離内での飼育場の制限などが挙げられる。同様のプロセスは，処理プロセスに関してもみられ，設計仕様は，通常，決められた運転性能基準(例えば，ろ過継続期間，逆洗効率，排水滞留時間など)を満たすものとされる。規制当局は，特定の CCP 限界値により直接的に規制することを選択することも，あるいはどのようなプロセスであれ，総合的に処理システムが水質目標を達成する能力を持つことを運転管理者に実証させることにより間接的に規制することを選択することも可能である。

有害微生物は，病原性，発生および生残性の観点でそれぞれ異なった特性を持っているので，それぞれの病原体に応じた CCP が要求される。ある特殊なタイプの病原体の有害性や対策がわかっているので，こうした「参照」になる病原体に関連させて CCP を決定することは理にかなっている。様々な参照病原体が上下水道の各部分で要求されることが明らかであり，リスク緩和の各段階において，最適な微生物が(抵抗性，病原性および曝露の特徴と規模に基づいて)選択される。その際には，平均的な条件下，季節変動，および極端な場合について相応の考察がなされなければならない。極端な例としては，洪水で極度に汚染した時の浄水処理であるとか，放流先の水量が極端に減少した時の排水水質を明らかにすることなどが挙げられるだろう。

17.3.2　処理プロセスの妥当性(確認)

CCP の確認と適用においては，リスクの緩和や削減に関する効果の検証が鍵となる。したがって，CCP は，有害微生物評価と関連付けられる。

処理プロセスの設計および依頼期間においては，どの施設も水質やその他規制目標を満足できることを実証することが重要である。これは計画段階では理論的に示すか，またはパイロットプラントを用いた評価による場合もあるだろう。小さな施設については，「標準設計」が用いられることも考えられる。依頼期間中に「合法的な専門当局」によって計画が認可され，その性能が証明されることが要求される。これらは，比較的徹底した規制要求であり，大部分は，運転管理者に対してコストが生じ，専門当局のコストは，規制当局からではなく運転管理者の財源から特別に支払われる。しかしながら，これによって責任転嫁の問題が引き起こされるので，いかに適格であるかを保証するガイドラインや規制措置が必要となる。この確認作業の目的は，水質が決められた目標を逸脱することがないような性能であることを客観的に証明することである。

これまでは上水道と下水道を別々に扱ってきたために，多くの場合に汚染源に近い所でリスクを管理する方が有利であるにもかかわらず，上水道における感染症由来のリスクは，正しい形で制御されていなかった。多重バリア原理(multiple barrier principle)は，上水道では長い間用いられていたが，より広範な上下水道レベルにも容易に適用できる。

規制当局にとって，この段階で最も重要な点は，上水道と下水道の間を適切に結合させることにある。このアプローチでは，以下の質問に答えようとする。

- 上-下水道サイクルのどこで有害微生物曝露が最も起こりやすく，または最も重大であるのか？
- 上-下水道サイクルのそれぞれの段階で，個々の病原体の危険性と曝露の状況に基づいた許容リスクはどれだけか？
- サイクルのいずれのポイントで行動するのが最も費用効果が大きいのか？

・サイクル上流での許容リスクレベルの適用は，下流にどれほどのインパクトを与えるのか？

次の段階は，許容リスクレベルを満足させる CCP の効果を評価することである。最初に「調査」段階が必要であり，種々のプロセスがどれだけ許容水質を得ることができるか，また運転上の限界について予想する。上下水処理においては，複数の段階の処理が用いられるのが通常であり(上水の場合は水源保護対策も含めて考える)，この限界は，総合した処理プロセスの結果だけでなく，単位プロセスの性能も限定するものである。

多くの場合このような調査は，単位プロセスや処理システムにおける特定な病原体の不活化の研究を通じてすでに行われている。したがって，ほとんどの場合に「調査」は，文献調査による性能評価に限られるであろう。実験による調査は，許容リスクのレベルが既往の研究で報告されている典型的な処理性能によって得られるレベルよりもずっと低い場合や，処理性能実験で用いられたものと環境条件が大きく異なる場合，あるいは新しい有害微生物が明確になった場合や，新しいプロセスを評価する場合などに限られるであろう。

このように，処理システムにおける CCP は，処理施設全体および単位プロセスについて決めることができる。このような CCP は，実際上は鍵となる運転パラメータの決定にあり，これによってプロセスの包括的な能力を制御し，有害微生物を許容リスクレベルにまで減少させるのである。

17.3.3　CCP に適合したモニタリング

各 CCP に対して，性能目標が限度内にあることを保証するために，その効果をモニタリングするいくつかの方法がなければならない。このモニタリングシステムは，CCP が効果的に適用され残存リスクが許容できるものであるかということについて信頼できる評価を提供できるものでなければならない。もし簡単なモニタリング方法がなかったとすると，ルーチンの危害評価を繰り返して行う必要が生じ，それは甚だしく高価であり，継続していくことが困難になる。

モニタリングシステムには以下が要求される。

・特異的であること。相互に関連した広範な因子群にではなく，1 つの特別の CCP と関連を持っていること。

・測定が可能であること。データ収集が半定量的または定性的であっても，CCPの状態を定量的な評価の形式に変換することが可能でなければならない。
・正確であること。CCPの状態を正確に反映し，曝露量の変化に関連した変化に対して高感度であること。データの価値を高めるために，信頼区間および予測区間が十分に小さくて正確であること。
・信頼できること。測定のたびに同様の結果を与えること。ルーチンモニタリングで誤差とされるような信頼区間および予測区間の範囲内に正確に入ること。
・透明性を有すること。モニタリングの変量，測定方法と頻度および結果の判断などの選択過程が透明性を持ち，すべての関係者に公開されなければならない。

システムの全要素において，CCPの効果の確認と検査に並行して，モニタリング変量の選択が評価され確認されなければならない。これにより，許容曝露リスクに対する変量の調整が可能となる。モニタリング対象は，測定が単純で頻繁かつ安価にデータがとれるものにすべきである。複雑すぎたり高価なモニタリングシステムは，有効なものとはいえない。

17.3.4 アクションの修正

モニタリングにより，限界を超えたためにCCPが良くないと判明した場合には，アクションを修正する必要がある。規制機関は，適切な組織に対して，管理を回復するための付帯的な管理計画を立案させることができる。これらは，付帯的な管理方法，コミュニケーションラインおよびどのような事故にも適用可能な戦略を記述した包括的な計画となり得る。これらの包括的な計画には，事故対策チームがその状況下で管理を回復するプロセスを記述する。予見可能なシステムの不具合に対して，迅速で効果的な対応を可能とする特別の計画を開発してテストしておくことが好ましい。システムの不具合に対する対応を注意深く解析することによって，各当局は続いて起きるシステムの失敗に対して，より周例な準備ができるようになる。

17.3.5 証明と審査

水質目標が達成されていることが即座に理解できるような付加的な証明が求められることがあることを強調したい。おそらく，指標細菌や公衆衛生学的証明は，使用し続けられると考えられる。しかしながら，これらの情報の使用や解釈は，健康へのリスクの多重因子評価（multi-factorial assessment）に組み入れてよい。付加的な証明活動によって運転システムや人員が適切な運行のために採用され配置されているか評価されるだろう。

17.4　HF のコミュニティ管理水道への適用

世界人口のかなりの割合は，水道事業体の管理によらず，消費者またはその地域のコミュニティによって管理される水道施設を用いている。この集団には，規制に関しての特殊な問題点がある（Howard 2000）。規制とは，公衆の利益を保護する原理に基づくから，水道供給者と消費者間に明白な組織的な区別がある場合に効果があるものである。消費者が供給も行っている場合には，例えば観光地や水を食品加工に用いる場合のように，健康への影響が地域外の人間に現れる場合を除いて，基準遵守の強制は困難なものとなる。したがって多くの場合には，指導的規制は設計および建設段階に限定され，その後の運転管理では適用されない。

しかしながら，指導的規制では問題点が多く，公衆衛生の改善や水道施設の改修（あるいは増設）を促進する支援機能として監視の必要性が高くなっている。したがって，この役割は多くの場合，水道施設の質向上のために，コミュニティをトレーニングし支援する方向へと向けられる。これらの状況に対する HF の適用について以下に述べる。

コミュニティ管理水道には，ハンドポンプの付いたボーリング孔のような 1 ポイントの水源から，多段ろ過および消毒を有するかなり精巧な配管システムまで様々な規模のものがある。1 世帯だけで用いられるものもあり，数万人規模のかなり大きなコミュニティ用に設計されたものもある。これらは主に途上国にみられるが，中欧・東欧諸国やその新独立国および西欧や北米の水道施設においても無視できない割合で存在する。

コミュニティ管理水道は，農村地域や小規模集落に限定されずに，世界中の多数の都市においても普通にみられる（Howard *et al.* 1999）。大都市においても存在する。例えばダッカでは，配管給水へのアクセス率は低く，ハンドポンプの付いた掘抜き井戸は，飲料水源としてたいへん重要である（Ahmed and Hossain 1997）。

小規模のコミュニティ管理水道の微生物学的水質には，世界的に高い関心が持たれている。途上国においては，多数の水道で，都市域でも(Gelinas *et al.* 1996；Howard *et al.* 1999；Rahman *et al.* 1997)，農村地域でも(Bartram 1998)，日常的な汚染がみられる。工業国においても，同様の問題がみられる。例えば，英国の小規模水道の水質評価では，ほぼ 50 %の水道が微生物基準を満足せず，問題が深刻化している(Fewtrell *et al.* 1998)。同様の問題は，米国やドイツでも指摘されている。

これらの問題のうちあるものは，コミュニティ内で水質分析を行う技術力や専門知識の欠如による。水道を管理するコミュニティの中で，日常的な水質モニタリングを行う器具や能力を有するものはほとんどいない。その結果，やむを得ずモニタリングをあまりしないようになり，外部機関に依頼しなくてはならなくなる。多くの場合，このようなモニタリングに用いられる方法では，消費者と水道管理者に結果が報告されるまでに長い時間がかかる。必然的に，得られたデータは，施設の運転改善へ十分に活用できず，複雑なシステムにおいてはサンプリング時の水質がその後の(しばしば急速な)水質変化を反映しないために，結果の利用価値は限定されてしまうだろう。

さらに，結果がコミュニティに伝えられる場合，健康リスクに関連するそれらの説明や，とるべき適切な改善措置などについて，しばしば問題点が生じる。この理解の欠如は，しばしばコミュニティのためのアクションの不足と受け取られてしまい，地方の環境衛生や水道部門のスタッフの中にフラストレーションをもたらす。

コミュニティに適切なアクションをとらせるためには，運転管理アクションを指導する効果的な管理体制を保証し，水補給の欠陥に対して迅速に対応させることが重要である。多くの国では，水源委員会(water source committee)がコミュニティ水道の管理を行う。これらの委員会は，通常，コミュニティに属する 6 ～ 12 人のメンバーからなり，水源の総括的管理に責任を持つ。女性が水管理に携わることが多いことから，こうした委員会には女性の代表が十分に含まれるよう構成されることが多い。

水源委員会の役割には，利用者からの料金を設定して徴収したり，コミュニティが日常的な管理や清掃によって貢献すること承認したりすることが含まれる。また，維持管理や修理作業のための時期や必要予算の合意のために，施設管理者(委員会のメンバーであることもある)と深い連携を持つものである。

水源委員会が効果的に動いている場合には，水道の管理や供給水質は通常良好である。委員会の運営の失敗が，水道の管理の欠陥や水質悪化をしばしば引き起こす。例えばウガンダでは，多数の小規模水道（点水源および公共水道を含む）での失敗の共通的な特徴は，活動的な水源委員会が存在しないことであった。それらの多くは，時とともに機能を持たなくなってしまっていた。こうした委員会が再び活動化された所では，全面的な水質の改善がみられるようになった。この事例では，より良い飲料水を促進する重要な要因が活動的で効果的な水源委員会にあったといえる。委員会の役割を支援する要因の中には，水道のモニタリング，維持管理および経営についての適切な研修を受けたり，維持管理を行うための適切な道具や交換部品を入手することが含まれる。これらは CCP になぞらえることができ，モニタリングは，研修の頻度や範囲，特殊な維持管理および経営のツールなどに集中することができた。監視プログラムを通じて進行中の援助も，CCP として考えられる活動の一つといえるだろう。

17.5　HF の下水道管理への適用

下水道管理の点では，微生物リスクマネジメントの改善について，上水道で言及したのと同様の可能性がいえる。世界の多くの場所で下水の地域的な使用は一般的といえ，伝統的にし尿は肥料に，排水は灌漑に用いられてきた。未処理下水の農業や水産養殖での利用もまた一般的といえる。

汲取り便所のし尿が用いられる小規模の下水再利用に関連して，特定の問題点が起こり得る。そこでは通常，CCP はし尿の貯留に基づいており，汲取り便所内でのし尿の滞留時間が回虫卵の不活化の程度を測定する代わりの重要な代替指標となる。しかしながら，この CCP は，利用者の直接の責任になるので，農業分野や環境衛生分野の職員からの研修やガイダンスによる技術的な援助を必要とする。同様の状況は，養魚池の栄養源にヒトのし尿が用いられている場合にもみられるであろう。CCP の技術的基盤を定めること（下水処理や貯留など）は容易であるが，実際には教育的な要素がより重要な焦点となることが多い。

上下水道の微生物学的水質管理を総合的見地からみると，一般的な環境衛生対策も重要なものといえる。これは，飲料水の水質，再利用される下水やし尿の水質，およびリクレーションや洗濯や入浴のような家事を含む他の目的に用いられる上水などへ影響を及ぼすであろう。衛生設備の促進，上水道水源，養魚池および自然水路に関連するし尿処理施設の設置，および下水や衛生の良好な管理などは，いずれも有害微生物を減少させるものである。ここでもまた，CCP の技術面と教育面との接合が求められ，外部の立証システムよりもコミュニティレベルでの良い経験の推進がより重要である。

水道事業者と規制機関は，コミュニティ管理施設の利用者のリスク低減に対して明らかに関わりがある。これらの施設が適切であるかの評価において，基盤施設の CCP だけでなく，教育や経営の CCP も評価すべきである。委員会のような管理組織が欠如している場合には，規制当局部門は，施設引き渡しに従事した当局に対して，これに適切に対応させなければならない。

HF は，必ずしもコミュニティ管理上下水道システムの規制に関連する法的課題を解決しないが，それによって上下水による健康リスクの著しい低減が可能となる仕組みを提供する。また，それによってコミュニティが活動的になり，リスクを管理しリスクレベルの変化をモニタリングする多大な可能性を与えるものであり，長期的には改善されて持続可能性のあるものへと変貌するに違いない。

17.6 国際ガイドラインと各国の規制のために

HF の展開は，規制的措置の影響を受け，そこでは規制当局に対して水道事業者とその他関係者とともに，許容可能な基準と信頼できる証明システムの確立が要求される。HF の展開によって，感染症からの健康リスクのより現実的で効果的な制御が可能になる。この知的な規制アプローチでは，規制当局と運転管理組織は，公衆衛生を保護する最も効果的で効率的な方法をより多く考えなければならないであろう。これには，水循環管理に専念する資源(人材を含む)レベルの向上も含まれよう。この組織的で事実に基づいた規制アプローチは，より良い目標を持ち，おそらくより安価で，同時に公衆衛生を総体的に向上させる事業を導くことであろう。

この HF の展開が新たなる処理技術や商品開発の可能性を制限するような厳格な基準や指針を適用して，革新を阻害することはあってはならない。規制制度の目的の一つは，最も費用効果のある方法で「消費者」が許容できる品質の製品を入手できるようにすることである。革新の必要性は，特に途上国で緊急性があるが，そこではより現実的で，事実に基づいたバランスのある基準の導入が全住民に対する適切な水供給への挑戦に取り組むための幅広いニーズに大きく貢献することであろう。

17.7 参考文献

Ahmed, F. and Hossain, M.D. (1997) The status of water supply and sanitation access in urban slums and fringes of Bangladesh. *Journal of Water Supply Research and Technology – Aqua* **46**(1), 14–19.

Bartram, J. (1998) Effective monitoring of small drinking-water supplies. In *Providing Safe Drinking Water in Small Systems. Proceedings of the NSF Conference on Small Water Systems, May 1998, Washington DC, USA*, (eds J.A. Cotruvo, G.F. Craun and N. Hearne), pp. 353–366, Lewis Publishers, Boca Raton, FL.

Bartram, J. and Rees, G. (2000) *Monitoring Bathing Waters: A Practical Guide to the Design and Implementation of Assessments and Monitoring Programmes*, E&F Spon, London.

Blumental, U.J., Peasey, A., Ruiz-Palacios, G. and Mara, D.D. (1999) Guidelines for wastewater reuse in agriculture and aquaculture: recommended revisions based on new research evidence. WELL study, London School of Hygiene & Tropical Medicine and WEDC, London.

Briscoe, J. (1996) Financing water and sanitation services: the old and new challenges. *Water Supply* **14**(3/4), 1–17.

Fewtrell, L., Kay, D. and Godfree, A. (1998) The microbiological quality of private water supplies. *Journal of the Chartered Institution of Water and Environmental Management* **12**, 45–47.

Gale, P. (1996) Coliforms in drinking-water supply: what information do the 0/100ml samples provide? *Journal of Water Supply Research and Technology – Aqua* **45**(4), 155–161.

Gale, P., van Dijk, P.A.H. and Stanfield, G. (1997) Drinking-water treatment increases micro-organism clustering: the implications for microbiological risk assessment. *Journal of Water Supply Research and Technology – Aqua* **46**(3), 117–126.

Gelinas, Y., Randall, H., Robidoux, L. and Schmit, J-P. (1996) Well water survey in two Districts of Conakry (republic of Guinea) and comparison with the piped city water. *Water Resources* **30**(9) 2017–2026.

Grabow, W.O.K. (1997) Hepatitis viruses in water: Update on risk and control. *Water SA* **23** (4), 379–386.

Helmer, R., Bartram, J. and Gala-Gorchev, H. (1999) Regulation of drinking water supplies. *Water Supply* **17**(3/4), 1–6.

Howard, G. (ed.) (2000) Urban water surveillance: a reference manual: Final draft document. WEDC/RCPEH, Loughborough.

Howard, G., Bartram, J.K. and Luyima, P.G. (1999) Small water supplies in urban areas of developing countries. In *Providing Safe Drinking Water in Small Systems: Technology, Operations and Economics* (eds J.A. Cotruvo, G.F. Craun and N. Hearne), pp. 83–93, Lewis Publishers, Washington, DC.

Kalbermatten, J.M. and Middleton, R.N. (1999) The need for innovation. *Water Supply* **17**(3/4), 389–395.

Lightfoot, N.F., Tillet, H.E., Boyd, P. and Eaton, S. (1994) Duplicate spilt samples for internal quality control in routine water microbiology. *Letters in Applied Microbiology* **19**, 321–324.

Mara, D.D. and Cairncross, S. (1989) Guidelines for the safe use of wastewater and excreta in agriculture and aquaculture: measures for public health protection. WHO, Geneva.

Payment, P., Richardson, L., Siemiatycki, J, Dewar, R, Edwardes, M and Franco, E. (1991) A randomised trial to evaluate the risk of gastrointestinal disease due to consumption of drinking water meeting current microbiological standards. *American Journal of Public Health* **81**(6), 703–708.

Rahman A., Lee H.K. and Khan M.A. (1997) Domestic water contamination in rapidly growing megacities of Asia: Case of Karachi, Pakistan. *Environmental Monitoring and Assessment* **44**(1–3), 339–360.

Regli, S. Rose, J.B., Haas, C.N. and Gerba, C.P. (1991) Modeling the risk from Giardia and viruses and drinking water. *Journal of the American Water Works Association* **83**(6), 76–84.

Regli, S., Berger, P., Macler, B. and Haas, C. (1993) Proposed decision tree management of risks in drinking water: consideration for health and socio-economic factors. In *Safety of Drinking Water: Balancing Chemical and Microbial Risks* (ed. G.F. Craun), pp. 39–80, ILSI Press, Washington, DC.

WHO (1993) Guidelines for drinking-water quality. Volume 1. Recommendations. World Health Organization, Geneva.

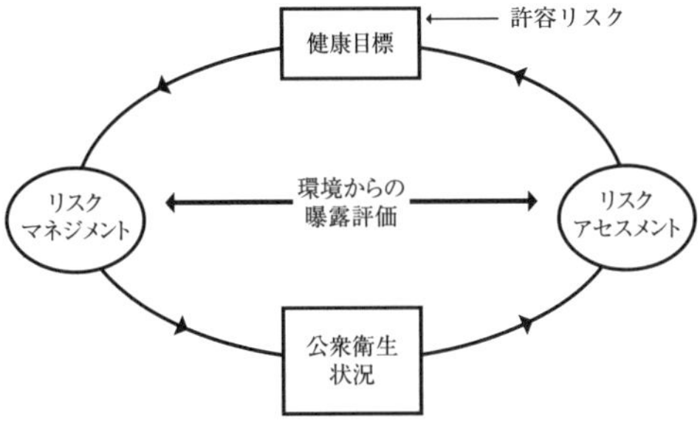

第 18 章

リスクアセスメント・マネジメントガイドラインの策定のための枠組み

David Kay, Dan Deere, Marcos von Sperling and Martin Strauss

本章では，実際にリスクアセスメントとマネジメントのためのガイドラインの枠組みを策定するうえで必要とされる基本的手法について述べる。この手法を理解するために，飲料水，リクレーション水域，汚水再利用を例として取り上げ，これらの例におけるリスクアセスメント・マネジメントガイドラインの策定について検討する。

18.1 はじめに

1999 年 9 月にストックホルムで開催された WHO 会議(ワークショップ)において，水系感染症の感染リスクに関するガイドライン策定方法の開発が検討された。本章では，この会議において明らかにできたガイドライン策定に必要な検討課題およびガイドライン策定にあたっての基本的な考え方について述べる。そのための最初の取組みとして，ガイドライン策定の対象となる水環境および水道システムなどの例を取り上げ，シミュレーション研究を行うことによって指針開発の方法論について検討した。この検討は会議の全参加者によって進められ，いくつかのガイドライン策定方法の例が提案された。それらは，参加者の各水環境に関する知識を基礎としていくつかの仮想事例に関するリスクアセスメントおよびマネジメントのためのガイドライン策定のあり方を示したものである。

このリスクアセスメントなどの方法論が実用的であるかどうかは，関連する過去の事例に立ち帰って評価し検討する必要がある。各事例ごとに参加者によるサブグループを組織して，おのおの独自の進め方でリスクアセスメントの方法を立案した。本章では，各方法論の違いを度外視して，おのおのの事例に関する検討結果を並記することにする。ただし，各サブグループによる検討の出発点として，特定の病原微生物について考慮すべき保健衛生上の管理目標値および許容リスクを選定した点は共通である。また，病状の重篤度を急性腸管系感染(acute gastrointestinal infection ： AGI)等量として評価することも共通とした。次節以降では，これらの検討結果について述べるが，読者は必要に応じて以前の章に戻ってその基本事項の詳細を理解し直されたい。

18.2 飲料水

飲料水グループについてのリスクアセスメント・マネジメントガイドラインの策定の例として，評価対象病原菌として *Campylobacter*(カンピロバクター)を取り上げてシミュレーションを行った。また，この場合の許容感染リスクを 1 人当りの AGI が 10 年に 1 回であると仮定した。長期持続感染の可能性があるので，*Campylobacter* 感染は，AGI の約 2.5 倍重篤とみなし，*Campylobacter* による許容感染リスクは，1 人当り 25 年に 1 AGI と設定した。また，この場合のリスクアセスメント・マネジメントの具体的な例として，水源に由来する *Campylobacter* による罹患率の急上昇(outbreak)を阻止することを目標とした。

18.2.1 リスクアセスメント・マネジメントの設定シナリオ

研究グループによるリスクアセスメント・マネジメントのシミュレーション方法を明らかにするために，まず飲料水の給水シナリオを決定した。上水道システムの水源は，河川表流水とし，原水調整池，滅菌槽と配水池を経て配水管網に供給されるものとした。また，一部の配水池は，覆蓋を持たないものとした。

18.2.2 曝露評価

ヒトに感染可能な *Campylobacter* は，温血動物の糞便によって汚染された水に普遍的に存在すると考えられる。しかし，この病原微生物は，環境水中で独自には増殖できないとも考えられる。したがって鳥類や哺乳動物およびヒトの糞便によって水が汚染される場合が問題となり，一方，糞便汚染のない地下水などは対象外となる。そこで，水源水域がどのような状況下にあるかおよび糞便による汚染を受ける可能性があるかどうかについて，まず衛生学的な状況調査を行うことが必要となる。

18.2.2.1 予測評価

例として，上水道システムの水源は，前の仮定どおり表流水とし，衛生学的観点として哺乳類およびヒトの糞便によって汚染されている場合について考える。この表流水は，原水として取水されていったん調整池に貯められ，その後一定の処理を行って上水として配水網に供給されるものとした。また，この上水は，いったん配水池に貯められるが，その配水池の一部は覆蓋を持たず鳥類の糞便によって汚染されるものと仮定した。結果的に，この上水道システムは *Campylobacter* による重大な汚染を受けているものと評価し，したがって次段の評価が必要であると判定した。

18.2.2.2 実測評価

Campylobacter による曝露を高精度で定量的に検出する方法は，すでに確立されている。しかし，多くの試験機関や行政機関ではそのような高度な定量検出手法を

採用することはまだできないものと仮定した。また検出の信頼性は，検査技師の熟練度によって大きく変動するので，*Campylobacter* による汚染を正確に検出するためには，膨大な数の検体を調べる必要があると考えられる。したがって，*Campylobacter* の検出に替えて，*E.coli*（大腸菌）と腸球菌を検出する一般的な糞便汚染の検出方法を採用することとした。これは *Campylobacter* の汚染源も *E.coli* と腸球菌の汚染源も同一であると考えられるためである。しかしながら，どのような検出方法であっても，対象とする細菌の実測には検出限界があることに留意しておくことが必要である。

Campylobacter の環境水中の濃度は，次のような因子によって変動すると考えられる。

・水域周辺における宿主動物やヒトのポピュレーションと糞便排泄量の変化。
・宿主-病原体の相互作用による感染実態の変化。
・水文学的条件の変動による発生源から試料採取点までの水の到達経路の変化。

上記3つの因子は，時間的にも地域的にも大きく変わるものと考えられ，それに伴って曝露量も変動すると考えられる。衛生疫学調査は，曝露評価の中で最も重要なものである。そのため水の検査を行うことが糞便汚染の状況を把握するために必要と考えられるとともに，統計的に評価できるようにするために長期的なモニタリングが必要である。*Campylobacter* の曝露評価を行ううえで，*E.coli* と腸球菌がこれに代わって衛生学的調査を行うための指標になりうる。その理由として，次のような点が挙げられる。

・これらの指標細菌は，検出が容易であり，かつ宿主内では一般的に病原体より高濃度に存在する。
・これらの指標細菌は，宿主によってほとんど変化せず，どの宿主にも普遍的に保有されている。
・これらの指標細菌の検出は，*Campylobacter* の存在を直接意味するものではなく，またそのモニタリング時点での危険性を意味するものでもないが，その水が危険な状況に近づきつつあることを示している。

このシミュレーション例では，貯水池の水を毎週採取して *E.coli* と腸球菌について検査した結果，これらの指標微生物の濃度は，通常1個/100 mL より大きい値になると仮定した。これは温血動物の糞便による汚染があると評価できることを意味している。

18.2.3 リスクアセスメント

実際には，*Campylobacter* 属細菌でも株が異なれば感染力は異なる。また，それらの細菌株の感染数によっても感染症としての症状は異なる。さらに，許容できるリスクは，各国ごとにその国が置かれている社会状況によって異なる。したがって，以下の事例は，単に一つの仮想シミュレーションにすぎない。

比較的きれいな水域では，糞便は，十分に希釈され，病原微生物濃度は，きわめて低いものと考えられる。この場合の相対的な用量-反応の関係は，低用量でのヒト感染実験の結果に外挿して求めるものとする。

感染症としての AGI 発症の確率は，1 病原微生物細胞摂取当り 0.1 %であると仮定した。感染症の発病の重篤度は，一般的な比較評価のために障害調整生存年数 (disability-adjusted life years ： DALYs，**第 3 章**参照)に変換して評価することができるが，ここでは症状を AGI 等量として求めるものとした。この場合，平均して 1 回の *Campylobacter* による感染事例当り 2.5 AGI の感染症状が出現するものと仮定した。

18.2.4 許容リスクと健康目標

この例では，健康目標を次の 2 つとした。

- 長期曝露に対しては，*Campylobacter* による AGI を 1 人につき 10 年に 1 回に抑制すること。
- 環境水中の *Campylobacter* 数が突発的に増大した場合でも，罹患率は増大しないこと。

これらの目標は，このシミュレーションで給水対策としたコミュニティの *Campylobacter* への長期曝露による許容リスクレベルを 1 人 10 年当り AGI(1ppy) と設定したことを意味する。しかし，前述のとおり長期持続感染の許容リスクレベルを 25 年に 1 AGP とすることが必要で，これは感染後の成立確率を 0.1 %とすれば，1 人 25 年当り 1 000 個の *Campylobacter* を摂取することに相当する。もし 1 人が 1 日当り 2 L の水を飲むものと仮定すれば，25 年では 18 000 L を飲水することになり，これから求められる *Campylobacter* の許容濃度は 18 L に 1 個ということになる。

短期的な突発的高濃度曝露の上限値は，上記とは違って次のように求めることができる。ここで考慮対象とするコミュニティのバックグラウンドとなる 1 人当りのカンピロバクター症の年間発症率を 0.4 %と仮定した。これは，既存のサーベイランスによってカンピロバクター症と認識できるようになるのはこのバックグラウンドの 10 倍(4 %)になるまでカンピロバクター症発症率が増大した場合であると仮定したことによる。またこの認知可能な流行状態に到達するまでに 1 週間かかるものと仮定し，このシミュレーションの例でも許容リスク濃度は，長期曝露の場合に等しいものと考えて，突発性感染を抑止するための *Campylobacter* の許容濃度は，突発性感染の流行が開始してから 1 週間まで，上水 18 L 当り 1 個未満と考えた。

18.2.5　リスクマネジメント

18.2.5.1　簡易リスク制御

病原微生物への曝露を緊急に防ぐために，いくつかの異なる対策を取りうる。例として上げるものは，その最も基本的なものである。このシミュレーション研究では，小動物(ねずみや野鳥など)防除用覆蓋が破損したものと仮定した。しかし，この破損は応急修理して，金網を設置するまでの間の鳥類による糞便汚染を最小限に抑制するものとした。別の例では，衛生調査の結果，貯水池に流入する水路の近くの堆積場に家畜糞が積み上げられているものとした。これは，単に土地管理者がこの水路から遠く離れた別の場所に家畜糞を移して貯留することだけで解決できる。このようなごく単純な，しかしきわめて効果的な方法を採用することによって感染リスクを緊急に低減することができる。これらのことから，より厳密なリスクアセスメントとリスクマネジメント方法の適用だけではなく，簡便なリスク制御対策がいかに大事かがわかる。

18.2.5.2　水質管理目標

病原微生物への曝露を防止するために必要な水質管理目標は，以下のように決定した。シミュレーションでは，短期的および長期的な水質管理基準を達成するためには，18 L 当り 1 個の *Campylobacter* に抑制することとした。これは，たとえ感染した宿主動物の 1 g の糞便(これには数百万個の *Campylobacter* が存在する)が混入したとしても，数千トンの水にこの抑制限度以上の *Campylobacter* が含まれてしまうことになるため，このような糞便汚染はきわめて大量の水によって希釈される必要があることを意味している。このような水域は，指標細菌によってもさらに高濃度に汚染されていると考えられる。このシミュレーション研究では，*Campylobacter* が指標細菌である *E.coli* の 1/1 000 の濃度で存在するものと仮定し，さらに *E.coli* よりも環境中での生残性が小さく，かつ消毒剤に対してもより死滅しやすいものと仮定した。これらのことを考慮して，指標細菌によって示される目標水質を平均 100 mL 当り 1 *E.coli* 以下として，これを長期および短期流行感染の両方に対する監視水質管理目標とすることで十分と考えられた。

18.2.5.3　その他の管理指標

一連のシミュレーションにおける次の段階では，リスクアセスメント・マネジメントシステムの全体を水質目標および他の目標と矛盾しないように設定することが重要である。このシステムには，技術的対応方法とともに，担当者の研修・教育と消費者や利害関係者とのコミュニケーションのシステムなども含む必要がある。このシミュレーション研究では，平常時における水質管理目標だけでなく，マネジメントシステムが機能しなくなるような非常時での感染性微生物による大規模な汚染が生じた場合の水質管理目標についても検討することとした。この大規模汚染時の管理対象はかなり広範なものとならざるをえず，その中には貯水池水質に影響する土地利用形態のように最終的な配水の水質と直接関係のないものも含まれる。また，教育システム，ガイドラインおよび規則の体系もリスクマネジメントシステムにとって重要である。それら以外は水質管理部門内部の課題となり，例えば，貯水池水質を良好に維持し，滅菌システムや配水網の適切な管理を行うための技術者の技能訓練および適材適所での人材採用などが必要となる。

18.2.5.4　水の滞留に伴うリスクアセスメント

リスクマネジメントのための方策には，汚染源から水利用末端までのリスク曝露について水の貯留施設全体に沿って検証する必要がある。点検すべきリスク（ここでは *Campylobacter* 属細菌によるリスク）に応じて，*Campylobacter* 除去プロセスや消毒プロセスにおけるリスク削減の程度を確認しなければならない。このシミュレーションでは，温血動物の糞便による汚染に注目して検証項目を設定し，水が滞留する貯留プロセス（細菌除去および不活化に関係する）と消毒プロセス（病原細菌の不活化に必要とされる)におけるリスクを検証することとした。

18.2.5.5　主要なリスク項目とその検証方法

感染性微生物の汚染防止や消毒方法および汚染を最小化するための評価方法を確立する必要があると同時に，これらの方法の有効性を検証する必要がある。

このシミュレーションでは，点汚染源としての糞便汚染を取り上げた。この糞便による汚染のケースは，この汚染が危険度が高いものであり，水系に流入するのを防止するために採用する合理的かつ実務的方法を厳重な監査によって検証しなければならないものとした。

例えば，農業施設から排出される糞便を取り上げた例では，この糞便を高温コンポスト化すること，およびできるだけ水源用貯水池から離れた場所に堆積すること，そして排水処理システムを整備することなどを病原微生物によって水が汚染されることを抑止するための予防的措置として設定した。

取水する河川を選択することも重要な意味を持つことになる。この研究グループでは，大雨や排水処理プラントの故障などで貯水池に流入する河川の糞便汚染が発生した場合には，ただちに貯水池からの取水を中止するものとした。貯水池のどの位置から水道へと取水するかは，水道水の水質を保全するうえで最も重要な検討事項である。この際に，細菌汚染の直接的モニタリングに代え，濁度によってそれを行うことができる。消毒処理プロセスが設置されているのであれば，このプロセスが *Campylobacter* を最大限減少できることになるので，リスクコントロールを行うための重要な施設となる(配水系での消毒剤の残留濃度の維持もリスク低減には重要である)。しかしながら，消毒プロセスを過大に信頼する形で構成された水道システムでは，リスク回避において脆弱と言わざるを得ない。このようなシステムでは，もし消毒プロセスが機能できなくなった場合には自動的かつ即時的に給水を停止せざるを得ない。

小動物や野鳥が入らないような貯水槽の整備，逆流防止弁やポンプおよびその吸水管路の配置およびメンテナンスへの注意，システム全体が陽圧に保たれていること，なども配水系で汚染を起こさないために必要な事項である。このシミュレーション研究で考えている長期的な汚染防止策としては，貯水槽の覆蓋が必要と考えた。

18.2.5.6 計測評価

必要な計測モニタリングとそのモニタリング結果の評価方法を明らかにするために，汚染防止方策とそのためのプロセスに焦点を当てて検討した。このシミュレーション研究においては，まずシステム全体におけるモニタリング地点を設定した。糞便汚染源になりうる地点は，常時調査して廃棄物などが適切に取り扱われているかどうかを確認することが必要である。調査の頻度は，廃棄物などの取扱いの変化の頻度に合わせて増減する必要があるし，またリスクの重大さに応じても変える必要がある。検査担当者が適切なトレーニングを受けていることも重要である。水道システム自体において実質的なリスクマネジメント対策を持たない場合には，リスクの発生に対応できる方策を組み入れることが必要になる。例えば，土地所有者に対して適切な土地管理方法をアドバイスする，あるいは法的に規制することなどが考えられる。河川の取水地点の変更は，水質モニタリングの実施体制と関連している。通常，リスク防止のための措置は，簡便に測定できる水質監視項目から決定される。それらの監視項目として濁度と降水量がまず挙げられる。これらの項目の長期的なモニタリングでは，これらの簡易監視項目が汚染防止のための早期警報として役立つかどうかの検証が必要である(すなわち，降水量の変動が指標細菌量の変動を予見的に捕捉できるかどうかなどの評価がその一例)。処理下水の放流をモニタリングしそれを感知するためのシステムは，万が一，下水処理プロセスが正常に機能できなくなった場合において取水地点の変更を決定するうえで必要である。貯水池の場合では，貯水池の最も水質の良い水深位置から取水できるようにするために，常に一定の時間間隔で深さ方向の水質を監視することが必要である。消毒プロセスを有する場合には，その消毒プロセスが pH，塩素濃度，濁度などの変化に連動して緊急に警告できるシステムを備えておく必要がある。これによって消毒プロセスの不具合を早急に見つけて迅速な対応措置をとれるようになっていなければならない。緊急対策としては，配水系への流路をただちに排出系への流路に切り替えて，汚染水を廃棄できるようなシステムになっていることが必要となる。その他の対策手段としては，消毒プロセスの修繕マニュアルの整備あるいは代替消毒システムの設置などが必要である。水槽・ポンプ・吸水管などの設備および配水管網に設けられた逆止弁などは，特に注意して適切な時間間隔で点検し，もし問題があればただちに修理を行える体制がとられていなければならない。配水管の破損などによる水圧の低下が見つかった箇所については，その修理後に十分に汚染をフラッシュしたうえで給水を再開するなどの注意が必要であり，またそれができるシステムになっていなければならない。

リスク回避が可能であるかどうかは，安全確保のための技術者トレーニングの内容が常に向上できる仕組みになっているかどうか，そして安全確保の担当者が要請された役割を適切に果たすことができるかどうか，などの項目についても評価する必要がある。*E.coli* を指標とする日常的なリスクモニタリングは，糞便由来の細菌による汚染が十分に低く，そしてそれへの汚染防止システムが十分に機能しているかどうかを判定するために必要である。

18.2.6　公衆衛生状況の検討

疫学調査データに基づく公衆衛生状態の評価は，水使用量と罹患率との関係を調べるために必要である。このシミュレーション研究では，覆蓋のない貯水槽出口での *E.coli* のモニタリング結果が平均 1 個/100 mL 以上であっても，水使用量と *Campylobacter* 罹患率の相関は明確には見られないものと仮定した。しかし，この *E.coli* の濃度は水質目標を満足している値ではないので，何らかの適切な予防措置がとられる必要があること示している。これは *E.coli* の濃度が糞便由来の汚染物質の濃度の大小を間接的ながら示していることによる。これは，カンピロバクター腸炎の罹患リスクは達成されるべき公衆衛生上の目標値よりも高いことを意味しているからである。したがって，小動物や野鳥の糞によって貯水槽がヒトに感染可能な *Campylobacter* によって重大な汚染を受けていることを想定しておかなければならない。これはその防止策として貯水槽の覆蓋や出口での消毒処理などの対策をとることの必要性を示唆するものである。

18.3　リクレーション水

飲料水および排水の再利用におけるリスクアセスメント・マネジメントガイドラインの策定のためのシミュレーション研究の場合とは違って，リクレーション水についての検討グループでは，急性腸管系感染症の防止に焦点を当てて研究を進めた。許容感染リスクとしては，80 回のリクレーション活動当り 1 AGI と設定した。これは，夏季の水浴可能期間のリクレーション水に起因する顕著な流行感染はないものと仮定したうえでの条件設定である。

18.3.1 リスクアセスメント・マネジメントの設定シナリオ

この研究グループでは，リスクアセスメント・マネジメントガイドラインの策定手法を明らかにするための最も優れた方法として，実際の調査データを用いることとした。データを採用した海浜 A は，北欧のある湾に位置している長さ 4 km のごく一般的に見られる海浜である。この湾内には 2 つの海水浴場があり，そのうちの一つは EC 水浴水基準に関する指令(EC Bathing Water Directive)の「指導基準(Guide Standard)」を満足せず，またもう一つの海浜は同指令の「遵守基準(Imperative Criteria)」を満足していないと想定した。またこの湾には，冬季は 8 万人，夏季には 11 万人の人口となる地域からの排水が流入すると想定した。この地域における下水処理は，最終沈殿池を併設した活性汚泥法が採用されており，その処理水は紫外線殺菌によって消毒されて衛生学的に十分に安全な処理水として湾に放流されているものとした。また，処理下水は短放流管方式で感潮域に放流され，その放流水量はこの湾に流出する全排水量のほぼ半分を占めるものと仮定した。

このような処理下水による以外に，半処理雨水の放流および合流式下水管きょからの未処理下水(雨水によって希釈された後のもの)の放流量について考慮することは重要である。この例の場合，下水道施設は未処理放流雨水を発生させないだけの十分な雨水貯留容量を保有しているように設計されている。これらの設備を持つにもかかわらず，この湾にある 2 つの海水浴場のいずれも EC 水浴水基準に関する指令の「指導基準」を満たしていないのは，畜産排水をも含む農業排水と海浜後背住宅地からの雑排水の湾への流出があるためとみなした。

18.3.2 曝露評価

このシミュレーション例では，海浜 A は**表 18.1** に示すような代表的水質値を示すものと想定した。

また，この海浜 A を取り巻く衛生状態は，次のような状況に置かれているものと想定した。

・二次処理(活性汚泥法による生物学的な処理)下水は，紫外線殺菌法によって消毒した後に放流する。この消毒後の放流水の平均糞便性大腸菌群濃度は，50/100 mL 以下である。
・短放流管方式で感潮域に放流する。
・現有の下水道システムは十分な雨水流出の調整能力があるものとし，大強度降雨による未処理雨水放流の頻度は 5 年に 1 回以下である。
・複数の汚染源が一時的な海水浴水域の重大な汚染を招いているが，その汚染源を特定する方法として面源汚染モデルが適用できるものとする。
・都市近郊地域からの雨水流出が，低濃度でありながら長期的に細菌汚染を引き起こしている。
・遊泳海浜に隣接してレジャー用船舶係留施設があり，係留された船舶からのトイレ排水が不適切に海域に放流されている。
・当該地区のカモメ類の数は中程度であるが，この海浜地域はこれら海鳥の塒にはなっていない。

表 18.1　海浜 A の微生物データの想定値

衛生指標	想定値
試料採取地点数	20
糞便性腸球菌の地点平均値[/100 mL]	12
大腸菌群の地点平均値[/100 mL]	215
糞便性大腸菌群の地点平均値[/100 mL]	71
$\log_{10}$ 値の標準偏差(糞便性腸球菌)	0.624
$\log_{10}$ 値の標準偏差(大腸菌群)	0.429
$\log_{10}$ 値の標準偏差(糞便性大腸菌)	0.599
年間水浴者数(すなわち曝露数)*	100 000

*　1 年間の海水浴者数(＝被曝露者数)は，海浜 A の海水浴可能シーズン期間が 16 週間，その期間のリクレーション客数が 2 万 5 000 人，リクレーション客の平均滞在期間が 2 週間(したがって，延べ滞在者数は 20 万人)であると仮定し，そのうちの半数が実際に海に入り海水浴を行うとして求め，1 シーズン当り 10 万人とみなした。

18.3.3　リスクアセスメント

リスクを評価するための前提として，夏季において常時 2 万 5 000 人のリクレーション客が平均各 2 週間滞在し，その期間は 16 週間続くものとした。また，これらのリクレーション客のうち 50 %が実際に海水浴を行うものとした。従来の疫学調査によって人体の胸レベルまでの水深水域での糞便性腸球菌の濃度と腸管系疾患との用量-反応関係が明らかにされているが，これについては**第 2 章**および**第 7 章**を参照されたい。このシミュレーションの例では，**第 2 章**で説明した疾病負担法(disease burden approach)を適用することで，人口 1 000 人当り 43 人の腸管系疾病への罹患リスクがあると認められる。1 週間当りの AGI は 269 件で，16 週間の夏季水浴期間を通しての罹患者総数は 4 300 人ということになる。

18.3.4 許容リスクと健康目標

このシミュレーションでは，海水浴シーズンにおける海浜レジャーに起因する感染症の大流行は認められないものと仮定し，80 人の病原微生物被曝露者当り 1 AGI 以下に抑制されることを保健衛生上の目標として設定した。リスクアセスメントの結果から，現状のリスクのレベルは前述どおりに 10 万人の海水浴者当り 4 300 人が病気になることになり，これは 23 人のうち 1 人が罹患するということを意味しており，許容しうる範囲を超えていると考えられる。

腸管疾患の流行が確認できるのは，地域保健機関が平常時の 15 倍までに罹患率が増大したことを把握した時と想定できる。また，上記のケースで平常時の AGI のバックグラウンド値を 1 人·1 年当り 1 回とした場合，2 週間当りでは 0.038 AGI となり(1 週間当りでは 0.019 AGI)，これをリクレーション客全体に当てはめると 1 週間当り 480 AGI[0.038 AGI × 12 500(2 週間で 25 000)]となる。リクレーション客以外の地域住民についても同じバックグラウンドであると仮定した場合，上記リクレーション客に加えて 1 週間当り 1 520 人(0.019 AGI × 80 000)の患者が常時発生していることになる。したがって，これらの合計値は，1 週間当り 2 000 人ということになり，結局海水浴に起因する腸管系感染症の急激な流行については実際上確認できないことになる。

18.3.5 リスクマネジメント

リスクマネジメントの第一歩は，水質管理目標を保健衛生目標の達成に必要な値となるように決定することである。次の段階では，信頼できる測定技術，汚染防止対策および重要リスク発生点(HACCP が示している緊急にリスク回避を必要とするリスク発生点)を決定する必要がある。このような課題について，リクレーション水研究グループは，以下のようにサブセクションに分かれて検討を行った。

18.3.5.1 水質管理目標

望ましい保健衛生目標を達成するために，全水浴可能期間において調査検体の 95 %以上は糞便性大腸菌群濃度 50/100 mL を超えないことを水質管理目標値とした(詳細は**第 2 章**参照)。

18.3.5.2　検査手法

- 遊泳域海水の微生物濃度の測定とその結果の多様な評価。
- 放流処理下水の微生物指標のモニタリング，および／または微生物学的安全性を瞬時に予測するための物理化学的指標の時間遅れのない測定。
- 合流式下水の越流量および雨水流出量のモニタリングおよび同時記録。
- 面源汚濁物質の流達および汚染濃度の予測のための数理モデルの開発。

18.3.5.3　汚染防止対策

- 海浜の使用制限(時間および／または区域)：警告の掲示による遊泳区域の制限あるいは特定の時間帯のみの遊泳許可。
- 下水処理基準の見直し：下水処理プラントの運転方法の改善，および／または内部貯留能力を利用した糞便性指標細菌負荷量の最小化のための流量調整。ただし，ここで注意しておきたいことは，活性汚泥プロセスの糞便性指標細菌やエンテロウイルスの削減効果はかなり低いことである。それに比べ，紫外線消毒や精密ろ過による削減効果はかなり高い。
- 流出雨水水質：これは小流量の場合には葦原のような浄化システムを併設することで解決できる。しかし大量の雨水が面源的に流出してくる場合には，流出雨水を貯留するための調整池による流出管理が必要となる。重要汚染源を面源汚染モデルによって予測して特定しておくことは，きわめて効果的である。
- 追従モデルの開発：このモデルは細菌濃度が上昇する時間を予測し，その上昇に対し即時的に防止策を決定するためのモデルである。単純統計モデルの形をとっており，統計データとしてはごく普通に得られる変数(例えば，日照時間，河川流量，潮汐変化，風速および風向など)を用いて汚染に応答する地点における細菌濃度の予測を行えるように組み立てる。
- 下水と雨水排除システムの接続の廃止：これは農業に起因する面源汚染水の対策として必要である。十分に調査を行えば，ほとんど例外なく何らかの不適切に接続された(すなわち，汚水が市街地の雨水排除用暗きょに不法に放流されている)箇所が見つかる。

18.3.5.4　評価のために必要な情報

次のような情報を収集することが必要と考えられる。*で示した項目は，多くの国ですでに採用されている。

・法令準拠データ*：EC 水浴水基準指令または各国／各地方の法律または規則で要求されている微生物の検査データ。
・漏水量データ*：下水道施設で自動計測モニターによってとられたデータ。いくつかの海岸域の下水道システムでは満潮時に海水の進入によって，堆泥量の増大をまねく。この事態は，流量および水位の測定を不正確にする。そのようなケースでは，実測データよりも数理モデルによって求めた雨天時越流水量の値が正しいことがある。ただし，この数理モデルは，面的解像度を十分に高くしかつ十分に精確な降雨データを用いて作成されたものでなければならない。
・放流水質データ*：下水処理プラントにおいて定期的にとられたデータ。必ずしも微生物測定データが含まれていないこともあるが，このデータはぜひ必要である。
・河川水質データ：これはまれにしか入手できないデータであるとともに，低流量時のデータは，水質データとして有効ではない。この理由は，サンプリングが曜日を決めて行うことが多く，その週内に分析のために試験機関に届けられるが，海水浴水域への川などからの細菌の流出は，大流量時になされることが多いため，いくらデータがとられたとしても低流量時のものは，リスクアセスメントには関係ないからである。
・海岸利用データ：これも十分なデータを得ることは難しい。利用者人数の計数も一つの方法ではあるが，簡単に得られる旅行客の宿泊数のようなデータから求めたものが使用できる。

18.3.6 公衆衛生状況の検討

海水浴シーズン中に海浜 A を利用することによる感染症の流行が認められないとはいえ，これまで想定してきた保健衛生上のリスクの程度は，許容できる範囲を超えていると考えられる。下記の表(**表 18.2**)は，それを改善するための対策手法とそれらの方策を講じることによる効果をまとめたものである。これらの対策をとりうるかどうかは，費用-効果解析により再検討し，逆に許容されるリスクの程度がどこまでであるかを決定することになる。

18.2　改善対策とそれによる予想改善効果

改善対策	予想された改善効果
面源負荷による一時的な高濃度汚染水域の使用制限	4 000 AGI の発症の削減(完全に水域使用が制限できた場合)
下水処理方式の改良	効果なし(処理放流下水の水質はすでに十分に高い状態にある)
影響なしレベルまでの排水路水質の改善	4 000 AGI の発症の削減(排水路の細菌濃度が低く抑えられた場合。高水位時の細菌流出入収支を正確に行う必要あり)
海水使用に関する適切な指示を行うための細菌汚染のピーク予測(時間および区域)のための濃度追従モデルの開発	4 000 AGI の発症の削減(排水路から流入する細菌濃度が低く抑えられた場合)
海岸後背地および郊外住宅地からの貯留池への汚水流入の改善	＞300 の AGI の発症の削減(細菌流出がある程度削減できると考えられる場合)

18.4　汚水再利用

再利用水研究グループに与えられた検討課題は，下水などの汚水を野菜栽培用灌漑用水として再利用する際のリスクアセスメントおよびマネジメント方法を検討することである。対象とした病原体は，A 型肝炎ウイルス(このウイルスの環境試料からの直接的検出方法は確立されていない)である。許容できる罹患率は，1 人 10 年間当り 1 回と仮定した。また，200 回の感染当り 1 AGI の発症確率であると仮定した。

18.4.1　リスクアセスメント・マネジメントの設定シナリオ

このグループが選択したシナリオは，未処理下水のうね式あるいは湛水式灌漑によってレタスを栽培する際のリスクアセスメントとマネジメントの検討である。

18.4.2　曝露評価

A 型肝炎ウイルス曝露量を推定するために，糞便中およびレタス栽培に使用する汚水中の A 型肝炎ウイルス濃度についていくつかの仮定を行った。また，推定にあたって採用した方法は，疫学調査データとリスクアセスメントモデルを用いて開

表 18.3　海浜 A の微生物データの値

必要データ	仮定した数値
糞便中の A 型肝炎ウイルスの濃度	10^4/g 糞便
N_{50}（感染量の中央値）	0.5/g 糞便
汚水発生原単位	150 L/人/日 5.5 × 10^4 L/人/年
糞便排泄原単位	250 g/人/日 9.1 × 10^4 g/人/年
A 型肝炎ウイルス流行時の感染率	人口当り 2 %（= 0.02）
感染者のウイルス排泄期間	7 日/年（= 0.0192）
レタスに付着した下水の量	0.11 mL/g レタス
レタスの消費量	100 g/人/日

発した。シミュレーションを行うために用いた仮定を**表 18.3** に示した（これらの数値はおおむね文献値で見られる値を用いた）。

これら数値からレタスを食べる際の A 型肝炎ウイルスの摂取量を推定することができる。排出量は糞便発生量に罹患率，流行期間および糞便中のウイルス濃度を掛けることによって，次のように求まる。

$$9.1 \times 10^4 \times 0.02 \times 0.0192 \times 10^4 = 3.5 \times 10^5 \text{ A 型肝炎ウイルス/人/年}$$

汚水中の A 型肝炎ウイルス濃度は，1 人当りの排泄量と汚水の発生量から，次のように計算できる。

$$\frac{3.5 \times 10^5}{5.5 \times 10^4} = 6.4 \text{ A 型肝炎ウイルス/L}(= 6.4 \times 10^{-3}/\text{mL})$$

また，1 日当りのレタスの消費によって摂取する A 型肝炎ウイルスは，汚水 1 mL 当りの濃度，消費するレタスに付着した汚水量および 1 人 1 日当りのレタスの消費量の関数として次のように求まる（この場合，調理時のレタスの洗浄ではウイルスが除去されないものと考えた）。

$$6.4 \times 10^{-3} \times 0.11 \times 100 = 7 \times 10^{-2} \text{ A 型肝炎ウイルス/人/日}$$

18.4.3　許容リスクと健康目標

このシミュレーション研究では，許容できる感染リスクを 1 AGI/10 人/年とし，また A 型肝炎ウイルスによるものは 1 件/200 AGI と設定した。したがって A 型肝炎による AGI は 0.005/10 人/年または 5×10^{-4}/人/年ということになる。

曝露量は，摂取量から求められるため，許容発病率も摂取量から推定する必要がある。A 型肝炎ウイルスの許容される摂食量は，許容曝露リスク，N_{50} 値および糞便中の A 型肝炎ウイルス濃度の関数として決定できる。N_{50} の値を A 型肝炎ウイルス濃度 (0.5×10^4) として表現すれば，A 型肝炎ウイルスの一日許容摂取量 (acceptable daily intake ： ADI) は次のようになる。

$$ADI = N_{50} \times 5 \times 10^{-4}/365$$

ここで，5×10^{-4} は，許容年間曝露量である。この式より 1 日当りの ADI は，6.9×10^{-3} A 型肝炎ウイルス/人/日と求まる。この結果は，前述の曝露量 7×10^{-2}/人/日と比較して 1 桁小さい値である。したがって，A 型肝炎ウイルスの摂食量を 1/10 以下に抑えるためのリスクマネジメント対策の必要性を示している。

18.4.4　リスクマネジメント

上記のシミュレーションであり，かつ現実的でもある研究例から，A 型肝炎に感染するリスクは許容できる範囲を超えていることがわかる。人為起源の汚水を再利用する場合には，下記のような 4 つの手法が考えられ，これらの方法は排泄物に起因する感染のリスクを低減するために単独で採用してもよいし，またいくつかを組み合わせて採用してもよい。

(1)　汚水の適切な処理
(2)　汚水の適切な農地利用方法の選定
(3)　汚水利用の特定の作物栽培のみへの限定
(4)　住民および家庭の衛生環境の改善

このシミュレーションでは，作物栽培上の法的規制は全くないか，あるいはそのような規制があったとしても強制力を持たないか，または農業者が法的規制を遵守していないものと仮定した。多くの事例では，特に開発途上国の都市圏においては，野菜の栽培による収入が最も多いため近郊農業者は野菜栽培を選択しているのが実体である。これが食品のリスクに大きな影響を与えており，農業者およびその家族そして都市住民の保健衛生状況に大きく関係していることになる。

上記のことから，汚水の適切な処理および適切な灌漑方法の適用によって農作物の汚染のリスクを低減することが，リスクマネジメントの主目的になると設定した。

衛生環境の改善については，主目的を農業者とその家族の健康を護るための方策と考えた。

18.4.4.1　ドリップ灌漑法

ドリップ法による灌漑は，スプレイ法や浸漬法による灌漑の場合と比べて作物への病原体負荷を 100 倍(2-log)減少することができる。そのため，もし農家が技術的，経済的に可能ならこの方法だけで消費者リスクを許容レベル以下にすることができることになる。

18.4.4.2　汚水処理

A 型肝炎ウイルスの曝露量を減少させるための汚水処理にはいくつかの方法をとりうる。実際には，地域経済力，資金調達力，技術力および研究開発力といった要素を勘案して，どのような汚水処理方法を採用するかを決定することになる。汚水安定化池のような簡易処理法(通性嫌気性安定化池)または標準活性汚泥法による処理は，いずれも間違いなく A 型肝炎ウイルス濃度を 1/10 以下に減少させることができる。新しい処理方式である上向流式嫌気性汚泥床法(upflow anaerobic sludge blanket clarifier ： UASB 法)は，現在，南米諸国でよく用いられているが，まだ十分な調査研究が行われていないものの A 型肝炎ウイルスの削減効果が期待できるといわれている。しかし，どのような処理方式を採用するかにかかわらず，期待どおりに必要な性能を発揮するためには，そのような処理システムが適切に設計されたものであり，良好に運転されかつ維持管理されていることが必要である。

18.4.5　公衆衛生状況の検討

このシミュレーション研究の残された検討課題は，公衆衛生の状況を評価するための必要で十分な方法を提案することである。このケーススタディで設定したシナリオでは，簡易汚水処理とドリップ灌漑法を適用すれば，都市住民の A 型肝炎ウイルス感染リスクを許容リスクレベル以下にまで低減できることが知られた。しかしながら，農業者自身の感染リスクは低減できておらず，別途この当該者の感染リスクを低減するための方策が必要であることを忘れてはならない。

18.5 討　　議

本章で行った 3 つのシミュレーション研究事例では，既存のガイドラインをもとにして現実的なリスクシナリオの設定によって検討を行ったが，結果的にはリスクのアセスメントとマネジメントのための調和のとれた枠組みの策定が必要であることが明らかになった。必要とされる基礎データや利用できる情報は，これら 3 つのガイドライン策定シミュレーションごとに異なるものであったが，個々の研究グループによって用いられた基礎データやとられた手法は明瞭であった。また，本章で示した枠組み策定のための基本的手法は，どのシミュレーションの場合にも利用できる最も重要なデータを漏れなく取り入れることの重要性，そして論理的に正しい過程を経てリスクアセスメントとマネジメントのあり方を示すことの重要性を明らかにすることに役立った。このような基本的なリスクアセスメントとマネジメント手法のための枠組み策定の必要性は，ここに示したいくつかのケースから明らかとなった。また，各枠組みを継続的に見直すことの重要性が浮彫になった。

各研究グループに与えられた検討のための時間が限られていたため，「公衆衛生状況の検討」の項を丹念に考察したうえで各シナリオの中でより統合的で普遍的なものとしてリスクアセスメントとマネジメントの枠組みをまとめるに至ったグループは残念ながらなかった。例えば，A 型肝炎ウイルスの感染の事例のように，汚水再利用に起因して A 型肝炎ウイルスによって汚染された魚介類の消費やリクレーション水の利用によって A 型肝炎に感染しやすいかどうかを確かめることなどが，汚水再利用グループにとって今後必要と考えられる。

索　引

【き】

【く】

【け】

欧 文 索 引

水系感染症リスクのアセスメントとマネジメント
―― WHOのガイドライン・基準への適用 ――　　定価はカバーに表示してあります。

2003年9月20日　1版1刷発行　　ISBN 4-7655-3190-2 C3051

監　訳　金　子　光　美
　　　　平　田　　　強
発行者　長　　　祥　隆
発行所　技報堂出版株式会社

〒102-0075　東京都千代田区三番町8－7
（第25興和ビル）
電　話　営　業（03）（5215）3165
　　　　編　集（03）（5215）3161
　　　　FAX（03）（5215）3233
振　替　口　座　00140－4－10
http://www.gihodoshuppan.co.jp

日本書籍出版協会会員
自然科学書協会会員
工学書協会会員
土木・建築書協会会員

Printed in Japan

装幀　ストリーム
印刷・製本　シナノ